Essentials of Clinical Geriatrics
seventh edition

老年医学临床精要

第 7 版

编　著　〔美〕　罗伯特·L.凯恩
约瑟夫·G.欧蓝德
伊塔马尔·B.亚伯斯
芭芭拉·雷斯尼克

主　译　岳冀蓉　董碧蓉

天津出版传媒集团

天津科技翻译出版有限公司

著作权合同登记号：图字：02-2015-70

图书在版编目（CIP）数据

老年医学临床精要 /（美）罗伯特•L.凯恩
（Robert L. Kane）等编著；岳冀蓉，董碧蓉主译 .—天
津：天津科技翻译出版有限公司，2017.12
书名原文：Essentials of Clinical Geriatrics
（seventh edition）
ISBN 978-7-5433-3750-3

Ⅰ.①老…　Ⅱ.①罗…②岳…③董…　Ⅲ.①老年病
学　Ⅳ.①R592

中国版本图书馆 CIP 数据核字（2017）第 260386 号

中文简体字版权属天津科技翻译出版有限公司。

授权单位：McGraw-Hill Education(Asia) Co.
出　　版：天津科技翻译出版有限公司
出 版 人：刘 庆
地　　址：天津市南开区白堤路 244 号
邮政编码：300192
电　　话：022-87894896
传　　真：022-87895650
网　　址：www.tsttpc.com
印　　刷：天津市银博印刷集团有限公司
发　　行：全国新华书店
版本记录：710×1000　16 开本　27 印张　400 千字
　　　　　2017 年 12 月第 1 版　2017 年 12 月第 1 次印刷
　　　　　定价：98.00 元

（如发现印装问题，可与出版社调换）

译者名单

主　　译 岳冀蓉　董碧蓉

副 主 译 邝心颖　莫　莉　葛　宁

总 校 对 邝心颖　苏　琳　莫　莉

学术秘书 廖玉麟

译　　者（按姓氏汉语拼音排序）

曹　立	陈　茜	陈善萍	邓传瑶
董碧蓉	高浪丽	葛　宁	耿　婷
龚春雨	雷雯婷	李　颖	廖玉麟
林秀芳	刘龚翔	莫　莉	蒲虹杉
谢冬梅	许　丽	许瀚月	杨　佳
杨　静	杨　璐	岳冀蓉	张　蒙
张　元	钟文逸	周江华	邹　川

译者前言

当前,世界人口老龄化趋势加快。中国是唯一老年人过亿的国家,老年人口规模大,老龄化速度快,峰值高,老龄化程度不均衡,医疗理念、技术和手段较国外还有很大差距。这些都迫切需要中国老年医学加快与国际老年医学接轨的步伐,学习国外老年医学的新知识和新概念。

《老年医学临床精要》(第7版)是美国老年医学的精简概括和总结,力求将老年医学最新进展和理念体现在书中。其中包含了大量临床实践信息和丰富的图表,这都有助于读者归纳和记忆相关知识点。本书适用于任何希望学习老年医学、希望了解老年人群的医生、护士、管理人员、照护人员以及老年相关服务人员,可以帮助大家了解和掌握老年人疾病诸如多发疾病共存(即共病)、老年综合征、多药共用、姑息治疗等的特点和难点,从不同学科的角度有效地应对社会老龄化带来的挑战。

四川大学华西医院老年医学中心的同仁们对《老年医学临床精要》(第7版)进行了翻译,内容包括衰老、各种老年综合征、慢性疾病的治疗、老年多药共用、老年医学模式、老年护理以及老年临终关怀等。他们通过反复阅读、翻译、校对,力求体现语言的流畅、准确和本土化,为本书的出版付出了大量心血,在此衷心感谢为本书付出努力的同仁们。

在这里,也希望有志于老年医学的读者朋友们,通过阅读本书,进一步更新理念,提高技能,迎接老龄化带来的挑战。

由于时间仓促,难免有疏漏之处,欢迎大家批评指正。

岳冀蓉 黄碧蓉

2017年10月于成都

前　言

　　自从 30 年前本书的首版问世以来,老年医学经历了数次转变。大家越来越意识到慢性疾病的重要地位,也逐渐意识到老年医学的原则非常适合应对慢性疾病的挑战。然而,具有讽刺意味的是,当我们迫切需要更多、更好的初级保健照护和综合治疗的时候,大家对初级保健照护的兴趣反而减弱了,这不禁令人失望。因此,本书中的理论和实践对老年医学非常重要。如果社会不能接受这些理念并找到实践它们的途径,我们将面临一个医疗上的悲剧。

　　越来越多的人意识到,我们没有有效的方法来根治复杂的慢性疾病和多发疾病,然而慢性疾病和多发疾病共存在老年人中又是很常见的。尽管老年医学经历了许多次改变,但其核心没变,即医务人员之间的相互协调以及更广泛的问责制,这也恰恰是老年医学所包含的原则。

　　简单地说,老年医学处在以下 3 个方面的交叉点:

1. 老年医学(包括基础医学和临床医学);

2. 慢性疾病的治疗,特别是多发疾病共存的治疗;

3. 临终关怀。

　　老年医学的原理可以用来更好地阐明老年人照护的理念。例如,老年人疾病症状表现不典型的原因是由于老龄化的特征为应激能力的降低,而身体应激反应通常是导致疾病出现症状的原因。老年人应激反应不够灵敏,在感染的时候,可能没有发热和白细胞升高的表现。老年人患心脏病也可能没有任何临床症状,而表现为沉默型心脏病。

　　老年人慢性疾病的治疗非常困难,尤其是老年患者同时患有多种疾病的时候。常规的照护指南可能并不适用。事实上,常规的照护指南反而可能会对健康造成威胁。因为指南都有疾病特异性,可能会给我们建议过多的药物和非药物的干预,而这些建议往往可行性差、价格昂贵,并且风险高、难以接受。老年照护计划的重点在于控制疾病和维持功能。此外,通过老年医学可以看到,医疗问题和其他社会与环境问题是相互联系的,因此应该采取综合且全面的治疗方案。

死亡是老年人的最终结果,老年医学工作者必须面对这个现实,并且帮助患者和家属正确面对临终状态,帮助他们做出能够反映其最终目的和优先事项的明智决定。然而,老年医学并不能仅仅局限于临终关怀,所以演变出了姑息治疗的概念(见第 18 章)。

另外,在治疗的基础上,可以适当地注意预防。健康老龄化仍然是一个目标。

《老年医学临床精要》(第 7 版)是最新版本,它综合了实践信息,有助于临床医生和其他实践者从不同学科的角度来更有效地应对老年医学带来的挑战。相信大家通过仔细阅读,能够获得许多慢性疾病治疗实践的启示。

本书不仅提供了该主题的一个线索,而且也可以作为速查指南,它提供了很多复杂领域的总结图表。希望通过本书能够帮助人们为老年患者提供更好的治疗。

我们一如既往地欢迎各位同道的批评和建议,以使这本书做得更好。

罗伯特·L.凯恩
约瑟夫·G.欧蓝德
伊塔马尔·B.亚伯斯
芭芭拉·雷斯尼克

目　录

第 1 部分

老年患者与健康评估

第 1 章

老龄化的临床意义

老年医学处在以下 3 个方面的交叉点：

1. 老年医学（包括基础医学和临床医学）；

2. 慢性疾病的治疗，特别是多发疾病共存的治疗；

3. 临终关怀。

老年医学的原理可以用来更好地阐明老年人照护的理念。例如，因为老年人的应激反应与年轻人不同，老年人疾病的表现往往比较特殊。老龄化的一个明显标志就是对应激反应能力下降。身体应激反应通常是导致疾病出现症状的原因。而老年人应激反应不灵敏，当感染的时候，可能没有发热、白细胞升高的表现。老年人患心脏病也可能没有任何临床症状，而表现为沉默型心脏病。

老年人慢性疾病的治疗非常困难，尤其是老年患者同时患有多种疾病的时候。此时常规的照护指南可能对老年人根本不起作用，甚至很可能损害老年人的健康（Boyd等，2005）。

老年照护计划的重点在于控制疾病、维持功能和提高生活质量等 3 个方面。随着年龄增加，死亡与老年人密不可分。老年医学工作者必须面对现实，帮助患者和家属正确面对临终状态，帮助他们做出能够反映其最终目的和优先事项的明智决定。然而，老年医学并不能仅仅局限于临终关怀，所以演变出了姑息治疗的概念（见第 18章）。除以上三点外，有人还增加了一项内容，即采取合理的预防措施（见第 5 章）。

老年患者的照护有别于年轻患者，其原因有很多。尽管造成这种情况的原因还存在争议，但大多数学者认为以下三点的综合作用是最可能的原因：①随年龄增加而出现的生物学变化；②年龄增加相关疾病；③老年人和照护者的态度和信仰。所谓老龄化是指发生在大多数生物身上的随年龄增加而出现的退化，包括虚弱、对疾病和不利环境的易感性增加、活动力和灵活性的减弱以及与年龄相关的生理变化（Goldsmith，2006）。在体外研究中，将成熟体细胞的细胞核移植到一个去核的卵细胞，能产生成熟的有生育能力的动物，表明"衰老时钟"可以回拨（Rando 和 Chang，2012）。

区分期望寿命与寿命这两个概念非常重要。期望寿命是指同一时期出生的人预期能继续生存的平均年数。而寿命则是指生命的一个极限值，例如某物种的最长寿命是多少年。所以我们说，老年医学的进步有助于延长期望寿命，但遗传研究的突破最终可能影响寿命。另一重要的概念是鉴别正常老龄化和不正常老龄化。不正常老龄化是基于死亡计算出来的——体现了死亡的风险。两个同样年龄的老年人,可能由于他们的健康状态不同而导致生物学年龄差异很大。因此,死亡风险在某些老年人中很小,很难预测出来,而在另一些老年人中则很高,是显而易见的。

医学上最有意义的挑战之一也许就是揭开衰老的神秘面纱。从医学的角度来看,有一个问题一直困扰着我们:衰老到底是生物体随着进化而出现的一种有利于物种的生存和延续的特性,还是造成个体无法继续存活的一种疾病或缺陷?对衰老的医学治疗更重要的问题在于:对于常见的各种老龄化的表现,医学上是否可以治疗?抗衰老治疗是否能够延缓衰老的症状和体征(例如感觉减退、肌肉骨骼问题、皮肤老化)?

区别正常老龄化和病理变化是照护老年人的关键。我们要避免进入两个误区:一个是误认为病理改变只是一种随年龄增加而出现的简单变化;而另一个是将正常老龄化过程当作疾病进行治疗。而后者尤其危险,因为会使老年人受到过度治疗而导致医源性的损伤。

越来越多的人认识到,并不是每个人都以同样的方式或以相同的速度衰老。与上一代老年人相比,这一代老年人的结构组成发生了变化,表现为失能老人和健康老年人均增多,呈现出两头高峰的趋势。听到越来越多的百岁老人的故事,我们对健康老龄化的了解也越来越多。现在普遍的共识是,对生活各方面总是保持适度的量(如适度食物和酒类的摄入)、规律的体育活动、积极参与社会活动,这些都是健康老龄化的关键。最近一个大型研究(Gavrilova 和 Gavrilov,2005)进一步指出,环境因素也可能与健康老龄化有关。另外,社会因素也发挥着强大的作用(Banks 等,2006)。目前我们面临的挑战是,如何正确认识和理解衰老的变化,并且利用各种资源预防或阻止进一步的衰老改变,最终战胜衰老。

"正常"老龄化的相关变化

医生常常会遇到这样的难题,某些异常的检查结果到底是属于正常老龄化还是属于病理变化,这一问题也同样困扰着研究者。但目前我们还不明确,到底哪些健康问题属于正常老龄化。我们的大部分信息都来自现况研究,这些研究都是将年轻人与老年人进行比较,而得到的结果可能除了反映年龄之间的差异外,还反映了其他方面的差异,比如生活方式(体力活动、饮酒、吸烟、饮食)以及预防用药的管理。例如,新世纪老年人可能很少出现骨质疏松症,因为他们已经预防性地长期摄入高钙和高维生素 D 食物、进行规律的运动、早期给予双磷酸盐干预;另外,未来还会有更多新的骨质疏松症的治疗方案。

许多衰老相关的改变是由机体自我平衡机制损伤逐渐累积造成的(JackRowe 称之为"恒定维持力减退")。这些损伤通常在成年早期就已开始了,但由于大多数器官系统的代偿能力强,这些早期的损伤开始并不会显现出来,而是直到造成广泛性的损伤后才出现功能改变。

随着期望寿命的增加,老龄化的概念(或什么是老年)随之改变,但是生物体本身并没有发生改变。通过对不同年龄组之间的横向比较发现,大多数器官系统从 30 岁开始出现功能性损伤,大约每年损伤 1%。然而,其他的纵向随访数据表明,老龄化的改变并没有表现出这么明显的功能下降。很多人即使在 70 岁以后器官功能也往往保持正常。例如,部分亚组人群随着时间的推移显示肾脏功能逐渐下降,但其他器官的功能仍然保持正常。这些研究结果表明,我们需要重新评估以前关于功能渐进性损伤理论,应该将它作为反映疾病的一项指标而不是反映老龄化的指标。作为一种逐渐累积性损伤模式,无论是从衰老的角度,还是从疾病的角度,抑或是从衰老和疾病两方面的角度,我们最好从阈值这个角度来考虑问题。

功能性损伤的表现往往开始并不明显,直到损伤超过一个既定的水平值才会表现出来。老年人的器官功能主要取决于两个因素:①功能损伤的程度;②维持正常功能所需要的水平。因此,多数老年人的实验室指标正常是不足为奇的。事实上,老龄化标志性的关键区别点不是静息时器官的功能水平,而是器官(或有机体)对外部应激的适应能力如何。例如,老年人可能空腹血糖正常,但在糖耐量测试时血糖则增高,因为老年人不能像年轻人那样能有效地处理负荷量的葡萄糖。

老年人这种对应激反应能力的降低,解释了许多老年疾病表现不典型的原因。许多疾病的症状和体征实际上是一种身体应对外界攻击的表现。对应激反应能力的下降意味着感染时白细胞计数将不会增高,或者是急性心血管事件发作时不会出现心前区的疼痛。例如,虽然目前不推荐对无症状患者进行心肌梗死筛查,但心脏磁共振成像发现,老年人中未识别的无症状心肌梗死与死亡率增加呈正相关(Schelbert 等,2012)。

我们同样可以在其他系统(如内分泌系统或心血管系统)中看到这种下降的应激反应模式。例如,老年人静息脉搏和心输出量可能正常,但在运动时脉搏或心输出量就不能满足运动所需的代偿性增加量。

有时老龄化的多种变化还以某些方式相互作用,造成了静息时指标的表面正常。例如,尽管肾小球滤过率和肾血流量随年龄增加而降低,但因为老年人肌肉量和肌酐合成的同时也在减少,所以许多老年人的血清肌酐水平仍保持正常。因此,血清肌酐水平对于老年人而言,并不像年轻人那样能很好地评估肾功能。而我们在药物治疗时预先了解肾脏功能非常关键,所以准确测量肾功能就显得非常重要。鉴于此,有学者(Cockcroft 和 Gault,1976)在血清肌酐值的基础上提出了针对老年人的估算肌酐清除率的计算公式(具体公式见第 14 章)。表 1-1 总结了与老龄化相关的常见改变(Schmidt,1999)。

许多指标在成年后就开始逐渐发生变化。这些变化可能一直没有症状,直到步入老年时期才会表现出来。

表1-1 老龄化的常见相关改变

系统	常见的老龄化改变	对器官的影响
心血管系统	心内膜肌纤维萎缩	血压升高
	血管粥样硬化	心房收缩音增强,可闻及第四心音
	收缩压增高	心律失常
	左心室顺应性下降	体位性低血压风险增加
	起搏细胞数量减少	咽鼓管捏鼻鼓气法可引起血压下降
	压力感受器敏感性下降	运动耐量下降
神经系统	神经元数目减少,体积增大, 神经胶质细胞的数量增加	神经系统疾病风险增加:脑血管意外 帕金森病
	神经元和神经纤维减少	神经突触传导减慢
	脑萎缩,颅内间隙增加	短时记忆的轻度下降
	脊髓软脑膜增厚	步态改变:步宽增宽、步长缩短,身体前倾
		隐匿性出血风险增加
呼吸系统	肺组织弹性下降	呼吸交换有效率下降
	胸壁钙化	感染的易感性增加,肺不张
	纤毛萎缩	误吸风险增加
	呼吸肌肌力下降	对缺氧和高碳酸血症的通气反应下降
	动脉血氧分压(PaO_2)下降	纳洛酮敏感性增加
皮肤组织	真皮和表皮厚度变薄	皮肤变薄,容易撕裂
	乳头扁平	干燥和瘙痒
	汗腺萎缩	出汗减少,体温调节能力下降
	血管减少	皱纹增加,皮肤松弛
	胶原交联	脂肪垫减少,骨骼保护下降,引起疼痛
	弹性下降	防晒的需求增加
	皮下脂肪减少	伤口愈合时间延长
	黑色素细胞减少	
	成纤维细胞增殖下降	
消化系统	肝体积缩小	食欲下降引起的食物摄入量减少
	胆固醇稳定和吸收效率下降	进食后不适,食物通过消化道减慢
	唾液腺纤维化与萎缩	钙和铁的吸收减少
	肠平滑肌张力下降	药物效果增强或减弱
	味蕾萎缩和减少	便秘、食管痉挛、憩室风险增加
	食管排空减慢	
	胃酸分泌减少	
	黏膜萎缩	
	钙吸收减少	

（待续）

表 1-1(续)

系统	常见的老龄化改变	对器官的影响
泌尿系统	肾实质减少 肾小球功能损伤 功能肾单位数量减少 小血管壁改变 膀胱肌张力降低	GFR 下降 钠储备能力降低 肌酐清除率下降 BUN 增加 肾血流量减少 药物清除率改变 尿稀释能力下降 膀胱容量降低和尿残余量增加 尿急
生殖系统	子宫颈和子宫壁萎缩和纤维化 阴道弹性和润滑性降低 激素降低,卵细胞减少 生精小管减少 基质和腺体组织增殖 乳腺组织退化	性交时阴道干燥、烧灼感、疼痛 精液量减少,射精力度降低 提睾能力下降 前列腺肥大 乳腺结缔组织由脂肪组织替代,乳腺检查更容易
肌肉骨骼系统	肌肉量下降 肌球蛋白 ATP 酶活性下降 关节软骨退化和润滑度下降 骨量减少,成骨活性下降	肌肉力量减弱 骨密度降低 身高降低 关节疼痛和僵硬 骨折风险增加 步态和姿势改变
视觉	视杆和视锥功能降低 色素积累 眼球运动速度降低 眼压增高 睫状肌萎缩 晶体体积增加和变黄 泪腺分泌减少	视敏感度、视野、光 / 暗适应性下降 对强光敏感性增加 青光眼发病率增加 深度知觉扭曲,容易跌倒 对蓝色、绿色、紫色区分能力下降 眼睛干燥和刺激性增加
听觉	听觉神经元减少 从高频到低频的听力下降 耵聍增多 耳硬化	听力敏感性和分辨率降低（尤其是辅音辨别能力下降） 听力障碍,特别是有背景噪声或语速过快时 耵聍填塞可能导致听力下降

（待续）

表 1-1(续)

系统	常见的老龄化改变	对器官的影响
嗅觉、味觉和触觉	嗅神经纤维数量减少 甜和咸的味觉改变,而苦和酸的味觉仍然正常 感觉下降	无法闻到有毒气体的味道 食物摄入量减少 不能识别危险的安全隐患:热水、火警或容易绊倒
内分泌系统	睾酮、生长激素、胰岛素、肾上腺皮质激素、醛固酮、甲状腺激素水平降低 体温降低 发热反应降低 甲状腺结节和纤维化增多 基础代谢率降低	应激(如手术)的耐受能力降低 出汗和寒战减少,体温调节能力降低 基础体温降低,感染可能不会引起体温升高 胰岛素反应和葡萄糖耐量降低 肾小管抗利尿激素敏感性降低 体重增加 甲状腺疾病的发病率增加

BUN,血尿素氮;GFR,肾小球滤过率。

衰老的理论

　　熟悉衰老理论对于指导我们如何对老年人提供照护是非常有帮助的。如果我们相信没有任何办法可以干预衰老的过程,我们就会帮助老年患者接受并适应衰老的变化,将重点放在疾病的治疗上。相反,如果我们相信抗衰老的药物以及可能会减缓或消除许多衰老表现的治疗或方案(如他汀类药物和阿司匹林),我们可能采取不同的个体化抗衰老治疗方法。

　　目前普遍接受的概念就是,衰老是一个多因素作用的过程。寿命延长通常与代谢能力和对应激反应的增强有关。通过每个动物物种的长寿特征的相关研究,我们已证明了遗传在生物衰老调控中的重要性。但是遗传对寿命长短的决定作用所占比例 ≤ 35%,而超过65%的决定因素都是环境因素(Finch 和 Tanzi,1997),并且专门导致衰老的基因是不大可能存在的。

　　已发表的衰老理论有很多(Vijg 和 Wei,1995;Kirkwood 和 Austad,2000;Kaeberlein,2007)。这些理论分为三大类:①信息分子的积累损伤;②对特定基因的调节;③干细胞耗竭(表 1-2)。

　　衰老的生物学理论的焦点认为,老龄化(或寿命)是有机体生命程序设计的一部分。有人提出,基因并不决定衰老的进程,衰老其实是分子保真度的某种缺失造成的(Hayflick,2007)。具体而言,每一个分子作为底物都经历了衰老过程中的热力学不稳定性特征。衰老与疾病的不同之处在于,衰老发生在每一个生殖成熟期已长到既定

表 1-2　衰老的主要理论

理论	机制	表现
信息分子的积累损伤	自发突变	复制错误
	DNA 修复系统故障	
	DNA、RNA 和蛋白质合成错误	突变误差
	超氧化物自由基和清除酶的丢失	氧化细胞损伤
对特定基因的调节	特异性蛋白的出现	基因的程序性衰老
干细胞耗竭	上述机制的聚集	增殖潜能降低

大小的多细胞动物。所有种类的物种在生殖成熟后都会逐渐衰老,并且都会具有共同普遍的分子病因学——热力学不稳定。

进化论是达尔文提出的传统的衰老学说。这一理论表明,目前的生物体的基因设计来自于一个渐进积累的进化过程。从根本上说,"优胜劣汰"的前提是寿命长的生物繁殖的机会更多,因此可以繁殖基因优秀的群体。根据传统的达尔文进化论,生物不可能以缩短自我寿命的方式进化,除非这种进化可以同时提高繁殖后代的能力。而事实上,人类衰老的意义仅仅表现了因老年人的去世给年轻人腾出更多空间的一种群体效应,人类的生育能力并没有提高。另外的理论是后人在达尔文进化论的基础上进行了一些调整,对物种在繁殖中出现的一些变化进行了校正。这些理论包括类群选择论、自私基因论、生物进化论。例如,生物进化论认为,生物通常进化的特点是通过改变后代的遗传设计来促进其进化以及适应外部环境的能力。如果衰老是专门的基因设计,那么物种就能够通过调节自我寿命而额外获益。例如,某个动物有相同的遗传构造设计可决定其寿命长短,但它可以调整寿命以适应外部环境。

伤害论是另一种普遍的衰老理论。伤害论认为,衰老是对基本生命过程的不断损害所造成的一种磨损。这种磨损发生在积累的微观增量中,如染色体损伤、有毒副产物积累、核辐射、熵的力量。对医疗干预来说,伤害论显然是悲观的理论。其他更多信息可以参见本章后列出的在线资源以及 Goldsmith(2006)和 Hayflick(2007)的研究。

DNA 为了应答外源性刺激以及内源性的过程会不断进行变化。DNA 的稳定性是由 DNA 双链以及一些特殊的修复酶来维持的。有人提出,无论是由于突变敏感性增加,还是由于修复机制的损伤,体细胞的突变是生物衰老的因素之一。事实上,物种寿命与脱氧核糖核酸修复酶呈正相关。对人类而言,自发突变率不足以解释那么多重要的基因改变。而且没有任何证据表明,修复系统的一般故障会导致衰老。然而,维护和维修功能受限可能会导致体细胞损伤的积累。

另一个相关理论是错误突变理论,它提出了在 DNA、RNA 和蛋白质的合成过程中发生错误,每一次复制都会造成错误的积累,最终积累造成灾难性的结果。转译通常被认为是年龄相关错误最有可能的来源,因为它是蛋白质合成的最后共同通路。但目前还没有体内或体外的衰老研究发现存在转译错误增加。尽管通过改变蛋白质转译后修饰（如糖基化）可以改变一些酶的活性，但氨基酸的替换并不会随着年龄增加而增加。

氧化代谢的主要副产物包括超氧自由基，可以与 DNA、RNA、蛋白质和脂类起反应，导致细胞损伤和衰老。有几种清除酶和一些小分子，如维生素 C 和维生素 E 可以保护细胞免受氧化损伤。尽管目前衰老的细胞并没有发现清除酶明显减少，并且维生素 C 和维生素 E 在动物试验中并不增加实验动物的寿命，但科学家对这一假设仍然十分感兴趣。因为抗氧化酶的过表达延迟了年龄相关的氧化损伤自然增长，并且延长了转基因果蝇的寿命。此外，研究还发现，限制热量的摄入可降低氧化应激和损伤水平，可延长啮齿动物的最高寿命（Finkel 和 Holbrook，2000；Masoro 和 Austad，2010）。

衰老的另一个假说是衰老受特定基因的调节。这一假说主要来源于酵母菌、线虫、果蝇以及一些体外实验的衰老模型。在酵母菌、线虫、果蝇中，已发现一些基因可延长物种的寿命，这些发现强调了代谢能力和应激反应在衰老中的重要性。通过基因芯片我们发现衰老的人类成纤维细胞中少数基因发生了突变，并且控制有丝分裂的基因水平下调，可能是造成衰老的遗传原因（Ly 等，2000）。然而，其他研究者并没有在其他衰老组织发现相同的基因模型，这表明不同组织中衰老的原因不同。

成年后，从细胞增殖角度看，细胞可分为三类：持续分裂细胞、暂时不再分裂细胞（外部刺激可使其恢复分裂能力）和不再分裂细胞。表皮、胃肠道上皮以及造血细胞能不断更新，属于持续分裂细胞；而肝脏在损伤应激时可以再生，属于暂时不再分裂细胞；而神经元、心脏和骨骼肌细胞不可再生，属于不再分裂细胞。

体外复制与体内增殖密切相关。成人的神经元和心肌细胞可以在培养液中生存，但不能分裂。而肝细胞、骨髓细胞、内皮细胞和成纤维细胞在体外可以复制。因为成纤维细胞容易从皮肤得到，所以成纤维细胞被大家广泛研究。尽管一些细胞在体内可以不断复制，但是它们的复制次数是有限的。试管内的成纤维细胞大约可以倍增 50 次（Hayflick，2007）。在体外试验中，复制次数与供体的年龄相关。例如，供体越老体外倍增的次数越少。随着时间的推移，培养液中细胞的倍增次数逐渐减少并最终停止。大量的证据表明，老龄化其实是高等生物的一种进化，用以保护自己，防止发生癌症（Campisi，2000）。

随着每一次细胞分裂，染色体末端部分（端粒）不复制，因此染色体缩短。有科学家称端粒缩短为一种"生命时钟"，它引发了基因表达的衰老模式，并最终导致细胞衰老（Fossel，1998）。端粒酶是一种通过增加 DNA 碱基来增加端粒长度的酶。将端粒酶的催化成分转染到衰老细胞，可以延长端粒以及增加细胞的复制次数，并且可以诱导出基因表达为典型的年轻细胞模式。从某种程度上来说，体外研究中端粒缩短与细胞的衰老和老龄化有关，但是具体的相关性如何仍然未知。反过来说，端粒酶抑制剂可能是一种有效的抗癌治疗药物。目前正在探索复制性衰老在老龄化过程和相关的慢性疾病进程中的作用。在目前超高龄老人的研究中,并没有发现任何端粒长度和死亡率之间的关系。然而,端粒的长度可能与功能和健康相关,而并不与寿命延长有关。健康百岁老人的端粒长度比不健康的百岁老人的端粒长度长(Terry 等,2008),这一发现与一项以 70~79 岁人群为基础的队列研究的结果是相似的(Njajou 等,2009)。

这些研究帮助我们明确了体外细胞的寿命极限,但还不能在活体的衰老研究中自圆其说。然而,与细胞复制极限相关的一个因素可能对体内衰老研究影响更加直接。体外老龄化的成纤维细胞或从老年捐赠者获得的成纤维细胞对许多生长因子不太敏感,这种变化发生在受体和受体后水平。生长因子减少、生长因子的敏感性改变和(或)细胞周期延长都可能延缓伤口愈合,使老年人感染的风险更高。

对于不可再生的细胞组织,细胞的丢失会导致永久性的缺损。随着老龄化,多巴胺能神经元细胞丢失,从而影响步态、平衡和对药物副作用的敏感性。随着进一步缺血、病毒感染等,就很可能发生帕金森病。相似的细胞损失和(或)功能缺陷可能发生在其他神经递质系统中,并导致自主神经功能失调,精神功能和神经内分泌控制改变。

免疫系统也有类似的现象。在大量的促细胞分裂剂的作用下,老年人淋巴细胞反而会减少分裂。原因是淋巴因子减少以及淋巴细胞对细胞外信号的反应降低。类似于青春期后胸腺逐渐消失,胸腺激素(胸腺素)水平降低。

随着年龄的增长,白介素 -2(IL-2)的基础水平降低,刺激的反应性也降低。后者似乎至少在一定程度上是由于 IL-2 受体的表达降低造成的。我们可以在体外或体内通过增加淋巴细胞的细胞因子,来恢复衰老动物的某些免疫功能。通过钙离子载体和蛋白激酶 C 激动剂,可逆转体外分裂的功能缺陷,表明 T 细胞缺陷可能从细胞外信号转导到细胞内功能。上述体内分子机制导致了生理缺陷,改变了自我平衡机制,使老年人在面对应激和疾病时出现功能障碍。

Werner 综合征是一种引起早发性衰老相关改变的早老综合征,表现为白发、秃顶、动脉粥样硬化、胰岛素抵抗以及白内障,但不包括阿尔茨海默病(Alzheimer disease,AD)。Werner 综合征的基因已被克隆出来,该致病基因编码了一种参与 DNA 复制的解旋酶。科学家非常感兴趣的是,在 Werner 综合征中,一种基因的一个缺陷是如何导致多种异常表现的呢?

分子遗传学家也克隆了多个与早发型家族性 AD 相关的基因,并确认了晚发型 AD 的易感基因(Tanzi 等,1996)。

少数家族中, 21 号染色体上的淀粉样前体蛋白发生突变。患早发型家族性 AD 最大的家族其家庭成员的 14 号染色体发生了基因突变,此基因被命名为早老素 -1。定位在 1 号染色体另一个相似的基因,标记为早老素 -2。早老素在 AD 的病理作用尚不清楚,但明确了前面提到的 3 个位点已导致了许多激动人心的重大发现的产生,使我们更进一步理解 AD 这种疾病的病理生理机制。同样,明确了载脂蛋白(ApoE)等位基因是晚发型 AD 的危险因素,也引发了我们对本病诊断和病理的极大兴趣。

减缓老龄化的干预可能会延缓许多重要疾病的发生,包括癌症、糖尿病、心血管疾病以及神经退行性疾病。饮食控制（DR）仍然是主要的延长寿命的干预手段（Masoro和 Austad，2010）。我们知道，DR 可以增加酵母菌、蠕虫、苍蝇以及啮齿动物的寿命。虽然有学者报道在灵长类动物中 DR 对个体的健康和死亡率的下降有益（Colman 等，2009），但一项近期的研究没有发现类似的效果（Maxmen，2012）。对人类进行 DR 干预可行性差，因此我们要把重点放在理解 DR 所参与的通路，并针对这些通路开发类似的 DR 方法，以增进健康、延长寿命，而不需要减少食物的摄入。

生长激素（GH）作为一个潜在的抗衰老治疗药物广为大家所知，但到目前为止其有效性还没有被证实（Perls，2004）。在啮齿动物中，减少 GH 信号，而非增加活动量，可以延长寿命。除降低 GH 水平外，减少胰岛素和胰岛素样生长因子 -1 也能增加蠕虫和苍蝇的寿命。同样，人类的寿命延长也可能与有效的血糖控制有关。关于遗传学以及基因和激素信号之间的相互作用的研究，目前正在进行中。

组织特异性干细胞为那些退行性疾病患者的治疗提供了希望。更多、更大范围的患者例如糖尿病、帕金森病、亨廷顿综合征以及 AD，可以受益于细胞替代疗法。尽管使用这些新疗法之前还有很长的基础研究的路要走，但某些疾病目前已在进行临床试验。然而，胚胎干细胞和多能干细胞不能用于逆转衰老。移植这些细胞的主要局限性在于它们有形成肿瘤的倾向。因此，最理想的方案是我们能重置衰老时钟，但不要改变细胞的分化状态（Rando 和 Chang，2012）。

随着婴儿潮带来的全球老龄化的到来，我们迈进老龄化社会，迎来了新一批老年人群。许多衰老理论不断提出，一些证据支持抗衰老药物的可行性。当在哺乳动物中应用时，热量限制或半饥饿营养均衡疗法显示可增加寿命高达 50%（Antebi，2007；Lenaerts、van Eygen 和 van Fleteren，2007；Colman 等，2009）。但这种方法对于我们延长健康生活的要求来说是不切实际的。因此，我们的研究重点是寻找一种替代方案，可以在我们没有真正实施热量限制时发出热量限制的信号，从而改变衰老系统。

没有直接的证据表明 DNA 突变是细胞衰老的可能原因，目前也没有实验证明减少 DNA 的突变会延长寿命。因此，目前大家感兴趣的是表观遗传过程对衰老进程的介质作用。基因重排是指 DNA 序列在不发生变化的情况下出现稳定的细胞特征改变。观察研究发现，寿命可以受环境影响而发生改变，强烈提示老龄化的表现（也可能是原因）很大程度上是一种表观遗传（Rando 和 Chang，2012）。DR 的延长寿命效果充分证实了衰老和表观遗传学之间的联系，它通过抗衰老酶作用于西罗莫司靶蛋白（TOR）以及其他蛋白，对染色质产生多种效果。这些介质成为延长寿命的靶点，而不需要限制热量摄入。然而，表观基因组的重组有一定的风险和不确定性。因为这些细胞在正常衰老时发生基因突变，增殖能力增加，细胞患恶性肿瘤的风险可能增加。我们目前面临的挑战就是如何将衰老状态重置到健康的成人阶段。

哺乳动物西罗莫司靶蛋白（mTOR）是与食物、能量和生长因子的限制有关的关键调控因子，它能感知细胞营养水平，反过来可以调节蛋白质合成率和能量的利用率。西罗莫司作为 mTOR 抑制剂，在小鼠晚年开始治疗时能有效地延长基因异构小鼠的寿命（Sharp 和 Strong，2010）。组织特异性干细胞保持其分化功能，但是似乎有一些衰老钟的回拨功能，因此也具有一定的延长寿命的作用。目前非常重要的是确定西罗莫司是否在非人灵长类动物等其他动物也有类似的效果，也许雷帕霉素的疗效仅仅局限于实验动物。西罗莫司应用于人类抗衰老的明显问题就在于，其可能对免疫系统有抑制作用。

长寿因子（sirtuin）的激活这一发现让很多人都很兴奋。长寿因子作为另一种热量限制效果的调节剂，发现其可延长酵母细胞的寿命（Guarente，2011）。然而，由于其他研究者无法复制该实验，长寿因子之谜目前还没有被解开（Couzin-Frankel，2011）。在小鼠中，长寿因子不能延长寿命，但是可延长健康时间，可降低糖尿病的发病率，改善代谢水平以及肝脏功能。与此类似，白藜芦醇也引起了科学家的关注，这种来自于红酒中的分子发挥着类似于长寿因子的作用，研究发现其可延长蠕虫和苍蝇的寿命。同样，该发现还没有被其他实验室所确认。但白藜芦醇同样也可延长健康时间。

人类最本质的特征在于他们的可塑性或灵活性。在其功能允许的范围内，人类可以适应自身以及外环境的内源性和外源性改变。寿命心理学的认知训练研究发现，对早期痴呆患者使用思想可塑性干预，以及对神经疾病恢复期（如卒中）患者使用可塑性康复训练，均可以出现有效的结果。越来越多的研究发现，老年人仍然具有很大的可逆性可塑空间，甚至有研究证明了这些干预措施对于神经再生以及改善躯体和认知功能都是有效的。这虽然不是专门的衰老理论，但是将可塑性作为照护老年人理念中的一个选项非常重要，这也是未来研究的重点之一。

临床意义

对衰老的研究越多我们越能感到我们对衰老的所知有限。美国、以色列、意大利的几项大型队列研究纵向随访了部分老年人群，结果充分显示出衰老的多变性，尽管我们还是如期地发现了某些器官（如心血管功能、力量、脑功能、骨骼以及肌肉）的功能下降。结果还表明，环境、行为、健康三者是相互关联的，可以引起生理上的变化。例如，以色列老年人中，长寿与肾功能正常、视力好、避免午睡、参加志愿者工作或有偿工作、喜欢体育活动以及工具性日常生活活动能力（IADL）独立相关。此外，视力好、志愿工作或有偿工作，以及体育活动与持续 7 年功能独立具有相关性。关于长寿与有规律的体育活动的关系，巴尔的摩衰老纵向研究（Baltimore Longitudinal Studies of Aging，http：//www.grc.nia.nih.gov/branches/blsa/blsa.htm）以及意大利基安蒂研究（Italian InChianti Study，http：//www.inchiantistudy.net/）也有类似的发现。

卫生保健提供者必须了解衰老的多变性，以便帮助老年人选择生活方式和治疗方案，做到衰老优化，特别是许多药物和行为干预方法可以缓解衰老相关的变化。我们注意到，健康成人最大耗氧量的下降率出现纵向变化。此变化的健康人中在每个 10 年的区间内变化不大，但以 10 年分段进行连续观察就会发现，最大耗氧量呈现快速下降趋势,而且下降趋势与个体是否有运动习惯无关。随着年龄增长骨骼也发生变化,除骨质疏松症外,影像学提示的骨关节炎也是常见的衰老改变。与影像学正常的老年人相比,骨关节炎患者存在不同程度的骨量丢失。这种关系随着骨关节炎的部位以及测量骨密度(BMD)的部位不同而变化多端。报道表明,即使健康老年人的大脑也存在进行性的脑灰质和脑白质的丢失。另外,在意大利老年人中代谢综合征非常常见,无论男性还是女性都显示代谢综合征与卒中和糖尿病相关。

相反,很多证据支持生活方式干预是有益的,特别是饮食和体育活动。改善生活方式有助于预防随年龄增加而出现的不良生理改变,并且可以全面改善健康,提高生活质量。饮食方面我们一再强调多吃水果和蔬菜,少吃饱和脂肪,可以保持健康。同样,每天至少 30 分钟规律的体育锻炼对身心健康有益。许多方法都可以帮助临床医生建议和激励老年人改变生活方式,坚持那些有益健康的活动(表 1-3)。

要真正解决衰老问题,除了要考虑可见的生物和生理变化外,还要考虑社会心理方面的问题(Rowe 和 Kahn,1987)。与年龄增加有关的转变通常有退休、失去配偶或其他重要事务,例如宠物、家庭、汽车以及丧失驾驶能力,感知功能(听力和视力)的障碍,活动能力下降。许多人担心随着衰老以及认知功能下降出现生活不能自理,并且担心急性疾病(例如髋部骨折或卒中)发生。然而,不少老年人面对这些功能损伤的时候适应力很强,因此老年人有很多东西可以教给年轻一代,例如怎样应对功能损伤、怎样优化和调整残余功能。

面对老年人时,我们要非常清楚地知道老年人关于衰老理论的信念、对衰老过程的态度以及如何健康老龄化的理念。认识这些理念后,临床医生必须在评估患者对衰老的理念和态度时持开放的心态,并且根据老年人的理念匹配恰当的干预措施和建议。从诊断的角度来看特别重要的是,老年人会认为他们年龄大了,呼吸急促、健忘、疲劳是很正常的现象,他们可能不会特别报告这些症状,从而不能向卫生保健提供者提供必要的信息以协助诊断。这就需要卫生保健提供者面对老年人时具有敏锐的评估能力,使用那些适合老年人的客观评估工具。

老年人最常见的漏诊病例就是认知功能障碍和抑郁症。老年人,尤其是那些社会技能强、受过良好教育、毕生都从事社会和专业活动的老年人,往往在社交活动甚至短暂医疗访问中,看起来认知功能完好。然而,当我们仔细评估并且使用标准化的记忆筛查量表时,这些老年人可能会表现出明显的短期记忆受损。功能评估在老年人的各种评估工具中非常有用(Gallo 等,2006),详见在线资源(consultgerirn.org)。

衰老的一个标志就是对应激反应(包括疾病)的减弱。许多疾病的症状并不是疾病的直接表现,而是生物体的应激反应。因此,老年人可能由于身体对应激反应较差而抑制了疾病相关症状的表现程度。我们可以将老年患者疾病的临床表现看作是一种结合音——在大量背景噪声中主旋律减弱的结合音。

对老年人进行治疗时我们要记住,患者的功能取决于该患者的自身特点(如先天能力、积极性、疼痛耐受度、恐惧等)以及他(她)所处的环境。同一个人可能在某环境

表1-3　有关健康促进的网络资源

国家临床指南	www.guideline.gov
疾病预防控制中心:健康生活	www.cdc.gov/HealthyLiving/
加拿大预防保健工作组	www.phac-aspc.gc.ca/cd-mc/ctfphc-gecssp-eng.php
国家胆固醇教育计划	www.nhlbi.nih.gov/about/ncep/
美国预防、检测、评估与治疗高血压全国联合委员会第七次报告	www.nhlbi.nih.gov/guidelines/hypertension/
美国卫生保健研究和质量指南——美国预防服务工作组	www.ahrq.gov/clinic/uspstfix.htm
美国家庭医生学会:定期健康检查的政策建议	www.aafp.org/exam.xml
有关老年人锻炼资源的网站	
年龄篇——运动:健身动感生活	**www.iamfitforlife.com/**
运动评估和筛选工具	www.easyforyou.info
国际积极老龄化法律顾问	www.icaa.cc/
国家蓝图:50 岁及以上成人加强体力活动	www.agingblueprint.org/tips.cfm
美国国家老龄化研究所:国家老龄化研究所指南	www.nia.nih.gov/HealthInformation/Publications/ExerciseGuide/
健身和体育总统委员会	www.fitness.gov/
基督教青年会活跃老年人项目	www.ymca-austin.org/aoa.htm
美国心脏病学会	www.heart.org
50 种健身材料	www.fitnesspastfifty.com/articles.html
国际积极老龄化协会	www.icaa.cc/checklist.htm

中功能完整,而在另一个环境中功能依赖。可以设想,如果把你突然送到国外,当你语言不通、文化风俗不适应时,你会怎么做? 因此,我们要让老年人在就医过程中独立执行所有活动,以便于对其能力和功能进行真实的评估,这一点至关重要。例如,当评估起立坐下的能力时,观察患者走进检查室,穿衣和脱衣就是测试的一个重要组成部分。医生和其他初级卫生保健提供者都应该以身作则,鼓励老年人尽可能地维持功能。但遗憾的是,不管是正式的还是非正式的照护者,为了减少老年人受伤或疲劳的风险,他们都喜欢提供一些不必要的照护。这会造成老年人依赖的习惯,从而引起功能障碍和失能。

　　临床医生的第一责任是诊断急性的临床问题以及缓解所有可治疗的症状。一旦患者的生理和心理达到了最佳的健康状态,卫生保健提供者应该协同医疗团队的所有成员（包括护理、物理及职业治疗、社会工作等人员），帮助患者达到他（她）的最高功能水平以及最佳的生活质量。例如，社会工作者可以帮助患者获得社区资源，社区医务人员可以对那些在家里感到孤单的老年患者进行友好的拜访。

我们应该特别考虑老年人的物理环境和社会环境。虽然可以使用多个环境评估工具（Gallo 等，2006），但考虑老年人和环境之间的契合度也同样重要。The Housing Enabler（www.enabler.nu/）是一个综合评估工具，可以帮助临床医生评估时不仅考虑环境和环境风险，而且还要考虑个体功能与环境的适合度。一旦评估完成，医疗团队可以确定哪些干预可以减少跌倒的风险以及优化患者的功能。

老年综合征

因为内科诊断通常不能揭示老年疾病的全貌，因此我们需要采用一个名词来代表老年综合征。为了便于记忆，我们使用一系列以"I"开头的单词来代表常见的老年综合征：

- 活动受限（Immobility）；
- 稳定性差（Instability）；
- 失禁（Incontinence）；
- 认知障碍（Intellectual impairment）；
- 感染（Infection）；
- 视觉和听觉障碍（Impairment of vision and hearing）；
- 肠激惹（Irritable colon）；
- 抑郁症 [Isolation（depression）]；
- 营养不良 [Inanition（malnutrition）]；
- 贫穷（Impecunity）；
- 医源性损伤（Iatrogenesis）；
- 失眠（Insomnia）；
- 免疫缺陷（Immune deficiency）；
- 阳痿（Impotence）。

老年综合征的重要性在于：对于老年患者而言，单纯的症状也许不能有效地提供病因线索。一个综合征可能是由于各种各样的病因造成的。例如，活动受限可能是由于各种潜在的躯体疾病以及情感问题造成的。老年人可能患有髋部骨折或充血性心力衰竭，可能最近跌倒后担心再摔倒，或因为退行性关节疾病引起剧烈的疼痛，以上所有原因都可能造成活动能力下降。重要的是我们要寻找该患者出现相关症状的根本原因，这样就可以采取适当的措施进行干预。我们也许有必要采取一些措施，例如在开始治疗前缓解疼痛，解决他们对跌倒的担心，或鼓励患者进行规律的锻炼。

医源性损伤是一个老年人常见的问题。随着患者暴露于医疗系统，医源性损伤的风险随之增加。医源性损伤包括检查、外科干预、药物和治疗。对所有患者我们都应考虑将要实施治疗的风险－效益比，与患者及其代理人进行解释和沟通。药物治疗更是需要深思熟虑和谨慎权衡。众所周知，老年人药物的吸收、代谢、排泄出现了显著的改变（见第 4 章）。更危险的一种情况是医务人员不仔细观察、分析病情，就匆忙地给患者贴上某种疾病的"标签"。住院患者出现迷糊和定向能力障碍可能并不是痴呆。患者偶尔出现大小便弄脏裤子不一定是大小便出现失禁。对患者贴上"痴呆"或"失禁"的标签常常意味着需要将患者送往养老院，如果就这样将患者送往养老院，就真的使"标签"诊断变成现实，一语成谶。我们在使用这些重要的"标签"时必须十分谨慎。我们应该对患者进行仔细评估后才能下这样的诊断，以免我们宣判了无数人后半生的悲剧，他们本来没有必要但是不得不在养老院度过余生。

常见临床问题的非典型表现

老年人照护的最大挑战之一是许多疾病的临床表现不典型。我们经常见到急性感染（尿路、呼吸道或伤口感染）的首发症状不是那些典型症状，例如小便烧灼感、咳嗽或发热；相反却是一些非典型的临床表现，例如谵妄、功能性变化、跌倒等。当老年患者存在潜在的认知功能障碍时，典型的感染表现会更加不明显。照护者可能对医生说"今天他感到不太好"，除此之外不会提供更具体的临床症状。那些功能独立和认知功能正常的老年人进入诊室，会向你抱怨感觉不舒服，或不想睡在床上，结果进一步检查却发现患者是急性心房颤动，这些并不少见。当患者向你报告不适时，这种新出现的急性行为或功能改变，任何时候都应被视为紧急的医疗问题，并且应该对患者进行综合评估。

医生的首要任务就是确定什么是可纠正的问题，并且纠正它。再多的康复、富有同情心的照护、改变环境都不能弥补遗漏了可纠正病因的诊断的遗憾。然而，仅仅是诊断本身还远远不够。老年人多种慢性疾病共存，护理常常比治愈更重要。老年病学治疗包括以下三点：①认真的临床评估和管理，识别急性和可纠正的问题；②继续治疗潜在的慢性疾病；③仔细评估寻找老年综合征的证据。我们只有对这些临床问题进行优化医疗管理，患者能更好地使用各种资源（如环境干预、社交活动），才能最大限度地维护患者的健康和功能。

（岳冀蓉 董碧蓉 谢冬梅 译；苏琳 杨静 校）

参考文献

Antebi A. Ageing: when less is more. *Nature*. 2007;447:536-537.

Banks J, Marmot M, Oldfield Z, et al. Disease and disadvantage in the United States and in England. *JAMA*. 2006;295:2037-2045.

Boyd CM, Darer J, Boult C, Fried LP, Boult L, Wu AW. Clinical practice guidelines and quality of care for older patients with multiple comorbid diseases: implications for pay for performance. *JAMA.* 2005;294:716-724.

Campisi J. Aging, chromatin, and food restriction—connecting the dots. *Science.* 2000;289:2062-2063.

Cockcroft DW, Gault MH. Prediction of creatinine clearance from serum creatinine. *Nephron.*1976;16:31-41.

Colman RJ, Anderson RM, Johnson SC, et al. Caloric restriction delays disease onset and mortality in rhesus monkeys. *Science.* 2009;325:201-204.

Couzin-Frankel J. Aging genes: the sirtuin story unravels. *Science.* 2011;334:1194-1198.

Finch CE, Tanzi RE. Genetics of aging. *Science.* 1997;278:407-411.

Finkel T, Holbrook NJ. Oxidants, oxidative stress and the biology of ageing. *Nature.*2000;408:239-247.

Fossel M. Telomerase and the aging cell: implications for human health. *JAMA.* 1998;279:1732-1735.

Gallo JJ, Bogner HR, Fulmer T, et al. *Handbook of Geriatric Assessment.* 4th ed. Rockville, MD:Aspen; 2006.

Gavrilova NS, Gavrilov LA. Search for predictors of exceptional human longevity. In: Living to 100 and Beyond Monograph. Schaumburg, IL: The Society of Actuaries; 2005:1-49.

Goldsmith TC. Aging theories and their implications for medicine. 2006. Available at: http://www.azinet. com/aging/anti-aging_medicine.pdf. Accessed November 22, 2012.

Guarente L. Sirtuins, aging, and medicine. *N Engl J Med.* 2011;364:2235-2244.

Hayflick L. Biological aging is no longer an unsolved problem. *Ann N Y Acad Sci.* 2007;1100:1-13.

Kaeberlein M. Molecular basis of ageing. *EMBO Rep.* 2007;8:907-911.

Kirkwood TB, Austad SN. Why do we age? *Nature.* 2000;408:233-238.

Lenaerts I, van Eygen S, van Fleteren J. Adult-limited dietary restriction slows gompertzian aging in *Caenorhabditis elegans. Ann N Y Acad Sci.* 2007;1100:442-448.

Ly DH, Lockhart DJ, Lerner RA, Schultz PG. Mitotic misregulation and human aging. *Science.* 2000;287:2486-2492.

Masoro EJ, Austad SN, eds. *Handbook of the Biology of Aging.* 7th ed. San Diego, CA: Academic Press; 2010.

Maxmen A. Calorie restriction falters in the long run. *Nature.* 2012;488:569.

Njajou OT, Hsueh W-C, Blackburn EH, et al. Association between telomere length, specific causes of death, and years of healthy life in health, aging, and body composition, a population-based study. *J Gerontol A Biol Sci Med Sci.* 2009;64:860-864.

Perls TT. Anti-aging quackery: human growth hormone and tricks of the trade: more dangerous than ever. *J Gerontol A Biol Sci Med Sci.* 2004;59:682-691.

Rando TA, Chang HY. Aging, rejuvenation, and epigenetic reprogramming: resetting the aging clock. *Cell.* 2012;418:46-57.

Rowe JW, Kahn RL. Human aging: usual and successful. *Science.* 1987;237:143-149.

Schelbert EB, Cao JJ, Sigurdsson S, et al. Prevalence and prognosis of unrecognized myocardial infarction determined by cardiac magnetic resonance in older adults. *JAMA.*2012;308:890-897.

Schmidt K. Physiology and pathophysiology of senescence. *Int J Vitam Nutr Res.* 1999;69:150-153.

Sharp ZD, Strong R. The role of mTOR signaling in controlling mammalian life span: what a fungicide teaches us about longevity. *J Gerontol Biol Sci Med Sci.* 2010;65:580-589.

Tanzi RE, Kovacs DM, Kim T-W, et al. The gene defects responsible for familial Alzheimer's disease. *Neurobiol Dis.* 1996;3:159-168.

Terry DF, Nolan VG, Andersen SL, et al. Association of longer telomeres with better health in centenarians. *J Gerontol Biol Sci Med Sci.* 2008;63:809-812.

Vijg J, Wei JY. Understanding the biology of aging: the key to prevention and therapy. *J Am Geriatr Soc.* 1995;43:426-434.

推荐读物

Caldo RT, Young NS. Telomere diseases. *N Engl J Med.* 2009;361:2353-2365.

Campisi J, Vijg J. Does damage to DNA and other macromolecules play a role in aging? If so, how? *J*

Gerontol A Biol Sci Med Sci. 2009;64A:175-178.

Goldsmith TC. *The Evolution of Aging.* 2nd ed. Annapolis, MD: Azinet Press; 2006.

Hoeijmakers JHJ. DNA damage, aging, and cancer. *N Engl J Med.* 2009;361:1475-1485.

第2章

老年患者的人口学、流行病学和医疗服务的使用

从医生的角度来看,人口曲线强烈预示着在未来的医疗服务中会有越来越多的老年人。如今,在基层初诊的患者中超过 1/3 都是 65 岁及以上的老年人;保守估计,40年后每两个成年患者中就有一个是 65 岁及以上的老年人。然而,"高龄老人"(超过85 岁)是增长最迅速的老年群体,是 65 岁以上老年人增长速度的两倍,是总人口增长速度的 4 倍。高龄老人占老年人口的 10% 左右,预计从 2010 年到 2050 年,将从 570万增长到 1900 万(Day,1993)。医院信息系统中超高龄组,即 90 岁以上的老年人口增长幅度最大(Federal Interagency Forum on Aging-Related Statistics,2010)。超高龄老人往往躯体活动能力较差,日常生活需要依赖他人,认知功能损害也更严重(Zhao等,2010)。

老龄化的流行病学之所以受到如此多的关注,主要源于两个因素:人口数量和资金。我们听到过社会保障体系的早期夭折、医疗保险的破产、家庭单位的解体和人口灾难的可怕预言。这确实值得关注,但还不至于恐慌。统计数据所传递的信息更为直观:我们不能照此下去,必须进行改变。改变的方向是要满足老年人日益增长的社会需求,这也反映了一个社会的价值观。老龄化社会带来的巨大经济投入已经促使我们在提供照护的方式上做出了重大的改变。

但是我们也有保持乐观的理由。来自(美国)国家长期照护的调查数据显示老年人失能的比例较之前有所下降。总体而言,过去几十年中,老年人失能患病率降低了1% 以上。不过人口老龄化所带来的负担远超过失能老人比例下降的获益。1982 年,65 岁以上的失能人口数为 640 万,在 1994 年达到 700 万,预计到 1999 年随着人口数目增长将达到 930 万。低失能率是否能够继续维持尚待进一步观察,但如继续维持,将大大抵消人口老龄化的影响。部分地区主要死因的死亡率持续下降,正如图 2-1 所示,老年男性心脏疾病死亡率下降明显,脑血管疾病也有所下降,但癌症整体死亡率无明显变化。女性死亡率的走行趋势和男性非常相似。男性和女性在 65 岁后的期望生存年数仍在不断增加,性别差距在逐渐缩小(图 2-2)。然而,我们目前面临的肥胖问题可能会影响当代人的寿命。在最近的一项研究中,肥胖会减少美国 50 岁成人的期望生存年数,女性减少 1.5 岁,男性减少 1.9 岁(Preston 和 Stokes,2011)。与之类似的

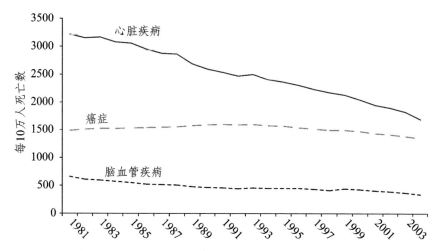

图 2-1　1981—2004 年 65 岁及以上老年人（年龄调整后）每 10 万人中特定原因死亡人数。（Data source：The National Vital Statistics System.）

是，与早逝密切相关的 2 型糖尿病患者数量正在迅速增加（van Dieren 等，2010），因此，美国人的期望寿命将比其他同样经历老龄化的国家更短。全球每年因为糖尿病而增加的成人死亡数估计为 380 万。

　　然而，老龄化并不是护理成本急剧增加的唯一原因。虽然老年人使用了大量与其所占人口比例不相当的医疗资源，但是大部分成本增长可追溯至许多新诊疗技术的大量使用，它们十分有效却比较昂贵。从某种角度讲，可以说我们正在收获成功的

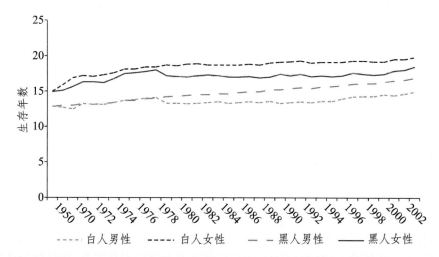

图 2-2　1950—2003 年不同性别、种族 / 信仰下 65 岁后的期望生存年数。（Data source：The National Vital Statistics System.）

结果。绝大部分老年人能够享受多年健康的老年生活,但是一些原本在早年不能存活的人,在先进的医疗技术帮助下存活到现在并步入老年,这将带来更多的慢性疾病负担。

"患者保护和平价医疗法案(The Patient Protection and Affordable Care Act,PPACA)"与"和解法案"旨在通过均衡医疗保险优势和收费项目,同时提高卫生服务的支付和供给效率,来调整对供应商的支付,计划在未来 10 年减少约 3900 亿美元的医疗保险成本。为了达到 PPACA 的要求,医疗服务和其他医疗相关机构正在发展成以患者为中心的医疗家庭或可衡量的卫生照护机构。

目前尚不清楚医疗服务方式将怎样变化,但对老年医学专家和其他专业的卫生保健成员来说这却是令人激动的时刻,特别是当我们再次思考如何提供服务以更好地满足老龄化需求的时候,重心将逐渐从生命的量转换到质上。老年人及其照护者将寻求老年医学专家以帮助他们做有关检查和治疗的决策,比如何时停止乳房 X 线检查以及是否要接受癌症治疗或微创外科手术。

老年人数量的增长

对这几个趋势的了解将有助于了解这个问题。美国(乃至全世界)老年人的绝对和相对数量都在持续增长,其原因可以追溯为:①医疗技术水平的进步使特定疾病的生存率提高;②出生率。老年人相对数量的增加取决于以下两个出生率:65 岁及以上这一批老年人的出生率和当前的出生率。第一个出生率提供了老年人数目,这些老年人大多数都会继续活下来,并且步入老年。第二个出生率表明老年人口比重是由随后诞生人数决定的。这个比例对于估计出支持老年人口的可用劳动力大小至关重要。目前迫在眉睫的人口危机是由二战后婴儿潮所带来的后果,预计 21 世纪前半叶老龄人口将大量增加。这些人出生于 20 世纪 40 年代末和 50 年代初,将会从 2010 年开始步入老年。每 10 年,75 岁及以上老年人相对增长率都在增加,老年人存活时间越来越长,百岁老人也并不罕见。事实上,美国目前拥有比任何一个国家都多的百岁老人,截至 2010 年 9 月 1 日,估计已达到 70 490 人(Census Data,2010),相当于每 4400 人中就有一位百岁老人。

这种变化可以通过表 2-1 来更好地理解,表 2-1 显示了老年人口增长趋势。虽然这些预测结果可能随着未来的出生率和死亡率不同而改变,但是整体上十分符合。因此,自 20 世纪之交,我们已经从 65 岁及以上老年人占总人口 4% 的时代跨到达 12% 的时代。到 2030 年,老年人口几乎将再翻一番。换句话说,在 2030 年超过 75 岁的老年人数将会同今天 65 岁及以上的老年人数相当。再加上婴儿潮后出生率降低,对社会造成的压力将更加明显:越来越少的劳动力供养越来越多的老年人。这样的人口学变化催生了一系列紧急的应对方法:①依据期望寿命确定退休年龄,以降低退休工人的比例;②鼓励年轻人增加退休金储备,以避免过度依赖公共资金;③鼓励老年人在图

表 2-1　1900—2050 年美国老年人口在总人口中所占的比例（%）

年龄（岁）	1900 年	1940 年	1960 年	1990 年	2010 年	2030 年	2050 年
65~74	2.9	4.8	6.1	7.3	7.4	12.0	10.5
75~84	1.0	1.7	2.6	4.0	4.3	7.1	7.2
>85	0.2	0.3	0.5	1.3	2.2	2.7	5.1
>65	4.0	6.8	9.2	12.6	13.9	21.8	22.9

Source：U.S. Senate Subcommittee on Aging；American Association of Retired Persons；Federal Council on Aging；and U.S. Administration on Aging. *Aging America*：*Trends and Projections*. Washington，DC：US Department of Health and Human Services；1991. DHHS Publ No.（FCoA）91-28001.

书馆、卫生照护机构、学校以及提供专业服务的场所进行志愿服务（von Bonsdorff 和 Rantanen，2011）；④改善公共服务以满足老龄化社会的需求。

因为老年人对医疗照护服务的需求比年轻人更大，对医疗照护系统的要求将会更高，同时总体医疗花费也将更多。在医疗保险受益人使用最多的医疗机构服务中（即医院和护理院），他们的医疗费用往往比年轻人高。这些 65 岁及以上的老年人，尽管只占总人口的 12%，却消耗了超过 1/3 的卫生总费用。

如表 2-2 所示，失能老人的卫生支出大幅增加。然而，没有失能的老年人卫生支出增长的速度更快。

老年人口数量的增长反映了社会生活条件和医疗服务的改善。21 世纪，我们已经从急性疾病（特别是感染）转换到慢性疾病居多的时代。今天，至少有 2/3 的医疗资金花费在慢性疾病上（在老年人群中该比例接近 95%）。卫生保健系统随 PPACA 的颁布在逐渐改变，促成一个更加注重长期的照护、注重多种疾病共存而非单一疾病的治疗（Boult 和 Wieland，2010）。表 2-3 反映了从 1900 年到 2002 年常见死亡原因的变

表 2-2　1992—2003 年 65 岁及以上老年人（年龄调整后）医疗保险的人均卫生支出

限制或受损	1992 年	2003 年	1992—2003 年的变化
无	$4257	$6683	57%
仅躯体功能	$4954	$7639	54%
IADL	$8243	$11 669	42%
1~2 ADL	$10 533	$14 573	38%
3~6 ADL	$24 368	$29 433	21%

ADL，日常生活活动能力；IADL，工具性日常生活活动能力。
Source：Medicare Current Beneficiary Survey.

化（Anderson 和 Smith，2005），曾经 20 世纪的常见死因已不在 21 世纪主要死因的列表上。老年人群的死因与整个人群死因十分相似：主要死因基本相同，但在排名上存在一些差异。老年人群死亡的首要原因包括心脏疾病、癌症、卒中、慢性阻塞性肺疾病和流感 / 肺炎，而阿尔茨海默病是老年人群特征性的死因。

尽管死亡率下降最显著的人群是婴儿和产妇，但在 65 岁及以上的老年人群中仍然可以察觉明显的死亡率下降。我们对老年人的期望可能需要重新审视。65 岁的女性平均预计可多存活 19.2 年，男性 16.3 年，甚至到 85 岁仍有 5 年的期望寿命。

然而，寿命的延长同时包括独立的生存时间和依赖的生存时间。事实上，现代老年流行病学的巨大争议之一就是期望寿命的增加是否带来与之相匹配的独立生存时间。答案似乎介于两者之间。虽然寿命的延长可能产生更多的失能老人，但整体上失能老人所占比例在减少（Cutler，2001）。此外，不是所有的失能都是永久性的，有些老年人会经历短暂的失能。

有学者用失能作为判断生活质量的标准。他们从健康期望寿命的内涵里衍生出质量调整寿命年（QALY）的概念。这一提法在经济学家中特别流行，因为他们正在寻求权衡所有措施的公分母，在这一模式下，卫生保健的目标是使非失能期最大化。但是这样的提法立刻引起了人们对失能老人照护的担忧；除非他们可以进入非失能状态，否则他们不能从任何措施中获得好处。

表 2-3　1900—2002 年全年龄段和 65 岁及以上老年人常见死亡原因的变化

	全年龄段（每 10 万人）				65 岁及以上老年人（每 10 万人）	
	1900	排名	2002	排名	2002	排名
心脏疾病	13.8	4	847	1	1677	1
恶性肿瘤	6.4	8	193		1311	
脑血管疾病	10.7	5	56	2	431	2
慢性下呼吸道疾病	4.5	9	43		386	3
流感与肺炎	22.9	1	23		154	5
糖尿病	1.1		25	5	183	
阿尔茨海默病			20	6	158	4
肾炎、肾病综合征	8.9	6	14	7	109	7
意外	7.2	7	37		101	8
败血症			12	8	86	9
其他			181	9	955	10

Source：Anderson and Smith，2005.

失能

世界卫生组织将功能损害分为 3 个层次：受损、失能和残疾。疾病可能会造成器官功能受损，进而导致执行特定任务的能力下降（失能），最后无法完成必要的社会活动则可能成为残疾。

因此，残疾是外部需求的结果并且可以通过改善环境来缓解。这样的区分为老年人的照护提供了有效的思考框架。

随着年龄的增长，感觉器官功能减退和罹患骨科疾病成为普遍现象。他们倾向于随时间的延长而累积，因此，患病率也随着年龄增长。然而，这种情况也有可能出现反转。患病率与年龄之间的关系并不是绝对的。例如，那些患有糖尿病和患有慢性肺部疾病的人不易存活至 85 岁，故 85 岁及以上人群这类疾病患病率反而更低。大多数老年人患有一个或多个慢性疾病，常见疾病包括高血压（53%）、退行性关节病（50%）、心脏病（31%）、癌症（21%）和糖尿病（18%）。尽管存在许多慢性疾病和功能受损，但老年人往往对其总体健康状况自觉良好，也有 3/10 的医疗保险受益人认为他们的健康状况一般或较差。在 75~84 岁年龄组中，24% 的老年人认为他们的健康状况一般或较差，剩下的老年人认为他们健康状况良好、很好或极好。在 85 岁及以上人群中的比例更高，有 30% 的老年人认为他们的健康状况一般或较差，剩下的老年人认为他们拥有良好、很好或极好的健康状况。这种差别反映了老年人的不同应对能力（见第 1 章）。

因为医生经常看到的都是患者，他们可能会对高龄老人产生片面的印象。事实上，大部分老年人是有自理能力的，并且能够独立生活或仅需要很少的辅助。

最需要辅助的可能都是超高龄老人。躯体功能可通过各种方式来测定。通常我们以能够执行特定任务来反映独立能力，具体分成两类。工具性日常生活活动能力（IADL）是检测保持独立的家庭生活所需的能力。IADL 包括工具辅助的生活能力，例如使用电话、理财、购物、做饭和较轻的家务劳动，以及在社区附近活动的能力。它们通常要求躯体和认知能力的配合。进行基本的自我照护活动的能力体现在日常生活活动能力（ADL）上。在日常生活活动方面的依赖，包括进食、如厕、穿衣、转移、散步和洗澡等 6 个方面，相对于 IADL 受损来说不太常见。如表 2-4 所示，即使在高龄组中，ADL 依赖的患病率一般也较低。随着健康状况的下降，85 岁及以上年龄组的老年人在 ADL 和 IADL 方面均有下降，65~84 岁的老年人中，有 23% 的老年人 ADL 需要帮助，85 岁及以上的达到 48%。同样，IADL 在 65~84 岁年龄组和 85 岁及以上年龄组需要帮助比例分别占 23% 和 43%。总体而言，在所有年龄组中男性往往更难独立完成 ADL 和 IADL（Cubanksi 等，2010）。

表 2-4　老年人进行特定活动受限比例

	60~69 岁(%)	70~79 岁(%)	80 岁及以上(%)
理财	6	10	24
行走 0.4km	21	30	49
提起 4.54kg	22	28	46
做饭	8	12	27
从椅子上站起来	17	26	45
上 / 起床	14	15	28
穿衣	10	13	24
外出购物等	15	21	39

Source：Ervin RB. Prevalence of functional limitations among adults 60 years of age and over：United States，1999-2002 advance data from Vital and Health Statistics No. 375. Washington，DC：National Center for Health Statistics，Centers for Disease Control and Prevention；August 2006.

社会支持

　　老年人所能获得的支持程度是决定其是否能够居住在社区的一个重要因素。家庭是长期护理（LTC）的核心，家人和朋友提供大部分的支持，偶尔会需要专业照护者的帮助。通常日常照护是由女性提供的。

　　因为女性是 LTC 主要的护理者和受益者，倡导改进 LTC 的组织和妇女组织之间便形成一个自然的联盟。即使女性大量进入劳动市场，她们也继续承担着大部分的照护负荷。主要是因为她们活得比男性更久，独居的老年女性是男性的两倍多（图 2-3），但 85 岁之后这种差距便缩小了。妻子和女儿是老年人的家人支持的最重要来源。未婚、女性或年龄在 85 岁及以上的人群入住 LTC 机构概率更大。

　　调查数据表明，在 65 岁及以上老年人中，超过 70% 有尚存活的孩子（需要提醒的是，85 岁及以上老年人的子女本身就可能在 65 岁或以上了）。这些"孩子们"能够提供 1/3 以上的日常照护。

　　需不需要入住养老院取决于老年人所获得的支持程度。从现有数据推算，估计每一个 65 岁及以上的养老院老年人，对应有 1~3 个同样失能的老年人生活在社区。社会支持的重要性必须一直谨记。社区支持也非常依赖家人和朋友提供足量照护，以保证老年人居住在社区。减轻照护负担的努力包括鼓励临时照护和为照护者提供直接援助，并且应对痴呆患者的行为问题给予帮助和指导。老年医学和卫生保健团队的其他成员必须共同努力，帮助照护者提供不同类型和水平的护理，以保持老年人生活在

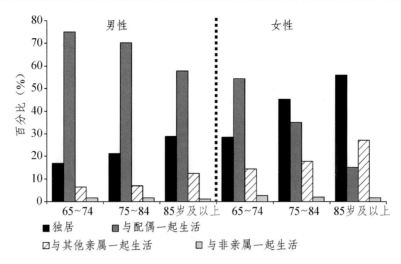

图 2-3　2006 年不同年龄、性别的老年人的居住状况。（Data source: Current Population Survey.）

最少受限的生活环境中, 并避免高成本的 LTC。

医疗服务的使用

　　一般情况下, 医疗服务的使用随着年龄增加而增加, 唯一例外的是口腔护理; 目前尚不清楚这是否是因为医疗保险没有覆盖抑或是因为老年人牙齿都掉了的缘故, 但很大程度上可能是受前者的影响。老年人更容易因为慢性问题而看医生 (图 2-4)。

　　在美国, 住院花费占每年医疗总花费 (2 万亿美元) 的近 1/3。这些住院患者中有近 20% 都是在出院后 30 天内的再次住院。在 2008 年, 仅宾夕法尼亚州就有 57 852 起再住院事件, 涉及费用约 25 亿美元。38% 的再住院患者与并发症或感染有关。据宾夕法尼亚州患者安全管理局报道, 从 2004 年 6 月到 2009 年 8 月, 共有 1791 起 48 小时内急诊再住院事件, 其中 8% 为非常严重的事件。2008 年 6 月, 医疗保险支付咨询委员会 (MedPAC) 计算再住院的医疗保险计划的年费用为 150 亿美元。降低联邦医疗保险再住院率已成为卫生保健改革的重要战略。医疗保险和公共医疗补助服务中心 (CMS) 在其网站上公布了不同地区 (国家、州、医疗机构) 的再住院率。全国再住院率在各州之间存在很大差异, 而同一州内不同医院之间同样存在很大差异。这种差异表明, 如果采用最佳临床实践能够减少不必要的再住院, 可以实现显著的财政节余。

　　根据医疗保险支付咨询委员会在 2005 年的报道, 急诊住院的联邦医疗保险受益人中 6.2% 为 7 天内再住院, 17.6% 是 30 天内再住院, 这直接导致了 150 亿美元的医疗开支。MedPAC 明确了 7 种常见的疾病, 占再住院花费的近 30%:

- 心力衰竭;
- 慢性阻塞性肺疾病;

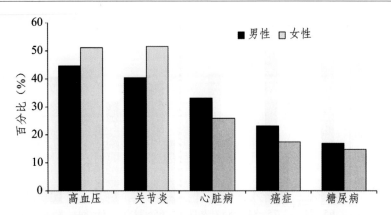

图 2-4　2004—2005 年 65 岁及以上不同性别老年人所患特定慢性疾病的比例（年龄调整后）。（Data source：National Health Interview Survey.）

- 肺炎；
- 急性心肌梗死；
- 冠状动脉搭桥术；
- 经皮冠状动脉成形术；
- 其他血管疾病。

在 2012 年 10 月 1 日，致力于降低出院后再住院的各项措施开始执行。这样关注焦点集中在重新安排各机构中的卫生保健提供者，使其能够更好地治疗急诊机构中的上述临床疾病，并优化老年人后期的康复。

1984 年推出了针对医保医院的预先支付系统（PPS），该系统能够降低住院时间以及住院率。表 2-5 显示了 2008 年最常见的出院诊断和外科手术。心脏病、癌症、卒中和肺炎继续占据主导地位。从手术的频率，特别是各类导管和内镜的使用率，可以看出技术的发展。

PPS 的推出极大地刺激了急性后期照护的利用。患者刚出院时往往需要地方康复。这样一来，医疗保险则需要支付两次费用。一次是第一阶段较短住院时间的定额花费，一次则是后续医疗照护的费用。事实上，急性后期照护一直是医疗保险增长最快的部分。为应对这种情况，1997 年平衡预算法案对不同后续医疗照护模式（家庭照护、专业护理机构以及住院康复）给予不同的预付方式。如表 2-6 所示，急性后期照护的使用在 2006—2008 年间相对稳定。

门诊患者中（除婴儿外），65 岁及以上老年人数量超过其他所有年龄组（Centers for Disease Control and Prevention，2008）。表 2-7 列出了不同年龄的老年人在门诊中所占的比例。尽管总的来说 75 岁以后随年龄增长不良事件的发生越来越普遍，但并非所有的疾病都与年俱增。门诊就诊的老年人接近一半（41%）是由于慢性疾病而非急性疾病就诊。

表 2-5　2008 年 65 岁及以上老年人常见出院诊断和外科手术

诊断	人数（每 1 万人）
充血性心力衰竭	803
恶性肿瘤	636
脑血管疾病	606
股骨颈骨折	566
心律失常	522
肺炎	496
冠状动脉粥样硬化	496
骨关节炎	452
急性心肌梗死	394
高渗 / 高钠血症	240
精神病	191
糖尿病	188
慢性支气管炎	88
外科手术	
骨折复位	273
内镜下小肠手术	570
心导管插入术	529
心脏起搏器置入、替换和移除	361
全膝关节置换术	328
冠状动脉球囊成形术	327
血管造影	327
冠状动脉旁路搭桥术	237
冠状动脉支架置入术	324
内镜下结肠癌切除术	297
胆囊切除术	129
全髋关节置换术	126
前列腺切除术	103
治疗 / 检测	
呼吸治疗	476

（待续）

表 2-5（续）

超声诊断	432
计算机轴向体层摄影	312
血液透析	295
气管插管	221

DeFrances C，Lucas CA，Buie VC，Golosinskiy A. 2006 National Hospital Discharge Survey. National Health Statistic Reports. 2008. Available at：http：//www.cdc.gov/ nchs/ data/nhsr/ nhsr005.pdf. Accessed November 28，2012.

表 2-6　2006 年、2008 年不同疾病患者出院 30 天内急性后期照护的使用情况

	任意 PAC		SNF		LTCH		HHA		康复治疗	
	2006	2008	2006	2008	2006	2008	2006	2008	2006	2008
关节复位	94	94	36	37	0.2	2.0	34	37	12	10
卒中	74	75	39	37	2.0	0.1	16	17	8	8
髋部手术	95	95	67	68	1.0	1.4	7	8	2	2
肺炎	36	36	52	51	1.2	0.9	38	38	7	9
泌尿系感染	43	44	61	58	0.5	0.4	27	29	10	11

HHA，家庭健康护理；LTCH，长期照护医院；PAC，急性后期照护；SNF，专业护理机构。

表 2-7　2008 年特定疾病门诊就诊百分率

	45~64 岁（%）	65~74 岁（%）	75 岁及以上（%）
关节炎	17	24	24
冠心病	4	10	12
充血性心力衰竭	1	3	7
慢性阻塞性肺疾病	4	8	8
抑郁症	13	7	6
糖尿病	15	21	19
高血压	34	50	54
肥胖	9	7	5

Source：Centers for Disease Control and Prevention，2008.

养老院的使用

养老院历来作为长期照护（LTC）的试金石，但它的作用随医疗保险住院支付的改变发生了变化。固定的付款方式和随之而来的住院时间的缩短，催生了一个新的产业——后续医疗照护，有时也被称为急性后期照护或急性疾病后照护。其中包括透析、康复、呼吸机患者的治疗、伤口护理等服务。实际上，以前需要在医院进行的照护，现在其他机构包括养老院或患者的家中就可以提供。

一些养老院已在设法通过改变护理人员的组成结构和建立单独的短期的急性疾病后护理单元和长期照护单元，以提高自己支持急性后期照护的能力，而另一些养老院也为居住者提供这些服务，但没有做出这样的改变。因此，长期和短期入住养老院的居住者之间的差别可能会使工作人员、居住者和家庭成员产生疑惑。有些居住者在养老院获得长期护理，而另一些则从急性事件中恢复和康复，如髋部骨折。

大多数养老院护理费用是由医疗补助（65%）和医疗保险（14%）支付。私人支付往往会用尽他们的资源，进而求助于公共援助。虽然养老院已经大大增加了其医疗业务，但是人们越来越不愿意入住这些机构，这已经威胁养老机构的长期发展。新形式的照护，如生活帮助机构、个人护理院、安老院或庇护院等提供了其他选择，尤其是对于那些可以支付这些服务的老年人。无论名称是什么，这些机构的发展很大程度上取决于它们所属州、州条例和相关服务、照护理念和成本。生活辅助服务不包括在医疗保险内，但是目前约有 38 个州通过医疗补助对生活辅助服务有所覆盖，数量可能还会增加，因为它比长期居住养老院的费用更便宜。

一直以来，我们都认为有大约 5% 的 65 岁及以上老年人长期居住在养老院。但这样的数据可能会带来两个方面的误导。正如图 2-5 所示，年龄是一个非常重要的因素。在 65~74 岁人群中比例小于 2%，75~84 岁上升到大约 7%，在 85 岁及以上人群中则跃升到 20%。此外，以前认为是长期居住养老院的人群越来越倾向于短期的、暂时的居住。因此，区别这种短期入住率和养老院终身入住率是非常重要的。纵向研究表明，65 岁及以上老年人在去世之前，有 46% 的机会入住养老院。从养老院转移到其他机构（如辅助生活机构和家庭）的比例大大增加，特别是那些入住养老院 <30 天的老年人。但是对于那些居住在养老院 >90 天的老年人，出院的可能性仍然很低。那些决心回家并有较低的护理需要的老年人更容易出院（Arling 等，2010）。对养老院的需要不仅是因为疾病和功能障碍的存在，也是社会支持缺乏的结果。通常情况下，家庭成员照护老年患者很长一段时间后，都变得疲惫不堪。患者有痴呆和相关的破坏性行为时，家庭疲劳的问题变得更加突出。

入住养老院的预测因子包括高龄、入住养老院之前的功能障碍、较低的自我健康评价、认知功能损害和缺乏社会支持。对于诊断为认知功能损害的人群，其预测因素为高龄、无法独立使用卫生间、平衡受损以及缺乏社会支持（即独居）。表 2-8 总结了

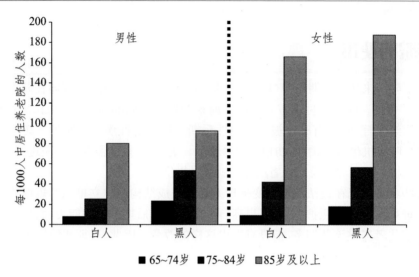

图 2-5　2004 年不同年龄、性别、种族每 1000 人中居住养老院的人数。（Data source：The National Nursing Home Survey.）

所有老年人,特别是有认知功能损害的老年人入住养老院可能性的因素（Dramé 等,2012；Luppa 等,2010）。

　　入住养老院的老年人主要来自急性照护机构（62%~75%）。老年人必须满足以下条件才有资格入住专业的护理机构：每天需要专业的护理（如伤口护理）或康复治疗、通常 30 天内至少在医院内住院 3 天以上、入住养老院的原因必须与住院相关。医疗保险提供前 20 天的全部费用、21~100 天的部分费用。医院环境的变化导致了一些老年人没有资格获得专业护理机构的服务。越来越多的医院使用“观察”病床,患者并没有正式住院,在“观察”病床接受 48 小时的急性照护服务,如果他们住院,这 2 天则不能享受老年医疗保险。

　　住院往往是患者病情恶化且无法获得所需护理水平的社会支持而采取的最后措施。对于其他人,住院往往是因为一些急性事件,例如,髋关节骨折或卒中,至少需要一个短暂住院来康复。养老院使用者除了主要从急性照护机构转入外,23% 的使用者来源于家庭。生活帮助机构来源的居住者的比例（目前约 9%）仍然较小,但在逐渐增长,尤其是那些与养老院有联系或在地理位置上靠近的机构。

　　养老院的护理比以前更加复杂。从原来的单纯管理医疗问题转变为优化功能、更重视躯体活动和整体生活质量。临床问题包括感染、跌倒、营养不良、脱水、大小便失禁、行为障碍、药物的作用和相互作用以及多个并发症的治疗。照护、治疗必须与老年人和家庭 / 照护者的意愿相结合,必须考虑道德问题和资源分配。

　　曾经的养老院,入住者的住院率较高,接近 1/4 的老年人每年至少一次被转送到医院诊治（Mor 等,2010）。感染是最常见的原因,目前认为许多转院通过适当的照护

表 2-8　入住养老院的影响因素

所有老年人	己有认知功能损害的老年人
年龄	使用卫生间的能力
社会支持	平衡能力
日常生活能力	是否独居
认知功能状态和相关行为问题	
临床疾病:糖尿病、高血压、卒中、肿瘤、跌倒	
自我药物管理能力	
收入状况	
是否为保险受益人	
是否需要特殊护理服务	
支持系统的特点	
家庭功能	
已婚,配偶健在	
负责任的孩子(成人)	
有支持的家庭结构	
家庭成员的就业状态	
医生的可得性	
目前能否得到家人或者其他人的照护	
社区资源	
正式的社区资源	
非正式支持系统	
有长期护理机构	
长期护理机构特征	

系统和合理利用专业机构的资源是可以避免的。许多策略,如 INTERACT II（http：//interact2.net）正在使用以降低转院率（Oustlander 等,2011）。

随着越来越多的老年人罹患 3 个或 3 个以上的慢性疾病,多种疾病共存的老年人对老年医学的专业知识以及照护模式多样化的需求增加（Boyd 和 Fortin, 2011）。同样,这些人所需要的照护无法在一个单独的家庭环境中获得。卫生照护提供者十分有必要充分了解多样化的照护模式,并与患者及家属分享。各种长期照护机构的介绍将在第 15 章详述。

（陈善萍 邹川 译；苏琳 李颖 校）

参考文献

Anderson RN, Smith BS. Deaths: leading causes for 2002. National Vital Statistics Report. 2005. Available at: http://www.cdc.gov/nchs/data/nvsr/nvsr53/nvsr53_17.pdf. Accessed November 28, 2012.

Arling G, Kane RL, Cooke V, Lewis T. Targeting residents for transitions from nursing home to community. *Health Serv Res*. 2010;45:691-711.

Boult C, Wieland GD. Comprehensive primary care for older patients with multiple chronic conditions: "nobody rushes you through." *JAMA*. 2010;30:1936-1943.

Boyd C, Fortin M. Future of multimorbidity research: how should understanding of multimorbidity inform health system design? *Public Health Rev*. 2011;32:451-474.

Census Data. Resident population. National population estimates for the 2000s. Monthly postcensal resident population, by single year of age, sex, race, and Hispanic origin, July to September 2010. 2010. Available at: http://www.census.gov/popest/. Accessed November 28, 2012.

Centers for Disease Control and Prevention. National Ambulatory Medical Care Survey: 2008 summary tables. 2008. Available at: http://www.cdc.gov/nchs/data/ahcd/namcs_summary/2008_namcs_web_tables.pdf. Accessed November 28, 2012.

Cubanksi J, Huang J, Camico A, Jacobson G, Neuman T. *Medicare Chartbook, Fourth Edition* 2010. 2010. Available at: http://www.kff.org/medicare/upload/8103.pdf. Accessed November 28, 2012.

Cutler DM. Declining disability among the elderly. *Health Aff*. 2001;20(6):11-27.

Day J. *Population Projections of the United States, by Age, Sex, Race, and Hispanic Origin: 1993 to 2050, Current Population Reports*. Washington, DC: U.S. Bureau of the Census, U.S. Government Printing Office; 1993:25-1104.

Dramé M, Lang PO, Jolly D, et al. Nursing home admission in elderly subjects with dementia: predictive factors and future challenges. *J Am Med Dir Assoc*. 2012;13:17-20.

Federal Interagency Forum on Aging-Related Statistics. Population: number of older Americans. 2010. Available at: http://www.agingstats.gov/Main_Site/Data/2010_Documents/docs/Population.pdf. Accessed November 28, 2012.

Luppa M, Luck T, Weyerer S, König H, Brähler E, Riedel-Heller SG. Prediction of institutionalization in the elderly. A systematic review. *Age Ageing*. 2010;39:31-38.

Mor V, Intrator I, Feng V, Grabowski DC. The revolving door of rehospitalization from skilled nursing facilities. Health Aff. 2010;29:57-64.

Ouslander J, Lamb G, Tappen R, et al. Interventions to reduce hospitalizations from nursing homes: evaluation of the INTERACT II collaborative quality improvement project. *J Am Geriatr Soc*. 2011;59:745-753.

Preston S, Stokes A. Contribution of obesity to international differences in life expectancy. *Am J Public Health*. 2011;101:2137-2143.

van Dieren S, Beulens JW, van der Schouw YT, Grobbee DE, Neal B. The global burden of diabetes and its complications: an emerging pandemic. *Eur J Cardiovasc Prev Rehabil*. 2010;17(Suppl 1):S3-S8.

von Bonsdorff M, Rantanen T. Benefits of formal voluntary work among older people. A review. *Aging Clin Exp Res*. 2011;23:162-169.

Zhao J, Barclay S, Farquhar M, Kinmonth AL, Brayen C, Flemming J. The oldest old in the last year of life: population based findings from Cambridge City over-75s cohort study participants aged 85 and older at death. *J Am Geriatr Soc*. 2010;38:1-11.

推荐读物

Anderson RN, Smith BS. Deaths: leading causes for 2002. National Vital Statistics Report. at: http://www. cdc.gov/nchs/data/nvsr/nvsr53/nvsr53_17.pdf. Accessed November 28, 2012.

Arling G, Kane RL, Cooke V, Lewis T. Targeting residents for transitions from nursing home to community. *Health Serv Res*. 2010;45:691-711.

Boult C, Wieland GD. Comprehensive primary care for older patients with multiple chronic conditions: "nobody rushes you through." *JAMA*. 2010;30:1936-1943.

Boyd C, Fortin M. Future of multimorbidity research: how should understanding of multimorbidity inform health system design? *Public Health Rev*. 2011;32:451-474.

Census Data. Resident population. National population estimates for the 2000s. Monthly postcensal resident population, by single year of age, sex, race, and Hispanic origin, July to September 2010. 2010. Available at: http://www.census.gov/popest/. Accessed November 28, 2012.

Centers for Disease Control and Prevention. National Ambulatory Medical Care Survey: 2008 summary tables. 2008. Available at: http://www.cdc.gov/nchs/data/ahcd/namcs_summary/2008_namcs_web_tables. pdf. Accessed November 28, 2012.

Cubanksi J, Huang J, Camico A, Jacobson G, Neuman T. *Medicare Chartbook, Fourth Edition* 2010. 2010. Available at: http://www.kff.org/medicare/upload/8103.pdf. Accessed November 28, 2012.

Day J. *Population Projections of the United States, by Age, Sex, Race, and Hispanic Origin: 1993 to 2050, Current Population Reports*. Washington, DC: U.S. Bureau of the Census, U.S. Government Printing Office; 1993:25-1104.

Dramé M, Lang PO, Jolly D, et al. Nursing home admission in elderly subjects with dementia: predictive factors and future challenges. *J Am Med Dir Assoc*. 2012;13:17-20.

Federal Interagency Forum on Aging-Related Statistics. Population: number of older Americans. 2010. Available at: http://www.agingstats.gov/Main_Site/Data/2010_Documents/docs/Population.pdf. Accessed November 28, 2012.

Luppa M, Luck T, Weyerer S, König H, Brähler E, Riedel-Heller SG. Prediction of institutionalization in the elderly. A systematic review. *Age Ageing*. 2010;39:31-38.

Mor V, Intrator I, Feng V, Grabowski DC. The revolving door of rehospitalization from skilled nursing facilities. *Health Aff*. 2010;29:57-64.

Ouslander J, Lamb G, Tappen R, et al. Interventions to reduce hospitalizations from nursing homes: evaluation of the INTERACT II collaborative quality improvement project. *J Am Geriatr Soc*. 2011;59:745-753.

Preston S, Stokes A. Contribution of obesity to international differences in life expectancy. *Am J Public Health*. 2011;101:2137-2143.

van Dieren S, Beulens JW, van der Schouw YT, Grobbee DE, Neal B. The global burden of diabetes and its complications: an emerging pandemic. *Eur J Cardiovasc Prev Rehabil*. 2010;17(Suppl 1):S3-S8.

von Bonsdorff M, Rantanen T. Benefits of formal voluntary work among older people. A review. *Aging Clin Exp Res*. 2011;23:162-169.

Zhao J, Barclay S, Farquhar M, Kinmonth AL, Brayen C, Flemming J. The oldest old in the last year of life: population based findings from Cambridge City over-75s cohort study participants aged 85 and older at death. *J Am Geriatr Soc*. 2010;38:1-11.

第3章

老年患者的评估

对老年人的健康状况进行综合评估是临床老年医学最具挑战的方面之一。它需要我们对这个人群保持敏感性，能够认识到他们的医疗问题的许多独特方面，能够与其他的卫生从业人员进行有效互动，并常常需要极大的耐心。最重要的是，对老年人进行综合评估需要采用有别于通常我们用于年轻人评估的视角。这些独特的视角不仅仅是指对老年患者要给予不同于年轻患者的诊断前概率，也包括评估者必须在评估中关注更细微的发现。老年人的疾病进程可能需要更精细的量表来测量。由于老年人的慢性疾病状态和整体功能的改善相对来说比较小，不像年轻人的急性疾病那样可能获得显著的治疗效果，因此需要专门的工具进行评估。在繁忙的临床实践中有效地整合这些评估工具，创新是至关重要的。

老年综合评估已被证明可以降低死亡率，并增加老年人留在社区而减少住院的机会（Barer，2011；Ellis 等，2011）。目前我们面临的挑战是如何有效地利用老年综合评估。复杂的、多种疾病共存的老年人及那些正面临决定是否需要长期照护的老年人是我们进行评估的最适用人群，但研究也表明，那些低风险的人群仍然可能从评估中获益。正如第4章所述，对于基础情况良好的老年人进行家访，能够减少其养老院入住率及功能下降。

评估的目的及进行评估的地点决定了评估的关注和程度的不同。譬如一个因髋骨骨折和肺炎半夜被送到急性病医院住院的老年患者，对他的评估很显然和对一个住在养老院的有破坏行为的痴呆老年患者的评估是不一样的。对患有可治疗性疾病的门诊患者的筛查要素与对那些长期住在家里或长期照护机构的患者进行的评估内容也是不一样的。

尽管评估的目的和场所不同，但老年综合评估需要涵盖的几个基本方面却是共同的。图3-1显示了老年综合评估的几个基本方面及它们之间的关系。在掌握这些方面时需要理解以下要点。

1. 生理、心理和社会经济因素以复杂的方式相互作用来影响老年人的健康和功能状态。

2. 老年人健康状况的综合评估需要多领域的评估。需要不同专业医疗保健人员组成的跨学科团队的协同努力。

3. 功能状态是老年综合评估的重点。其他更传统的健康评估方法（如问诊、体格

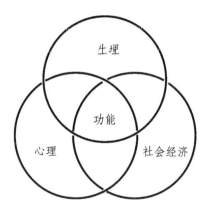

图 3-1 老年综合评估内容的组成。

检查和实验室检查)有助于处理潜在的病因和检测可治疗的疾病,但对老年人群来说,功能的评估往往对判断其整体健康状况及其健康与社会服务的需求至关重要。

正如功能是老年医学关注的本质问题,评估就是老年医学实践的核心。强调多种疾病及其功能性后果的特殊技术提供了构建老年综合评估的方法。老年医学实践的核心一直被认为是老年综合评估,但其作用仍饱受争议。老年综合评估已经历过各种形式的考验。表 3-1 总结了不同方法的老年综合评估的随机对照试验的结果。每年一次的居家老年综合评估作为一种预防策略已经显示出其在延缓失能进展、减少永久入住养老院方面的潜在效果(Stuck 等,2002)。一项针对老年住院患者的对照试验发现,老年医学会诊团队随访有限的老年综合评估并不能改善老年患者的健康状况及生存期(Reuben 等,1995),但特殊的老年人急性照护单元可以改善住院老年患者的功能并减少其入住养老机构的可能(Landefeld 等,1995)。在住院退伍军人中进行的多中心对照试验显示,老年综合评估和管理明显降低了功能的衰退而不增加费用(Cohen 等,2002)。门诊老年评估的研究结果不一,因此无法得出令人信服的结论(Cohen 等,2002)。然而,一项随机试验结果提示,门诊老年综合评估能防止老年人的功能下降(Reuben 等,1999)。

各种老年综合评估方案之间有相当大的差别。不同的筛查方法和定位策略被用来确定合适的患者,以便进行更适当的综合评估。这些策略考虑了年龄、若干功能损害或特殊状况等筛选条件。评估适用场所也各不相同,包括了诊所、家庭、医院以及不同层次的长期护理机构。在由哪个团队来实施老年综合评估以及使用哪些专门的评估工具方面,各种老年综合评估的方案也有明显的差别。尽管在定位适合的患者、执行评估的人员和采用的具体工具方面存在较大差异,但老年综合评估却清楚地显示出它的有效性。总体来看,这些结果既令人振奋又需要谨慎对待。系统化老年综合评估对患者的照护显然是可取的。然而,关键是如何使这些老年综合评估更加标准化。但有研究表明,对有可能得到功能改善的老年人实施系统化的评估这个方案本身比评估

表 3-1   老年评估的随机对照试验实例

地点	评估策略的实例	部分结果 *
社区／门诊患者	社工评估及转诊	减少死亡率
	护理评估及转诊	减少住院率
	由执业护士每年入户评估	减少养老院长期入住率
	多学科的临床评估	延缓失能的发生
住院患者 （专科病房）	重点关注功能、老年综合征及康 复治疗的多学科的团队照护	减少死亡率
		改善功能
		减少急诊住院及入住养老院
住院患者会诊	老年综合评估团队会诊	不一致的结论
		一些研究显示能够改善功能,降低短期死 亡率
		另一些研究则显示无效

*,并非所有的研究都显示所有观察结局均有改善,详见本文和 Rubenstein 等 1991 年的文献。

过程中的细节更加重要。

对老年综合评估的主要关注点是它的有效性。由于老年患者的问题具有多维性的特点并且这些医学问题常常相互作用,使老年综合评估可能非常耗时、成本高昂,因此减少重复劳动是非常重要的。由多学科的人员合作来决定需要评估哪些内容,但实际的数据收集最好委托给一个或数个团队成员。如果初步的筛选发现其他未覆盖领域的问题,还需要额外请相关专家来进行评估。另一个关键的教训是,评估后不进行随访不大可能使患者的临床结局有任何改善。因此,老年综合评估和管理的概念已取代了原有的单纯"老年评估"的说法。必须确保对评估发现的问题采取措施,并随访足够长的时间,以确保患者对相关的措施有治疗反应,才能使评估和管理真正生效。

可以使评估过程更加高效的策略包括以下几方面内容。

1. 发展关系紧密的跨学科团队并尽可能减少评估的冗长。

2. 采用精心设计的问卷,该问卷可由可靠的患者和（或）照护者能在当面评估前完成。

3. 整合能够更深入、更进一步评估的筛查工具。

4. 使用可以很容易录入到计算机相关数据库的评估表。

5. 把评估和根据评估结果给予的针对性干预整合在一起。

本章的重点是评估老年患者的一般问题;本章包含的其他内容有老年医学会诊、老年人术前评估和环境评估。

第 14 章包括了个案管理和其他健康服务的信息,第 15 章是专门阐述养老院老年人的评估和管理。

病史

正如 William Osler 所言,"倾听患者的叙述,他会告诉你诊断"。这不仅适用于年轻患者,同样也适用于老年患者。然而,在老年人群中,某些因素使病史采集更具挑战性、更困难,也更费时。

表 3-2 列出了给老年患者采集病史通常会遇到的困难、涉及的因素及克服这些困难的建议。听力和视力受损(即使佩戴了助听器和眼镜,仍然可能存在受损)是常见的可能干扰有效沟通的因素。

保持环境安静,面对患者时减慢语速、口齿清晰、语调深沉,并提供足够的照明等

表 3-2　采集老年患者病史时的潜在困难

困难	涉及的因素	建议
交流	视力下降 听力下降	使用光线充足的房间 消除外界噪声 发音清晰,语速缓慢 面对患者,让患者看着你的唇 对听力受损严重的患者使用简单的扩音设备
	精神运动减慢	如果需要,用大的字把问题写下来 给患者留足够的时间回答
对症状报告不足	健康理念 恐惧 抑郁 对疾病过程改变了的生理和心理反应 认知功能损害	通过特定问题询问潜在的重要症状(表3-3) 通过询问亲戚、朋友和其他照护者来完善信息
模糊的或非特异性的症状	对疾病过程改变了的生理和心理反应 特殊疾病的变异表现 认知功能损害	即使有功能的快速改变导致症状(或体征)不典型或缺乏特异性改变时,也应该评估可治性疾病 通过其他信息途径来完善病史
多个主诉	多种疾病共存 情绪障碍的躯体化症状——"伪装的抑郁"(见第 7 章)	关注所有躯体症状,控制可治性疾病 了解患者的主诉,特别关注患者新发或发生变化的症状 不同场合多次询问来完善病史

可能会对减少沟通困难有所帮助。使用简易、价格低廉的扩音耳机尤其有效,即使是对于严重听力障碍的患者来说。在收集病史时,一定要有耐心;因为老年人的思维和语速比年轻人慢,应该给患者足够的时间来回答问题,以免错过潜在的重要信息。与此同时,应该要训练在指定的时间内遵循用开放性问题以获得最大化信息原则的能力。

老年患者往往对潜在的重要症状报告不足,这是因为其文化和教育背景及对疾病的期望值过低,使许多老年人认为很多问题是正常衰老的表现,因此需要我们更为积极地询问。对疾病和失能的恐惧或伴有自我关注缺乏的抑郁状态也可能导致他们主诉少。老年人随着年龄增长对疾病进程的躯体和心理反应发生改变,也可能导致疾病症状不典型(见第1章)(如无痛性心肌梗死或溃疡、没有咳嗽的肺炎)。许多疾病的症状都因为年龄相关性改变而变得模糊或不典型。记忆力下降和其他的认知功能障碍可能导致病史不精确和(或)不充分。在这些情况下,特别询问潜在的重要症状(表3-3),并利用其他信息源(如亲戚、朋友和其他照护者)对于收集更精确和有用的信息非常有帮助。

与症状报告不足相反的情况是,有多重主诉的老年患者可能会让试图将这些问题一一厘清的临床专家产生挫败感。很多老年患者因为慢性和急性情况的共存而存在多个主诉。然而,这些主诉可能具有蒙蔽性。躯体症状可能因潜在的情绪压力表现出来,而不是由于本身的躯体疾病,并且躯体症状也可能因为情绪压力而被夸大(见第5章)。了解患者及其主诉并特别关注新出现或有改变的症状对于诊断潜在的可治疗的疾病是十分有用的。

临床医生可能会对老年患者的慢节奏及偏离问题的回答感到不耐烦。因此,医生们会失望地转向能够提供更多清晰且连贯病史的陪护者或家属身上。但这种绕开老年患者本人的倾向可能存在严重的影响。它不仅弱化了老年患者的自我认知,还强化了老年人依赖性的印象,同时可能漏掉仅有患者自己知道而家属不知道的重要信息。

表3-3列出了老年患者病史特别重要的几个方面。一次性收集所有信息并不可行,较短的多次询问可以更有效地从老年患者处获取这些数据。

一些可能对老年人生活质量至关重要的话题常常被忽略,是因为医生或患者对谈论这些问题感到尴尬。诸如大小便失禁和性功能障碍等是需要评估和处理的重要问题。由于抑郁症在老年人中具有普遍性、易于治疗并使其他疾病治疗复杂化的特性,因此老年抑郁症筛查非常重要。第7章回顾了可获得的老年抑郁症的筛查方法。

社会史在病史询问时常常被忽略,然而,它是老年人病史的关键内容之一。了解患者的社会经济环境及其社会活动能力,对于确定疾病对患者整体健康的影响及其所需的健康服务至关重要。对患者家庭成员的感受和期望值的评估尤为重要。衰弱老年人的许多家庭照护者既感到恼火(不得不照护一个完全依赖的家庭成员)又觉得内疚(不能够或不愿意给予患者足够的照护),并报有不切实际的期望。这些不切实际的期望常常是基于信息的缺乏,这些期望如果不能得到仔细讨论,则会影响对患者的

表 3-3 老年患者病史的重要方面

社会史	预防保健措施
生活安排	乳房 X 线检查
与家人和朋友的关系	阴道(巴氏)涂片
家人或其他照护者的预期	乙状结肠镜
经济状况	预防性抗菌药物使用
日常生活活动能力(表 3-8)	雌激素替代治疗
社会活动和兴趣爱好	结核病史和测试
交通方式	用药情况(使用"棕色口袋"技术;见正文)
生前预嘱(见第 17 章)	过敏史
既往病史	目前的用药方案
手术史	依从性
重要疾病史及住院史	疗效及不良反应
输血史	**系统回顾**
免疫状态	询问可以提示可控的潜在疾病(如乏力、食欲缺乏、体
流感、肺炎球菌、破伤风、带状疱疹	重减轻、失眠)的一般症状,最近功能状态的变化等
	尝试引出各器官系统的关键症状,包括以下内容

系统	**关键症状**
呼吸系统	呼吸困难加剧
	持续性咳嗽
心血管系统	端坐呼吸
	水肿
	心绞痛
	跛行
	心悸
	眩晕
	晕厥
消化系统	咀嚼困难
	吞咽困难
	腹痛
	排便习惯改变

（待续）

表 3-3(续)

泌尿生殖系统	尿频
	尿急
	夜尿增多
	尿等待、淋沥、排尿困难
	尿失禁
	血尿
	阴道出血
肌肉骨骼系统	局灶性或弥漫性疼痛
	局部或全身无力
神经系统	视觉障碍(暂时性或进展性)
	进行性听力下降
	失稳和(或)跌倒
	一过性局部症状
精神系统	抑郁
	焦虑和(或)躁狂
	偏执
	健忘和(或)混乱

照护。不同于年轻患者,老年患者常常合并多种基础疾病。因此,将既往史纳入患者目前问题中进行考虑十分重要,同时这对诊断也具有重要意义。例如,对既往接受了腹腔手术的老年呕吐患者应高度怀疑粘连性肠梗阻的可能;有抑郁症病史的患者出现非特异性全身症状(如乏力、食欲缺乏、体重减轻等),应马上考虑到抑郁症复发的可能。由于老年人常使用多种药物,导致其依从性下降及药物不良反应的风险增加(见第 14 章)。详细了解患者的用药史(包括处方药和非处方药)至关重要。

棕色口袋技术在这方面是非常有帮助的;让患者或护理人员将患者的药箱(存有处方药和非处方药以及非传统疗法药品)清空转放到一个棕色的牛皮纸袋,并且每次去门诊都带着它。通常,至少在理论上,这些药物中的一种或多种有助于老年患者症状的改善。临床医生应该毫不犹豫地向药师求助,以确定这些药物潜在的相互作用。

一个针对老年人潜在重要症状或常见症状的完整系统回顾,可以帮助克服许多前面所述的困难。因为不能囊括所有,表 3-3 列举了几个具有代表性的症状。

某些非特异性症状难以解释。例如,疲乏见于很多常见的临床情况,包括抑郁症、充血性心力衰竭、贫血和甲状腺功能减退。厌食和体重减轻可能是由于潜在的恶性肿瘤、抑郁症所致,也可能仅仅是由于义齿不合适或味觉下降等原因所致。失眠则可能是由于年龄相关的睡眠模式改变、焦虑、胃食管反流、充血性心力衰竭、端坐呼吸、夜尿等。因为许多身体虚弱的老年患者身体活动受到限制,一些重要的症状可能不会表现出来。例如,患者可能会否认心绞痛和呼吸困难,然而,实际的情况可能是由于身体活动受限使这些症状没有被诱发出来。诸如"一般你一天会走多远?""你每天经常进行什么活动?"这类问题,可能会对判断患者是否由于活动受限使某些特定症状被掩盖有所帮助。

体格检查

常见的多发病理生理改变,加之年龄相关的躯体改变,使体格检查的解读变得更为复杂。表 3-4 列出了常见的体格检查结果及它们在老年人群中的潜在意义。

了解与年龄相关的躯体改变,对许多阳性体征的解释及后续决策的制订非常重要。例如,皮肤和体位反射的年龄相关变化可能会影响我们对水化和容量状态的评估;年龄相关的肺部改变和继发于静脉功能不足的下肢水肿会使我们对心力衰竭症状的评估变得复杂。

体格检查的某些特定方面在老年人群是有特殊重要性的。视力和听力障碍的筛查和进一步评估可以改善患者的生活质量。行走能力是提示各种问题的有效指标。步态评估可以及时纠正一些导致步态不稳定的因素,从而防止跌倒而导致受伤(见第9章)。仔细的腹部触诊可能会发现主动脉瘤,而如果动脉瘤足够大,则可能需要考虑手术切除。精神状态检查显得尤为重要,这方面的体格检查将在第 6 章进行讨论。

实验室检查

实验室检查结果的异常往往被归咎于"高龄"。虽然检查结果异常在老年人中很常见,但很少是真正的衰老变化所致。把实验室结果的异常误解为衰老的改变可能会导致漏诊和漏治,如贫血。

表 3-5 列出了那些在老年人中不会因为衰老而改变的指标和那些在老年人中常见的异常指标。在前一组中出现的指标异常应及时进行进一步评估,而后一组异常应谨慎地进行解读。表 3-5 也指出了在解释这些常见异常实验室指标时需要重点考虑的问题。

表 3-4　常见的体格检查结果和它们在老年医学中的潜在意义

体格检查发现	潜在意义
生命体征	
血压升高	增加心血管疾病的发病风险;如果复测血压仍高,则应考虑进行治疗(见第 11 章)
体位性血压改变	可以无症状,在没有血容量不足的情况下也可能发生
	年龄改变、去适应作用和药物都可能在其中起作用
	餐后症状可能更明显
	使用降压药、血管扩张剂和三环类抗抑郁药后可能加重或诱发症状
脉搏不规律	无症状性心律失常在老年人中比较常见;很少需要特殊评估或治疗(见第 11 章)
呼吸急促	应准确记录基线速率,以利于评估未来的主诉(例如呼吸困难)或疾病(如肺炎或心力衰竭)
体重改变	体重增加应及时排查水肿或腹水
	逐渐的少量体重下降是常见的;然而,12 个月或更少时间内体重下降超过 5%,应及时查找潜在疾病
一般表现和行为	
着装及个人卫生差(如蓬头垢面、衣衫污浊)	可以是整体功能差、照护者的疏忽和(或)抑郁症的表现;通常表明需要干预
思维和语速缓慢	通常代表一个老龄化的变化;帕金森病和抑郁症也可能导致这些症状
溃疡	下肢血管和神经性溃疡常见
	不能动的患者容易出现压疮
皮肤皱褶	往往是由于皮下组织萎缩而非血容量不足;当怀疑脱水时,胸腹部的皮肤皱褶是最可靠的诊断依据
耳(见第 13 章)	
听力下降	常见的是高频听力受损;患者难以听到正常交谈或低声耳语,则应进行进一步的评估
	便携式听力测试仪对检测听力损害有用
眼(见第 13 章)	
视力显著减退(通常佩戴眼镜测试)	可能由多种原因造成,所有患者都应该进行全面的验光或眼科检查
	偏盲症很容易被忽视,可以通过简单的双侧对照检查进行排除

(待续)

表 3-4(续)

体格检查发现	潜在意义
白内障和其他异常	进行检眼镜检查通常较为困难,并且效果有限;如果怀疑视网膜病变,全面的眼科检查是必要的
口腔	
牙齿脱落	通常佩戴义齿;需要取出义齿后进行吻合检查及其他口腔疾病情况检查 舌下区域是早期恶性病变的常见部位
皮肤	
多发病变	光线性角化病和基底细胞癌常见;绝大多数其他皮损为良性
胸腔	
异常呼吸音	在没有肺部疾病和心力衰竭时也可以闻及湿啰音;通常提示肺不张
心血管（见第 11 章）	
不规则的节律	见本表开始处的生命体征部分
收缩期杂音	常见且通常为良性;临床病史和床旁体格检查可帮助鉴别那些需要进一步评估的情况 颈部传导杂音需要进一步评估
动脉杂音	股动脉杂音通常出现在有症状的外周血管疾病的患者
腹部	
腹主动脉搏动	怀疑腹主动脉瘤应进行超声检查评估
泌尿生殖（见第 8 章）	
萎缩	睾丸萎缩为正常情况;阴道组织萎缩可引起症状(如性交困难和排尿困难),相关治疗可获益
盆腔脱垂（膀胱脱垂、直肠脱垂）	常见并可与症状不相关;如果患者有相关症状并为此困扰,妇科检查会有所帮助
四肢	
关节疼痛	可由多种原因引起,并非都是退行性关节病变造成的;应该仔细评估和治疗每个部位的疼痛(见第 10 章)
关节活动度受限	通常由活动性炎症所引起的疼痛、旧伤瘢痕或神经系统疾病;如果活动受限影响功能,则应进行康复咨询
水肿	可由静脉功能障碍和（或）心力衰竭引起;轻度水肿通常是一个表象;如果影响步行,与夜尿相关,有皮肤皲裂倾向,或造成单侧水肿不适,则提示应积极寻找近端阻塞部位
神经系统	
异常精神状态（即精神错乱、抑郁情绪）	见第 6 章和第 7 章
无力	上肢旋前肌偏移可能是卒中后无力的唯一表现 近端肌肉无力(如无法从座椅上站起)应进一步评估;可采取物理治疗

表 3-5　老年患者的实验室检查

不随年龄改变的实验室指标 *

血红蛋白及血细胞比容

白细胞计数

血小板计数

电解质(钠、钾、氯、碳酸氢盐)

血尿素氮

肝功能检查(转氨酶、胆红素、凝血酶原时间)

游离甲状腺激素指数

促甲状腺激素

钙

磷

常见异常实验室指标 +

参数	临床意义
血沉	轻度抬高(10~20mm)可能为年龄相关性改变
血糖	糖耐量降低(见第12章);急性疾病血糖常升高
肌酐	因为瘦体重及每日内生肌酐减少,正常高值及轻度升高水平可能提示肾功能严重受损
白蛋白	平均值随年龄降低(0.5g/mL),特别是在急性疾病中,但是该值降低通常提示营养不良
碱性磷酸酶	轻度无症状性升高常见;中度升高时应当考虑肝病或佩吉特病
血清铁、总铁结合力、转铁蛋白	水平降低并非由年龄改变导致,通常提示营养不良和(或)胃肠道失血
前列腺特异性抗原(PSA)	前列腺良性增生患者PSA水平可能升高。若PSA水平显著升高或随时间进行性升高应当考虑进一步评估。如果前列腺癌诊断明确,则应当采取相应治疗措施
尿液分析	无症状性脓尿及细菌尿常见且通常无需治疗;血尿提示异常且需要进一步评估(见第8章)
胸片	间质性改变是常见的年龄相关性改变;弥漫性骨密度降低常提示晚期骨质疏松(见第12章)
心电图	ST段和T波改变,房性和室性心律失常,以及各种传导阻滞在无症状老年人中常见,并且不需要特别评估或治疗(见第11章)

*,这些实验室指标不随年龄改变;异常水平应当考虑进一步评估。

+,包括正常老龄化及其他年龄相关性改变。

功能评估

一般概念

功能评估应该作为老年患者评估的核心（图 3-1）。与其他年龄组一样,病史、体格检查和实验室检查结果对诊断和治疗老年人急性和慢性疾病都是非常重要的。但是一旦诊断明确,功能就同整体健康和老年人的潜在服务需求同等重要。例如,对于轻偏瘫的患者而言,病变的性质、位置和程度对于治疗是重要的,但患者是否大小便失禁以及是否可以自己爬楼梯决定了他是可以回家还是需要入住养老院。

功能作为老年病学的核心组成部分,值得我们特别关注。我们付出各种努力给予老年人照护,终极目标都是为了维护老年人的功能。优化功能就必须有多方面的共同努力。功能可想象成为下面的方程式。

$$功能 = \frac{躯体功能 \times 医疗管理 \times 能动性}{社会、心理和物理环境}$$

这个简化的方程提醒我们,功能至少在 3 个层面可受到影响。临床医生的首要任务是治疗可治性疾病或健康问题。仔细的诊断及恰当的治疗对实现高质量的老年照护至关重要。然而,充分的医疗管理虽然十分必要,却不足以涵盖所有内容。一旦可治性的问题得到明确,就应当营造一个最有利于患者维持自主功能的环境。

环境障碍包括物理及心理两方面。认识到物理环境障碍是如何对不同状态患者机体功能起到恶化作用是十分重要的(例如,楼梯对于呼吸困难的患者,难以触及的橱柜对于使用轮椅的患者)。心理障碍特指所谓"风险规避"的有害影响。这方面最受关注的是,在保护患者和机构的名义下,患者的活动会受到限制。例如,医院是最害怕风险的,为规避风险,医院常要求老年患者使用轮椅而非鼓励他们行走以规避跌倒的风险。

风险规避行为可能与工作效率混为一谈。个人护理是很耗费人力的。与患者一起行动,鼓励他们自己完成活动需要更多的时间及耐心,而直接代替患者完成任务就省时省力多了。但是这种假性高效会滋生患者对照护者的依赖。

第三个因素与能动性的概念相关。如果护理人员认为患者病情不能得到改善,他们可能会在工作期间引发患者产生绝望及挫败感。功能下降的趋势可能成为必然的预期结果。的确,与上述相反的信念——适当的干预措施很可能改善患者病情——至少是老年评估单元成功的部分原因。患者病情能够得到改善的信念在老年人照护中还发挥着另外一个重要的作用。心理学家建立了一个十分有用的称为"无辜的受害者"的模型。这一模型的基本概念是照护者对于他们认为无法帮助的患者采取不友善的态度。如果照护者能够使用本书中介绍的评估工具和干预策略处理老年人的那些复杂问题,那么他们就会对老年患者更为积极,也更愿意与帮助患者完成日常活动,而不是一切代办,不让患者自己进行日常活动。给照护者提供越多的患者功能改善进展的反馈,他们对老年患者的态度就会越积极。

  表 3-6 总结了另外几个在老年人群中进行综合功能评估的重要概念,这些概念是在美国国立卫生研究院举办的人口发展会议中提出的。评价的目的、场所及时间点在很大程度上反映了评估过程的本质。表 3-7 列出了功能状态评价的不同目的与具体目标。总体来说,功能状态评估从"发现病例"或者"筛查方案"开始,以锁定那些能够从更加深入及多学科的评估中获益的患者。评估通常在"转变"点进行,例如当健康状态下降或出现下降征兆,或者生存状态即将发生变化之时。如果没有这样的定位,老年功能评估将会耗时、费力而且缺乏成本效益。有许多标准化工具可用于"发现"或"筛查"病例来帮助评估。

  为进行科研而设计的评估工具可能不适用于临床实践,反之亦然。标准化评估工具(Kane 和 Kane,2000)的使用有许多潜在缺陷(表 3-6)。在使用标准化工具时,一个重要的概念是它们应当适用于研究的目的及场所,并且将评估过程与随访紧密联系起来。另外,评估过程应该包括清晰地讨论患者的喜好和期望值、家人提供护理的意愿和期望值。功能状态评估在它对高龄住院患者死亡率的预测上显现出了它的重要

表 3-6 老年功能评估的重要概念

1. 评估的目的、场所及时间点反映了评估的本质(表 3-7)

2. 纳入多学科综合评估通常很有帮助,但是常规进行多学科综合评估缺乏成本效益

3. 评估应当有针对性

 a. 进行初步筛查以确定需要评估的内容

 b. 进行评估的时间点:健康状态下降或出现下降征兆,生存状态即将改变或者其他应激状态

4. 标准化的评估工具十分有价值,但是有许多潜在的缺陷

 a. 评估工具应当是可靠、敏感并且适用于评估的目的和环境

 b. 提问的方式至关重要(例如询问患者的实际表现 vs. 询问患者的完成能力)

 c. 不同人提供的信息存在差异(例如患者本人报告 vs. 家中照护人员的报告)

 d. 基于自述、家中照护人员报告或直接观察到的老年人表现可能并不反映老年人在日常生活中的实际状态

 e. 许多标准化评估工具检测患者功能状态变化的可靠性和敏感性并没有被验证过

5. 开放式问题有助于补充通过标准化工具获得的信息

6. 必须充分了解家庭对老年患者提供多少预期的照护、家庭提供照护的能力及家庭对老年人提供照护的意愿

7. 应当询问患者的喜好及其期望值,并在制订服务计划时将其作为重要考虑因素

8. 在提供服务的过程中,必须将评估过程与随访密切联系起来

表 3-7　功能状态评估的目的与具体目标

目的	具体目标
描述	建立标准资料
	运用所选指标描述老年人群
	评估需求
	描绘不同干预措施的相关结局
筛查	在危险因素暴露人群中发现那些应当接受进一步评估的个体并明确评估者
评估	明确诊断
	制订治疗计划
监测	在未经治疗的情况下观察变化
	回顾那些接受治疗患者的病情进展
预测	进行有科学证据的临床干预
	基于某种特定的情况做出预期结果的预后判断

性（Inouye 等，1998）。

功能状态的评估工具

本章主要介绍躯体及精神功能的评估。本书的第 6 章将会讨论精神功能的评估。表 3-8 列举了躯体功能评估的例子。躯体功能是通过一系列指标进行评估的。对于失能的老年人，评估者更关注患者完成基本自我照护活动的能力，这常被称作日常生活活动能力（ADL）。患者执行每一项基本活动的能力都将被评估。资料常来源于患者或其照护者（例如护士或家人），这些人有充足的机会观察患者。在某些情况下，让患者以实际行动证明其完成重要任务的能力可能会更有用。依据患者依赖帮助程度的不同，评分常分为 3 个等级：①不需要他人帮助能完成任务（这需要与那些需要依靠诸如拐杖之类的辅助器械但仍然可以独立完成任务的情况相区别）；②能在他人帮助下完成任务；③即使在他人帮助下仍然无法完成任务。鉴别"能够没有困难地独立完成任务"与"虽然有一定困难，但是仍然可以独立完成任务"，也许有助于提供完善的预后信息（Gill、Robinson 和 Tinetti，1998）。

不同学科采取不同的功能评估方式。例如，临床医生可能关注一个人在有或者没有他人帮助的情况下是否可以穿衣。与此不同，职业治疗师可能将穿衣的动作细分为一系列特定的步骤（例如，选择合适的衣服，将衣服从衣柜或者抽屉中拿出来，穿上不同衣服，使用不同类型的纽扣）。同样，依据完成任务的时间以及完成任务应用的技能，可以进一步评估其行为。

患者本人或照护者提供的信息与患者日常生活中实际的行为可能存在差异。另

表 3-8 躯体功能评估举例

基本日常生活活动能力（ADL）	工具性日常生活活动能力（IADL）
进食	书写
穿衣	阅读
步行	烹饪
如厕	清洁
洗澡	购物
移动（从床上和厕所将身体转移到轮椅等设施上）	洗衣
大小便控制	爬楼梯
梳妆	打电话
交流	管理药物
	理财
	进行有偿工作或者户外活动（例如园艺）的能力
	旅行（使用公共交通、出城）的能力

外，报告的躯体功能状态与实际测量的体能之间也可能存在差异。Reuben 体能测验是一个评估实际体能及相关预后结局的实例（Reuben 和 Siu，1990）。总体来说，体能测试评估的是在标准条件下会发生什么，而报告的状况则强调在实际生活中患者的行为；因此，后者不仅可以提供患者能力，也能提示环境影响。其他步态及平衡测试评估会在第 9 章进行讨论。

除了这些基本的老年人功能状态的评估手段外，其他评估工具常在不同特定场所应用。举例如下。

1. 简明健康状况量表 -36（SF-36）——是一项全球化的功能和健康评估方法，越来越多地被应用于门诊患者。此量表应用于虚弱老年人群有一些缺陷，这是因为存在天花板效应，即不能很好地区别虚弱和非常虚弱的老年患者。

2. 最小数据集（MDS）——是一项对入住 Medicare/Medicaid 认证的照护机构的老年患者进行的强制性综合评估量表。评估记录每个季度会被更新一次。目前 MDS 的最新版本是 MDS 3.0。

3. 功能独立性评定量表 [FIM; 现在是住院康复机构 - 患者评估量表（IRF-PAI）的一部分]——这是一个监测患者功能状态康复进展的详细评估工具。

4. 结局及评估信息集（OASIS）——这是一个用于居家健康照护的综合性数据集合系统。Medicare 的受益人被强制要求收集这些信息。

持续评价记录及评估（CARE）是一个新的数据系统，它结合了 MDS、OASIS 以及 IRF-PAI 的信息，是对所有急性期以后照护的通用评估系统。

每一个完整的老年功能评估均应包含认知功能的评估。由于认知功能障碍的高发性、对于患者总体功能状态及安全的潜在不利影响，以及早期认知损害患者尚有能力隐藏他们的认知损害，临床医生必须特别注意这部分评估。评估至少应当包括定向力及记忆力的检测。尽管这些测试不能测出更详尽的量表才能发现的智能状况，但它们快捷、简便，可评分并且可靠。关于认知功能评估的更多细节将在第 6 章讨论。

环境评估

我们之前强调过患者功能是自身能力与环境共同作用的结果。因此临床医生必须特别注意老年患者的生存环境。对于许多患者应当评估已经或可能获得的用以维持身体功能的资源。正像医生们可以轻松地为患者开药，他们也应当准备好在必要时干预患者的生存环境。

康复师（例如物理、职业、语言治疗师）尤其擅长评价躯体功能，制订并执行针对可修复功能损伤的康复计划，以及向患者建议调整生活环境以增强他们的安全性及改善其身体功能。环境干预包括物理环境（如斜坡、扶手、调高的马桶座）、特殊服务（如送餐服务、家政、家庭护理）、增加社交（如友好的访视、电话随访、参与娱乐活动）或者提供重要物资（如食物和金钱）。有研究显示，职业治疗师对无症状的老年人进行环境评估可显著地减少随后的住院事件（Clark 等，1997）。

能否把老年人继续留在家中而不送入养老院的关键在于，能否辨识出使老年人能够留在社区生活所需的环境干预和功能支持。尽管仅仅发现需要进行哪些措施并不意味着能够提供相应资源，但是这仍然是重要的第一步。

疼痛评估

美国老年医学会发布的指南推荐老年患者首次在任何医疗照护机构就诊或住院时，均应该接受是否存在持续性疼痛的评估（美国老年医学会老年人持续性疼痛专家组，2002）。患者如果存在持续性疼痛，并影响到了躯体功能、心理社会功能或者生活质量的其他方面，则应当接受综合疼痛评估。表 3-9 和表 3-10 分别列出了评估疼痛时重要的病史及体格检查。对于认知功能完好的患者，应当使用直接询问患者的方法评估疼痛。评估者应当使用标准疼痛量表记录疼痛的量化评估结果。例如，使用视觉模拟评分，患者可以指出疼痛在连续区间中所处的位置。常常使用语言评估量表，它的评分范围为 0~10，0 分代表没有疼痛，10 分代表最剧烈的疼痛。图 3-2 展示了在老年人群中研究过的其他量表（表情疼痛量表）。对于认知功能受损或无法用言语表达的患者，疼痛评估应当依靠直接观察或者向患者的照护者采集病史。应当观察患者在活动时是否存在疼痛相关行为。严重痴呆患者出现异常行为时，应该将疼痛作为潜在原因进行评估。

表3-9　评估疼痛时应当重点采集的病史

1. 疼痛的性质

2. 疼痛与躯体及社会功能受损的关系

3. 镇痛药物服用史(目前、过去、处方、非处方、替代治疗、乙醇摄入、副作用)

4. 患者对疼痛的态度和认知以及疼痛的治疗

5. 治疗方案的有效性

6. 对目前疼痛治疗方案的满意度

7. 社会支持及健康照护的可获得性

表3-10　评估疼痛时重要的体格检查

1. 仔细检查疼痛部位及牵涉痛常出现的位置

2. 关注骨骼肌肉系统

3. 关注神经系统,包括肌无力及感觉迟钝

4. 观察躯体功能

5. 观察心理功能

6. 观察认知功能

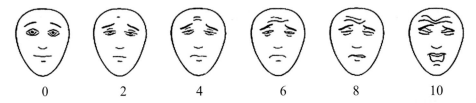

面部表情疼痛量表(修订版)[1](FPS-R)是针对儿童开发的基于自我报告的疼痛强度评估工具。该量表改编自面部表情疼痛量表[2],以便采用广泛接受的0~10分进行评分。在年龄为4~16岁的人群中,该量表与视觉模拟评分有很好的线性相关关系。该量表使用方便,除影印表情外无需其他工具。该量表的表情中没有微笑及流泪表情,这可能对准确测试更加有利。它尤其适用于年幼的儿童。数值自我评分量表(0~10)适用于大多数年龄大于8岁的儿童[3],不能提供自我报告的患者则需要使用行为观察量表。

在以下操作指南中,对特定儿童说"痛苦"或者"疼痛"意味着:

"这些表情向你展示了某物可能给你带来多大程度的疼痛。这张脸(指向最左边的脸)说明不会疼痛,这些脸展示了疼痛逐渐加剧(从左向右指),直到这个表情(指向最右边的脸)——它显示了最剧烈的疼痛。选择一个能显示你现在有多痛的脸(立刻)"。

按照所选人脸从左向右依次评0、2、4、6、8或10分,因此"0"="不痛","10"="非常痛"。避免使用类似于"高兴"或者"伤心"的词语。该量表旨在评估儿童内心感受到的疼痛程度,而非他们的表情看起来如何。

图3-2　老年人群中研究的两个疼痛强度量表的样本。说明:患者应当看没有数字的图像。在患者指出最能代表他(她)疼痛程度的表情后,可以赋予恰当的数值,以便临床记录或者随访。(Faces Pain Scade-Resived,©2001,International Association for the Study of Pain.)

营养评估

一些指标常常被应用于评估老年人的营养状态。一些人体测量学变量能有效地提供人体组分的重要信息（表 3-11）。然而，它们并不能完全描述个体营养状况，并且与其他评估营养状态的生化及血液学指标并没有很高的一致性。

尽管体重是一个整体性的测量指标，但由于它很容易获得，而且对无水肿的成年人有很大价值。体重指数（BMI=kg/m²）与体脂总值有很好的一致性。在老年人中，肱三头肌及肩胛下皮褶厚度与体脂所占比例有很好的一致性。腰－臀比是描述向心性肥胖的指标。上臂周径与瘦体重相关且尤其适用于水肿患者，因为这类患者的体重有误导性。由于瘦体重受年龄的影响很大，因此它仍然无法很好地反映老年人的营养状态。

血清白蛋白是评估老年人营养不良的实用指标。然而，必须排除肝脏疾病、蛋白尿以及蛋白质丢失性肠病。低水平血清白蛋白可能提示恶性病变，但是血清白蛋白浓度正常或者升高并不一定提示正常状态。相比于白蛋白或转铁蛋白，甲状腺素结合前白蛋白和（或）视黄醛结合蛋白敏感性更高。

在动物模型中，无蛋白质饮食导致贫血。因为贫血为蛋白质－能量营养不良的最早期表现，贫血出现时医生应警惕出现营养不良。总淋巴细胞计数也是反映营养问题的良好指标。

评估某一特定患者需要考虑一些重要因素。表 3-12 列出了在评估存在营养不良风险的老年患者时需要考虑的问题。有此类风险的患者应当接受营养状态评估。一些患者可能有数个影响营养状态的共存疾病（表 3-13）。这类患者可能继发蛋白质－能量营养不良且预后较差。微型营养评估（MNA）及主观全面营养评估（SGA）可以预测老年患者的死亡率（Persson 等，2002），并且两者均为老年人营养状态评估的实用工具。简化微型营养评估（MNA-SF）可用于两步筛查，通过 MNA-SF 筛查出存在营养不良风险的患者需接受进一步评估（Rubenstein 等，2001）（表 3-14）。MNA

表 3-11　机体成分评估

测量指标	评价内容
体重	总体
BMI	脂肪总量
皮褶厚度	体脂比例
腰－臀比	向心性肥胖
上臂周径	瘦体重

表 3-12　评估患者营养不良状态的重要问题

是否有理由怀疑患者营养不良
如果有,是何种营养素缺乏,缺乏到何种程度
病理生理机制是什么(例如营养素摄入、消化和吸收、代谢、排泄或机体需求改变)
导致这一病理生理机制的病因是什么

表 3-13　老年患者营养不良的危险因素

药物(如利舍平、地高辛、抗肿瘤药物)	味觉、嗅觉功能减退
慢性疾病(如充血性心力衰竭、肾衰竭、慢性胃肠疾病)	社会经济水平低下
	身体虚弱
抑郁症	孤独
牙齿及牙周疾病	食物偏好

(Guigoz、Vellas 和 Garry,1996)对于估计预后更有利,这是因为相比于 SGA,MNA 将更少的患者评估为"营养状态良好"。因此,使用 MNA 评估的营养状态良好的患者 3 年生存率要优于使用 SGA 评估得到的结果(Persson 等,2002)。

老年医学会诊

老年医学会诊常常用于处理特定临床问题(例如意识错乱、尿失禁、反复跌倒),进行老年综合评估(常用于判定处在困难的生存环境下的老年人是否需要入住养老院),或者对高危老年患者进行术前评估。本章中我们讨论后两种老年医学会诊。

综合性老年医学会诊

综合性老年医学会诊应包含以下内容。

1. 适合老年人的病史采集及体格检查,该过程中需要重点关注的问题已在本章前面部分阐述了。

2. 回顾用药;对于老年患者应特别询问是否有乙醇滥用。

3. 功能评估。

4. 环境及社会状态评估,尤其关注照护者能够提供的支持及其他可获得的能够满足患者需求的资源。

5. 讨论改善措施。

6. 完整地列出患者疾病、功能及心理方面存在的问题。

7. 对每一领域提出具体建议。

表 3-14　微型营养评估（MNA）

A.最近 3 个月是否因为食欲下降、消化问题、咀嚼或吞咽障碍而导致进食减少

0= 严重食欲下降

1= 中度食欲下降

2= 没有食欲下降 □

B.最近 3 个月体重减轻

0= 体重减轻 >3kg（6.6 磅）

1= 不知道

2= 体重减轻 1~3kg（2.2~6.6 磅）

3= 没有体重减轻 □

C.活动

0= 卧床或只能坐着

1= 可以起床 / 可以站立但不能外出

2= 可以外出活动 □

D.最近 3 个月是否有心理压力或急性疾病

0= 有

2= 没有 □

E.神经精神问题

0= 严重痴呆或抑郁

1= 轻度痴呆

2= 没有精神问题 □

F. 体重指数 [BMI,体重（kg）/ 身高（m²）]

0=BMI<19

1=19<BMI<21

2=21<BMI<23

3=BMI ≥ 23 □

筛查分数（最大总分为 14 分）

12 分或更高:正常——没有必要进一步评估

11 分或更低:可能存在营养不良——继续评估 □

注:如果需要考虑更大的特异性,10 分及以下可考虑营养不良。

其他采用膝到踝测量高度的计算:屈膝 90°（双脚屈曲或平放在地上或床板上）,测量脚跟底部到膝盖顶部的距离。

男性 =（2.02× 膝高 cm）×（0.04× 年龄）+64.19

女性 =（1.83× 膝高 cm）×（0.24× 年龄）+84.88

截肢患者体重计算:对于截肢患者,体重随身体各部分截断比例增加而增加,通过下面的比例来决定体重指数。

　单腿膝盖以下 6%,单腿膝盖处 9%;

　单腿高于膝盖 15%,单只手背 6.5%;

　单只手臂低于肘关节 3.6%。

Reproduced with permission from Rubenstein et al, 2001.

能够识别潜在可干预老年医学问题的系统筛查流程对综合性老年医学会诊来说是非常有用的工具。

表 3-15 展示了一种筛查策略（Moore 和 Siu，1996）。特别是在定额支付系统中，采用这类工具来识别危机和高额医疗保险开销发生风险也十分有用。重复住院概率

表 3-15　识别潜在可治性老年医学问题的筛查工具举例

问题	筛查方式	阳性结果
视力下降	询问"你是否因为视力问题而觉得开车、看电视、阅读或者进行日常活动时有困难？" 如果回答为"是"，让患者佩戴矫正眼镜，用 Snellen 表检查视力敏锐度	使用 Snellen 表，阅读能力劣于 20/40
听力下降	听力测试仪音量设置在 40dB，检测 1000Hz 和 2000Hz 听力	双耳或单耳无法闻及 1000Hz 或 2000Hz 的声音
下肢运动受限	在要求患者进行下述动作后计时："从椅子上站起来，快速行走 20 英尺（约 6m），转身，走回至椅子，坐下"	无法在 15 秒内完成上述任务
尿失禁	询问患者"过去一年中，你是否出现过无法控制尿意打湿裤子的情况？" 如果回答为"是"，接下来询问"你是否在至少 6 个不同的日子发生过尿失禁？"	两个问题的回答均为"是"
营养不良及体重降低	询问"在过去的 6 个月里，在你没有刻意减肥的情况下，你的体重是否减轻 10 磅（4.5kg）以上？"接下来测量患者体重	问题的回答为"是"或者体重低于 100 磅（45kg）
记忆力减退	告诉患者 3 件物品的名字，让患者回忆	1 分钟后无法回忆所有 3 件物品的名字
抑郁	询问"你常常感到伤心或者沮丧吗？"	问题的回答为"是"
躯体失能	询问以下 6 个问题： "你是否能够 • 进行费力的体力活动，比如快速行走或者骑车？ • 在家做重体力劳动，如清洗窗户、墙壁或者地板？ • 购买日用品或者衣服？ • 使用交通工具前往无法步行到达的地点？ • 洗澡，不论是擦澡、盆浴或者淋浴？ • 穿衣，包括穿上衬衫、系扣及拉拉锁、穿鞋子？	任何一个问题的回答为"否"

工具（Pra）就是这样的一个评估工具（表 3-16）（Pacala 等，1997）。在衰弱的、依赖性强的老年患者中，筛查老年虐待和它的危险因素是很重要的。老年虐待常发生于健康状态差、躯体及认知功能受损的老年患者中。老年虐待的其他危险因素还包括与疑似存在乙醇或物质滥用、精神疾病或有暴力倾向的亲属或朋友同居。

如果老年人频繁因外伤就诊于急诊室或慢性疾病反复恶化，医生应当考虑老年虐待的问题。表 3-17 举例展示了一种有效的会诊记录格式，该格式列出了患者存在的问题及针对这些问题的相关建议。

术前评估

外科医生及麻醉师常在术前请老年病医生对患者进行评估。表 3-18 列出了老年患者术前评估的要素。虽然高龄患者（年龄＞ 70 岁）择期大型非心脏手术术后主要围术期并发症发生率及死亡率比年轻患者高，但即使是在＞ 80 岁的患者中死亡率仍然很低（Polanczyk 等，2001）。发病率及死亡率更大程度上受患者是否存在系统疾病

表 3-16　重复住院概率工具中的提问举例，该评估用于发现处于使用医疗服务（比如住院、入住养老院）风险中的老年患者

1. 总体来说,你如何评价自己的健康状态
   （极好,很好,好,一般,较差）
2. 在过去的 12 个月里,你是否住过院
   （没有,一次,两三次,超过 3 次）
3. 在过去的 12 个月里,你就诊过几次
   （没有,一次,两三次,4~6 次,超过 6 次）
4. 在过去的 12 个月内,你是否患糖尿病
   （是,否）
5. 你是否患有
   冠心病(是,否)
   心绞痛(是,否)
   心肌梗死(是,否)
   其他心脏病发作(是,否)
6. 性别
   （男,女）
7. 如有必要,是否有你的朋友、亲戚或邻居能照顾你数日
   （是,否）
8. 生日
   （　　年　月　日）

表 3-17　推荐使用的用于总结综合老年医学会诊结果的格式

1. 身份信息,包括会诊医生
2. 会诊原因
3. 患者存在的问题
　　a. 医学问题列表
　　b. 功能问题列表
　　c. 社会心理问题列表
4. 建议
5. 病历记录
　　a. 病史,包括用药史、重要既往疾病史及手术史、系统回顾
　　b. 社会及环境信息
　　c. 功能评估
　　d. 进一步干预情况
　　e. 体格检查
　　f. 实验室及其他检查资料

及其严重程度以及是择期手术还是急诊手术的影响。因此,有必要通过详细地评估患者心肺、肾脏功能以及营养、体液状态以评估老年患者术前状态和手术风险。增加非心脏手术患者围术期心脏并发症风险的因素包括缺血性心脏病、充血性心力衰竭、糖尿病、肾脏功能不全(Lee 等,1999)。患者如果近期存在心肌梗死、活动性心绞痛、肺水肿及严重的主动脉瓣狭窄,则有极高的手术风险(Mangano 和 Goldman,1995)。术前肺功能检查及动脉血气分析对预后几乎没有价值。评估运动耐量可能有助于术前评估,例如患者爬一段楼梯的能力。心脏并发症发生风险较低的患者不需服用 β-受体阻滞剂。对于有较高心脏并发症风险的患者,可以进行改良的运动试验、双嘧达莫负荷-铊扫描或多巴酚丁胺负荷超声心动图(Palda 和 Detsky,1997)。冠状动脉旁路移植术或经皮冠状动脉血运重建术应仅仅用于那些明确需要这些治疗的患者,而且这些治疗的需要和非心脏手术的必要性无关(Fleisher 和 Eagle,2001)。

　　老年人群中的常见潜在问题,例如高血压、充血性心力衰竭、慢性阻塞性肺疾病、糖尿病、贫血及营养不良,在术前均需要谨慎地处理(Schiff 和 Emanuele,1995;Thomas 和 Ritchie,1995)。应当仔细考虑用药方案以决定是否继续使用某种特定药物或停止使用。一些设计良好的临床实验结果提示围术期使用 β-受体阻滞剂可显著降低心脏并发症的发生率及死亡率(Auerbach 和 Goldman,2002)。对于心脏事件的中、高危患者,如果非侵入性检查结果阴性则应当开始 β-受体阻滞剂治疗。若结果阳性则应当考虑在此基础上增加治疗措施以降低风险,例如冠状动脉血运重建术。此外,医生也应该仔细考虑采取围术期预防措施以预防血栓和感染,有许多文献报道了应用于特定情况下这些预防措施的有效性(Geerts 等,2001;Medical Letter on Drugs and Therapeutics,1999)。

表 3-18　老年患者术前评估的要素

1. 年龄大于 70 岁会增加并发症及死亡的风险
   a. 风险大小与手术类型及手术局部并发症发生率相关
   b. 急诊手术风险更高
   c. 相对于年龄本身,合并的疾病,尤其是心血管疾病,是更重要的危险因素

2. 必须仔细评估手术的适宜性和风险 - 效益比值

3. 在择期手术前,必须仔细评估并优化处理潜在的问题,例如:
   a. 心血管疾病,特别是心力衰竭
   b. 肺功能状态
   c. 肾功能状态
   d. 糖尿病
   e. 甲状腺疾病(常易忽略)
   f. 贫血
   g. 营养状况
   h. 体液及血容量状态,尤其对于应用利尿剂的患者

4. 用药方案要慎重;一些药物应当继续服用,另外一些则应暂停,同时对药物剂量做出适当调整

5. 一些心血管疾病显著增加手术风险,包括:
   a. 6 个月以内发生心肌梗死
   b. 肺水肿
   c. 心绞痛(尤其是不稳定性)
   d. 严重的主动脉瓣狭窄

6. 某些情况下,特定的实验室检查可能有助于评估,例如:
   a. 对于有呼吸症状、肥胖、胸廓畸形(如脊柱后侧凸)、胸片异常、计划进行胸部或上腹部手术的患者,应行肺功能检查及动脉血气分析
   b. 非侵入性心脏检查可用于发生心脏事件高危或中危的患者
   c. 肌酐清除率可用于肾功能不稳定或处于临界状态及应用肾脏毒性或经肾脏排泄的药物的患者

7. 应当考虑有记载的术前预防措施的有效性、风险及益处
   a. 使用 β- 受体阻滞剂 *
   b. 预防性抗血栓治疗 +
   c. 预防性使用抗生素 ‡

---

*, see Fleisher and Eagle, 2001.

+, Geerts et al, 2001.

‡, Medical Letter on Drugs and Therapeutics, 1999.

　　衰弱(通过非刻意的体重减轻、握力下降、能动性减少、体力活动少以及步行速度缓慢来评估)可以独立预测老年患者术后并发症风险、住院日长短及入住养老院的可能性(Makary 等, 2010)。术前认知功能受损、近期跌倒史、低血清白蛋白、贫血、功能依赖以及共存疾病与术后 6 个月死亡率增加相关(Robinson 等,2009)。目前,越来越

多的医生认识到预防或者至少减少术后谵妄发生的重要性。一项研究结果发现了 4 个与谵妄发生独立相关的因素：卒中或短暂性脑缺血发作、简易精神状态检查（MMSE）得分、血清白蛋白水平异常及老年抑郁量表（GDS）评分（Rudolph 等，2009）。

　　与全身麻醉相比，许多手术者和麻醉师更倾向于对老年患者实施局部麻醉。然而，局部麻醉（如硬膜外麻醉）可能有几个潜在缺点。患者可能需要增加使用静脉内镇静剂和（或）镇痛剂，因此增加了围术期心血管系统改变及神经状态改变的风险。事实上，显著的心血管功能改变可能在局部麻醉的过程中发生，因而一些患者需要有创监测。相比于全身麻醉，局部麻醉患者深静脉血栓发生及出血量似乎均无明显降低。因此，决定采用何种麻醉方式应当基于患者本身情况、术式以及手术团队的倾向进行个体化制订。

（林秀芳　高浪丽 译；苏琳　曹立 校）

参考文献

American Geriatrics Society Panel on Persistent Pain in Older Persons. The management of persistent pain in older persons. *J Am Geriatr Soc*. 2002;50:S205-S224.

Auerbach AD, Goldman L. Beta-blockers and reduction of cardiac events in noncardiac surgery: scientific review. *JAMA*. 2002;287:1435-1444.

Barer D. ACP Journal Club. Review: inpatient comprehensive geriatric assessment improves the likelihood of living at home at 12 months. *Ann Intern Med*. 2011;155:JC6-2.

Clark F, Azen SP, Zemke R, et al. Occupational therapy for independent-living older adults: a randomized controlled trial. *JAMA*. 1997;278:1321-1326.

Cohen HJ, Feussner JR, Weinberger M, et al. A controlled trial of inpatient and outpatient geriatric evaluation and management. *N Engl J Med*. 2002;346:905-912.

Ellis G, Whitehead MA, O'Neill D, Langhorne P, Robinson D. Comprehensive geriatric assessment for older adults admitted to hospital. *Cochrane Database Syst Rev*. 2011;7:CD006211.

Fleisher LA, Eagle KA. Clinical practice. Lowering cardiac risk in noncardiac surgery. *N Engl J Med*. 2001;345:1677-1682.

Geerts WH, Heit JA, Clagett GP, et al. Prevention of venous thromboembolism. *Chest*. 2001;119(Suppl 1):132S-175S.

Gill TM, Robinson JT, Tinetti ME. Difficulty and dependence: two components of the disability continuum among community-living older persons. *Ann Intern Med*. 1998;128: 96-101.

Guigoz Y, Vellas B, Garry PJ. Assessing the nutritional status of the elderly: the Mini Nutritional Assessment as part of the geriatric evaluation. *Nutr Rev*. 1996;54:S59-S65.

Inouye SK, Peduzzi PN, Robinson JT, et al. Importance of functional measures in predicting mortality among older hospitalized patients. *JAMA*. 1998;279:1187-1193.

Kane RL, Kane RA, eds. *Assessing Older Persons: Measures, Meaning, and Practical Applications*. New York, NY: Oxford University Press; 2000.

Landefeld CS, Palmer RM, Kresevic DM, Fortinsky RH, Kowal J. A randomized trial of care in a hospital medical unit especially designed to improve the functional outcomes of acutely ill older patients. *N Engl J Med*. 1995;332:1338-1344.

Lee TH, Marcantonio ER, Mangione CM, et al. Derivation and prospective validation of a simple index for prediction of cardiac risk of major noncardiac surgery. *Circulation*. 1999;100:1043-1049.

Makary MA, Segev DL, Pronovost PJ, et al. Frailty as a predictor of surgical outcomes in older patients. *J*

Am Coll Surg. 2010;210:901-908.

Mangano DT, Goldman L. Preoperative assessment of patients with known or suspected coronary disease. *N Engl J Med*. 1995;333:1750-1756.

Medical Letter on Drugs and Therapeutics. Antimcrobial prophylaxis in surgery. *Med Lett*. 1999;41:75-80.

Moore AA, Siu AL. Screening for common problems in ambulatory elderly: clinical confirmation of a screening instrument. *Am J Med*. 1996;100:438-443.

National Institutes of Health. NIH Consensus Development Statement: geriatric assessment methods for clinical decision-making. *J Am Geriatr Soc*. 1988;36:342-347.

Pacala JT, Boult C, Reed RL, Aliberti E. Predictive validity of the Pra instrument among older recipients of managed care. *J Am Geriatr Soc*. 1997;45:614-617.

Palda VA, Detsky AS. Perioperative assessment and management of risk from coronary artery disease. *Ann Intern Med*. 1997;127:313-328.

Persson MD, Brismar KE, Katzarski KS, Nordenstrom J, Cederholm TE. Nutritional status using mini nutritional assessment and subjective global assessment predict mortality in geriatric patients. *J Am Geriatr Soc*. 2002;50:1996-2002.

Polanczyk CA, Marcantonio E, Goldman L, et al. Impact of age on perioperative complications and length of stay in patients undergoing noncardiac surgery. *Ann Intern Med*. 2001;134:637-643.

Reuben D, Siu A. An objective measure of physical function of elderly outpatients. The Physical Performance Test. *J Am Geriatr Soc*. 1990;38:1105-1112.

Reuben DB, Borok GM, Wolde-Tsadik G, et al. A randomized trial of comprehensive geriatric assessment in the care of hospital patients. *N Engl J Med*. 1995;332:1345-1350.

Reuben DB, Frank JC, Hirsch SH, McGuigan KA, Maly RC. A randomized clinical trial of outpatient comprehensive geriatric assessment coupled with an intervention to increase adherence to recommendations. *J Am Geriatr Soc*. 1999;47:269-276.

Robinson TN, Eiseman B, Wallace JI, et al. Redefining geriatric preoperative assessment using frailty, disability and co-morbidity. *Ann Surg*. 2009;250:449-455.

Rubenstein LZ, Harker JO, Salva A, Guigoz Y, Vellas B. Screening for undernutrition in geriatric practice: developing the Short-Form Mini-Nutritional Assessment (MNA-SF). *J Gerontol A Biol Sci Med Sci*. 2001;56:M366-M372.

Rudolph JL, Jones RN, Levkoff SE, et al. Derivation and validation of a preoperative prediction rule for delirium after cardiac surgery. *Circulation*. 2009;119:229-236.

Schiff RL, Emanuele MA. The surgical patient with diabetes mellitus: guidelines for management. *J Gen Intern Med*. 1995;10:154-161.

Stuck AE, Egger M, Hammer A, Minder CE, Beck JC. Home visits to prevent nursing home admission and functional decline in elderly people: systematic review and meta-regression analysis. *JAMA*. 2002;287:1022-1028.

Thomas DR, Ritchie CS. Preoperative assessment of older adults. *J Am Geriatr Soc*. 1995; 43:811-821.

推荐读物

Applegate WB, Blass JP, Williams TF. Instruments for functional assessment of older patients. *N Engl J Med*. 1990;322:1207-1214.

Crum RM, Anthony SC, Bassett SS, et al. Population-based norms for the Mini-Mental State Examination by age and educational level. *JAMA*. 1993;269:2386-2391.

Feinstein AR, Josephy BR, Wells CK. Scientific and clinical problems in indexes of functional disability. *Ann Intern Med*. 1986;105:413-420.

Finch M, Kane RL, Philp I. Developing a new metric for ADLs. *J Am Geriatr Soc*. 1995;43: 877-884.

Fleming KC, Evans JM, Weber DC, et al. Practical functional assessment of elderly persons: a primary-care approach. *Mayo Clin Proc*. 1995;70:890-910.

Folstein MF, Folstein S, McHuth PR. Mini-Mental State: a practical method for grading the cognitive state of patients for the clinician. *J Psychiatr Res*. 1975;12:189-198.

Gill TM, Feinstein AR. A critical appraisal of the quality of quality-of-life measurements. *JAMA*. 1994;272:619-626.

Katz S, Ford AB, Moskowitz RW, Jackson BA, Jaffe MW. Studies of illness in the aged. The Index of ADL: a standardized measure of biological and psychosocial function. *JAMA*.1963;185:914-919.

Reuben DB, Siu AL. An objective measure of physical function of elderly persons: the physical performance test. *J Am Geriatr Soc*. 1990;38:1105-1112.

Scheitel SM, Fleming KC, Chutka DS, et al. Geriatric health maintenance. *Mayo Clin Proc*. 1996;71: 289-302.

Siu A. Screening for dementia and its causes. *Ann Intern Med*. 1991;115:122-132.

Williams ME, Hadler N, Earp JA. Manual ability as a mark of dependency in geriatric women. *J Chronic Dis*. 1987;40:481-489.

第4章

慢性疾病的治疗

老年医学可被认为是老年学和慢性疾病治疗的交叉点（Kane、Prierster 和 Totten，2005）。当医疗保健开始认识到良好的慢性疾病保健的重要性时，老年医学已在这方面发展了很多年。良好的慢性疾病治疗是很多老年医学原理的基础。慢性疾病治疗有两个基本组成部分。第一个基本组成部分是通过在临床过程中主动监测患者病情，并在病情开始出现变化征兆时给予干预，以防止情况恶化（例如看急诊和住院）。这些干预有效地减少了住院率，首先是通过提供更有效的初级卫生保健来防止不良事件的发生，其次是当不良事件发生时通过及时处理应急事件来防止住院。图 4-1 说明了慢性疾病恶化的路径。复杂的并发症与多重用药有关，而多重用药反过来也能导致医源性的并发症。第二个基本组成部分是姑息治疗，我们习惯把姑息治疗看成是临终关怀，其实姑息治疗的应用范围更广。

目前已颁布的几种慢性疾病治疗的模式中，最流行的是 Wagner 模式，这种模式设想在知情并主动的患者（和照护者）和有准备、积极实践的医疗团队之间进行有效的互动（Wagner、Austin 和 Von Korff, 1996）。遗憾的是，这种照护模式因现在的医疗保健体系组织较差而难以实施。美国目前的医疗支付方式是按服务项目收费，而由于个体差异的存在，这种医疗收费的不良环境使得采用现代信息技术来跟踪记录患者状态的这种预防性的主动照护模式举步维艰。表 4-1 总结了良好慢性疾病保健的基本

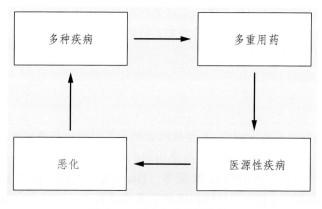

图 4-1　慢性疾病恶化路径。

表 4-1　慢性疾病保健原则

积极的初级卫生保健
主动监测
早期干预避免恶化
以患者为中心,有意地让患者参与到照护过程中
使用信息技术来跟踪结果和进行再评估
团队合作
有效利用时间
评估减慢恶化的效益

原则。

因为高龄而觉得治疗无望或无价值,老年患者有被动出院的危险。医生面临的问题是明确诊断需要投入多少时间和医疗资源?对于这一问题医生需要考虑这些投入可能带来的获益。在某些情况下,老年患者比年轻患者能得到更多的获益。虽然这种说法与某些预防措施中老年患者患病风险高而未来健康获益低的现象相互矛盾,但是有时我们对老年人的干预措施做出一点很小的改变,也可以得到极大的获益。

也许最能证明后一种说法的是在养老院患者中发现的事例。非常有意思的是,在老年人日常生活中的微小改变,例如饲养宠物、让他们照管植物或者提高他们对周围环境的控制感,可以极大地改善他们的情绪和精神面貌。

同时,不同老年患者的风险－获益比是不同的。一些治疗方案对于比较年轻的患者而言容易耐受,而对于合并多种慢性疾病的高龄患者就可能会增加不良反应的风险。如图 4-2 所示,介于有害和获益之间的治疗窗很窄。实际上,有效剂量与中毒剂量往往非常接近。就如前文提到的,老龄化的一个特点就是丧失对应激的反应。至此,治疗也可以被看成是一个应激。

老年患者的治疗者必须也考虑这个竞争风险理论。因为老年人常合并多种疾病,治疗一种疾病有可能给另一种疾病带来更大的副作用。其实,消除某种死亡原因往往会提高其他原因引起死亡的可能性。

系统改变

我们需要重新审视专业角色,并寻找机会把很多以前由高级专业人员做的工作交给初级人员去做。例如,初级保健以前是内科医生专属范围,而现在已经证实执业护士就能很好地提供部分初级保健服务(Horrocks、Anderson 和 Salisbury,2002;Mundinger 等,2000)。因此,这种协同照护的新模式看来很有前景(Callahan 等,2006;

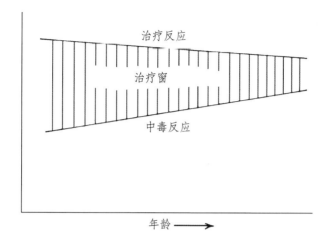

治疗反应

治疗窗

中毒反应

年龄 ——→

图 4-2 逐渐变窄的治疗窗。此图展现了治疗剂量和中毒剂量间的差距是如何随年龄逐渐变窄的理论模型。

Counsell 等, 2006)。

要充分调动团队的工作热情, 需要懂得并欣赏团队合作所需的技术以及自愿接受团队分配的任务 (Kane、Shamliyan 和 McCarthy, 2011)。

另外, 还需要重新调整期望值。我们所熟知的照护和治愈这两种分类也应扩展到对疾病治疗的认识方面。因为慢性疾病的自然病程最终都会发展到恶化, 成功的照护应被定义为做到更好而不是其他。图 4-3 说明了这种现象, 粗线代表了良好照护的效

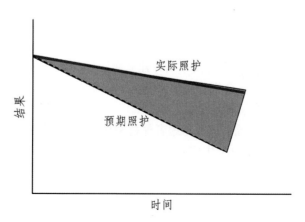

实际照护

结果

预期照护

时间

图 4-3 预期照护和实际照护之间差别的理论模型。实线代表临床慢性疾病照护中的常见情况。即使有良好的照护, 患者的病情仍在恶化。除非能发现一些方法可以显示出在缺少良好照护的情况下预期病程, 实线和虚线之间表示真实的获益是无法被观察到的。这些数据可通过临床的预后研究产生或者可以通过建立系统而得到累积数据。

果,虚线代表了缺少良好照护的效果。两条线随着时间延长都出现下降。两者之间的不同显示了良好照护的效果。大部分时间这个差异是不明显的,我们看到的是尽管付出了最大努力,但两种模式的临床结果还是呈下滑趋势。因此,提高照护水平需要我们发展信息系统,使我们可以对比实际临床和预期临床转归。

重视上述预期照护和实际照护之间的对比,对政策的制订和鼓舞士气而言都非常重要。通过对比实际临床转归和预期转归以评估干预是否成功,是慢性疾病质量概念的核心。维持该领域工作人员的士气同样很重要。人们如果只看到自己所尽最大努力后病情依然恶化,会感到灰心(Lerner 和 Simmons,1966)。如果他们要继续面对这些虚弱和失能的老年患者,他们需要懂得并欣赏自己的工作价值。只要能减慢病情恶化的速度就可以被看作是治疗有效。

同样,如果政策制订者和广大群众不相信这样的照护可以产生不同的效果,也不太可能支持改善慢性疾病照护。我们必须教育他们,让他们认识到照护和不照护之间的差异,并且拿出数据来证实。

好的问题是好的开端。有几个目标会自动浮现出来。复杂的病例占用了大量的医疗资源,并且值得投入来获得更好的治疗。这是老年医学的核心。任何形式的不管不顾都与错误和问题相关。

过渡期服务

医院以外的过渡期服务已经引起了特别的关注。目前,出院和其他时间出现的医疗服务转移代表了危险区域。再住院的高发生率代表着医疗服务的失败和照护费用的增加,且引起了大家的广泛关注。当治疗方案改变时,可能存在相关信息的沟通不良(包括临床医生之间以及医生与患者和家属之间)。研究证明,做好协调和随访工作与降低住院率和减少医疗费用相关(Coleman 等,2006;Naylor 等,1994)。医疗延续服务包含以下特殊的措施。

1. 出院前,辅导者会看望患者及家属并建立融洽的关系,帮助制订出院计划。

2. 辅导者在患者出院后会很快去看望患者,以确保患者正确理解了出院计划,以及确保患者适应药物治疗方案和其他医嘱。

3. 辅导者在随后的"保证期"内和患者保持密切联系,以确保一切顺利。

4. 患者出院后,初级保健医生应积极地跟进且介入患者的医疗照护,并获取全部相关信息。

临终关怀

去除多余的、无效的或者不必要的医疗措施,并注意预防医源性事件可以提高医疗质量和节省费用。现在已定的两个目标是药物治疗和临终关怀,包括姑息治疗。在

第 14 章对老年患者药物治疗方面有详细的讨论。第 16 章和第 17 章讨论了临终关怀。

在整个慢性疾病病程中医生始终关注患者的功能。老年患者都会死亡,但在很多情况下,死亡并不代表治疗失败。对临终患者的处理常常处于两难的困境,并且没有简单的解决方法。临终患者通常被当作客观的物体而不是一个人来治疗。他们被忽略和孤立,讨论治疗方案时会被当成无关的第三者。

治疗老年患者的医生必须要接受死亡。通常患者比他们的医生(和他们的家人)更能轻松面对这个话题。抛弃一个临终患者是不可饶恕的。临终患者需要他们的医生。确保最基本的条件,并在此水平上尽所有可能使临终患者保持舒适。一个最简单的步骤是明确不适症状的模式,并且制订缓和药物的剂量时刻表来预防症状的出现而不仅仅是对症的处理。

患者需要一个机会来讨论他们的死亡,但不是每个人都会利用这个机会,在没有时间的压力下,还是有不少人会对这个诚恳的建议有所回应。这样的讨论不要匆匆忙忙地进行,通常想与患者讨论死亡时要采用一些适当的动作(例如坐在床旁)。

有些医生不能接受这方面的尝试。对他们而言,认识他们自己的行为和得到适当的帮助是有很大挑战性的。无论对医生还是对患者,在各个层面都可以获得这些帮助。团体治疗可以帮助医生处理他们的感受。害怕死亡的患者需要其他照护人员给予帮助。通常那些长期和患者接触的人员(护士、社会工作者)可以发挥领导作用,帮助他们处理自己的情绪。但是其他照护人员的积极干预不是医生用来忽略患者的理由。

临终关怀运动的兴起逐渐搭建起帮助临终患者的人员和环境框架。尽管评估临终关怀效果的正式研究并没有显示出很大的益处,但从经验中得到的教训提示我们,还可以做很多事情来帮助临终阶段的生命。

应该尽可能地鼓励患者像他们所希望的那样主动和配合。甚至在保健的其他方面,针对临终患者这种独特的情形,医生需要准备好仔细聆听患者倾诉,并且共同决定怎么做以及什么时候做。

医疗照护在临终阶段可以有一些特殊的放弃治疗的豁免方式。临终关怀是被用来逆转过度使用科学技术和帮助拒绝接受死亡的患者(见第 18 章)。这既可以是成功,也可以是失败。一方面,临终关怀仍被应用得太少或太晚,只有在更激进的方法被试过后才使用。同时,它引起了对死亡过程中医学干预的重新认真思考。姑息治疗的概念就此产生了,其观点是多方面的支持和安慰方法可以与积极的治疗协同进行(Morrison 和 Meier,2004)。需要重新评估如何治疗疼痛,更加重视适宜剂量的积极治疗。姑息治疗详见第 18 章。

慢性疾病治疗中的特殊问题

临床下滑道

慢性疾病照护需要更先进的数据系统来支持更为主动的初级医疗保健。我们要重新考虑整个照护的方法。原来定期回访患者的传统模式应该被新系统所取代。该新系统能持续地对患者进行监测，并且当患者情况有明显变化时能够及时干预。信息科学技术将会是慢性疾病照护最重要的科学技术突破。

结构化的数据可帮助临床医生重点关注那些最相关的内容。优秀的信息系统应该是在正确的时间以表格的形式向临床医生呈现能吸引他们注意力的相关信息。特别是在非常短暂的时间内，确定当时什么是重点，这非常重要。有时信息量太多等同于信息量太少，都是没有用的，因为真实的信息将会隐藏在数据的海洋里。

能避免疾病恶化的有效的慢性疾病照护依赖于能敏感地发现病情变化的纵向随访的信息系统。每次与慢性疾病患者的临床接触都是持续照护过程中必不可少的部分。当照护一个慢性疾病患者特别是有多种疾病的患者时，面对患者许多新发现的潜在疾病以及每种疾病相对应的病史、治疗和预后时，医务人员需要有超强的记忆力。当临床医生治疗这样的患者时，常常时间非常紧迫，他们要么必须在一大堆数据中快速地找出重要的信息来，要么只有依靠这堆信息中不充分的数据来重建患者的病史。另外，因为患者一周 7 天、一天 24 小时都带病生存，他们就是规律观察该疾病进展的最佳人选。这种患者参与提供信息的方式反映了慢性疾病照护的另一项原则。上述这些目标可以通过使用一个简单的信息系统实现，该信息系统可以将临床医生注意力集中在重要的参数上。

一种能管理临床信息并且让患者积极参与自我照护的工具就是临床下滑道。其基本原理是基于飞机降落的原理。从本质上讲，该工具的目的是为了使患者保持在预期的轨道内，避免中途有较大的调整。因此，专家建立了一种预期临床病程（以及置信区间）。这个临床轨迹最理想的来源应该是来自于以前相似疾病患者如何治疗的大型数据库。但是当这样的数据库缺乏时，预期临床路径可以来自于临床医生的经验和直觉。每种慢性疾病都有一个单独的滑行轨道。针对每种情况，临床医生选择 1 个临床指标（或最多 2 个）进行跟踪。理想状态下，这些指标可以反映患者疾病的处理情况。这些指标可能是一个体征或者一个症状，甚至是一个实验室检查值，并且规律的一周几次或每天对该指标的数据进行收集。大多数情况下，患者在学会如何仔细、持续地观察病情后，可以向我们提供这些信息。这些数据像流程图一样被记录下来，可以输入电脑程序生成一个图形显示出来。早期预警是进行监测的关键。当观察值下降到置信区间外时，会出现强烈异常的信息提示。任何形式的偏差都提示应该采取行动，评估患者情况以及采取适当措施，进行早期干预。医务人员应该马上访视这些患者，详细评估病情状态发生改变的原因。图 4-4 展示了一个假设的临床下滑道的例子。患者的病程（标注为"O"的）都位于置信区间内（它显示的是一个逐渐下降的趋势），最后一次观察（标注为"X"，落在置信区间外，并提示应该启动预警）。

通过培训患者（或照护者），他们可以对主要的临床标志进行系统的观察并向临床医生汇报有意义的变化（根据先前的协议）。甚至他们可以将观察数据输入一个简单的电脑数据系统，当指标超过预先设定的阈值时，该系统可以提醒临床医生。有的设备可以自动录入数据（例如自我报告量表和血压计），但让患者自己输入数据可以让患者最大限度地参与治疗。在大多数情况下，输入数据时并不需要做什么；常规数据（显示患者是在正常轨道内的）也不需要处理，只有出现了意义的变化才会进行干预。

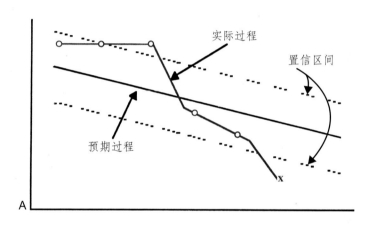

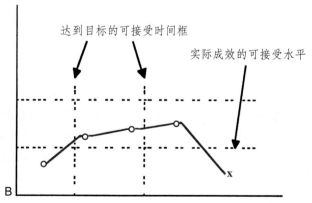

图 4-4　临床下滑道模式。（A）在这个模式里，预期过程（实线）呈逐渐下降。虚线表示置信区间。如果实际测量值位于滑行轨道内或以上用"O"表示。当患者的病程低于预期水平时，"O"就变成"X"。这个设计显示了置信区间的上限和下限，但是实际上只与下限有关。任何超出置信区间上限的表现都是非常好的。（B）滑行路径也可以是另外一种模式。更倾向于假设在一个时间范围（例如疾病后的康复）内达到一个阈值并且维持那个水平。

因此临床医生的主要任务就是当发生病情变化时分析该变化的临床意义。内科医生或其他临床医生应该尽快访视该患者并分析结果。基本的处理原则是回答以下3个问题。

1. 数据准确吗？是否真的发生了变化？

2. 患者对他（她）的治疗方案是否依从？

3. 是否存在干扰事件（如感染、饮食变化）？

如果是真的发生了病情变化，患者也遵守了医生治疗方案，没有任何原因可以解释病情变化的时候，医生应当进行全面的评估来判断产生偏离的原因。

临床下滑道满足了慢性疾病照护的几个需要。①它可使医生的注意力集中在重要的参数上，它可及时发现早期问题并修正方案。②它为患者更加积极参与自我照护提供了途径。患者了解哪些问题非常重要并且更有责任感。③它是重新分配时间和精力的基础，将重点放在那些可产生更多临床效益的干预方案上。理想情况下，临床医生将不再进行反反复复的回访，而是追踪病情并在病情变化时进行干预。

区别临床下滑道（clinical glide path）和临床路径（clinical pathway）很重要。后者是一个指定了特殊临床结局的预期病程，规定在特定的节点应该提供某种照护。这个方法适合在某些可预测的情况下应用，例如术后的恢复，甚至一些康复的例子中。但是多数的慢性疾病治疗是不可预测的。临床下滑道强调的是应该收集什么样的数据，而不是应该采取什么样的行动。其基本前提是，当临床医生能够将他们的注意重点放在患者的重要指标时，他们就能更好地处理慢性疾病。

养老院照护从来没有激起医生的积极性，但这种情况不会继续存在下去。如果我们能建立一种新的记录方式，为医务人员提供更好的信息并对他们提出更高的要求（如遵照临床指南），我们可以看到士气的提升以及更吸引人的工作氛围。

目标和追踪

尽管用于干预、追踪和监测结果的效果还有待确定，病案管理却受到了广泛的关注。评估这种病案管理的获益的麻烦之一是这个术语被用于多个方面（病案管理讨论见第15章）。

将注意力集中在特殊疾病的管理上已成为努力提高慢性疾病管理的一个主题。疾病管理常用于医疗保险，使用来自于医疗事件、药物记录和实验室检查结果等可获得的管理数据以确定投保人是否患有某种疾病。随后可建立操作流程来检查疏漏和委托错误。在一些情况下，潜在的并发症会标记出来，并且有相应的检查介入来避免不良事件的发生，例如药物相互作用。

对于自认需要特殊关注的患者，由于他们存在用药高风险的诊断或既往病史提示他们对疾病的控制存在问题，一个更主动的疾病管理办法是使用病案管理者。这些病案管理者和患者一起合作，来确保患者理解他们的用药方案。他们鼓励患者尽早提出问题。他们通过电话、使用前面所描述的参数来监测疾病的病程。他们可能会通过家访来了解患者的实际情况,确保他们有正常功能来完成他们的日常生活。该方法的相关研究的阳性结果使大家都积极效仿。

在一些照护管理机构运行的另一个疾病管理方法是组群照护。把患有相同疾病的患者(有时是异质性更大的一群患者)集中起来进行定期讲座,包括健康教育、群体支持和个人疾病注意事项。这种方法已经证实在群体中使用是很有效的。这样的讲座能让专家更有效地看诊患者。

在照护管理方面,识别高风险患者,在其进展为高花费疾病前就对他们提前干预十分必要。各种预测模型被开发出以识别这种情况。一个广泛使用的模型是重复住院的概率(Pra)(见第 3 章)。这个工具为包含 8 个项目的调查表,标注那些今后几年中可能两次或以上住院的老年患者(Boult 等,1993),该方法的修订版也已用于管理数据。另外,一种类似的方法被开发来甄别那些需要长期照护的高危患者。一旦确定了这些高危患者,我们就需要对其进行干预来改变预测的病程。Pra 模式没有特别指明该采取什么干预措施;它起初是用来甄别哪些患者需要进行老年综合检查的方法。

寻找高危人群还有人尝试了其他的方法。现代医疗保险调查(Medicare Current Beneficiary Survey)的分析发现了一种模式,可以确定老年人有死亡或者功能衰退的风险(Saliba 等,2001)。另一个指数可以甄别那些住院一年后死亡风险增高的老年人(Walter 等,2001)。医疗保险报销方式的改变将人们的关注点集中在出院后 30 天内再住院的患者。明确 30 天内再住院预测指标比预测近期的住院更具有挑战性(Kansagara 等,2011)。

针对高危风险的干预也被开发出来。老年综合评估被证实可以提高生存率和延长居家生活时间(Barer,2011;Ellis 等,2011)。有些干预有非常惊人的效果。对基本情况好的老年人进行家访可以防止入住养老院和功能减退(Stuck 等,2002)。同样,职业治疗师的家访也与提高健康、功能、生活质量相关(Clark 等,1997)。目前尚无有力的证据证明单一的干预方案对降低 30 天内再住院有效(Hansen 等,2011)。考虑到合并有多种慢性疾病的患者的复杂性以及多种因素导致了这类患者的住院,这类患者将需要多因素的干预措施来预防性地减少住院和再住院。

现已证实,患者的功能状态是日后使用昂贵服务及不良预后的重要危险预测因素。住院患者功能状态不佳对今后死亡率的预测价值将远远高于疾病负担这一指标的预测价值。

临床结局在确保慢性疾病照护质量中的角色

照护质量依然是慢性疾病照护中难以回避的重要目标。当我们考虑资源分配的步骤时,我们应该首先考虑我们是否明智地使用了我们现有的资金。对照护的创造性和责任感的需求日趋显著。它可能会降低监管负担,增加实际承担责任的意义,使内部的激励机制系统更加合理。在慢性疾病照护的进程中不仅需要更多的创新和创造力,还要担负责任。临床结局监测(以及最终基于临床结局的奖励)允许以上两者并存。

在我们谈论如何捆绑照护措施或如何降低照护费用之前,我们需要更好地理解我们真正想要的东西是什么。我们听到越来越多的关于将注意力从慢性疾病照护的过程转移到实际临床结局上来。

在讨论临床结局的时候有两个基本概念是必须牢记的。

1."临床结局"这个术语用于表示预期结果和实际获得结果之间的关系。

2. 由于临床结局是基于概率的指标,因此基于个体的结果评估不是很恰当。临床结局是一个平均值,而且总在群体数据的基础上来进行判断。

表 4-2 总结了将临床结局作为一种评估和确保照护质量的指标的理由。

尽管如此,临床医生却往往在按临床结局进行判断时踟蹰不前。这种情况的原因可以归结为以下几条。

1. 几乎所有的临床培训都强调了照护的过程。临床医生都受过教育指导他们是为谁服务以及应该做些什么。因此他们有理由相信,只要他们做了正确的事情,他们就提供了一个优质的服务。他们不喜欢讨论一群患者,他们更喜欢一次评估一个患者。

2. 许多可以影响照护的临床结局的因素都超出了临床医生的控制。他们很难运用概率的概念,更倾向于说某因素是否引起了某疾病。

3. 临床结局的本质决定了事后的分析。通常情况下,从开始实施到看到干预成功需要很长的一段时间。因此在这种情况下来不及进行干预。

4. 临床结局提出问题但没有提供解决方案。临床结局通常不会提出必须采取哪些具体行动来纠正问题。

表 4-2　使用临床结局的依据

---

1. 临床结局鼓励创新,避免了目前的正统专业观念或有力支持方占主导地位

2. 临床结局为照护模式的灵活性提供了可能

3. 临床结局为比较不同护理模式的效果提供了可能

4. 临床结局允许更灵活应对不同层次的性能,从而避免了许多"全或无"的困难情形。同时,临床结局有一定的局限性

5. 临床结局需要有单点责任制;所有参与人员——设施运营商、机构、员工、医生、患者和家庭——对此都有责任。在这一背景下医疗服务提供者的角色还包括激励他人

6. 临床结局在很大程度上是由患者治疗初期的状态所决定的。解决这一问题的最简单、最直接的方法就是考虑已经实现的和预期的结果之间的关系,并以此作为成功的衡量标准

7. 临床结局还必须结合每个病案的混杂性。预测临床结局需要得到疾病特征(如诊断、严重程度、并发症)和患者特点(如人口因素、既往史、社会支持)的相关信息

因此,引入临床结局,即便是合理的,也并不容易。使临床医生对临床结局这一理念的适应需要大量的培训和新的激励机制。需要培训临床医生既要考虑具体的情况,也要考虑通常的临床结局。临床医生需要访问数据系统,该系统可显示他们所照护的临床相关患者群的照护结果,并且可将这些结果与获得良好照护的可类比患者结果进行比较。表 4-3 总结了临床结局测量指标及其应用的关键问题。

临床结局应作为长期照护中质量保证的基础,可以通过以下途径使用临床结局指标。

1. 临床结局评估可以取代目前大多数对开头和过程的测量。在像生命安全这样的领域中应该进行持续的监控,而强调临床结局可以减少这种监控的负担。另外,重要的一点是,我们都要认识到同时评估开头、过程和临床结局是不合适的。如果我们鼓励这样的政策,将会禁锢我们的自由度,并扼杀创造力。在这种临床结局的监控手段下,那些患者获得比预期更好的结果,他们的医疗服务提供者们将获得更好的回报,并不用太过担心采用哪种照护方式;而那些患者预后相对较差的医疗服务提供者将会受到更加紧密的监控。

2. 临床结局可以整合到支付结构中,将支付与照护效果相联系,但临床结局必须根据已知的病例混杂程度的差异进行相应调整。支付款无论是以奖励或惩罚或以支付结构的更基本的组成部分的形式存在,都可以分别用于奖励和惩罚好的和坏的临床结局(例如,可以使用反映患者的总体获得 / 预期比值的因素作为乘数,乘以照护花销来计算这段时期应付的总费用;或者可以使用类似的比例来衡量这类照护所收取的固定费用中需要支付给照护者的份额)。在我们现有的病例组合的报销背景下,这种做法的实施必须非常谨慎(如在养老院使用),因为后者反而对功能恶化进行间接的奖励。当用于收入方面时,临床结局与病例组合的支付方式是可以兼容的。

3. 临床结局评估法可融入到基本照护过程中。当用于评估患者和指定照护计划的信息库建成后,强调临床结局将成为一股指导患者照护的积极力量。理想状态下,用于评估临床结局的数据将会来自于临床记录,是与指导照护完全相同的数据。利用现有的计算机技术可实现这类数据的收集,将它们转化为照护计划,并汇总这些数据,保证在最少的额外花费下确保照护质量。这种方案的最大优点是,既可以提供更好的信息库并用其制订照护计划,还可以创造性地使用这些信息以实现患者功能的改善。许多向着更加传统的调控活动所做的努力将会被重新导向这个方面,并有评估人员致力于落实评估并集中力量处理恶化情况。

总体上,我们对临床结局的组成有良好共识,其中包括照护质量和生活质量,但我们不太清楚如何将它们总和为一个综合得分。老年学的文献通常会采用以下几类临床结局:

- 生理功能(如血压控制、缺少压疮);
- 功能状态(通常是评估日常生活活动能力);
- 疼痛和不适;

表 4-3 临床结局测量指标的问题

问题	评论
需要临床结局测量指标同时具备临床意义和心理测量学意义	结合使用特殊条件的和通常条件的测量指标 通常而言,适应已有指标比重新制订指标更容易
临床结局总是事后分析	将危险因素纳入数据来拓展结果信息系统。这些数据应该对指导临床医生收集信息、识别潜在的问题有所帮助。使用这些数据对高危病例创建危险警告标志
每个医生都有棘手的病例	需要包括一个广泛的严重程度和并发症的病例组合调节方式 提前向医生询问发现潜在风险调节方式 收集所有临床医生可能想看的项目 测试潜在危险因素预测结果的能力,如果没有预测能力就抛弃该预测因素
因为没有两个医生遇到完全相同的病例,因此进行比较是不公平的	使用风险调整来创造临床同质组;利用风险倾向来构建预计会产生相似结果的患者群
不能避免选择偏倚,患者可能因为微小差异接受不同的治疗	调整所有临床上可识别的差异 使用统计学方法(如工具变量)来调整不可测量的差异

- 认知(智力活动);
- 情绪(情感活动);
- 社会参与(根据喜好);
- 社会关系(至少有一个人可作为知己);
- 满意度(照护和生活环境)。

上述内容还需要增加更多的总体临床结局,如死亡和住院。

目前的研究显示,对于不同患者的相关加权已达成了合理共识(例如将基线设置为不同层次的躯体和认知功能)。

临床结局评估方式为现有的疾病监控问题提供了很大的帮助,其形成了一套评估标准。这种方法通过依靠经验性标准可以避免许多困难。标准可以凭经验确定,而不是去争论什么是合理的预期值。预期值可通过那些没有得到合理照护水平的患者的实际临床结局得出。这可以包括整个领域或是一个指定的亚组。在这种设置下,医疗服务提供者可以将他们的成绩与其他过去的记录进行比较,这样每个人都可以做得更好。

质量改进技术

理想情况下,人们希望看到的测量方法是:

- 可涵盖所有方面；
- 对管理者来说简便、快捷；
- 对有意义的变化非常敏感；
- 当患者临床状况稳定时，该患者一段时间内的监测结果也应该是稳定的；
- 不同的人进行测量其结果也应保持一致性；
- 不能被操纵以满足医疗服务提供者或患者的需要。

这一挑战的解决方案是建立一个评估方法，尽可能地包含以上这些要求。为了覆盖选定的广泛范围并仍能够快速地实施，该工具应该具有多个分支点。这使得用户可以在保证连续性的同时关注量表中患者最有可能涉及和拓展的部分，借此来衡量有意义的性能水平。分支要求确保评估的全面性，但又不显得累赘。

通过使用关键问题进行筛查，调查员可确定是否需要获取每个相关方面的详细信息。如果初始响应是否定的，他们可以继续到下一分支点。当项目都以一种标准的方式通过明确的行为表达出来的时候，可靠性更可能实现。只要有可能，性能的报告优于行为的报告。

人们不能指望完全避免评估的赌博属性。如果患者知道需要较差性能来确保相应的资格，他（她）可被驱动以达到要求的低水平。人们可以使用一些报告偏差测试，如社会期望测试，但他们不阻止赌博行为或探查出所有的欺骗。

计算机技术

临床医学似乎不可避免地向着电子病历方向发展。如果机会把握得当，这一步将会是老年照护的一大进步。仅仅将目前非结构化的信息简单地以一个更加清晰和可传播的形式进行重塑是远远不够的。结构化的信息为确保更加系统的评估和患者随访提供了条件。通过区分缺失值和正常值，为临床医生关注重要的问题提供了结构框架。

计算机技术可以大大减少重复劳动。如果适当地利用，计算机可提供综合评估所需要的结构框架而无需重复劳动。因为它们是交互性的，它们可进行许多所需的分支操作，甚至可用简单的算法来明确模糊的部分，并重新测试那些可疑的不可靠部分。类似的算法可通过寻找不一致性来筛查欺骗。

医疗服务提供者（例如医生、护理之家或代理）可以汇总存储在计算机上的数据来展示不同患者的情况。可以跨越时间追溯一个患者的数据来查看功能的变化，然后可以汇总。

下一步重要的发展步骤是将重心从单一问题的照护转向所有相关因素的照护。在一个理想的系统中，当个体从一种疾病的治疗转向另一种疾病时，患者信息将生成链接并用以跟踪其状态变化。因此，医院住院和出院信息、长期照护信息以及初级医疗信息将被整合成一个可通过计算机网络链接的记录，并可用于跟踪患者的转运和状态。国家协调员联邦办公室和其他联邦及州政府机构正在制订将机构间临床信息传输的标准。

最后,我们最好是既能获得照护过程也获得临床结局的数据。这种整合将用于分析哪些照护措施能给患者带来改变。

如果我们准备投资数据系统,并致力于收集标准化信息,这种保证质量的方法就在我们的掌握之中。这需要我们改变一些基本常规的认识,从思考我们是否做了正确的事情转向这是否能带来改善。

为了建立一个基于临床结局的理念,我们有必要从以下两点来改变思维方式,而这两点对临床医生来说都很困难。

1. 以整合的形式思考,用平均数代替检查每个病案:临床结局不适用于个体病案,因为总会有某些地方出错,生命却并没有提供一个对照组。

2. 将责任归于整个企业,而不是把责任推给一个人:出现不良结局,必须对照护过程进行仔细检查,但临床结局本身是一项集体责任。

电脑记录极大地方便了对照护结果的监测。理想情况下,这样的记录系统应该是积极主动的,并指导临床信息的收集,以鼓励充分涵盖相关资料。在这方面,由于联邦要求使用计算机化最小数据集(Minimum Data Set),长期照护实际上是先于急诊照护的。不幸的是,大多数在用的系统都是简单的录入体系。它们并没有开始对计算机化信息系统的真正潜力进行挖掘。因为长期照护在诸多核心服务中严重依赖于未接受过高等教育的人员,所以信息支持系统可以提供反馈和指导是十分适用的。

计算机化可以同时提供灵活和简便的搜索,如需进一步全面探索,可通过分支逻辑来拓展该分类。它可以通过显示别人已收集的信息并仍然允许第二个观察员改正和质疑之前的记录来避免数据的重复。更重要的是,它可以显示信息随时间的变化,从而允许协调者和照护者查看照护效果。

一旦数据成为电子格式,它们就很容易被传送和使用。不难想象从这些系统所观察的大量数据将用于不同类型长期照护患者的预期病程计算。然后可以将这些与单个患者病程进行比较,以评估照护对临床结局的潜在影响。

计算机比较观察结果和预期结果的能力超过了其作为调节装置的作用。它可以成为辅助照护人员的主要来源。长期照护的重大难点之一,特别是在日渐衰退的方面,就是判断照护人员是否为临床结局带来改善。因为很多患者在开始照护时就已经处于衰退状况,照护获益最好的表达就是衰退曲线的放缓。如果没有对缺乏良好照护的预期病程进行监测,那些提供日常照护的人将不会意识他们的成就有多大,从而会使他们放弃了应该获得的一项重要精神奖励。

显示随着时间推移患者病情变化的信息对计算机来说是一个简单的任务,这将协助长期照护提供者更多地从全局进行考虑,而不仅仅是一系列分散的时间点。鉴于计算机将数据转换为图形的能力,对一个特定的患者或患者群所发生的变化进行图形化的表示,并将其与合理预期进行对比会是一个简单的程序。

再次申明,努力的方向是改变对老年人的看法,尤其是那些长期照护的老年人。

长久以来，长期照护都处于一个负循环——一个预期患者会恶化的自我实现预言中——使服务提供者和患者双方产生消极行为。这样的态度是不可能在任何的医疗领域吸引最优秀的人才。正如本章前面所提到的，养老院的患者对任何形式的干预几乎都是最敏感的。任何一个可以强化长期照护的前瞻性观点，尤其是一个可以显示患者良好进展的信息系统都是这类照护的重要辅助手段。

衰弱老年人的照护评估（Assessing Care of Vulnerable Elders，ACOVE）提出了一些关于提供更好照护步骤的建议，尽管它们有良好的临床意义，但没有得到强有力的证据支持（Wenger 和 Shekelle，2007）。表 4-4 归纳了这些建议。

接下来的步骤

人们早已认识到按病种付费（fee-for-service payment）是慢性疾病治疗的主要障碍。在 2010 年"患者保护和平价医疗法案"的刺激下，医疗的组织架构和经费做出了若干改进。责任照护机构提案（the Accountable Care Organization proposal）提议需要

表 4–4　ACOVE 建议

所有患者应能够识别医生或诊所以寻求医疗保健，并知道如何联系他们
当慢性疾病治疗使用新的一种药物时候，随访时应注意以下几点：
是否按照规定服药
询问患者用药情况（如副作用、依从性、可获得性）
由于不需要或换药，药物未使用
如果患者就诊于两个以上医生，是由其中一个医生开具新的药物处方，另一个（多个）医生应被告知相关变化
如果患者进行转诊，转诊医生应该提供会诊发现以及会诊意见的证据
如果开具了检查，下次门诊应记录以下内容：
特别告知的检查结果
记录检查没有必要进行或没有进行，并且注明原因
记录未出结果的检查
如果患者错过定期访视，应该提醒患者
当患者到急诊科就诊或住院，应在 2 日内通知接诊医生
患者出院并存活 6 周后，应与了解其住院情况的接诊医生进行联系
当患者出院回家并服用新的慢性疾病药物时，接诊医生应于 6 周内记录药物使用变化
当患者出院回家或从医院入住养老院，正在进行检查其结果应在 6 周内获得
当患者出院回家或从医院入住养老院，责任医生应记录出院小结
如果患者不会英文，应使用翻译或翻译材料

制订一种框架,如果临床医生提供了有效的照护而节约了费用,那就应该获得报酬,至少部分地反映这种报酬。同样,医疗/保健院至少会推广更综合性的照护方法,包括一些多样化个案管理(尽管许多模式不是重点针对慢性疾病患者)。捆绑医院和出院后医疗费用将鼓励医疗延续服务,以及更好地选择出院后的去处。

小结

在许多方面,老年疾病是慢性疾病照护的缩影。需要新的模式来认识患者自己在照护中的角色,需要重新思考医疗投入的起始支付标准,以及追踪疾病病程转归来确定干预介入的时间点。总体而言,对老年疾病、慢性疾病来说,因为它们通常是以衰退的形式表现出来的,良好医疗照护的获益可能还很难识别。这种效果是看不见的,除非有一个基础对照形成一个预期病程,并用它来与实际病程进行比较。

医生对老年患者需要前瞻性思考。如果他们可以为患者制订合理的目标,根据目标记录疾病的进展,并将治疗失败作为一项需要重新评估病情的重要临床提示指标,那么他们更能在自己的行医生涯中获得快乐。

(钟文逸 杨佳 张元 译;苏琳 邓传瑶 校)

参考文献

Barer D. ACP Journal Club. Review: inpatient comprehensive geriatric assessment improves the likelihood of living at home at 12 months. *Ann Intern Med*. 2011;155:JC6-2.

Boult C, Dowd B, McCaffrey D, Boult L, Hernandez R, Krulewitch H. Screening elders for risk of hospital admission. *J Am Geriatr Soc*. 1993;41:811-817.

Callahan CM, Boustani MA, Unverzagt FW, et al. Effectiveness of collaborative care for older adults with Alzheimer disease in primary care: a randomized controlled trial. *JAMA*. 2006;295:2148-2157.

Clark F, Azen SP, Zemke R, et al. Occupational therapy for independent-living older adults: a randomized controlled trial. *JAMA*. 1997;278:1321-1326.

Coleman EA, Parry C, Chalmers S, Min SJ. The care transitions intervention: results of a randomized controlled trial. *Arch Intern Med*. 2006;166:1822-1828.

Counsell SR, Callahan CM, Buttar AB, Clark DO, Frank KI. Geriatric Resources for Assessment and Care of Elders (GRACE): a new model of primary care for low-income seniors. *J Am Geriatr Soc*. 2006;54:1136-1141.

Ellis G, Whitehead MA, O'Neill D, Langhorne P, Robinson D. Comprehensive geriatric assessment for older adults admitted to hospital. *Cochrane Database Syst Rev*. 2011;7:CD006211.

Hansen LO, Young RS, Hinami K, Leung A, Williams MV. Interventions to reduce 30-day rehospitalization: a systematic review. *Ann Intern Med*. 2011;155:520-528.

Horrocks S, Anderson E, Salisbury C. Systematic review of whether nurse practitioners working in primary care can provide equivalent care to doctors. *Br Med J*. 2002;324:819-823.

Kane RL, Priester R, Totten AM. *Meeting the Challenge of Chronic Illness*. Baltimore: Johns Hopkins University Press; 2005.

Kane RL, Shamliyan T, McCarthy T. Do geriatric healthcare teams work? *Aging Health*. 2011;7:865-876.

Kansagara D, Englander H, Salanitro A, et al. Risk prediction models for hospital readmission: a systematic review. *JAMA*. 2011;306:1688-1698.

Lerner MJ, Simmons CH. Observer's reaction to the "innocent victim": compassion or rejection. *J Pers Soc Psychol.* 1966;4:203-210.

Morrison RS, Meier DC. Clinical practice. Palliative care. *N Engl J Med.* 2004;350:2582-2590.

Mundinger M, Kane R, Lenz E, et al. Primary care outcomes in patients treated by nurse practitioners or physicians: a randomized trial. *JAMA.* 2000;283:59-68.

Naylor M, Brooten D, Jones R, Lavizzo-Mourey R, Mezey M, Pauly M. Comprehensive discharge planning for the hospitalized elderly: a randomized clinical trial. *Ann Intern Med.* 1994;120:999-1006.

Saliba D, Elliott M, Rubenstein LZ, et al. The vulnerable elders survey: a tool for identifying vulnerable older people in the community. *J Am Geriatr Soc.* 2001;49:1691-1699.

Stuck AE, Egger M, Hammer A, Minder CE, Beck JC. Home visits to prevent nursing home admission and functional decline in elderly people: systematic review and meta-regression analysis. *JAMA.* 2002;287:1022-1028.

Wagner EH, Austin BT, Von Korff M. Organizing care for patients with chronic illness. *Milbank Q.* 1996;74:511-543.

Walter LC, Brand RJ, Counsell SR, et al. Development and validation of a prognostic index for 1-year mortality in older adults after hospitalization. *JAMA.* 2001;285:2987-2994.

Wenger NS, Shekelle PG. Measuring medical care provided to vulnerable elders: the Assessing Care of Vulnerable Elders-3 (ACOVE-3) quality indicators. *J Am Geriatr Soc.* 2007;55(Suppl 2):S247-S487.

第 2 部分
鉴别诊断和治疗

第5章

预防

一般原则

当今的老年人对促进健康老龄化越来越感兴趣。"健康促进"和"预防"这两个词常常是互相通用的。预防其实是一个广义的概念。大多时候,我们认为预防是避免或者延迟疾病的发生,但事实上预防也包含避免在照护过程中不良事件或并发症的发生。正如第4章慢性疾病的治疗那部分所提到的,积极的初级保健也可以被看作是预防的一种方式(即三级预防,完整定义见后述)。预防通常只针对特定的疾病或特定的情况,但是一些作者也对这种在老年人群体中的单一疾病预防模式提出了质疑,他们认为这种模式会增加其他疾病的发生率(Mangin、Sweeney和Heath,2007)。同样,一些预防措施,如戒烟和运动,也可能会影响多种疾病的发病率。

年龄歧视可能导致人们削弱预防对老年人护理的意义,但是有证据显示,很多预防策略对老年人群是有效的。更具讽刺意味的是,老年人群的预防效果可能是最好的。这是因为预防的受益取决于两个基本要素:所存在问题的普遍性和有效预防的可行性。例如,当老年人免疫受损时,注射流感疫苗可能没有什么意义,但是骨质疏松的预防却经济有效。因为骨质疏松和跌倒的发生率都很高。制订老年人的预防计划应考虑表5-1所列举的因素。老年人护理过程中也许最容易预防的疾病就是医源性疾病。

在本章及本书的其他章节都涉及一个主要的观点,即为患者选择预防方式时,年龄不应该作为单独的主要因素。很多预防策略都应从眼前和长远受益方面认真考虑。

预防措施可分为3种类型。初级预防是指增强对疾病的抵抗或减少环境伤害的措施,其实质是减少危险因素。二级预防包含两方面的内容,一方面是指筛查或尽早发现无症状疾病或早期疾病,其价值在于早期发现问题可以使用更多有效的治疗措施;二级预防第二重意义在于对已经患有疾病者采用初级预防的方法延缓疾病的进展。例如,让患有心脏疾病的患者戒烟,虽然不能防治心脏病,但可以减低随后并发症的发生风险。三级预防包括提高护理质量避免后期并发症的发生,积极的慢性疾病治疗就是很好的三级预防方式。正如第4章中提到的,三级预防是老年照护的核心,延缓从疾病到失能的过程。这要求我们对可能导致失能的生理和环境因素进行全方位

表 5-1　评估老年患者预防措施需要考虑的因素

1. 基线危险因素
   基线危险因素越高,预防措施的有效性可能越高。因此,有的预防策略可能对老年患者来说反
   而更有效

2. 竞争风险 / 有限的预期寿命
   共存疾病意味着降低一种疾病的风险可能导致其他疾病的风险增加
   共存疾病有限的预期寿命也会影响对预期效益的评估

3. 达到效果的时间
   有些干预措施的效益存在一定的滞后性(这在行为改变方面比较典型),这可能与预期寿命长度
   的考虑相冲突

4. 易感性 / 伤害风险
   老年人的治疗窗比较狭窄(见第 4 章)
   他们对预防措施的副作用可能更加敏感

5. 对干预的反应
   预防措施不一定对老年人有效
   部分老年患者对预防性药物的依从性较差

6. 健康获益的价值
   其他问题可能降低获益

7. 预防措施的成本
   直接成本
   间接成本,例如焦虑、受限制的生活方式、假阳性结果

的努力。这 3 个方面都与老年照护相关,表 5-2 对三级预防的每一种预防方式进行了举例。表中所列举的预防措施不是都有确切的研究支持,诸如安全带、运动、社会支持等例子,都需要谨慎判断。

联邦政府针对不同人群制订了不同的健康目标,包括老年人。表 5-3 列举了健康人群项目中针对老年人的明确指标,这些措施被选中是因为他们可以从国家数据资源中获得。

美国预防服务工作组负责对预防措施的证据进行审核并且做出推荐意见。表 5-4和表 5-5 比较了美国预防服务工作组关于老年人相关议题的推荐意见和现有的医疗保险政策。有意思的是,这两方面存在一些差异,对于一些推荐的预防措施医疗保险并没有覆盖,而对一些非推荐措施却进行了覆盖。例如医疗保险覆盖了前列腺特异性抗原筛查,但美国预防服务工作组并不推荐。

对于老年人的预防,需要牢记的很重要的一点是所追求的目标。世界卫生组织提出了从疾病、受损、失能最后到残疾的进程(虽然最后一个词现在看来已不是很正确)。可以有效针对这些进程对老年人进行预防。我们可以致力于寻求疾病的预防措

表 5-2　老年人的预防策略

初级预防	二级预防	三级预防
预防接种	巴氏涂片	积极的初级照护
流感疫苗	乳房检查	老年综合评估
肺炎球菌	乳房自查	足部护理
破伤风	乳房钼靶	牙齿保健
血压	大便隐血,结肠镜	大小便护理
吸烟	甲状腺功能低下	
运动	抑郁	
肥胖	视力	
胆固醇	听力	
限制食盐摄入	口腔	
社会支持	肺结核	
家庭环境改善	前列腺特异性抗原	
安全带		
药物治疗回顾		

施,也可以着力于减小疾病的后果,延缓失能的进展。从本质上来说,延缓这些进展是老年医学的核心。

　　老年人的预防工作除了注重功能外,还具有特殊的代表性。一些可以用于预测年轻人发病的危险因素对于老年人来说可能不再适合。这可能是由于身体已经很好地适应了这种状况,并且对改变反应迟钝,或者这些因素在早期已发挥作用。然而,老年人却有很长的寿命。这使多年暴露于危险因素并活到老年的患者与年轻死亡者所受的影响是不一样的。因此,老年人应该如何戒烟或者降低胆固醇水平等问题就被多次提出来讨论。

　　初级预防是最佳的方式,实现目标所需要的自然改变又是有本质的不同。某些只需要简单的处理（如接种疫苗）,另一些则需要持续的行为改变,如改变饮食习惯或者运动。患者通常主动选择可使风险降至最低且长期保持保护作用的简单方法。但是大多数慢性疾病的危险因素需要持续的行为改变,这就很难达到。

　　很多需要改变的行为最终得以实现都是因为它们令人感到愉悦。针对老年人的情况,我们需要权衡受益与代价,代价并不仅仅是指所花费的金钱。到底获益值得付出何种程度的代价?为了所谓的健康要牺牲多少生活质量?让 85 岁的糖尿病患者严格限制饮食,甚至放弃他们热衷的甜点?相反,在决定不值得为老年人实施预防措施

表 5-3 老年健康人群报告条目

健康状况（使以下情况减至最小）

身体不健康的天数

频繁的精神压力

牙齿完全脱落

失能（躯体、精神上任何形式的受限，或情绪障碍；需要特殊设备）

健康行为

闲暇时间的躯体活动

每天吃 5 种以上的水果和蔬菜

肥胖

吸烟

预防保健和筛查

过去一年接种流感疫苗

曾经接种肺炎疫苗

过去 2 年内拍摄乳房钼靶

曾经进行乙状结肠或结肠镜检查

过去 5 年内行胆固醇检查

损伤

髋关节骨折入院

Source：Centers for Disease Control and Prevention and The Merck Company Foundation. *The State of Aging and Health in America* 2007. Whitehouse Station，NJ: The Merck Company Foundation；2007.

时，年龄歧视起了多大的作用？正如考虑良多的老年医学专家在制订治疗决策时也会为了是否要因为整体获益而强迫一个生存时间有限的患者改变其主要的生活方式并牺牲其生活乐趣而感到纠结。而当面对存在巨大经济利益而医生并不推荐的广告产品时，就更难做出决策。

符合主体医疗模式降低风险的方法是使其转变为疾病风险并进行治疗。例如，血压高变成高血压，血脂高变成高脂血症，骨密度减少变成骨质疏松。当可以使用有效药物时，正如前面所列举的情况，医药公司就开始积极地成为医生和消费者的盟友。从社会角度来看，这个问题就变为成本效益问题。如果药物太贵（尤其是终身服用），应该在此预防方式上花费多少呢？许多数据显示，采用昂贵药物的预防方式并不是经济有效的，对于高危人群采用此种预防方式需要认真斟酌。具有讽刺意味的是，在一些情况下（如骨质疏松），相对于年轻人而言，老年人更适合成为成本效益的目标人群

表 5-4　美国预防服务工作组（USPSTF）推荐的老年人筛查项目和医疗保险覆盖范围

| 服务 | USPSTF 推荐意见 | | 医疗保险覆盖范围 |
	推荐总结	等级	报账频次
腹主动脉瘤筛查	USPSTF 推荐 65~75 岁有吸烟史男性行一次腹主动脉瘤（AAA）超声筛查	B	对存在至少下列一项危险因素的人行一次超声筛查：
	USPSTF 不推荐也不反对 65~75 岁无吸烟史男性行腹主动脉瘤筛查	C	• 有腹主动脉瘤家族史 • 65~75 岁男性且至少有100 支香烟的吸烟史
	USPSTF 不推荐女性常规行腹主动脉瘤筛查	D	• 医疗保险从未支付过腹主动脉瘤超声筛查
乳腺癌筛查	USPSTF 推荐 50~74 岁女性每 2 年做一次乳腺 X 线筛查	B	• 40 岁以上的有医疗保险的女性每年可以行一次乳腺筛查
	需要考虑患者本身的意愿和背景，包括患者对待特定利弊的态度，来决定是否需要在 50 岁之前开始 2 年一次的乳腺 X 线筛查	C	• 数字化钼靶片也属于医疗保险范围 • 医疗保险为 35~39 岁有医疗保险的女性支付极限乳腺 X 线检查
	USPSTF 认为现有证据不足以证实对75 岁及以上的老年女性行乳腺 X 线筛查存在额外的利弊	I	
	USPSTF 不推荐乳房自查	D	
	USPSTF 认为现有证据不足以证实 40岁及以上女性行临床乳房检查比乳腺 X 线筛查可获得更多额外的利弊	I	
	USPSTF 认为现有证据不足以证实用数字化钼靶片或磁共振检查替代钼靶片进行筛查乳腺癌可获得更多额外的利弊	I	
颈动脉狭窄筛查	USPSTF 不推荐对无症状的颈动脉狭窄（CAS）的普通成人进行筛查	D	

（待续）

表 5-4(续)

| 服务 | USPSTF 推荐意见 | | 医疗保险覆盖范围 |
	推荐总结	等级	报账频次
宫颈癌筛查	USPSTF 推荐 21~65 岁女性每 3 年行细胞学检查（涂片实验）筛查宫颈癌，或者对 30~65 岁女性希望延长筛查间隔时间的则每 5 年行细胞学检查和人乳头状瘤病毒（HPV）检查	A	• 育龄妇女,过去 3 年检查怀疑宫颈癌、阴道癌或其他异常的女性,宫颈癌或者阴道癌的高危女性每年行巴氏涂片（Pap test）和盆腔检查筛查宫颈、阴道和乳腺肿瘤
	USPSTF 不推荐 21 岁以下的女性行宫颈癌筛查	D	• 宫颈癌低危女性每 2 年行涂片检查和盆腔检查
	65 岁及以上既往进行充分筛查,且不具有其他宫颈癌高危因素的女性,USPSTF 不推荐行宫颈癌筛查	D	• 盆腔检查包括临床乳腺检查
	对曾行子宫切除术切除宫颈且没有高恶性程度癌前病变[宫颈上皮内瘤变（CIN）2~3 级]或宫颈癌的女性,USPSTF 不推荐行宫颈癌筛查	D	
	USPSTF 不推荐 30 岁以下的女性单独行 HPV 检查或行 HPV 联合细胞学检查筛查宫颈癌	D	
结直肠癌筛查	USPSTF 推荐从 50 岁开始到 75 岁使用大便隐血试验、乙状结肠镜、结肠镜筛查结直肠癌。不同筛查方法的利弊不同	A	• 大便隐血实验:每 12 个月一次
	USPSTF 不推荐 76~85 岁人群常规行结直肠癌筛查。对个别患者可以考虑结直肠肿瘤筛查	C	• 乙状结肠镜检查:通常每 48 个月一次或非高危患者在前次筛查 120 个月后进行
	USPSTF 不推荐年龄 85 岁及以上的老年人行结直肠镜筛查	D	• 结肠镜筛查:通常每 120 个月一次（如果患者是高危人群,每 24 个月一次）,或在前次镜检 48 个月后进行
	USPSTF 认为现有证据不足以明确使用结肠 CT 成像和大便 DNA 试验作为筛查结直肠癌的利弊	I	• 钡剂灌肠:由医生决定是否采用此方法代替乙状结肠镜或结肠镜检查。高危患者每 24 个月一次,非高危患者每 48 个月一次

（待续）

表 5-4(续)

| 服务 | USPSTF 推荐意见 | | 医疗保险覆盖范围 |
	推荐总结	等级	报账频次
冠心病筛查	对冠状动脉钙化、冠状动脉狭窄、低冠心病事件发生风险的成年，USPSTF 不推荐常规使用静息心电图（ECG）、踏板运动试验（ETT）、电子束计算机断层扫描（EBCT）进行筛查	D	每 5 年进行胆固醇和其他脂质水平的检测 • 总胆固醇,高密度脂蛋白检测 • 三酰甘油检测
	USPSTF 认为尚无充足的证据反对或推荐对冠状动脉钙化、已存在的严重冠状动脉狭窄、冠心病事件高风险的成年人群使用 ECG、ETT、EBCT 进行筛查	I	
痴呆筛查	USPSTF 认为没有充足的证据反对或推荐在老年人群中进行常规的痴呆筛查	I	
激素替代治疗	USPSTF 不推荐绝经期女性常规联合使用孕激素和雌激素预防慢性病变	D	
	USPSTF 不推荐行子宫切除术的绝经期女性常规使用雌激素预防慢性病变	D	
骨质疏松筛查	USPSTF 推荐 65 岁及以上的女性或骨折的风险≥65 岁及以上没有其他危险因素的白人年轻女性进行骨质疏松筛查	B	每 24 个月一次（如果需要可更频繁）
	USPSTF 认为尚无充分证据评价男性骨质疏松筛查的利弊	I	
卵巢癌筛查	USPSTF 不推荐常规进行卵巢癌筛查	D	
外周动脉疾病筛查	USPSTF 不推荐常规进行外周动脉疾病（PAD）筛查	D	

（待续）

表 5-4（续）

服务	USPSTF 推荐意见		医疗保险覆盖范围
	推荐总结	等级	报账频次
前列腺癌筛查	USPSTF 认为尚无充分证据评价年龄小于 75 岁的男性行前列腺癌筛查的利弊	I	
	USPSTF 不推荐 75 岁及以上的老年男性行前列腺癌的筛查	D	
甲状腺疾病筛查	USPSTF 认为尚无充分证据反对或推荐成年人常规进行甲状腺疾病筛查	I	
老年人视力筛查	USPSTF 现有证据不足以评价老年人行视力筛查对改善视力的利弊	I	每 12 个月一次，包括： • 散瞳检查并包括眼内压测量 • 直接的检眼镜检查或裂隙镜检查

USPSTF 推荐指数：A= 强烈推荐；B= 推荐；C= 不推荐；D= 强烈不推荐；I= 证据不足。

Source：U.S. Preventive Services Task Force. Recommendations. Available at: http://www.uspreventiveservicestaskforce.org/recommendations.htm；Medicare. gov. Preventive and screening services. Available at: http://www.medicare.gov/navigation/manage-your-health/preventive-services/preventive-serviceoverview.aspx；Centers for Disease Control and Prevention. Immunization schedules. Available at: http://www.cdc.gov/vaccines/schedules/index.html. Accessed March 20，2012.

表 5-5　美国预防服务工作组（USPSTF）的其他预防措施（可能适用于老年人）和医疗保险覆盖范围

服务	USPSTF 推荐意见		医疗保险覆盖范围
	推荐总结	等级	报销频次
酒精滥用筛查和咨询	USPSTF 推荐进行筛查和行为咨询以减少成年人（包括孕妇）初级照护机构的酒精滥用	B	每年医疗保险报销一次酒精滥用的筛查。酒精滥用筛查阳性者可有每年 4 次简短的面对面咨询
阿司匹林 / NSAID 预防结直肠癌	USPSTF 不推荐结直肠癌一般风险的人群常规使用阿司匹林和非甾体类抗炎药（NSAID）预防结直肠癌	D	

（待续）

表 5-5(续)

服务	USPSTF 推荐意见		医疗保险覆盖范围
	推荐总结	等级	报销频次
心血管疾病（行为治疗）阿司匹林预防心血管疾病	45~79 岁的男性,当降低心肌梗死风险的获益大于增加胃肠道出血的风险时,USPSTF 推荐使用阿司匹林	A	每年报销一次咨询来降低心血管疾病危险因素。咨询过程中,医生可能会讨论阿司匹林的使用（如果合适）、测量血压、确保如何更好饮食的建议
	55~79 岁的女性,当降低缺血性卒中风险的获益大于增加胃肠道出血的风险,USPSTF 推荐使用阿司匹林	A	
	USPSTF 认为尚无充分证据明确 80 岁及以上的老年人使用阿司匹林预防心血管疾病的利弊平衡	I	
	USPSTF 不推荐 55 岁以下的女性使用阿司匹林预防卒中,以及 45 岁以下的男性使用阿司匹林预防心肌梗死	D	
成人胆固醇异常（血脂异常,脂质异常）	USPSTF 强烈推荐 35 岁及以上的男性筛查脂质异常	A	每 5 年检查胆固醇和其他脂质水平 • 总胆固醇,高密度脂蛋白 • 三酰甘油
	USPSTF 强烈推荐 45 岁及以上冠心病高危女性筛查脂质异常	A	
	USPSTF 不推荐 20~35 岁的男性和 20 岁以上的非冠心病高危女性常规筛查脂质异常	C	
腰背痛（下腰背痛）	USPSTF 没有充足的证据推荐初级照护机构的成年人常规使用预防措施预防腰背痛	I	
细菌尿	USPSTF 不推荐男性和非孕期女性筛查无症状细菌尿	D	
膀胱癌	USPSTF 总结现有证据,没有充足的证据评价无症状的膀胱癌成年人进行筛查的利弊	I	
成年人血压（高血压）	USPSTF 推荐 18 岁及以上的人群进行高血压的筛查	A	

（待续）

表 5-5(续)

服务	USPSTF 推荐意见		医疗保险覆盖范围
	推荐总结	等级	报销频次
乳腺癌，BRCA 测试（卵巢癌）	对没有乳腺癌易感基因 1 或 2 有害突变风险增加家族史的女性，USPSTF 不推荐常规基因咨询或行乳腺癌易感基因检查	D	
	USPSTF 推荐有乳腺癌易感基因 1 或 2 有害突变风险增加家族史的女性行基因咨询和乳腺癌易感基因检查	B	
乳腺癌	USPSTF 不推荐乳腺癌低风险的女性常规使用他莫昔芬或雷洛昔芬作为乳腺癌的初级预防	D	
	USPSTF 推荐临床医生与乳腺癌高危患者共同探讨化学预防方法，与低危患者探讨化学预防方法的副作用。临床医生应告知化学预防方法的利弊	B	
衣原体感染	USPSTF 推荐年龄小于 24 岁的有性生活的育龄女性和衣原体感染高危的年长的育龄女性进行衣原体感染筛查	A	每 12 个月或者孕期某个特定时间符合一定标准的性传播感染性疾病的筛查，如衣原体、淋病、梅毒、乙肝可进行医疗保险报销。对符合一定标准的人群可对每年最多 2 次的行为咨询进行报销
	无论妊娠与否，USPSTF 不推荐 25 岁及以上的低危女性进行常规的衣原体感染筛查	C	
	USPSTF 认为尚无充分证据评价男性进行衣原体感染筛查的利弊	I	
血脂异常	USPSTF 强烈推荐 45 岁及以上的冠心病高危女性进行血脂异常的筛查	A	筛查不予以报销，如果有相关诊断予以报销
	USPSTF 不推荐 20~35 岁男性或者 20 岁及以上冠心病非高危女性进行常规血脂异常的筛查	C	
慢性阻塞性肺疾病	USPSTF 不推荐成人使用肺功能检测筛查慢性阻塞性肺疾病	D	

（待续）

表 5-5(续)

| 服务 | USPSTF 推荐意见 | | 医疗保险覆盖范围 |
	推荐总结	等级	报销频次
抑郁	对有专业人员提供相关抑郁护理支持,以确保提供正确的诊断、有效的治疗和随访的地方,USPSTF 推荐进行抑郁筛查	B	每年一次的抑郁筛查,筛查需在能提供后续治疗和咨询的初级保健机构进行
	在没有专业人员提供相关抑郁护理支持的地方,USPSTF 不推荐进行常规的抑郁筛查。可针对个体情况考虑进行抑郁筛查	C	
糖尿病	USPSTF 推荐对无症状但血压(治疗或者不治疗)一直高于 135/80mmHg(1mmHg=0.133kPa)的成人进行 2 型糖尿病筛查	B	医保报销每年最多两次的快速血糖监测
	USPSTF 认为尚无充分证据评价无症状但血压一直低于 135/80mmHg 的成人进行 2 型糖尿病筛查的利弊	I	
饮食(营养)	USPSTF 认为没有充足的证据反对或推荐对初级照护机构中的非特定患者常规进行行为咨询以促进健康饮食	I	医保报销由医生为糖尿病或肾病患者开具的医疗营养治疗服务,包括最初的营养和生活习惯评估、营养咨询、管理影响饮食的生活习惯相关因素的信息、随访以监测饮食管理的进程。医保报销第一年 3 小时的一对一咨询服务,以后即是 2 小时的一对一咨询服务
	高脂血症患者、存在明确的心血管疾病高危因素、饮食相关的慢性疾病患者,USPSTF 推荐进行膳食行为强化咨询。强化咨询可以由初级照护机构的医生或者其他专家如营养师提供	B	
非法的药物使用	USPSTF 认为尚无充分证据评价青少年、成年人、孕妇进行非法使用药物筛查的利弊	I	
运动(体力活动)	USPSTF 认为尚无充足的证据推荐在初级照护机构通过行为咨询促进体力活动	I	

(待续)

表 5-5(续)

服务	USPSTF 推荐意见		医疗保险覆盖范围
	推荐总结	等级	报销频次
家庭暴力	USPSTF 认为尚无充足的证据反对或推荐常规筛查父母或者监护人对孩子身体的虐待或者对孩子的疏忽,女性的亲密伴侣对其实施暴力,照护者对老年人的虐待	I	
青光眼	USPSTF 认为尚无充足的证据推荐成年人进行青光眼筛查	I	每 12 个月一次,包括: • 散瞳检查包括眼内压测量 • 直接的检眼镜检查或者裂隙镜检查
淋病	对有性生活的女性,包括孕妇,如果是感染的高危人群,USPSTF 推荐进行淋病的临床筛查	B	每 12 个月或者孕期特定时间,对符合一定标准的衣原体、淋病、梅毒、乙肝等性传播感染性疾病的筛查进行报销。对符合一定标准的人群每年最多可报销两次行为咨询
	USPSTF 认为尚无充足的证据反对或推荐对感染淋病风险增加的男性进行淋病常规筛查	I	
	USPSTF 不推荐对淋病感染低危人群进行常规的淋病临床筛查	D	
老年人听力缺失	不适用	NA	
血色素沉着病	USPSTF 不推荐对无症状普通人群进行遗传性血色素沉着的常规基因筛查	D	
乙型肝炎病毒感染	USPSTF 不推荐对无症状普通人群进行乙型肝炎病毒感染的常规筛查	D	每 12 个月或者孕期特定时间,对符合一定标准的衣原体、淋病、梅毒、乙肝等性传播感染性疾病的筛查进行报销。对符合一定标准的人群每年最多可报销两次的行为咨询
丙型肝炎病毒感染	USPSTF 不推荐对无症状普通人群进行丙型肝炎病毒感染的常规筛查	D	

(待续)

表 5-5（续）

服务	USPSTF 推荐意见		医疗保险覆盖范围
	推荐总结	等级	报销频次
	USPSTF 认为尚无充足的证据反对或推荐对丙型肝炎病毒感染的高危人群进行常规筛查	I	
生殖器单纯疱疹	USPSTF 不推荐对无症状人群进行单纯疱疹病毒感染的血清学筛查	D	
人类免疫缺陷病毒感染	USPSTF 强烈推荐对每一个具有高危风险的青少年和成年人进行 HIV 感染的临床筛查	A	医保报销每 12 个月一次的 HIV 筛查
	USPSTF 不推荐对 HIV 感染的低危人群进行常规筛查	C	
肺癌	USPSTF 认为尚无充足的证据反对或推荐对无症状肺癌患者使用低剂量电子计算机断层扫描（LDCT）、胸片（CXR）、痰脱落细胞检查，或者联合使用这些检查方法进行筛查	I	
成人肥胖	USPSTF 推荐对所有成年患者进行肥胖筛查，并且提供强化咨询和行为干预以促进体重持续减轻	B	医保报销为帮助减轻体重而进行的强化咨询。当强化咨询由初级照护机构提供并与综合预防计划一致可进行报销
	USPSTF 认为尚无充足的证据反对或推荐对成年肥胖者进行中等或低强度咨询和行为干预，可以促进体重持续减轻	I	
	USPSTF 认为尚无充足的证据反对或推荐对成年超重者进行任何强度的咨询和行为干预，可以促进体重持续减轻	I	
口腔癌	USPSTF 认为尚无充足的证据反对或推荐对成年人进行口腔癌常规筛查	I	
胰腺癌	USPSTF 不推荐对无症状的成年人使用腹部触诊、超声检查或者血清学标志物检查进行胰腺癌常规筛查	D	

（待续）

表 5-5(续)

| 服务 | USPSTF 推荐意见 | | 医疗保险覆盖范围 |
	推荐总结	等级	报销频次
性传播疾病	USPSTF 推荐对有性生活的高危青少年和成年人进行高强度行为咨询以预防性传播疾病(STI)	B	每 12 个月或者孕期特定时间,对符合一定标准的衣原体、淋病、梅毒、乙肝等性传播感染性疾病的筛查进行报销。对符合一定标准的人群每年报销最多两次的行为咨询
	USPSTF 认为尚无充足证据评价对没有性生活的低危青少年和成年人使用高强度行为咨询预防性传播疾病的利弊	I	
皮肤癌	USPSTF 认为尚无充足的证据评价普通人群通过初级保健医生进行全身皮肤检查,或者患者自查全身皮肤来早期发现皮肤黑色素瘤、基底细胞癌、皮肤鳞状细胞癌的利弊	I	
	USPSTF 认为尚无充足的证据反对或推荐通过常规咨询初级保健医生可预防皮肤癌	I	
吸烟(使用烟草)	USPSTF 推荐临床医生询问成年人烟草制品的使用并对使用烟草制品的成年人提供戒烟干预	A	医保报销 12 个月内最多 8 次面对面的访问
自杀风险	USPSTF 认为尚无充足的证据反对或推荐初级保健医生对普通人群进行常规筛查以发现有自杀风险者	I	
梅毒	USPSTF 强烈推荐对梅毒感染高危者进行筛查	A	每 12 个月或者孕期特定时间,对符合一定标准的衣原体、淋病、梅毒、乙肝等性传播感染性疾病的筛查进行报销。对符合一定标准的人群每年最多两次的行为咨询进行报销
	USPSTF 不推荐对无症状的、无梅毒感染风险的人群进行常规筛查	D	

(待续)

表 5-5(续)

| 服务 | USPSTF 推荐意见 | | 医疗保险覆盖范围 |
	推荐总结	等级	报销频次
睾丸癌	USPSTF 不推荐对青少年或者成年男性进行睾丸癌筛查	D	
补充维生素 D 预防癌症和骨折	不适用	NA	
补充维生素预防癌症和冠心病	USPSTF 认为尚无充足的证据反对或推荐使用维生素 A、维生素 C、维生素 E、叶酸维生素复合物、抗氧化剂来预防癌症和冠心病	I	
	USPSTF 不推荐单独或者联合使用 β 胡萝卜素来预防癌症和冠心病	D	

USPSTF 推荐指数:A= 强烈推荐;B= 推荐;C= 不推荐;D= 强烈不推荐;I= 证据不足。

A. USPSTF 强烈建议临床医生对符合条件的患者常规提供(服务)。USPSTF 发现有良好证据支持(该服务)可改善重要健康结局并认为获益大于危害。

B. USPSTF 建议临床医生对符合条件的患者常规提供(服务)。USPSTF 发现至少有较可靠证据支持(该服务)可改善重要健康结局并认为获益大于危害。

C. USPSTF 不推荐也不反对常规提供(服务)。USPSTF 发现至少有较可靠证据支持(该服务)可改善重要健康结局,但认为其获益和危害程度相似,不能作为常规推荐。

D. USPSTF 不推荐对无症状患者常规提供(服务)。USPSTF 发现至少有较可靠证据支持(该服务)无效或危害大于获益。

I. USPSTF 认为尚无充分证据支持或反对常规提供(服务)。尚无关于(服务)是否有效或权衡利弊的证据。

NA,不适用。

Source:U.S. Preventive Services Task Force. Recommendations;Medicare.gov. Preventive and screening services.;Centers for Disease Control and Prevention. Immunization schedules. Accessed March 20, 2012.

(Schousboe 等,2005)。

　　因为安全而有效的预防措施是很少的,所以我们需要考虑其他两个需要付出代价的预防策略。筛查能帮助在出现临床症状前发现疾病的进展,并且有证据证实早期的治疗可以产生真正的获益(通过早期发现问题进行早期诊断就能延长生存期),但是如果可治疗情况的发现率很低,并且随访昂贵,这种筛查的花费将很大。筛查的准确性取决于敏感度和特异度。敏感度是指真正具有某种疾病被正确检出的比例,特异度是指真正不具有某种疾病被正确检出的比例。然而,这两者之间常常是有关联的,提高其中的一项指标,另一项指标将降低(例如敏感度增加,特异度就降低,并因此出现假阳性的增加）。如何确立这两者都相对合理的数值取决于预期问题的普遍性和针对特定临床问题假阳性和假阴性结果。

过去预防性试验常常排除老年人,现在这种情况正在改变。正如所得到的结果显示初级预防对老年人同样适用,但是要将以老年人为研究对象的临床试验用于临床实践活动所需要考虑的问题至少不少于针对年轻人所需要考虑的。

更广泛来看,老年评估显示我们常忽视老年人初级保健中的重要问题或者对其治疗不足。研究显示,通过执业护士对 75 岁及以上的老年人随访一年可以改善其功能,降低入住护理院的机会(Stuck 等,2002)。这项研究就当前的初级保健系统如何进行提出了严肃的问题。一项随机试验研究显示,职业治疗师的家庭随访可以使独立生活的老年人受益(Clark 等,1997)。对于已经确诊有复杂问题的老年人,老年评估的概念已经被老年评估和治疗(GEM)所取代,这使老年医学团队尽责照护老年人,确保其保持相对稳定的状况,并且在有些情况下进行试验性治疗。现有的问题是当患者回到初级保健医生那时,除非维持之前的治疗,否则评估的获益将失去。缺乏整个的连续性,老年评估所带来的干预将缺乏实效。

临床医生从事预防工作所需要具备的能力将会影响其积极性。医疗保险所覆盖的预防服务活动是有限的。虽然医保计划 B 对很多预防服务措施不予支付,但是很多预防措施不需要特别的随访就可以达到效果。虽然不是全部,但大部分的预防过程都可以由经过训练的医生实施。医疗保险现在报销每年的健康检查,这就为医生审查自己患者的预防策略提供了机会。表 5-4 列举了一些医疗保险报销的内容。

老年人的预防效果

评估老年人预防活动的有效性是一个两难的境地,因为很多预防策略的研究都排除了老年人,因此评价其效果的研究数据很少。同时,又迫切地需要评价对于老年人相关预防活动的意义。老年健康生活的积极倡导者大力提倡生活的积极改变。他们与许多持有老龄化改变是获得性的并且是可以改变的看法的人观点相同,他们引用相关数据显示肌肉的力量和耐力即使在高龄也可以通过主动训练重新获得。另外一些人认为老年人已达到生活中的另一个阶段,他们已经有能力去应对。他们可以接受因为老龄化带来的结果,所证实的获益与发病率的降低和功能改进的关系不如与测试值变化的相关性密切。

适当的治疗的确可以保持患者的功能状态和相对稳定的情况。美国预防服务工作组为了避免青光眼假阳性结果的争论,推荐由眼科医生做出相关决策,但是鉴于视觉在老年患者整体功能作用中的重要性,所以仍然强烈建议关注这一方面。同样,白内障通过植入晶体改善功能的可能性使得视力问题和过多使用手术获得了更多关注。然而,认知功能障碍的人所获得的功能上的受益还没有被认识。现如今对糖尿病照护的重点也从对眼、脚的关注转向心血管疾病。由于糖尿病对血管的影响,临床医生应该密切关注糖尿病患者的脂质水平。

一些预防措施看起来是值得的,但是数据却显示了一些存在的问题。例如,老年人被强烈推荐应注射流感疫苗。一些研究显示增强对流感的免疫力可降低住院机会(Nichol 等,2007)。事实上,近些年流感疫苗注射大大增加,但老年人因为流感和肺炎住院也同样在增加,这使人们对这种广受赞誉的预防措施的实际意义提出了质疑(Simonsen 等,2007)。

肺炎疫苗现在也广泛使用,一些人认为肺炎疫苗对高危老年患者有用,尤其是在机构的老年人,但是对其是否经济有效仍存在争议。结核也是老年人存在的问题,尤其是生活在机构的老年人。由于存在无反应的风险,必须特别注意对老年人结核菌素试验阴性的合理解释。

筛查的意义取决于有效干预的可行性和干预对临床过程可能带来的改变。有理由相信一些癌症在老年人群中表现不一样。虽然很多癌症随着年龄的增长发生率增加(确切的是患病率),但是其生长却变得缓慢。因此,对于老年人中主动筛查前列腺癌和乳腺癌存在有较大的争议。乳腺 X 线检查的临床试验数据分析足以说明这些文献带来的困惑。一篇数据分析认为 69 岁及以上使用乳腺 X 线检查筛查对于预期寿命的受益较小,并且成本效益属于中等程度(Kerlikowske 等,1999)。关于前列腺特异性抗原筛查的争议就更大。美国预防服务工作组不推荐 75 岁及以上男性进行前列腺特异性抗原筛查引起广泛的争议(Welch,2011)。当考虑结肠镜等检查时,利与弊的关联性就更加突出(Lin 等,2006)。大多数临床医生都不会推荐 85 岁及以上老年人行结肠镜检查。

一些老年医学医生质疑老年患者是否能耐受癌症相关治疗;另一些人认为癌症在老年人群的进展比年轻人慢。癌症给老年人带来负面的影响。大多数常见癌症被发现的平均年龄为 68 岁,而这些人死亡的平均年龄是 72 岁。癌症缩短了生命。以乳腺癌为例,其诊断的平均年龄是 61 岁,其死亡的平均年龄是 69 岁。大多数推荐意见认为 70 岁及以上、没有异常的女性不必进行巴氏涂片检查。然而,宫颈癌仍是老年女性的严重威胁,并且有研究显示随着检查间隔的增加,癌症风险也相应增加(Sawaya 等,2003)。

同时,由于临床关注度的增加,一些领域取得了更好的效果。临床医生对老年抑郁诊断敏感度的增加使其通常可以在可治疗阶段被发现。结构性筛查数据的使用增强了对精神问题的发现。对酗酒可能性的关注可以发现尚可纠正的问题。

是否有必要增加对认知障碍的认识存在较多争议。虽然标准化试验可以甄别那些通过代偿而掩盖认知缺陷的老年患者,但仍然不清楚这种早期发现是否有较大受益。鉴于只有少部分的痴呆患者具有可以改变的病因,痴呆筛查似乎并不能满足进行筛查试验的第一个原则。然而,一些老年医学医生认为胆碱酯酶抑制剂疗法可获得中等获益,至少可以保持数月的功能和延迟入住机构组织的时间,因此应该积极地进行筛查。同时,他们认为早期发现可以更好地进行痴呆护理的规划(McCarten 等,2011)

以及更好地治疗其他疾病。另一些人认为这是没有意义的（Brayne、Fox 和 Boustani，2007）。提前让患者知道自己患有痴呆充其量也只能算是一个好坏参半的事。但是这可提升初级照护机构对痴呆的管理（Callahan 等，2006）（第 6 章）。各种认知训练越来越受到关注。仅仅提高体育活动的积极性，研究者就发现在维持认知能力方面，可以通过认知活动获得中等受益（Ball 等，2002；Wolinsky 等，2006）。然而，要得出更多群体受益的结论为时尚早。相反，积极识别和治疗老年抑郁的益处已得到证实（Katon 等，1995；von Korff 等，2011）。

对于老年人群的常规筛查往往是发现已经存在的问题。在一群进行健康筛查的老年人中，95% 的老年人至少有一个阳性结果，大概有 55% 的老年人被建议到医生那进行进一步评估，而只有 15% 对此进行了治疗（Rubenstein 等，1986）。居住在养老院的老年人所接受的每年常规实验室检查项目的评伦褒贬不一。包含有全血细胞计数、电解质、肾功能、甲状腺功能、小便常规等的检查项目可能有用（Levinstein 等，1987）。

行为的改变是预防措施中最有效而又最令人沮丧的部分。一些人认为你不能教老年人新的技能或者改变他们根深蒂固的习惯，但是没有证据支持这种悲观的想法。相反，老年人参加运动项目和改变饮食习惯等现实情况为我们提供了更加乐观的理由。问题的关键在于这样的改变在多大程度上能够改变危险因素和临床过程，以便进行干预。

总的说来，适度是最安全的。例如，阿拉米达县（Alameda County）的研究数据显示，在老年人群中不吸烟、适度运动、适当的体重、规律的饮食可以降低死亡率。图 5-1 列举了 2000—2010 年间老年人群中健康相关参数的变化情况。体育运动的比例有所增加但仍然较低，仅有 10% 的老年人在闲暇时进行了满足 2008 年联邦体育运动指南强度的有氧运动和肌肉力量训练。老年吸烟的比例仅占 10% 左右，但超重在有的地方仍然很严重，约有 65% 的老年人满足 2005 年美国人膳食指南推荐的标准。

对于老年人最好的预防策略是将风险降至最低。老年人非药物干预试验（Non-pharmacologic Interventions in the Elderly，TONE）的研究显示，老年人减轻体重和限制钠盐摄入可有效地降低血压，这提供了一个很好的实例。另一项研究也显示降低食盐的摄入可降低血压。同样，流行病学证据证实抗氧化维生素可作为降低心血管疾病发病率的方法。虽然证明的确切数据尚未获得，但一些研究发现使用维生素 E 可预防阿尔茨海默病。使用广谱维生素替代品对老年人来说可能是个好主意（Fletcher 和 Fairfield，2002）。

小剂量使用阿司匹林似乎是个好办法，虽然它的使用通常是针对年轻人的。小剂量使用阿司匹林已被证实可降低男性心肌梗死的发生率，而在女性中得到的结果确是相反的，同时阿司匹林并不能降低卒中的发生率（Ridker 等，2005）。

以流行病学研究作为提出预防推荐意见依据所引起的最大争议应该是女性的激素替代治疗。观察性研究发现，由于激素替代治疗可延缓骨质疏松，降低胆固醇，预防阿尔茨海默病，故被大力推荐。然而，临床随机对照研究显示这些获益被夸大，激素替

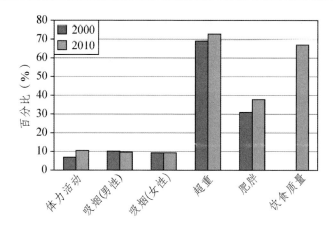

图 5-1　65 岁及以上老年人生活习惯的改变。（Source: Older Americans: Key Indicators of Well-Being. Forum on Aging-Related Statistics，Washington DC，2012.）

代治疗（至少联合使用一种雌激素和黄体酮,推荐用于预防子宫癌）实际上可能会增加患心脏疾病、卒中和癌症的风险。激素替代治疗现在被认为会危害健康而非预防工具,其在绝经后症状治疗的作用仍在进一步评估中,并且激素替代治疗的使用可能需要基于风险规避而做出决策。

一般预防方法

将老年人作为一个群体,简单地实施健康促进和预防通常不是一个好的策略。老年人往往对"什么对他们重要、什么可以让他们获益"有自己的认识。

除了戒烟,最有可能受益的行为便是运动,但现有的证据却让老年人自己和医生感到迷惑。总的说来,运动被广泛地认为有利于老年人健康。然而,运动有各种各样的形式和种类,并且每一种都有特定的目标。表 5-6 总结了主要的运动形式和预期获益。不同的运动方式应该确保达到特定的目标。虽然其在预防骨质疏松方面仍有争议,但是通常还是推荐进行运动,并将其视为是安全的,并且潜在获益大于风险。但现在仅有不到 1/3 的老年人会规律地运动,而更少的老年人会积极地活动。虽然有证据显示,积极的有氧运动可降低心血管事件,甚至中等量的运动就能增强力量,使关节更灵活,促进健康和改进睡眠。甚至居住在养老院极度虚弱的老年人都可从细致的指导和分级力量训练中获益。直接受益（例如改善肌肉力量和活动耐力）和间接受益（例如被尊重）都可以使老年人更加自主地行动。运动可促进老年人的健康和提升自我价值,但是很难使老年人参与其中并保持这样的运动（Kerse 等,2005；Pahor 等,2006）。同样,职业疗法也被证实对独立居住的老年人有益（Clark 等,1997）。中等程度的运动即可促使功能改善并减少长期照护的使用。

表 5-6　运动形式

形式	目的／预期获益
有氧／无氧	心血管情况
对抗／重量	力量、张力、肌肉密度
抗重力	预防骨质疏松
平衡	预防跌倒
伸展运动	柔韧性

流行病学数据显示，即使 70 岁停止吸烟也可在短时间内使其死亡率降至不吸烟者水平，因此应积极鼓励戒烟。戒烟可使血管和肺脏疾病的风险迅速降低。

控制老年人血压水平甚至是适度水平的血压的热情与日俱增（Law、Morris 和 Wald，2009）。然而，这并未达成共识（Morley，2010）。仔细区分发现血压升高的价值和控制其处于稳定阶段的必要性是十分重要的。有高血压的老年人都会注意到高血压的症状，存在的挑战是如何控制在安全的范围而避免产生明显的副作用。高血压在老年人群中很常见，黑人女性的比例最高，白人男性比例也高达 40%。

饮食改变的影响是不确定的。肥胖者减轻体重对减少心血管负担和治疗成人糖尿病、高血压有意义，但是数据表明这种受益可能被高估，尤其是对前者的受益。饮食改变的影响尤其是减少脂肪摄入没有被确切地证实。越来越多的证据显示，体重增加比体重减轻实际上更能长寿（Kuk，2009；Newman 等，2001）。让老年人严格控制饮食而影响其生活质量是没有意义的。

高胆固醇和低密度脂蛋白升高对普通人群来说是心脏病的危险因素，但对于老年人来说却没有被确切地证实。然而，高密度脂蛋白升高对老年人来说已被证实是卒中的保护性因素。超过 30% 的白人女性存在高危胆固醇水平（＞ 268mg/dL）。降低胆固醇治疗适用于老年人以及被纳入研究的中年人。对有心脏病或血管疾病的老年人使用降脂药物的建议与认为胆固醇对于老年人来说不是显著的危险因素的意见相左。同时，近 50% 使用降脂药物的老年人 5 年后仍然维持治疗。现在即使针对高龄老人，也有越来越多的人支持更积极地治疗低密度脂蛋白的升高（Aronow，2002）。然而，许多老年患者并没有坚持足够长时间的他汀类药物治疗而使其获益（Benner 等，2002）。

在体重、胆固醇、血压这些方面，临床医生需要权衡预防措施的利弊及成本效益。令人信服的观点即是过度的预防活动对生活质量的影响多于其生命质量的收益。有人建议应慎重考虑生存效应。我们应当尊重高龄老人的生理能力。至少在现有阶段，有关生活习惯的任何改变都应由患者本人咨询后自行做出决定。老年人不应被剥夺积极进行初级预防并获益的机会。越来越多的证据显示初级预防的益处，也使得临床医生有义务向老年人提供相关信息。

社会支持行为有强有力的理论支持却鲜有立竿见影的实际应用。有证据显示,拥有较强的社会支持,或者至少有社会支持的老年人,发生不良事件的机会更少,但是尚不清楚对没有社会支持的老年人如何形成这样的支持系统。社会支持至少具有两个不同的功能:①具有(或仅仅认为某人具有)强大的支持系统可能降低不良事件的风险(通过可能涉及压力的有待澄清的机制);②对于残疾人或需要帮助的人来说,是否有真正的支持系统可以带来在社区居住和需要进入机构的不同,但很难提前评估支持系统的可用性。

感知到的甚至是承诺的这些支持并不能保证在需要的时候必要的支持能够持续和方便地提供。即使是细心照护的家属也会因为各种其他事情而无法维持这样的支持。

防止失能

虽然有关预防的讨论集中倾向于对疾病的预防,但老年医学的内容重点在于功能,因此急需更加广泛的领域和方法。照护老年患者时,同样要注意的是寻求让他们尽可能活跃的方法。对于老年人而言,几乎没有什么可以预防疾病的发生,但有很多方法可用于减少疾病的影响。损伤不允许发展成失能。如今有关失能的研究提出新的问题是短暂的和持久的失能状态有何不同。随访老年人的研究显示,他们在失能和正常状态间不断转换。因此,长期失能的评估可能应该包括持久和短暂失能两方面要素。这种区别是很重要的,如果只是短暂的失能表现则可以自愈,这样失能的预防就可能会出现假阳性结果。

老年医学实践的首要目标就是改善其功能,至少是维持患者的现有功能。总的说来,功能主要由 3 个方面决定:患者总体健康水平、环境和患者的动机。本书所讨论的最大程度保持患者健康的方法主要是适当的诊断和治疗。这些是必需的,但相对于更好的老年照护,这是不够的。必须承认的是,一个人的环境对其功能的影响有着重要的作用。设想你处在一个不懂当地语言和符号的地方,虽然你的功能是完整的,但你不能有效地行使这些功能。同样,即使治疗可以达到最大效果,但是患者的环境同样重要。

对于老年医学而言,最核心的筛查就是综合评估。综合评估的一般方法已在第 3 章讲述,需要非常注意的是综合评估的项目组成各异。第 3 章表 3-1 总结了主要的随机对照研究评估所使用的不同方法。现有的评估方法,尤其通过与时间测量相联系,是很有潜力的。这些额外的内容为实现更多的可变性和更好的预测提供了方法,能帮助发现更多的微妙变化。干预措施的目标既可是患者本人,也可是其所在的环境。

环境是指物理环境和心理环境。物理环境障碍对功能的影响是显而易见的。狭窄的门、昏暗的灯光、楼梯都可以被看作是障碍。老年人的家中随处都可见障碍物,松散的地毯、电线等,这些都可以增加跌倒的危险。职业治疗师对评估患者的环境提出有关调整和适应的建议特别有帮助。环境也指患者所遭遇的对待方式,特别是那些他们力所能及的事情。

心理环境障碍更微妙但更重要。我们前面所提到的规避风险的环境可以产生过度的依赖,也可以产生压力。只要时间有限,照护者自己为患者做所有事情,而不是鼓励他们自行去完成,尤其是后者需要更多的时间。以效益之名,我们创造了依赖。鼓励独立通常即为康复,即使有可能徒劳无功。

第三个影响功能的因素是患者的动机。当今的老年患者对医生非常信任,视其所给的意见为权威。因此,其中一个最微妙但最重要的预防措施是医生的态度——避免不作为和丧失信心。对于患者而言,重新获得功能或者有能力应对慢性疾病问题是很重要的,但这绝非易事。这样的行为应该被鼓励和奖励。漠不关心可能足以阻止患者去尝试。

为了患者的利益也可以动员其他项目。许多社区都有自助团体,提供有关慢性疾病的相关支持,如压力的治疗、疼痛的治疗。社会活动对维持功能起着重要的作用。饲养宠物已被证实对促进精神面貌和维持功能十分有效。

可能还需要特别努力帮助患者的家庭成员,他们对潜在危险事故的过分关注可能导致过度保护老年患者而使其产生依赖。

老年人骨质疏松的预防

骨质疏松的预防是老年人预防措施复杂性的很好例子(此话题将在第 10 章中讨论)。骨质疏松可导致骨折和残疾,如今有效的治疗可延迟疾病的开始或者阻止疾病的进展。清楚骨质疏松的治疗需要系统地思考相关临床目标。在这方面有关知识的运用与高血压相似,真正考虑的不是其原发疾病,而是其最终效果。骨质疏松的不良后果是各种类型的骨折。因此,一旦关注的重心转移到真正重要的结果上,新的策略即出现了。例如,如果目标是预防髋关节骨折,使用髋关节保护装置可能有效,还有就是改善骨密度,因为髋关节骨折是跌倒和骨质疏松共同作用的结果(Sawka 等,2007)。有关于这些装置真正效果的研究显示其效果并不如人们所愿(van Schoor 等,2007)。效果不好的部分原因是由于老年人不愿意使用。说服老年人尤其是认知障碍的老年人使用这些装置不是件容易的事。

药物可以有效地治疗骨质疏松,并且副作用轻微,但是费用昂贵,尤其是需要终身使用。(常用的二磷酸盐、胺丁羟磷酸盐也可作为老年用药。)预防骨质疏松的一线药物是钙、维生素 D、负重运动,但这些便宜且安全的方法可能不足以或者难以维持。因此,可能需要使用药物(钙、维生素 D、负重运动仍然继续使用)。

绝经后女性是骨质疏松筛查的主要人群,但是男性也会发生骨质疏松。通过骨密度检查来筛查骨质疏松。世界卫生组织骨质疏松的标准是低于年轻人平均值的 2.5 标准差(通常所说的 T 值),但是国家骨质疏松机构推荐的是当 T 值≤年轻人平均值的 2 标准差。

激素替代治疗可有效地延缓骨质疏松的进程,但是只有治疗时间足够长才能维持其效果。考虑现有证据显示很多疾病风险与激素替代治疗有关,此治疗方法实际上已经从骨质疏松治疗方法中删除。

二磷酸盐可有效地增加骨密度和降低骨折发生率。其主要的副作用是胃肠道紊乱,因此这类药需要空腹直立位服用。新的每月给药方案可减少副作用和花费,这种治疗的最终时限仍不确定,有证据显示其效果可以持续 5 年以上。有关二磷酸盐需要使用多长时间的推荐意见仍然很谨慎。对大多数患者来说,3~5 年的治疗就足够了,但对高危患者(包括老年患者)需要治疗更长的时间才能获益(Black 等,2012;Whita-ker 等,2012)。大量的二磷酸盐产品进入这个利润丰厚的市场,每一种都声称能提高获益。同时人们也积极探索其他一些方法。经鼻给药降钙素用于治疗骨质疏松也被食品与药物管理局(FDA)认可,但其预防骨折的效果较差。有趣的是,用于治疗高胆固醇的他汀类药物对增加骨密度有积极的效果,这种治疗效果还没有被随机对照试验证实。此外,他汀类药物减少骨折发生也未被证实。表 5-7 比较了二磷酸盐和其他一些可能的治疗方法的效果。减少骨折的获益比例大于增加骨密度,这可能是因为这些药物减少骨转换。虽然甲状旁腺激素是最有效的方法,但因为费用、监管、长期使用的安全性等问题使其并没有广泛使用。虽然甲状旁腺激素的副作用很少,但是其增加骨肉瘤的风险却值得关注。

医源性疾病

目前对于老年人来说,最有可能预防的问题是与诊断性试验和治疗有关的医源性疾病。表 5-8 列举了一些老年人可能面临的医源性问题。

在某些情况下,这些医源性问题可被归结为疏忽和遗漏;在其他情况下,过分的关心也是其原因。有些问题是由于缺乏管理老年人的专业知识,另外一部分是对反应较差的患者不断增加药物剂量造成的。侵入性操作越多,发生不良反应的机会越大。图 5-2 用更直观的方式描述了随着年龄增加治疗窗逐渐变得狭窄(例如治疗剂量和中毒剂量的距离)。在患者对治疗剂量反应降低的同时,其对毒副反应的敏感度在增加。这种改变由很多因素引起,包括药物代谢的能力、受体反应的改变、同时使用其他药物所引起的化学环境的改变。

这种治疗窗变窄最有可能在老年患者药物治疗时被发现。由于代谢和排除药物的能力降低,正常剂量对老年人来说都可使其血药浓度增加。受体的改变可能会降低或增加对化学物质的敏感度。

很多老年人面临药物问题的风险。一项有关社区老年人的研究发现,20% 的老年人存在不恰当用药的情况,例如潜在的药物间相互作用和超长时间地使用药物。另一项研究发现,超过 20% 的老年人使用的药物被认为是与其年龄不适宜的。例如,很多

表 5-7 各种骨质疏松治疗的相对有效性

	12~18 个月骨密度改变的平均百分比 ‡		骨折发生率		
	腰脊柱	股骨颈	脊柱	非脊柱	髋关节
胺丁羟磷酸盐（70mg）*	+5	+3	↓	↓	↓
二磷酸盐（35mg）*	+3	+2	↓	↓	↓
伊班磷酸盐（150mg）	+6	+3	↓	–	–
伊班磷酸盐 IV（3mg）	+5	+3	↓	–	–
唑来磷酸 IV（5mg）	+5	+3	↓	↓	↓
雷洛昔芬（60mg）*	+3	+2	↓	–	–
降钙素（200IU）*	+1	–	↓	–	–
甲状旁腺激素（20mg）	+9	+4	↓	↓	–
激素替代治疗 +	+4	+1	↓	↓	↓

*，食品与药物管理局认可的用于治疗绝经后骨质疏松的药物。

+，不再作为实际选择。

‡，药物与安慰剂不同。

↓，来源于随机试验的直接证据。

Source：Information provided by John Schousboe，MD.

表 5-8　老年人常见的医源性问题

过分关注
痴呆
尿失禁
漏诊
卧床休息
多药共用
强制性依赖
环境危害
转移性肿瘤

研究证实心肌梗死的老年人使用溶栓药物可能会有很多副作用。虽然对年轻患者来说推荐使用溶栓药，但是若老年人使用则必须严密地监测。

　　大量使用药物使老年患者都变成活的化学基地。由于其普遍性和重要性，药物将在第 14 章单独讨论。我们有很好的理由相信老年人正在过度用药（Hajjar 等，2005）。

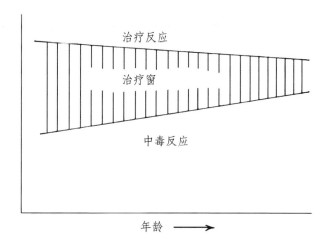

图 5-2　逐渐狭窄的治疗窗。这幅图概念性地描述了治疗剂量和中毒剂量间的差距随年龄增加而逐渐缩小。

在本章,我们将重点关注其他以更微妙的方式对老年人产生不利影响的治疗方式。总的说来,许多药都可以安全地停止使用。然而,有一点附加说明,由于担心老年人过度用药,医生可能会停止早期使用的药物。虽然这样的重新评估是谨慎的,停药的决定应该更小心。一项研究显示,老年患者停止使用长期服用的利尿剂会引起心力衰竭症状的加重和血压升高(Walma 等,1997)。

医院的特殊风险

对任何患者来说,医院都是危险的地方,正如来自药物研究所报道的错误使用药物的普遍性(Kohn、Corrigan 和 Donaldson,2000)。药物研究所呼吁应该努力使医院成为安全的地方,消除因为有瑕疵的照护而引起的死亡。老年患者具有特殊的风险。当进入急性照护医院,我们大多数人都能复原,当遭遇照护变化时,都期望会更好(当然是从长期来看)。65 岁及以上的住院患者有 5% 的机会仍然维持失能性损伤(Brennan 等, 1991)。正如表 5-9 所示,年龄是医疗不良结局的危险因素。需要更加认真地思考老年患者相关获益和承担的风险。

稍加思考就可以说出住院的一连串危害,从医院内感染的风险到用错药再到手术的压力或者诊断过程的危险。一篇荟萃分析显示,住院患者药物不良反应的发生率高达 7%(Lazarou、Pomeranz 和 Corey,1998)。老年住院患者有被约束和插管的高风险,这两者都可以引起严重的后果。所有这些都是第 10 章将讨论的卧床休息的一般危害(第 10 章,表 10-2)。表 5-10 列举了一些住院中潜在危险的例子,包括过度治疗和治疗不足。

老年患者住院期间更容易发生不良事件。部分是因为他们存在更多的健康问题,

表 5-9　发生医源性事件患者的危险因素的频率

	< 65 岁	65 岁及以上
不良事件	2.8%	5.3%
可预防的不良事件	1.6%	3.0%
过程相关的	0.1%	0.7%
药物相关的	0.2%	0.6%
跌倒	0.01%	0.1%

Source：Aelapted Thomas and Brennan，2000.

表 5-10　医源性伤害

危险因素	潜在的伤害结果
诊疗过程	用药错误
心脏导管检查术	药物间相互作用
动脉造影术	药物反应
治疗性操作	药物副作用
静脉注射治疗	感染
插尿管	代谢紊乱
鼻胃管	营养不良
透析	血容量不足
输血	钙代谢
药物	粪便嵌塞
手术	尿失禁
麻醉	血栓栓塞
卧床	医院性感染、跌倒

　　同时他们更脆弱。表 5-11 列举医源性并发症风险增加的患者特点。入院途径和入院时的基本情况都尤为突出。因为住院老年患者多来自养老院并且基本情况较差,这些老年人应被看作是发生医源性并发症的高危人群。

　　表 5-12 提供了识别住院老年患者功能下降风险的快速简单筛查方法。谵妄是住院老年患者严重的问题（第 6 章）。老年患者的易感性变得更加微妙。入院意味着进入了一个不熟悉的环境,同时存在巨大的压力,除了因为疾病造成的身体压力外,还存有对未知结果的焦虑。

表 5-11　医源性事件患者的危险因素

入院时来自养老院或其他医院
入院时医生对整体状况的评估
年龄
使用药物的数量
住院时间

表 5-12　老年患者功能下降的危险因素

年龄 75 岁及以上
第一次 MMSE 评估的 21 项缺失大于 15 项
住院前有 2+IADL 的依赖性
压疮
基本功能状态的依赖
社交能力低下的病史

IADL, 工具性日常生活活动能力；MMSE, 简明精神状况检查量表。

Adapted from Inouye and Charpentier, 1996; and Sager et al, 1996.

患者必须去适应医院的环境和组织结构障碍。除了布局不同，作息习惯也不同。我们要识别我们自己的衣服以及要带走的私人用品。很多老年人在自己熟悉的环境中各项功能完好，进入医院就变得分不清方向、焦虑不安就一点也不奇怪了。正如盲人在熟悉的环境中极少走错，老年人在家里可能已形成一套机制来克服记忆丧失和视力受损的问题。

进入枯燥乏味和死板的医院房间，患者就可能代谢失调。日落现象即住院老年患者在夜幕降临时变得焦虑不安和分不清方向，这可能是视力或听力功能受损，感官刺激减少，最终迷失方向。

在家中习惯夜尿的老年人住院后可能半夜起来凭感觉走到家中厕所所在位置排尿，从而尿湿医院地板。在需要紧急解便时，患者可能不能扶着栏杆及时赶到卫生间。因环境改变而造成尿失禁加重，可能造成患者的双重负担。

我们没有认识到卧床休息对老年人的危害。对老年人来说，床的确是个危险的地方。除了坠床的风险外，强迫制动也可造成更多伤害。卧床的并发症在表 5-13 进行了总结并且在第 10 章进行了详细讨论。

在医院可滋生依赖。即使年轻患者，医院的工作人员也习惯替代患者完成最基本

表 5-13 老年人卧床的潜在并发症

压疮

骨吸收

高钙血症

体位性低血压

肺不张

血栓和栓塞

大小便失禁

便秘和粪便嵌塞

肌肉力量下降

心输出量下降 / 有氧代谢能力降低

挛缩

焦虑和抑郁

的事情。只有当有医嘱时才能上厕所,洗澡通常是需要监督的事情。患者从一个地方被转运到另一个地方。作为患者的我们可能会短暂地沉浸于此,但很快我们就反对这种强制依赖。老年患者需要督促、鼓励、引导其尽可能多地自己做,然而这种氛围却很容易被破坏。

鼓励患者独立需要耐心和时间,不幸的是,这两样在急性照护医院都很缺乏。代替一个行动缓慢和不确定是否具备完全能力的人完成某项任务比鼓励他独立完成更加容易和快捷。此外,专业完成任务的结果通常是更整洁和更加符合医院的标准。好心的工作人员迫于效率的压力可能更倾向于代替老年人完成他们自己该做的事,而不是要求他们尽可能多地自己做。这种善意的行为每次都会使老年患者形成依赖,而功能的独立才是至关重要的。

具有讽刺意味的是,我们尽力减少医院对儿童的伤害。建筑和设计上使儿童病房尽可能没有威胁、尽可能像家。虽然儿童很少住院,老年人经常住院,但这样的创造力却很少用于帮助脆弱的老年人减少入院压力。我们知道足够多的关于老化的知觉和功能问题,认识到即使很小的建筑上的改变就可以使住院更容易。使用三原色,窗户更低,设计更好的家具,使用纹理和图案,更好的房间设计都可以帮助老年人保持功能最大化。

管理老年人的特殊单元开始出现:由社会工作者、医生、物理治疗师或职业治疗师、护士等组成的多学科团队,使用多维功能评估诊断、需要、老年患者的功能、制订治疗计划来解决这些问题。

同样,老年评估单元的报告使得患者完成在急性照护医院的治疗,进入养老院,大大改善其临床情况和长期照护结果,甚至降低死亡率,由此可见,即使老年人在医院,也可以为他们做很多。这样的老年病房可以发现可治疗的疾病,提供康复帮助改进功能,制订照护计划使老年人依然可以居住在社区。

医院也能导致出院时的问题。时间压力下做出的决定可能使老年患者接受不必要的终身养老院照护。对社区护理人员(或养老院)或者患者的信息传递不畅可造成与再住院率增高相关的严重问题。

出院计划

医生让患者进入养老院时应对自身和患者明确以下几个方面:

1. 患者的确需要这样的机构照护并且在其他地方不能得到此照护;

2. 机构有能力提供这样的照护;

3. 患者做好了入住养老院的准备。

医院出院计划为使患者尽快出院常常处于巨大压力之下,很少有时间仔细地商讨相关顾虑、可行的选择或患者及家庭期望达到的最大目标。通常第一辆离开车站的火车是最适合乘坐的。有足够的时间仔细考虑可能的选择。因为安排出院后入住养老院最为容易,所以这样的出院计划经常被使用。从医院尽早出院促进了在养老院康复的理念。

从医院出院入住养老院也时常带来灾难。通常出院计划都开始得太晚,没有足够的时间找到满足患者需要的场所,或者充分允许患者及其家人参与决定是否入住养老院。

好的出院决定需要分别考虑两方面的因素:①对患者来说哪种类型的照护可以达到初级目标;②选择好出院方式后,哪个护理机构能够提供最好的服务?这两方面的内容需要完全不同的信息。前者需要说清目标并且和家人达成一致。他们需要知道不同出院方式照护的利弊。对机构的选择则涉及完全不同的因素。位置、质量、政策这三方面可能是比较显著的。

一个好的出院计划的制订至少应包含 6 个重要步骤:

1. 出院时,应充分识别那些具有需要特殊安排风险的患者;

2. 评估并发现问题和优势;

3. 明确需要最大化的目标;

4. 确定其他可选照护方式的风险和获益;

5. 确定所选照护方式最适合的机构;

6. 充分的信息交流确保成功的转运。

患者及家属应在第 3、4、5 步中发挥积极的作用。理想情况下,他们应该在专业人员提供相关信息后做出决定。实际上,这样的情况很少。通常让家属同意出院后照护最重要的目标(诸如,为了更好地康复是否舍弃自主性,有哪些安全因素)是需要花费大量时间和技巧的。老年患者及家属可能不同意，家族史和关系可能会牵涉其中。

其他可选照护方式的风险和获益信息可能没有充分公布（尚不可知）。没有鼓励或者帮助患者及家属明确他们需要最大化的结果。通常没有足够的时间去权衡复杂的选择。当谈到选择机构所提供的服务时，由于付款方式的限制、照护的管理，真正的选择可能并不存在。

正如第 16 章所讨论的，养老院的性质是不断变化的。从医院过早出院的压力使得所谓的亚急性照护的需求增加——实际上，这是以往医院提供的照护。

小结

很多有用的步骤都可以改进和保护老年患者的健康。老年患者利弊的比例与年轻患者不同。对其他人来说可以忍受的行为可能对老年人会产生严重的后果。对老年人来说，床是一个危险的地方，应尽可能地避免卧床休息。

临床医生必须预防老年患者潜在的医源性问题。除非经过仔细筛查可纠正原因，否则不应该使用无法治疗的诊断（诸如痴呆和失禁）。特别需要注意的是，因为好意照护而使其滋生依赖的倾向。维持患者功能这一点需要牢记在心，医生应敏感地意识到环境的影响可以增进或阻碍这样的活动。

（杨璐 译；苏琳 莫莉 校）

参考文献

Aronow WS. Should hypercholesterolemia in older persons be treated to reduce cardiovascular events? *J Gerontol A Biol Sci Med Sci*. 2002;57A:M411-M413.

Ball K, Berch DB, Helmers KF, et al. Effects of cognitive training interventions with older adults: a randomized controlled trial. *JAMA*. 2002;288:2271-2281.

Benner JS, Glynn RJ, Mogun H, Neumann PJ, Weinstein MC, Avorn J. Long-term persistence in use of statin therapy in elderly patients. *JAMA*. 2002;288:455-461.

Black DM, Bauer DC, Schwartz AV, Cummings SR, Rosen CJ. Continuing bisphosphonate treatment for osteoporosis—for whom and for how long? *N Engl J Med*. 2012;366: 2051-2053.

Brayne C, Fox C, Boustani M. Dementia screening in primary care: is it time? *JAMA*. 2007;298:2409-2411.

Brennan TA, Leape LL, Laird NM, et al. Incidence of adverse events and negligence care in hospitalized patients. *N Engl J Med*. 1991;324:370-376.

Callahan CM, Boustani MA, Unverzagt FW, et al. Effectiveness of collaborative care for older adults with Alzheimer disease in primary care: a randomized controlled trial. *JAMA*. 2006;295:2148-2157.

Clark F, Azen SP, Zemke R, et al. Occupational therapy for independent-living older adults: a randomized controlled trial. *JAMA*. 1997;278:1321-1326.

Coleman EA, and Berenson RA. Lost in transition: challenges and opportunities for improving the quality of transitional care. *Ann Intern Med*. 2004;141(7):533-536.

Coleman, EA, Parry, C, Chalmers, S, and Min, SJ. The care transitions intervention: results of a randomized controlled trial. *Arch Intern Med*. 2006;166(17):1822-1828.

Fletcher RH, Fairfield KM. Vitamins for chronic disease prevention in adults: clinical applications. *JAMA*.

2002;287:3127-3129.

Hajjar ER, Hanlon JT, Sloane RJ, et al. Unnecessary drug use in frail older people at hospital discharge. *J Am Geriatr Soc*. 2005;53:1518-1523.

Inouye SK, Charpentier PA. Precipitating factors for delerium in hospitalized elderly persons. *JAMA*. 1996;275:852-857.

Katon W, von Korff M, Lin E, et al. Collaborative management to achieve treatment guidelines. Impact on depression in primary care. *JAMA*. 1995;273:1026-1031.

Kerlikowske K, Salzmann P, Phillips KA, Cauley JA, Cummings SR. Continuing screening mammography in women aged 70 to 79 years: impact on life expectancy and cost-effectiveness. *JAMA*. 1999;282:2156-2163.

Kerse N, Elley CR, Robinson E, Arroll B. Is physical activity counseling effective for older people? A cluster randomized, controlled trial in primary care. *J Am Geriatr Soc*. 2005;53:1951-1956.

Kohn LT, Corrigan JM, Donaldson MS, eds. *To Err Is Human: Building a Safer Health System*. Washington, DC: National Academy Press; 2000.

Kuk JL, Ardern CI. Influence of age on the association between various measures of obesity and all-cause mortality. *J Am Geriatr Soc*. 2009; 57(11):2077-2084.

Law MR, Morris JK, and Wald NJ. Use of blood pressure lowering drugs in the prevention of cardiovascular disease meta-analysis of 147 randomised trials in the context of expectations from prospective epidemiological studies. *BMJ*. 2009;338:b1665.

Lazarou J, Pomeranz BH, Corey PN. Incidence of adverse drug reactions in hospitalized patients: a meta-analysis of prospective studies. *JAMA*. 1998;279:1200-1205.

Levinstein MR, Ouslander JG, Rubenstein LZ, Forsythe SB. Yield of routine annual laboratory tests in a skilled nursing home population. *JAMA*. 1987;258:1909-1915.

Lin OS, Kozarek RA, Schembre DB, et al. Screening colonoscopy in very elderly patients: prevalence of neoplasia and estimated impact on life expectancy. *JAMA*. 2006;295:2357-2365.

Mangin D, Sweeney K, Heath I. Preventive health care in elderly people needs rethinking. *BMJ*. 2007;335:285-287.

McCarten JR, Anderson P, Kuskowski MA, McPherson SE, Borson S. Screening for cognitive impairment in an elderly veteran population: acceptability and results using different versions of the Mini-Cog. *J Am Geriatr Soc*. 2011;59:309-313.

Morley JE. Hypertension: is it overtreated in the elderly? *J Am Med Dir Assoc*. 2010;11: 147-152.

Naylor M., Brooten, D, Jones, R, Lavisso-Mourey, R, Mezey, M, Pauly, M. Comprehensive discharge planning for the hospitalized elderly: a randomized clinical trial. *Ann Intern Med*. 1994;120(12):999-1006.

Newman AB, Yanez D, Harris T, Duxbury A, Enright PL, Fried LP. Weight change in old age and its association with mortality. *J Am Geriatr Soc*. 2001;49:1309-1318.

Nichol KL, Nordin JD, Nelson DB, Mullooly JP, Hak E. Effectiveness of influenza vaccine in the community-dwelling elderly. *N Engl J Med*. 2007;357:1373-1381.

Pahor M, Blair SN, Espeland M, et al. Effects of a physical activity intervention on measures of physical performance: results of the lifestyle interventions and independence for Elders Pilot (LIFE-P) study. *J Gerontol A Biol Sci Med Sci*. 2006;61:1157-1165.

Ridker PM, Cook NR, Lee IM, et al. A randomized trial of low-dose aspirin in the primary prevention of cardiovascular disease in women. *N Engl J Med*. 2005;352:1293-1304.

Rubenstein LZ, Josephson KR, Nichol-Seamons M, Robbins AS. Comprehensive health screening of well elderly adults: an analysis of a community program. *J Gerontol*. 1986;41: 342-352.

Sager MA, Rudberg MA, Jalaluddin M, et al. Hospital Admission Risk Profile (HARP): identifying older patients at risk for functional decline following acute medical illness and hospitalization. *J Am Geriatr Soc*. 1996;44:251-257.

Sawaya GF, McConnell KJ, Kulasingam SL, et al. Risk of cervical cancer associated with extending the interval between cervical-cancer screenings. *N Engl J Med*. 2003;349:1501-1509.

Sawka AM, Boulos P, Beattie K, et al. Hip protectors decrease hip fracture risk in elderly nursing home residents: a Bayesian meta-analysis. *J Clin Epidemiol*. 2007;60:336-344.

Schousboe JT, Ensrud KE, Nyman JA, Melton LJ, 3rd, Kane RL. Universal bone densitometry screening combined with alendronate therapy for those diagnosed with osteoporosis is highly cost-effective for elderly women. *J Am Geriatr Soc*. 2005;53:1697-1704.

Simonsen L, Taylor RJ, Viboud C, Miller MA, Jackson LA. Mortality benefits of influenza vaccination in elderly people: an ongoing controversy. *Lancet Infect Dis*. 2007;7:658-666.

Stuck AE, Egger M, Hammer A, Minder CE, Beck JC. Home visits to prevent nursing home admission and functional decline in elderly people: systematic review and meta-regression analysis. *JAMA*. 2002;287:1022-1028.

Thomas EJ, Brennan TA. The incidence and types of preventable adverse events in the elderly. *Br Med J*. 2000;320:741-744.

van Schoor NM, Smit JH, Bouter LM, Veenings B, Asma GB, Lips P. Maximum potential preventive effect of hip protectors. *J Am Geriatr Soc*. 2007;55:507-510.

von Korff M, Katon WJ, Lin EHB, et al. Functional outcomes of multi-condition collaborative care and successful ageing: results of randomised trial. *BMJ*. 2011;343:d6612.

Walma EP, Hoes AW, van Dooren C, Prins A, van der Does E. Withdrawal of long term diuretic medication in elderly patients: a double blind randomised trial. *Br Med J*. 1997;315:464-468.

Welch HG. A piece of my mind. Making the call. *JAMA*. 2011;306:2649-2650.

Whitaker M, Guo J, Kehoe T, Benson G. Bisphosphonates for osteoporosis—where do we go from here? *N Engl J Med*. 2012;366:2048-2051.

Wolinsky FD, Unverzagt FW, Smith DM, Jones R, Stoddard A, Tennstedt SL. The ACTIVE cognitive training trial and health-related quality of life: protection that lasts for 5 years. *J Gerontol A Biol Sci Med Sci*. 2006;61:1324-1329.

推荐读物

Fiatarone MA, O'Neill EF, Ryan ND, et al. Exercise training and nutritional supplementation for physical frailty in very elderly people. *N Engl J Med*. 1994;330:1769-1775.

Gill TM, Williams CS, Mendes de Leon CF, et al. The role of change in physical performance in determining risk for dependence in activities of daily living among nondisabled community-living elderly persons. *J Clin Epidemiol*. 1997;50:765-777.

Gillick MR, Serrell NA, Gillick LS. Adverse consequences of hospitalization in the elderly. *Soc Sci Med*. 1982;16:1033-1038.

Hanlon JT, Schmader KE, Boult C, et al. Use of inappropriate prescription drugs by older people. *J Am Geriatr Soc*. 2002;50:26-34.

Pham HH, Schrag D, Hargraves JL, Bach PB. Delivery of preventive services to older adults by primary care physicians. *JAMA*. 2005;294:473-481.

Ross KS, Carter HB, Pearson JD, et al. Comparative efficiency of prostate-specific antigen screening strategies for prostate cancer detection. *JAMA*. 2000;284:1399-1405.

Schnelle JF, Alessi CA, Simmons SF, Al-Samarrai N, Beck JC, Ouslander JG. Translating clinical research into practice: a randomized controlled trial of exercise and incontinence care in nursing home residents. *J Am Geriatr Soc*. 2002;50:1476-1483.

Singh MAF. Exercise comes of age: rationale and recommendations for a geriatric exercise prescription. *J Gerontol A Biol Sci Med Sci*. 2002;57A:M262-M282.

第6章

谵妄和痴呆

对存在认知功能障碍症状和体征的老年人,及时诊断以及治疗能对患者的整个健康和独立功能产生重大的影响。认知功能障碍可以表现为急性发病,也可以表现为缓慢进展的认知功能损伤。谵妄和痴呆是造成老年人认知功能障碍的主要原因。随着90岁及以上的高龄老人越来越多,各种形式痴呆的发病率也显著增高。社区研究报道,85岁及以上老年人痴呆的患病率高达47%。然而,痴呆的患病率在很大程度上依赖于选择哪种痴呆诊断标准(Mayeux,2010)。急诊或外科25%~50%的老年人在入院时或在住院期间发生谵妄。在养老机构,65岁及以上老年人中50%~80%存在不同程度的认知功能障碍。无论是在医院还是在社区,谵妄通常与痴呆作为共病出现在同一个患者身上。谵妄可以持续到出院后的数天到数周,并且谵妄是老年人功能下降和死亡的一个危险因素,痴呆和谵妄都与高额的医疗费用密切相关(Okie,2011)。

对老年科患者谵妄的误诊和误治可以造成患者死亡率的增加,给患者家人带来痛苦并增加医疗费用。本章将通过提供临床实践框架来诊断和治疗那些谵妄和认知功能障碍的老年患者。尽管其他疾病也可以表现出相似的症状,但我们本章将重点阐述老年患者中造成"糊涂"的最常见的原因——谵妄和痴呆。

习惯上我们对老年患者认知功能异常都统称为"糊涂",对其缺乏确切的定义,因此带来了一些诊断和治疗上的困难。具体地描述认知功能障碍或者认知损害,外加详细记录症状开始时间或特殊异常行为的特征,会为医生提供更多、更准确的有临床价值的信息。必要时最好要记录认知功能筛查和全面的精神状态检查结果。

我们可以使用谵妄诊断量表(confusion assessment method,CAM)进行谵妄筛查。Mini-Cog是非常有用的进行认知功能或痴呆的筛查工具。这两种筛查方法将在本章后面部分进行讨论。

全面的精神状态检查包括以下几大类基本检查内容(表6-1),这些内容是诊断痴呆、谵妄或其他综合征的基本要素。检查者应该对每一项内容进行系统地评估。对每一项内容的评估结果进行记录,有助于发现和评估患者新的精神状态的变化。在诊断和后续的随访中应采用标准且经过验证的认知功能评估方法(见附录)。然而,很多因素可能影响标准精神状态测试结果,例如教育水平、非英语母语、严重听力损害或者基线智力水平较低。因此,标准测试评分并不能用来替代表6-1中的全面的精神状态检查。

表 6-1 精神状态检查的主要内容

意识状态

一般表现和行为

定向力

记忆力（短期记忆和长期记忆）

语言能力

视觉空间能力

执行力（例如计划和统筹安排任务）

其他认知功能（例如计算、解释谚语）

洞察力和判断力

思想内容

情绪和感情

在询问病史过程中，可以通过简单的观察以及同患者互动来获得重要的信息。例如，患者是否清醒、专注？患者回答问题是否恰当？患者穿着修饰是否整洁？患者是否反复重复自己说过的话？患者对自己社会背景、病史的描述准确不准确？这些都提示可能存在记忆损害。医生在病史询问过程中同时可以评估患者的定向力、洞察力和判断力。

关于认知功能的一些特殊问题应该采用委婉的方式进行询问。因为许多早期认知功能障碍的患者对这类问题非常敏感，存在某种心理防御。记忆的 3 个基本要素每一项都应该测试：瞬时记忆（如数字重复）、近期记忆（如数分钟后回忆三样东西）、远期记忆（如描述早年生活的细节）。语言以及认知功能的其他方面也需要仔细评估。例如，患者说话是否清晰？患者是否能阅读（和理解）和书写？患者是否有良好的一般知识（如时事）？其他容易操作的认知功能测试包括进行简单的计算（如买东西时换算零钱）以及临摹画图。解释谚语和列举动物名字（在一分钟列举 12 种动物为正常）是敏感的认知功能指标，并且测试方法简单。

判断力和洞察力通常可以不需要询问特殊的问题，而在进行上述检查时同时进行评估。来自家庭成员或其他照护者的信息对患者判断力和洞察力判断很有帮助，有时甚至是必需的。在检查时出现的任何异常思维都应该引起我们的注意。稀奇古怪的想法、情感思维不协调、幻想（尤其是偏执妄想）都可能在老年认知功能障碍的患者身上出现，并且这对诊断和治疗非常重要。在认知功能测试时有时也可观察到执行力异常。执行力包括计划、统筹排序和以目标为导向的活动执行能力。这些功能对能否完成工具性日常生活活动有重要的意义。执行功能的筛查测验包括画钟试验，画钟试验是 Mini-Cog 测试的一部分（见本章后面部分）。

在整个检查中,应该评估患者的情绪和感情。抑郁、冷漠、偏激、激动和易激惹在老年认知功能障碍患者中很常见(Lyketsos 等,2002)。如果不能识别这些异常表现,可能会造成不恰当的诊断和治疗。对于某些患者,如特别聪明、教育水平低下、智力水平低下和怀疑有抑郁情绪存在,应让有经验的精神科医生采用更详细的神经精神检测进行判断,这有助于确定认知功能异常以及鉴别其他潜在容易混淆的原因。

鉴别诊断

造成老年人认知功能障碍的原因有很多。对表现为"糊涂"的老年人,其鉴别诊断包括脑部疾病(例如卒中、痴呆)、系统疾病的非典型症状(例如感染、代谢紊乱、心肌梗死、充血性心力衰竭)、感官系统损害(例如听力丧失),以及各种药物和乙醇的副作用。

与其他老年疾病相似,认知功能障碍常常不是单一的原因造成的,而是由多种因素共同作用的结果。准确的诊断依赖于明确定义精神状态异常和认知功能异常,以及与之一致的临床综合征。造成老年人"糊涂"的原因可以大致分为三种。

1. 急性紊乱,通常与急性疾病、药物使用和环境因素相关(例如谵妄);

2. 缓慢进展的认知功能障碍,在痴呆综合征中常见;

3. 与情绪障碍和精神疾病相关的认知功能障碍。

老年患者由于不能回答问题或者没有被给予足够的时间来回答,常常被别人认为"老糊涂"。患其他老龄相关疾病的老年人,如听力下降和帕金森病,也会让人误认为是思维混乱或者"老糊涂"。其实单独的年龄增加并不会导致认知水平下降至影响个人功能。随着年龄增加,老年人可以出现思维缓慢、反应时间延长、轻度近期记忆力下降以及执行功能受损,这些情况可能会进展为痴呆,也可能不会进展为痴呆。国际上用轻度认知功能障碍(MCI)和非痴呆认知功能障碍(CIND)来描述上述认知功能缺陷。71 岁及以上美国人超过 20% 有 CIND(Plassman 等,2008)。目前关于 MCI 和 CIND 的定义、流行病学、预后以及治疗的研究都比较多。研究发现 15%~20% 诊断为 MCI 或 CIND 的老年人会在一年内进展为痴呆(Peterson,2011;Ravaglia 等,2008;Ries 等,2008;Sachdev 等,2012)。许多研究都在关注 MCI 的治疗价值,但是到目前为止,没有任何干预措施能预防 MCI 发展为痴呆。

以下三个问题可以帮助准确诊断造成老年人"糊涂"的原因。

1. 症状是否为急性起病(数小时或数天)?

2. 是否有躯体因素造成这些症状(例如疾病、感觉剥夺、药物)?

3. 是否有精神因素造成认知功能障碍或者使认知功能障碍表现复杂化 [即抑郁和(或)精神病]?

这些问题主要用于确定是否存在可治疗的疾病,诊断和治疗这些疾病可能会改善认知功能。

谵妄

谵妄是一种急性或者亚急性精神状态变化,在老年人群尤其常见。住院老年患者中入院时谵妄的患病率约为15%,入院后谵妄发生率可上升至33%。谵妄可持续数天或数周,因此,在急性疾病后期照护也很常见。许多因素可促使老年人发生谵妄,包括感知功能受损、感觉剥夺、睡眠剥夺、活动能力下降以及被转移到不熟悉的环境中。

精神疾病诊断与统计手册(Diagnostic and Statistical Manual of Mental Disorders,DSM-IV-TR,美国精神病协会,2000)制订了谵妄的诊断标准(表6-2)。谵妄的主要特征包括以下几方面:

- 意识障碍;
- 认知的改变,而此改变不能用痴呆来解释;
- 短时间内(数小时到数天)出现症状和体征的变化;
- 症状和体征的波动性;
- 有证据显示这些症状是由某种疾病的生理结果造成的。

意识障碍、注意力不集中、突然发病、认知水平波动是鉴别谵妄和其他认知功能损害原因的主要特征。谵妄的特点是对外在和内在刺激不能维持注意力、感觉错误(如错觉)以及思维碎片化和紊乱。精神运动异常(如坐立不安、反复牵扯床单、老是翻下床、呆滞、困倦以及精神运动活性降低)和情感障碍(如焦虑、害怕、易激惹、愤怒、冷漠)在谵妄患者中很常见。而神经症状在谵妄患者中不常见(扑翼样震颤除外)。

对于住院老年患者,和谵妄发生相关的危险因素包括(Inouye和Charpentier,1996):

- 年龄大于80岁;
- 男性;

表6-2 谵妄的诊断标准

1. 意识障碍(即对周围环境认识的清晰度降低),伴有注意不能集中、不能持久或随时转移注意力

2. 认知的改变(例如记忆障碍、定向不能、言语紊乱或感知功能异常,而此改变又不能用已诊断的痴呆或痴呆进展进行解释

3. 在短时间内发生(通常数小时到数天),并且在一天中病情有波动

4. 病史、体格检查或实验室检查发现症状可能是由以下情况引起:
   a. 全身疾病
   b. 药物中毒、药物副作用或药物戒断

Source: Reproduced with permission from the American Psychiatric Association, 2000.

- 患有痴呆;
- 骨折;
- 有症状的感染;
- 营养不良;
- 使用 3 种或 3 种以上药物;
- 使用抗精神病药物和毒麻药物;
- 使用束缚;
- 保留导尿管。

快速识别谵妄非常重要,因为谵妄往往与其他可逆转疾病相关,并且谵妄的发生预示了不良的临床结局,例如入住养老院甚至死亡。CAM 是一种已验证的谵妄筛查工具(Inouye 等,1990)。CAM 量表诊断谵妄需要具备以下条件:

- 急性起病,病程波动性变化　并且
- 注意力不集中　并且
- 思维紊乱　或者
- 意识水平改变

鉴别谵妄和痴呆非常重要,因为痴呆不会立即危及生命,但如果把谵妄患者误诊为痴呆,可能会延误诊断和治疗诱发谵妄的内科疾病,其实这些内科疾病非常严重但又通过治疗可以逆转。对于那些入院前认知功能正常或者不明确认知功能状态的患者,当处于谵妄状态时,不能做痴呆的诊断。要诊断痴呆,必须要治疗所有导致谵妄的可逆因素后才能进行,我们在后面的章节里会具体讨论。表 6-3 提供了有助于鉴别谵妄和痴呆的临床要点。日落现象是指夜间更容易发生思维混乱,这一现象在老年人尤其是已患有痴呆的老年人中十分常见。日落现象可能是由于患者在不熟悉的环境(例如医院)中有感觉剥夺。而出现日落现象的患者往往可能符合谵妄的诊断标准。

由于导致老年人谵妄原因非常多,将所有原因列出在临床实践中并不实用。表 6-4 列举了一些常见的原因,其中有些原因需要特别注意。对于任何一个出现思维混乱的老年人,我们都需要评估患者是否存在一些可治疗的疾病,如代谢紊乱、感染以及造成心输出量下降的原因(即脱水、急性失血、心力衰竭)。评估内容应该包括生命体征(如脉搏血氧饱和度、指尖血糖)、仔细的体格检查、血常规、基本的代谢指标,并根据患者的症状和并发症选择其他诊断性的检查。

很多时候以上的这些检查结果都是阴性。没有病灶相关的症状和体征的脑皮质小梗死也可能造成谵妄。对这种小的脑梗死医生通常很难或不可能准确地诊断,但是对于某些患者,尤其是对有高血压史、既往有脑卒中史、短暂性脑缺血发作史或心律失常的患者应高度怀疑。如果这类患者谵妄复发,应积极搜寻血栓来源,同时治疗相关疾病(如高血压)。在急性照护机构的患者身上常见的便秘和尿潴留,也可能引起认知功能的戏剧性变化,导致谵妄的急性发病。患者大小便的潴留如果缓解,那么谵妄的症状也会消失,这种明显变化特别会给人留下深刻的印象。

表 6-3　谵妄和痴呆的临床表现比较

谵妄	痴呆
明显精神行为变化（活动亢进或活动抑制,嗜睡或易激）	无明显精神行为变化（患者基线活动水平）
意识水平变化	无意识水平变化
注意力维持时间短暂	注意力持续时间无变化
语无伦次	找词困难或失语（多发梗死性痴呆）
常见幻觉（通常为幻视）和错觉	幻觉少见,路易体痴呆晚期可能出现幻觉
睡眠－觉醒周期紊乱	可能影响睡眠,但睡眠－觉醒周期通常很少受影响
CAM 筛查测试为阳性	CAM 筛查测试为阴性
在短时间内出现症状,持续数天到数周	症状通常为逐渐起病,在数年内进行加重
症状和体征具有显著波动性	一天内症状可能有所不同,但波动变化不是主要表现
通常伴有急性疾病和（或）药物副作用	不伴有急性疾病

表 6-4　造成老年患者谵妄的常见原因

代谢疾病	充血性心力衰竭
低氧血症	**卒中（包括皮层小梗死）**
高碳酸血症	**药物（表 6-5）**
低血糖或高血糖	**中毒（乙醇或其他）**
低钠血症	**低体温或高热**
氮质血症	**急性精神疾病**
感染	**更换到不熟悉的环境中（尤其是感知刺激减少）**
心输出量减少	**其他**
脱水	便秘
急性失血	尿潴留
急性心肌梗死	

　　药物是导致老年人急性和慢性认知功能障碍的主要因素之一。使用麻醉药物的风险尤其高。表 6-5 列举了可能造成或加重谵妄的药物。老年谵妄患者要尽量避免或停止使用那些会导致老年人认知功能恶化的药物。环境因素,尤其是居住地点的突

表 6-5　导致及加重谵妄和痴呆的药物 *

镇痛药物	心血管药物
麻醉性镇痛药物	抗心律失常药物
非麻醉性镇痛药物	地高辛
非甾体消炎药	**H$_2$ 受体拮抗剂**
抗胆碱药物 / 抗组胺药物	**精神药物**
抗惊厥药物	抗焦虑药物
高血压药物	抗抑郁药物
	抗精神病药物
抗帕金森药物	镇静药 / 催眠药
乙醇	**肌松剂**
	类固醇

*,其他药物也可导致谵妄,但不常见。

然变化（例如住院、去旅行或入住养老院）和感觉剥夺都可能会导致谵妄。早期痴呆老年人更容易发生上述情况（见下一节）。如果采取一些预防措施,例如提前让老年人对地点的变化做好心理准备;在新环境的周围布置老年人熟悉的物品;用灯光、时钟和日历强化感觉刺激等,都可以有助于预防和处理谵妄。老年住院患者生活计划（Hospital Elder Life Program）被证实可以帮助高危的住院老年人预防谵妄和认知功能下降（Inouye 等,1999;Inouye 等,2000;详见 http://hospitalelderlifeprogram.org/public/public-main.php）。HELP 干预方案包括了评估谵妄的可逆危险因素的方法,以及对发生谵妄的患者进行医疗干预和环境干预,并且研究证实 HELP 方案在社区医院也可实施（Rubin 等,2011）。

痴呆

痴呆是指由于智力下降和记忆力减退导致不能维持日常生活功能的临床综合征。由于认知功能受损从而丧失日常生活活动能力是鉴别痴呆和 MCI 的关键点。痴呆的主要特点包括:

1. 渐进性病程（通常经历数月到数年）;

2. 没有意识障碍。

老年人群的痴呆可分为两大类:

1. 可逆或部分可逆性痴呆;

2. 不可逆性痴呆。

可逆性痴呆

虽然明确可逆性痴呆患者是否存在潜在的和可以治疗的可逆因素十分重要,但可逆性痴呆患者在整个痴呆患者中所占的比例非常小(Clarfield,2003)。此外,即使发现了可逆的因素也不能保证痴呆症状会在逆转该因素后得到改善。

表6-6列出了造成可逆性痴呆的原因。这些原有可通过仔细询问病史、体格检查和特定的实验室检查来发现。可能会导致认知功能异常的药物应立即停止使用(表6-5)。对过度饮酒的老年患者应高度怀疑痴呆的可能。不同人群的乙醇摄入量变化非常大,饮酒往往会被医生忽视,并且饮酒除了可能导致痴呆外,还可导致谵妄、抑郁、跌倒以及其他并发症。

"抑郁假性痴呆"是指因患抑郁症而导致的可逆性或部分可逆性的认知功能损伤。超过1/3的门诊痴呆患者以及更高比例的养老院老年人同时患有抑郁症和痴呆。抑郁症和痴呆之间的相互作用关系很复杂。许多早期痴呆患者会出现抑郁,而许多患者在出现痴呆症状前就可能已被诊断为抑郁。要分辨有多少认知损害是由抑郁症引起的、多少是由器官因素引起的,的确非常困难。有些临床特征在诊断时可能会有帮助,包括以记忆力下降为主诉、检查发现片状和不连续性的认知功能受损以及在检查时常常回答"不知道"。由精神科医生或其他受过专业培训的健康照护者进行的详细神经心理测试能诊断。由于抑郁会导致智力下降,有时即使进行了全面的评估后诊断仍不确定。在这种情况下,小心地试用抗抑郁治疗可帮助诊断,并可能有助于改善患者整体功能和生活质量。可逆性认知功能障碍的老年患者如果出现抑郁,随后数年出现痴呆的风险相对较高,应密切关注他们的认知功能变化。

表6-6 可逆性痴呆的病因

肿瘤	自身免疫性疾病
代谢紊乱	中枢神经系统血管炎、颞动脉炎
创伤	弥散性系统性红斑狼疮
中毒	多发性硬化
酒精中毒	药物(表6-5)
重金属	**营养问题**
有机毒物	**精神疾病**
感染	抑郁症
病毒,包括 HIV	其他问题(如颅压正常型脑积水)

Source:Reproduced with permission from Costa et al.,1996.

HIV,人类免疫缺陷病毒。

不可逆性痴呆

目前推荐的几种不可逆性痴呆的分类（表 6-7）如下：

1. 中枢神经系统退行性疾病；

2. 血管疾病；

3. 创伤；

4. 感染。

阿尔茨海默病（Alzheimer disease，AD）、其他退行性疾病相关痴呆以及血管性痴呆在老年人痴呆原因中占绝大多数，因此本章将对其进行重点讨论。

阿尔茨海默病以及其他退行性疾病

AD 和多发梗死性痴呆是老年人痴呆最主要的原因。它们常常同时存在于一个患者（Snowden 等，1997；Langa、Foster 和 Larson，2004）。在某些系列报道中，路易体痴呆（DLB）的发病率高达 25%，其主要症状可与 AD 及帕金森痴呆的症状相重叠。一些数据提示 [123]I- 间碘苄胍心肌显像可以帮助鉴别 DLB 和 AD（Yoshita 等，2006），但此项技术仍然处在研究阶段。除了病理学特点，DLB 还有以下临床特点：

- 幻视；
- 帕金森体征；
- 警觉性和注意力的改变。

表 6-8 列举了 AD 的诊断标准。家族史和年龄增加是 AD 的主要危险因素。65

表 6-7　不可逆性痴呆的病因

中枢神经系统退行性疾病	动脉炎
阿尔茨海默病	缺氧（继发于心搏骤停、氧化亚氮中毒引起的心力衰竭）
路易体相关性痴呆	
帕金森病	创伤性痴呆
皮克病	颅脑损伤，包括拳击员痴呆症
亨廷顿病	感染
进行性核上性麻痹	获得性免疫缺陷综合征
其他	机会性感染
血管性痴呆	克－雅病
脑血管疾病（多发梗死性痴呆）	进行性多灶性脑白质病
宾斯旺格病	脑炎后痴呆

Source：Adapted from Katzman, Lasker, and Bernstein, 1988.

岁及以上老年人 6%~8% 患有 AD,其患病率每 5 年增加一倍,近 30% 超过 85 岁的老年人患有 AD。到了 90 岁,AD 患者的一级亲属患 AD 的可能约为 50%。染色体 1、14、21 遗传基因罕见突变与早发型家族性 AD 有关,某些晚发型 AD 与染色体 12 突变有关。目前与晚发型 AD 相关性最强的基因是 19 号染色体上载脂蛋白 E4(apo E-E4)等位基因。携带一个或多个该等位基因拷贝的白种人,患 AD 相对风险大约是非携带者的 2.5 倍。然而,apo E-E4 的检出不能预测非洲裔美国人和拉美裔美国人患 AD 的风险。由于 apo E-E4 基因对 AD 的诊断既无敏感性,也无特异性,因此不推荐将其作为 AD 的筛查指标。即使在高风险人群,也不推荐将 apo E-E4 基因检测作为常规筛查项目。

其他可能导致 AD 的原因包括既往脑外伤史、女性、教育水平低下以及其他仍未确定的可疑基因。关于降压药物、ω-3 脂肪酸、运动、认知干预等保护作用的研究仍然在进行中。这些因素也许可以帮助预防或延缓认知功能减退以及 AD 的发病,但到目前为止尚无定论(National Institutes of Health,2010)。

血管性痴呆

在老年人群中,常见的血管性痴呆主要由多发脑梗死(多发梗死性痴呆)造成的。多发梗死性痴呆可单独发生,也可与其他导致痴呆的原因并存(Zekry、Hauw

表 6-8　AD 的诊断标准

1. 以下列两点为表现的多个认知领域的损害

　A. 记忆损害(不能学习新信息或不能回忆过去学习的知识)

　B. 一个(或多个)以下认知障碍

　　a. 失语(语言障碍)

　　b. 失用(尽管运动功能完整,但无法完成目的动作)

　　c. 失认(尽管感觉功能正常,但不能识别或辨认物体)

　　d. 执行功能下降(即计划、组织、排序、抽象能力)

2. 认知损害已经严重影响社会或职业能力,并且社会功能和职业能力较以前明显下降

3. 发病过程为逐渐起病并且认知功能持续下降

4. 认知损害不是由以下原因造成的

　A. 其他中枢系统疾病(如脑血管疾病、帕金森病、亨廷顿病、硬膜下血肿、正常颅压脑积水、脑肿瘤)

　B. 可造成痴呆的系统性疾病(如甲状腺功能减退、维生素缺乏、高钙血症、神经梅毒、HIV 感染)

5. 认知功能障碍不是在谵妄过程中发生

6. 症状不能用其他心理精神疾病解释(如抑郁症、精神疾病)

Source:Reproduced with permission from the American Psychiatric Association,2000.

和 Gold，2002）。尸检研究显示，脑血管疾病在 AD 的发病以及 AD 症状严重程度中起重要作用（Snowden 等，1997）。患者持续反复发生皮质或皮质下卒中会导致多发梗死性痴呆的发生。许多卒中灶都很小，不能造成永久性或局灶性神经功能缺损，也不能在计算机断层扫描（CT）中留下卒中的证据。磁共振成像（MRI）对检测小梗死灶更为敏感，但由于 MRI 扫描越来越多，出现一些对结果的过度解读倾向。表 6-9 列出了易发生多发梗死性痴呆患者的特点，并对比了原发退行性病变和多发梗死性痴呆的临床特点。多发梗死性痴呆的一个重要特点是认知功能呈阶梯性恶化（图 6-1）。

评估

诊断痴呆的第一步是识别是否存在痴呆。Mini-Cog 是一种非常有用的筛查工具，可以确定哪些患者需要进一步评估。它评估了记忆力（三词回忆法）和执行能力（画钟试验）（Borson 等，2003），目前对 Mini-Cog 的认知功能筛查价值仍有争议。尽管缺乏有效的治疗手段，但筛查可以确定哪些认知功能障碍需要进一步随访，从而有助于提供医疗支持以及对患者及家属进行教育。

表 6-10 列举了需要进一步评估的症状。当患者表现出一个或多个症状时，需要

表 6-9 AD 和多发梗死性痴呆临床特点比较

特点	AD	多发梗死性痴呆
人口学特征		
性别	女性常见	男性常见
年龄	一般 75 岁以后	一般在 60 岁后
病史		
认知损害的进展	逐渐进展	间断或者偶然发作，呈阶梯性恶化
高血压病史	少见	常见
卒中史、短暂缺血性发作病史或其他神经系统病灶症状	少见	常见
体格检查		
高血压	少见	常见
局灶神经系统体征	不常见	常见
动脉硬化性心脏病体征	少见	常见
情绪偏激	少见	更常见

考虑进行以下的评估:

• 注意病史询问和体格检查,包括评估是否存在谵妄、抑郁症和其他合并疾病（如感觉功能受损）;

• 功能状态评估（见第3章）;

• 精神状态评估（表6-1）;

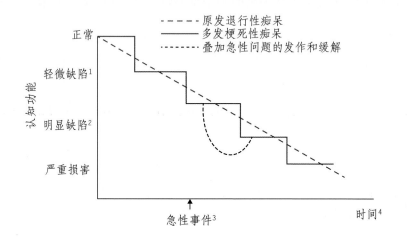

图 6-1 对比原发退行性痴呆和多发梗死性痴呆病程。1. 由患者自身发现,但仅可通过详细测试予以证实。2. 由家属或朋友发现的损伤。3. 见文中解释。4. 明确的病程时间是多变的,参见上文。

表 6-10 提示可能存在痴呆的症状

• 学习和保留新信息
  是否重复;不能记住最近的对话、事件、约会;经常把东西放错地方

• 处理复杂任务
  不能跟上复杂的思路或不能完成很多步骤的复杂任务,例如维持收支平衡或者煮饭

• 推理能力
  无法用合理的计划解决工作或生活中的问题,例如如果浴室被淹了应该怎么办,表现反社会规则的行为

• 空间能力和定向力
  以下行为出现困难:驾驶车辆、收拾屋子里的东西、在家附近找到回家的路

• 语言
  越来越难找到词汇表达自己的意思并进行对话

• 行为
  显得更加被动,反应下降;或比平常更加烦躁,比平时更加多疑,错误理解视觉或听觉刺激

Source:Reproduced from Costa et al,1996.

• 选择适当的实验室检查,以排除可逆性痴呆和谵妄。

　　表 6-11 概括了痴呆评估病史的主要部分。由于许多躯体疾病和药物均可造成认知功能受损,因此需要询问患者目前所患疾病以及正在使用的处方药和非处方药(包括乙醇)。应该描述患者痴呆的性质和严重程度,例如,哪方面认知功能受到损害?入院原因是患者自述的认知功能损害还是家属描述的认知功能损害?患者对这些问题的反应如何?回答以上的问题可以帮助鉴别诊断谵妄、抑郁症以及混合情况。另外,症状的起病以及进展速度非常重要。突然出现的(几天之内)认知功能受损提示我们应该搜索是否存在谵妄的危险因素(表 6-4)。不规律的、阶梯式的认知功能减退(与均匀渐进相反)更倾向于诊断多发梗死性痴呆(表 6-9 和图 6-1)。痴呆的患者常会因为一次突然发生的认知功能恶化而被带到医生面前进行评估(图 6-1 中黑色虚线所示),而这些患者此时往往符合谵妄的诊断标准。这样的突发的认知功能改变可能是由以下原因诱发的:无明显局灶症状的小卒中、急性躯体疾病、药物、环境改变或亲人离世。只有仔细地询问病史(或询问家庭成员)才能帮助医生判断患者是否在既往痴呆的基础上叠加了急性事件。正确处理这些急性事件有助于改善患者的认知功能(图 6-1 中黑色虚线所示)。

　　病史询问还应包括一些通常需要痴呆患者特别留意的具体问题。这些问题包括四处游荡、危险驾驶、撞车、攻击性行为(例如言语激动、身体攻击和夜间易激惹)、妄

表 6-11　痴呆评估:病史

总结目前所患疾病和身体不适	危险驾驶或撞车
列出药物清单(包括非处方药物和乙醇)	攻击性或自残性行为
心血管疾病和神经系统疾病病史	语言激动
明确症状的主要特点	身体攻击
认知障碍的性质(记忆 vs. 其他认知功能)	失眠
起病和疾病进展速度	个人卫生差
功能受损情况(如管理钱财或者药物)	营养不良
伴随的精神症状	失禁
抑郁	**社会情况评估**
焦虑或易激惹	居住环境
偏执	社会支持
精神病思维过程 [妄想和(或)幻觉]	有亲戚或其他照护者
询问其他特殊问题	照护者的雇佣与健康情况
四处游荡(或走失)	

想或幻觉、失眠、个人卫生情况差、营养不良、大小便失禁（Lyketsos 等，2002）。这些患者需要细心照护，常常需要家人和其他照护者介入。

痴呆患者的社会功能评估尤其重要，应该评估患者的居住环境和社会支持情况。和功能状态一样，这些因素在痴呆患者的治疗中起着重要作用，是决定患者是否需要入住照护机构的关键因素。相对于有较强社会支持的患者，患痴呆并缺乏社会支持的患者需要入住更高级别的照护机构。此外，对于缺乏配偶、子女或其他亲戚照护支持的老年人，照护者的雇佣与健康情况在决定是否需要机构照护介入起着关键的作用。

体格检查方面尤其应该关注心血管系统和神经系统。高血压合并其他心血管系统表现以及局灶性神经系统阳性体征（如单侧感觉减弱或缺失、偏盲、巴宾斯基反射）提示多发梗死性痴呆的诊断。病理反射（如眉心反射、掌颏反射）不具有特异性，可以在许多类型的痴呆中发现，也可以在少部分正常老年人中发现。某些额叶释放症状以及实体感觉或精细触觉损伤、步态异常、小脑测试异常，在 AD 患者中明显比同年龄正常老年人常见。应该检查是否存在帕金森症状（震颤、运动迟缓、肌肉僵直），因为这些症状提示 DLB 或者帕金森病。

应该对患者进行详细的精神状态评估（表 6-1）和标准的精神状态测试（见附录）。当患者精神状态评估正常但存在功能和（或）行为改变时（这种情况常发生在知识水平较高的患者身上），或者患者的精神状态测试分数很低但没有功能障碍（这种情况常发生在教育水平较低的患者身上），神经心理测试会有所帮助。神经心理测试也可以帮助鉴别抑郁症和痴呆，并且能为患者、家庭以及健康工作者指出患者哪些方面的认知功能较强、哪些方面较弱。

特定的实验室检查可帮助排除可逆性痴呆（表 6-12）。尽管头部 CT 和 MRI 很昂贵，但它们容易实施，应用来针对那些近期起病且没有其他临床症状以及局灶性神经系统症状或体征的痴呆患者，以排除未发现的可逆转的结构性损伤。影像学发现脑萎缩并不能诊断 AD，脑萎缩可发生在正常老龄化以及其他特殊疾病病程中。因此，推

表 6-12　痴呆评估：推荐的实验室检查

血液检查	维生素 B_{12}
血常规	梅毒血清学检查（如果怀疑）
血糖	HIV（如果怀疑）
尿素氮	**影像学检查**
电解质	头部 CT（或 MRI）
血钙和血磷	**其他检查**
肝功能	神经心理测试（部分患者，见正文）
促甲状腺激素（TSH）	

荐影像学检查仅限于用来排除那些可治疗的病因（如硬膜下血肿、肿瘤、颅压正常型脑积水）。CT 和 MRI 有各自的优缺点，在检测可治疗的结构性损害的效果上两者大致相同。MRI 在多发梗死性痴呆中能发现更多的病灶，但同时也会发现临床意义不确定的白质改变。正电子发射断层扫描（PET）检测葡萄糖代谢异常，对存在 AD 风险的患者可在临床症状出现的前数年就发现异常。但是 PET 扫描检测葡萄糖代谢或淀粉样斑块目前还主要用于研究，而不能将 PET 作为一个临床诊断 AD 的工具。建议患者抽血化验的目的是寻找并发症，而不是确定痴呆的潜在病因。例如，甲状腺激素和（或）维生素 B$_{12}$ 替代治疗对于患者的健康非常重要，但还没有被证实能够逆转认知缺陷（Clarfield，2003；Balk 等，2007）。

痴呆患者的治疗

一般原则

表 6-13 概括了痴呆患者治疗的关键原则。优化治疗痴呆的合并疾病，给痴呆患者家庭提供咨询，内容包括痴呆的分期，避免使用某些药物和过量饮酒、讨论治疗行为异常的策略，如果出现行为异常如何提前应对、未来的规划等。这些都是痴呆早期治疗中非常重要的步骤。

虽然绝大多数痴呆患者不能被彻底治愈，但优化治疗可以改善这些患者的功能、整体健康状况以及患者家人和其他护理人员的状况。

一旦发现造成痴呆的可逆或部分可逆的因素（表 6-6），应进行治疗。小卒中（腔隙梗死）可能会导致 AD 患者和血管性痴呆患者认知功能进一步恶化，应通过控制高血压防止小卒中的发生。因此，应该治疗痴呆患者的高血压，同时避免降压药物的副作用。其他具体疾病如帕金森病和糖尿病也应积极治疗。治疗痴呆和其他疾病特别具有挑战性，因为药物的副作用可能对认知功能产生不利的影响。

药物治疗

痴呆药物治疗的 4 个基本原则：

1. 避免使用促使认知功能恶化的药物，主要是指有较强抗胆碱活性的药物；

2. 使用可以改善认知和功能的药物；

3. 治疗与痴呆共存的抑郁；

4. 治疗痴呆的并发症，如偏执、幻觉、精神错乱、行为症状如激越（包括语言和身体激越）。

抗抑郁治疗能给痴呆患者带来巨大的获益（Lyketsos 等，2003），详细内容将在第 7 章介绍。是否使用抗精神病药物治疗痴呆患者的精神症状目前还存在很大的争议

表 6-13　治疗痴呆患者的关键原则

通过体育锻炼、思维可塑原则和活动优化患者的体力和心理功能

治疗潜在其他疾病 [如高血压、帕金森病、抑郁（第 7 章）]

避免使用能对中枢神经系统产生不良影响的药物（除非需要治疗精神症状或行为异常，见第 14 章）

评估环境，如果需要，可建议更换环境

鼓励体力和脑力活动

避免强调知识能力的情况；尽可能使用记忆辅助工具帮助患者记忆

如果要变动位置，提前准备

加强营养

辨别和处理行为症状和并发症

四处游荡

危险驾驶

行为异常

抑郁（见第 7 章）

易激惹或攻击

精神症状（妄想、幻觉）

营养不良

失禁（见第 8 章）

提供持续的照护

认知功能和身体功能的再评估

内科疾病的治疗

向患者和家属提供疾病相关信息

疾病的性质

认知功能障碍程度

预后

向患者和家属提供社会服务信息

当地 AD 协会

社区医疗照护资源（日间中心、家庭管家、家庭健康助手）

法律和财务咨询

使用预设医疗计划

　向家庭提供以下咨询：

　制订切实可行的目标和期望

　识别和处理家庭矛盾

　处理愤怒和内疚

　决定是否入住或暂缓入住养老院

　法律问题

　伦理问题（见第 17 章）

　考虑是否姑息治疗和临终关怀（见第 18 章）

（Sink、Holden 和 Yaffe，2005；Schneider 等，2006；Ayalon 等，2006；Maher 等，2011）。大部分专家和指南推荐采用非药物干预方案进行治疗，尽量避免使用抗精神病药物。除非患者对自己或他人的安全造成威胁或非药物治疗失败，才考虑使用抗精神病药物。非典型抗精神病药物和体重增加有关，并且由于药物相关性死亡的增加，现在美国 FDA 已对此类药物进行"黑框警告"。此外，美国医疗保险和医疗辅助服务中心开展了一项活动，其目的是提高养老院治疗的合理性并且减少抗精神病药物在养老院的使用。如果痴呆患者出现新的行为症状或原有症状加重，应该立即进行医学评估以确定可治疗的潜在病因。对于严重痴呆患者，疼痛可能难以发现，当患者出现身体或言语激越而无明显诱因时，可以经验性给予对乙酰氨基酚治疗，研究证实该方案是有效的（Husebo 等，2011）。在使用抗精神病药物之前，应首先考虑采用非药物干预，除非是患者存在明显的精神症状和（或）患者的行为危及自身和其他人的安全。药物治疗包括抗精神病药物治疗将在第 14 章讨论。

AD 的主要治疗药物是胆碱酯酶抑制剂。这类药物对于改善 AD 患者功能和生活质量的效果目前仍存在争议。针对每个患者，我们都应仔细权衡药物治疗的潜在获益以及药物带来的风险与费用。部分证据显示该类药物对多发梗死性痴呆和 DLB 也有部分治疗效果。目前上市药物有 4 种：他克林、多奈哌齐、利凡斯的明和加兰他敏。随机对照试验显示这些药物对认知功能有改善作用，可能会改善和防止患者整体功能的退化，潜在的好处就是推迟患者入住养老院的时间（Ritchie 等，2004；Carson、McDonagh 和 Peterson，2006；Winblad 等，2006）。对于很多患者这些改善的临床意义并不明显（Raina 等，2008）。他克林有潜在的肝毒性，因此没有被广泛使用；胃肠道副作用（包括恶心、呕吐和腹泻）也是个问题；另外药物相关的噩梦也让人烦恼。而这些药物带来的好处主要有轻微地改善认知功能、延缓数月发生认知功能进一步恶化、延缓痴呆相关的精神行为异常。尽管这些药物目前已经被用来治疗痴呆相关行为症状，但至少有一项对照研究的结果提示，多奈哌齐对改善痴呆行为异常是无效的（Howard 等，2007）。

其他药物，包括雌激素（女性使用）、维生素 E、银杏叶片、非甾体抗炎药曾被用于预防和（或）治疗痴呆，但是没有证据证明这些药物的疗效（大部分证据证明无效），同时也没有证据证明补充维生素 B_{12}、维生素 B_6、叶酸可改善认知功能（Balk 等，2007）。

非药物治疗

许多支持手段以及非药物干预方案对提高痴呆患者整体功能及其家人生活质量很有帮助（表 6-13）。这些干预措施包括对照护者的具体建议（例如改变物理环境、使用记忆辅助工具、避免紧张的工作、准备将患者转移到另一个照护更周全的地方），以及一般性的技术（例如提供信息和咨询服务）（Ayalon 等，2006）。在老年痴呆症协会和 Rosalyn Carter Institute's Savvy Caregiver Program 可以找到许多帮助照护者的资源（网址在最后一章）。许多养老院都设立了特殊护理单元以照护痴呆患者。但是几乎没有证据可以证实养老院的特殊单元能改善痴呆患者的预后（Phillips 等，1997；Rovner 等，1996）。非药物干预方案可以并且能有效地治疗痴呆患者的激越行为（Cohen-Mansfield、Libin 和 Marx，2007）。在特殊痴呆单元也设立生活辅助设施，包括特殊设计的环境、训练有素的工作人员、一定强度的锻炼计划、将养老院环境装饰的与医院不一样。这样的特殊痴呆护理单元的效果以及晚期痴呆的患者是否能在其中得到积极的治疗尚需进一步的研究。

痴呆的症状，例如记忆丧失、失语、运动不能、视觉失认、冷漠，通常与认知功能障碍的严重程度相关。这给照护者的工作带来了很大的挑战，例如与痴呆患者互动、激励患者、实施恢复性的护理干预措施等。除了功能性和主观能动性的挑战，痴呆患者的精神行为症状，如言语和身体攻击、睡眠障碍、抑郁症、妄想、幻觉和拒绝接受护理，至少在 50%~80% 的痴呆患者病程的某个时期都发生过。由于家庭照护者常承受巨大的压力，照护痴呆患者会严重影响照护者的生活质量和健康。因此，推荐并协助照护者寻找当地的痴呆照护资源，以减少照护者的负担，是痴呆治疗的必要措施。在长期护理设施中，主要健康照护提供者——助理护士，经常会面对认知障碍患者的激越和不合作行为。许多通过行为问题管理来促进患者功能活动的技术手段已被证实有效。这些技术包括了解患者的过去、借鉴患者过去的生活经验和模式（如在痴呆单元房间的外面放置记忆盒子，让家庭主妇做家庭工作）、幽默的语言、提供简单重复的活动、鼓励患者模仿一些行为或活动、面对面交流、使用多种感官输入（例如语音或手写）等。

为痴呆患者提供连续的护理对痴呆的治疗尤为重要。对患者认知功能的再评估有助于确定是否存在可逆的导致认知功能恶化的因素，可以就患者残余功能为家庭和其他照护者提出具体的意见。家庭是对非养老机构的痴呆患者进行治疗策略的主要实施目标。照护痴呆的亲属意味着身体、情感和经济上承受着巨大的压力。有关疾病本身的一些信息、认知损害的严重程度以及可以帮助管理痴呆患者社区资源的相关信息，对那些痴呆家庭及照护者显得尤为重要。例如老年痴呆症协会和区域老年人机构（Area Agency on Aging）这样的社区资源，可以提供相应的教育和联系服务。预测常见痴呆相关行为问题（如四处游荡、大小便失禁、昼夜颠倒、夜间激越行为）并教会家庭成员相关的应对策略也至关重要。危险驾驶可能导致车祸，是一个特别棘手的问题。现在有一种较好的方法可以明确患者是否能够安全驾驶（Carr 等，2011）。美国的许多州要求对仍然持有驾驶证的痴呆患者进行报告。四处游荡对痴呆患者个人安全威胁最大，并且常常导致患者跌倒。大小便失禁在痴呆患者身上也很常见，常常给家庭成员和照护者带来麻烦（见第 8 章）。一些书籍提供了痴呆家庭治疗技巧的信息和建议非常有帮助（见推荐读物）。在美国的大部分大城市可以找到老年痴呆症协会组织的痴呆患者家庭支持小组。家庭辅导可以帮助处理各种问题，如愤怒、内疚、决定是否入住养老院、处理患者的资产、临终关怀。同时我们应鼓励痴呆患者及其家属讨论和记录自己愿望，在疾病早期确定医疗代理人或采用其他类似方式确保患者得到长久照护（见第 17 章）。鼓励家庭成员定期寻找临时看护，为自己腾出一些时间。很多社区设有临时看护项目。如果没有这样的项目，通常可以定期安排主要家庭照护者非正式地休息一下，以减轻他们的负担。这样的"假期"将有助于照护者应付压力。通常一个多学科健康专家小组由一名医生、一名护士、一名社会工作者组成。必要时还可增加一名康复治疗师、一名律师、一名神职人员。小组成员必须共同协作管理痴呆患者，并为家庭和护理人员提供支持。

老年痴呆是目前公认的终末期疾病，对于晚期痴呆的患者，很多诊断和治疗干预措施都价格昂贵，并对生活质量和功能改善没有明显效果。制订进一步的护理计划，并与患者指定的代理决策者讨论提前的应对方案，是管理痴呆患者的重要方面。晚期痴呆是该领域众多专家近期综述的主题（Mitchell 等，2012），这些痴呆患者的治疗在第 16 至 18 章均有涉及。

证据总结

应该做

- 评估导致谵妄、痴呆以及新发或恶化的痴呆相关行为异常的可逆病因。
- 仔细检查患者的用药，以确定是否存在一个或多个可影响认知功能的药物，并尝试以减少这些药物的使用。
- 筛查可能给痴呆症患者带来风险的行为和症状（例如在无人看守时自己做饭、驾驶、夜间游荡）。
- 筛查老年痴呆患者是否存在抑郁，抑郁会加重认知功能障碍。
- 关注照护者的健康和精神状态。
- 讨论进一步的护理计划，并为患者和照护者设定切合实际的目标和期望。

不应该做

- 常规给每一个认知功能障碍患者做脑部影像学检查。
- 给认知功能障碍的患者使用精神兴奋药物，其实并没必要使用。
- 使用抗精神病药物治疗与痴呆相关的行为症状（除非排除潜在的可治疗的疾病、非药物干预失败或者患者的行为危及自身和他人的安全才可使用）。
- 对住院老年谵妄或痴呆患者使用物理约束（除非对保障患者的安全和治疗非常必要时才可使用）。

考虑做

- 如果诊断不确定或患者或家庭希望更好地理解认知能力时，可进行正式的神经心理测试。
- 老年痴呆患者试用胆碱酯酶抑制剂。
- 痴呆合并抑郁的患者合理使用抗抑郁药物。

• 向患者家庭成员介绍互助小组、家庭服务员以及在适当的时候寻找临时看护。

（李颖 译；苏琳 岳冀蓉 校）

参考文献

American Psychiatric Association. *Diagnostic and Statistical Manual of Mental Disorders*.Text Revision, 4th ed. Washington, DC: American Psychiatric Association; 2000.

Ayalon L, Gum AM, Feliciano L, et al. Effectiveness of nonpharmacological interventions for the management of neuropsychiatric symptoms in patients with dementia. *Arch Intern Med*. 2006;166:2182-2188.

Balk EM, Raman G, Tatsioni A, et al. Vitamin B6, B12, and folic acid supplementation and cognitive function. *Arch Intern Med*. 2007;167:21-30.

Borson S, Scanlan JM, Chen P, et al. The Mini-Cog as a screen for dementia: validation in a population-based sample. *J Am Geratr Soc*. 2003;51:1451-1454.

Carr DB, Barco PP, Wallendorf MJ, et al. Predicting road test performance in drivers with dementia. *J Am Geriatr Soc*. 2011;59:2112-2117.

Carson S, McDonagh MS, Peterson K. A systematic review of the efficacy and safety of atypical antipsychotics in patients with psychological and behavioral symptoms of dementia. *J Am Geriatr Soc*. 2006;54:354-361.

Clarfield AM. The decreasing prevalence of reversible dementias: an updated meta-analysis. *Arch Intern Med*. 2003;163:2219-2229.

Cohen-Mansfield J, Libin A, Marx MS. Nonpharmacological treatment of agitation: a controlled trial of systematic individualized intervention. *J Gerontol Med Sci*. 2007;62A: 908-916.

Costa PT Jr, Williams TF, Somerfield M, et al. *Recognition and Initial Assessment of Alzheimer's Disease and Related Dementias*. Clinical Practice Guideline No. 19. Rockville, MD: U.S. Department of Health and Human Services, Public Health Service, Agency for Health Care Policy and Research; November 1996; AHCPR Publication No. 97–0702.

Howard RJ, Juszczak E, Ballard CG, et al. Donepezil for the treatment of agitation in Alzheimer's disease. *N Engl J Med*. 2007;357:1382-1392.

Husebo BS, Ballard C, Sandvik R, Nilsen OB, Aarsland D. Efficacy or treating pain to reduce behavioural disturbances in residents of nursing homes with dementia: cluster randomized trial. *BMJ*. 2011;343:d4065.

Inouye SK, Bogardus ST, Baker DI, et al. The hospital elder life program: a model of care to prevent cognitive and functional decline in older hospitalized patients. *J Am Geriatr Soc*. 2000;48:1697-1706.

Inouye SK, Bogardus ST Jr, Charpentier PA, et al. A multicomponent intervention to prevent delirium in hospitalized older patients. *N Engl J Med*. 1999;340:669-676.

Inouye SK, Charpentier PA. Precipitating factors of delirium in hospitalized elderly persons: predictive model and interrelationship with baseline vulnerability. *JAMA*. 1996;275:852-857.

Inouye SK, van Dyck CH, Alessi CA, et al. Clarifying confusion: the confusion assessment method: a new method for detection of delirium. *Ann Intern Med*. 1990;113:941-948.

Katzman R, Lasker B, Bernstein N. Advances in the diagnosis of dementia: accuracy of diagnosis and consequences of misdiagnosis of disorders causing dementia. In: Terry RD, ed. *Aging and the Brain*. New York, NY: Raven Press; 1988:17-62.

Langa KM, Foster NL, Larson EB. Mixed dementia: emerging concepts and therapeutic implications. *JAMA*. 2004;292:2901-2908.

Lyketsos CG, DelCampo L, Steinberg M, et al. Treating depression in Alzheimer disease: efficacy and safety of sertraline therapy, and the benefits of depression reduction: the DIADS. *Arch Gen Psychiatry*. 2003;60:737-746.

Lyketsos CG, Lopez O, Jones B, et al. Prevalence of neuropsychiatric symptoms in dementia and mild cognitive impairment. *JAMA*. 2002;288:1475-1483.

Maher M, Maglione M, Bagley S, et al. Efficacy and comparative effectiveness of atypical antipsychotic medications for off-label uses in adults. *JAMA*. 2011;306:1359-1369.

Mayeux R. Early Alzheimer's disease. *N Engl J Med*.2010;362:2194-2201.

Mitchell SL, Black BS, Ersek M, et al. Advanced dementia: state of the art and priorities in the next decade. *Ann Intern Med*. 2012;156:45-51.

National Institutes of Health. Preventing Alzheimer's disease and cognitive decline. Available at: http://consensus.nih.gov/2010/alzstatement.htm. Accessed December 4, 2012.

Okie S. Confronting Alzheimer's disease. *N Engl J Med*. 2011;365;1069-1072.

Peterson, RC. Mild cognitive impairment. *N Engl J Med*.2011;364:2227-2234.

Phillips C, Sloane P, Hawes C, et al. Effects of residence in Alzheimer disease special care units on functional outcomes. *JAMA*.1997;278:1340-1344.

Plassman BL, Langa KM, Fisher GG, et al. Prevalence of cognitive impairment without dementia in the United States. *Ann Intern Med*.2008;148:427-434.

Raina P, Santaguida P, Ismaila A, et al. Effectiveness of cholinesterase inhibitors and memantine for treating dementia: evidence review for clinical practice guideline. *Ann Intern Med*. 2008;148:379-397.

Ravaglia G, Forti P, Montesi F, et al. Mild cognitive impairment: epidemiology and dementia risk in an elderly Italian population. J Am Geriatr Soc. 2008;56:51-58.

Ries ML, Carlsson CM, Rowley HA, et al. Magnetic resonance imaging characterization of brain structure and function in mild cognitive impairment: a review. *J Am Geriatr Soc*. 2008;56:920-934.

Ritchie CW, Ames D, Clayton T, et al. Metaanalysis of randomized trials of the efficacy and safety of donepezil, galantamine, and rivastigmine for the treatment of Alzheimer disease. *Am J Geriatr Psychiatry*. 2004;12:358-369.

Rovner BW, Steele CD, Shmuely Y, et al. A randomized trial of dementia care in nursing homes. *J Am Geriatr Soc*.1996;44:7-13.

Rubin FL, Neal K, Fenlon K, et al. Sustainability and scalability of the Hospital Elder Life Program at a community hospital. *J Am Geriatr Soc*.2011;59:359-365.

Sachdev PS, Lipnicki DM, Crawford J, et al. Risk profiles of subtypes of mild cognitive impairment: The Sydney memory and ageing study. *J Amer Geriatr Soc*. 2012;60:24-33.

Schneider LS, Tariot PN, Dagerman KS, et al. Effectiveness of atypical antipsychotic drugs in patients with Alzheimer's disease. *N Engl J Med*. 2006;355:1525-1538.

Sink KM, Holden KF, Yaffe K. Pharmacological treatment of neuropsychiatric symptoms of dementia: a review of the evidence. *JAMA*. 2005;293:596-608.

Snowden DA, Greiner LH, Mortimer JA, et al. Brain infarction and the clinical expression of Alzheimer's disease: the nun study. *JAMA*. 1997;277:813-817.

Winblad B, Kilander L, Erikson S, et al. Donepezil in patients with severe Alzheimer's disease: double-blind, parallel-group, placebo-controlled study. *Lancet*. 2006;367:1057-1165.

Yoshita M, Taki J, Yokoyama K, et al. Value of 123I-MIBG radioactivity in the differential diagnosis of DLB from AD. *Neurology*. 2006;66:1850-1854.

Zekry D, Hauw JJ, Gold G. Mixed dementia: epidemiology, diagnosis, and treatment. *J Am Geriatr Soc*. 2002;50:1431-1438.

推荐读物

American Geriatrics Society, American Association for Geriatric Psychiatry. Consensus statement on improving the quality of mental health care in U.S. nursing homes: management of depression and behavioral symptoms associated with dementia. *J Am Geriatr Soc*. 2003;51:1287-1298.

Cummings JL. Alzheimer's disease. *N Engl J Med*. 2004;351:56-67.

Holsinger T, Deveau J, Boustani M, et al. Does this patient have dementia? *JAMA*. 2007;297:2391-2404.

Inouye SK. Delirium in older persons. *N Engl J Med*. 2006;354:1157-1165.

Kane RL. The Good Caregiver. Available at: http://www.thegoodcaregiver.com. Accessed December 4, 2012.

Lyketsos G, Colenda CC, Beck C, et al. Position statement of the American Association for Geriatric Psychiatry regarding principles of care for patients with dementia resulting from Alzheimer disease. *Am J Geriatr Psychiatry*. 2006;14:561-573.

Mitchell SL. A 93-year-old man with advanced dementia and eating problems. *JAMA*. 2007;298:2527-2536.

Rabins P, Lyketsos C, Steele C. *Practical Dementia Care*. New York, NY: Oxford University Press; 2006.

Wenger NS, Solomon DH, Roth CP, et al. Application of assessing care of vulnerable elders-3 quality indicators to patients with advanced dementia and poor prognosis. *J Am Geriatr Soc*. 2007;55:S457-S463.

网站推荐（2008 年 5 月 16 日前尚可登录）

http://www.alz.org
http://alzheimers.org.uk/
http://consultgerirn.org/topics/delirium/need_help_stat/
http://consultgerirn.org/topics/dementia/want_to_know_more
http://www.nia.nih.gov/alzheimers
http://www.rosalynncarter.org/caregiver_resources

工具

Mini-Cog

http://www.hospitalmedicine.org/geriresource/toolbox/mini_cog.htm (accessed on July 12, 2012)
    Confusion assessment method

http://www.hospitalelderlifeprogram.org/pdf/The%20Confusion%20Assessment%20 Method.pdf (accessed on July 12, 2012)

Montreal Cognitive Assessment

http://www.mocatest.org/ (accessed on July 12, 2012)

Saint Louis University Mental Status Examination (SLUMS)

http://aging.slu.edu/index.php?page=saint-louis-university-mental-status-slums-exam (accessed on July 12, 2012)

第7章

抑郁症的诊断和治疗

老年抑郁症是一种起源于社会心理压力或生理疾病的持续的或复发性的障碍。这种心理问题可以导致失能、认知障碍、病情恶化,增加卫生保健服务的负担,增加自杀以及跌倒的风险(Brown 和 Roose,2011;Eggermont 等,2012)。抑郁症使其他躯体疾病的治疗复杂化。遗憾的是,抑郁症被严重低估和治疗不足。这种识别和治疗的缺乏归因于医生把抑郁症的症状和体征当成正常老龄化的改变和(或)对生活事件或疾病状况的正常反应。

老年人不表现出抑郁症的典型症状,如抑郁情绪或悲伤。然而,他们可能对是否感到沮丧的提问仍然有肯定的回答。因此,使用简单的抑郁筛查工具,或者是通过询问他们是否感到沮丧,这点非常重要。抑郁症的症状和体征提示可能与身体疾病有关,抑郁症可加重或夸大病情。虽然有时要经历缓慢而艰难的诊断过程,确诊抑郁症之前要排查躯体疾病(急性或慢性)。然而,一旦确诊抑郁症,往往由于担心抗抑郁药物和联合用药的副作用,以及担心心理治疗和其他非药物干预对老年人不会有效,抑郁症常得不到及时的治疗。尽管对药物副作用感到担忧,但要明确的是,老年抑郁症是可以治疗的。

区分抑郁症的症状和体征是由躯体疾病引起还是由情感障碍或是与既往的精神障碍有关,这之间的复杂相互关系对于医疗人员来说是个挑战。识别和治疗抑郁症是至关重要的,同时也要关注优化共病治疗、保持社会功能和生活质量,减少对医疗资源的需求,防止发病率和死亡率的增加。本章从非精神科医生的角度探讨这些问题,重点是诊断技术和初级治疗。不过,部分老年患者最好由精神科医生和心理治疗师来治疗,并且采用整合护理模式(Ellison、Kyomen 和 Harper,2012)。

老龄化和抑郁症

老年重度抑郁症的患病率随年龄增加而降低,社区老年人和到家庭医生就诊的老年人中抑郁症的患病率为 5%~10%。尽管有额外 2% 的老年人经历心境恶劣障碍(一种慢性抑郁障碍,特征是功能受损和至少 2 年的抑郁症状),但这种障碍却随年龄增加而减少。在养老院或急性医疗机构,16%~50% 的老年人被发现患有抑郁症。社区生活的老年人具有较低的抑郁症比例,也许与选择性的死亡率、体制化、漏诊和(或)群体影响（即老年人倾向于否认精神健康问题，如抑郁症）有关。然而，抑郁亚临床综合征的患病率（抑郁症的症状不符合重度抑郁症的诊断标准）随着年龄的增加稳步增加，从社区成年人的10%~25%增长到养老院或急性医疗机构的50%（Meeks等，2011）。

抑郁症的影响是实质性的，包括死亡率的增加、代谢综合征的发病率增加、体重变化、功能下降和认知障碍。当抑郁症和其他医疗问题并存时（例如髋部骨折或骨关节炎），常有相关疼痛的加重、更差的依从性和治疗积极性以及功能康复受损。在所有的自杀事件中，65岁及以上的老年人占25%，自杀的老年人中75%患有抑郁症。约10%的社区老年人报道有消极观念，1%有主观的自杀意念。与老年人自杀相关的因素见表7-1。

终生存在双相情感障碍在老年人中并不少见，占老年情感障碍的10%~25%，其中5%的患者需要在老年精神障碍病房住院治疗。晚发双相情感障碍的发病率随着年龄增加而降低，并且和年轻患者相比临床表现有所不同。与年轻人比较而言，老年人往往表现出更好的心理社会功能、程度较轻的精神病理学表现、出现频率更高的神经病学病因。双相情感障碍的老年患者往往表现出抑郁和易激惹的混合状态，强制语言常见，思维障碍的严重程度明显轻于年轻患者，意念飘忽也不太常见的。性欲亢进和夸大在老年人中也可出现，但不突出。易与生命终末期表现的类躁狂综合征相混淆，往往是潜在认知障碍的反映，如早期痴呆。

一些生物、生理、心理和社会学的因素易使老年人发生抑郁（表7-2）。中枢神经系统的老化，如神经递质浓度的变化（尤其是含有儿茶酚胺的神经递质），可能对老年抑郁症的发生起作用。血管性抑郁，常见于30%左右的脑卒中幸存者，与脑白质高信号有关[磁共振成像（MRI）T2相所见高亮区域]。炎症因子如白介素6（IL-6）同样也与抑郁症相关，就像维生素D缺乏。其他生理问题，如视力下降、慢性疼痛和轻度认知障碍也同样与抑郁症相关。其他一些疾病的共存也增加老年人患抑郁症的风险，包括心血管疾病、癌症、帕金森病、脑卒中、肺部疾病、关节炎、听力下降和痴呆症（Winter等，2011）。

许多心理因素增加老年抑郁症的发生率。这些因素包括未婚、独居、社会支持有限或缺乏、最近的和长期的丧亲、作为照护者、较低的社会经济地位（Barua等，2010；Clark等，2013）。如果有抑郁症的家族史、现在或既往有药物滥用、既往有抑郁发作或自杀未遂等情况，抑郁症的风险会进一步增加。无论是实际的或是所感知到的丧失，在老年人群中是抑郁症很常见的一个因素。随年龄增加，工作、收入和社会支持的丧失（特别是家庭成员和朋友的死亡）也会逐渐增加，结果导致社会隔离和随后持续的丧亲之痛和抑郁。丧失独立，如驾照到期不能驾驶或某部分功能的急性下降，可进一步产生抑郁。其他的心理社会因素，如不健全的精神健康状况和对需求的未满足感也同样被提及可导致抑郁。

表 7-1　老年人群自杀的相关因素

因素	高风险	低风险
性别	男性	女性
宗教信仰	新教徒	天主教或犹太教
人种	白种人	非白种人
婚姻状况	丧偶或离婚 配偶最近死亡	已婚
职业背景	蓝领或低收入工作	专业人士或白领
当前职业状态	退休或失业	全职或兼职
居住环境	城市 独居 最近搬家	农村 与配偶或其他亲人生活 与邻居保持紧密联系
躯体状况	躯体状况差 患有绝症 疼痛或患病 多种疾病共存状态	躯体状况良好
精神健康	抑郁（当前或既往） 酒精滥用 低自尊 孤独 感到不被接纳 生活质量差	幸福且调节良好 积极的自我意识和未来展望 对人生具备自我掌控感
个人背景	离异家庭 依赖人格 人际关系差 精神疾病家族史 不良的婚姻史 不良的既往工作经历	完整的原生家庭 独立、自信、灵活的个性 亲密的朋友关系 无精神疾病家族史 既往无自杀意图 无家族自杀史 良好婚姻 良好的既往工作经历

表 7-2   老年抑郁的发病因素

生物学	心理
家族史(遗传素质)	未解决的内心冲突(如愤怒、自责)
既往抑郁发作	健忘和痴呆
神经递质老化	人格障碍
生理	**社会**
特殊疾病(表 7-5)	失去家人和朋友
慢性疾病(特别是合并疼痛或功能丧失)	孤独
长期服药状态(表 7-6)	失业
感觉剥夺(失明或耳聋)	无收入
生理功能缺失	

抑郁症的症状和体征

典型的重度抑郁症通常是通过情绪低落和(或)兴趣下降的症状诊断的。往往伴随着食欲的改变,特别是食欲下降、失眠或嗜睡、精神运动性激越或迟滞、精力缺乏和疲劳、无价值感、注意力集中困难和(或)经常出现的自杀观念。这些典型的症状和体征通常在老年人中不明显,往往认为是正常的老龄化或其他的并发症。老年抑郁患者偏向较多的躯体症状和认知症状、较少的抑郁情绪、自罪的先占观念、莫名哭泣、悲伤、恐惧或感到他们的人生是失败的(Ellison、Kyomen 和 Harper,2012)。他们通常自我感觉糟糕,反复抱怨便秘或尿频。这些人可能不会承认持续的悲伤感觉,他们会说对以前感兴趣的活动缺乏愉快感和兴趣(快感缺乏)。一般来说,老年人并不表现出符合重度抑郁障碍诊断标准的症状和体征。

轻度抑郁症或亚临床症状比重度抑郁症更常见。它被定义为一次或多次抑郁发作,与重度抑郁发作相比,有相同的病程持续时间(两周或更长)、较少的症状和较少的功能损害。亚临床抑郁发作指的是悲伤/抑郁情绪和几乎对所有活动的兴趣/快感缺乏,两者居其一。

诊断抑郁症,无论重度还是轻度,在老年人群中都因为合并躯体疾病而使其更加复杂。严重的躯体疾病患者往往有疾病方面的先占观念,例如,功能残疾状态下有关死亡和无价值感的想法。老年抑郁患者也往往有较高比例的焦虑、紧张和易怒。他们躯体症状明显,往往做不必要的检查和治疗,把自己置于医源性疾病的风险之中。正如前面提到的,必须沿着严格的步骤排除任何可能引起症状的问题,然后得出结论,抑郁症是主要诊断。当然,对每个患者而言,这些检查必须兼顾风险和利益。

识别老年抑郁障碍的症状和体征是多因素并发的,包括如下几方面。

1. 常见疾病(如帕金森病、充血性心力衰竭)会导致患者出现抑郁情绪,即使抑郁目前尚未出现。

2. 非特异性的躯体症状（如疲劳、虚弱、厌食、弥散性疼痛）通常与共患疾病有关。

3. 与每一个主要器官系统都有关的特定的躯体症状,在老年患者中可能是躯体疾病所致,也可能反映的是抑郁症。

4. 抑郁会使共存的躯体疾病症状加重,如记忆下降的恶化或与关节炎相关疼痛的加剧。物质滥用诱发抑郁症状,特别是酒精滥用、处方或非处方药物滥用。

当怀疑老年患者有抑郁症表现时应谨慎解读。正常老龄化改变,如苍白、消瘦、皮肤起皱纹、牙齿脱落、驼背、宽基缓慢步态,这些症状单独存在或共存,如贫血或帕金森病,都可能使老年人看上去很抑郁。帕金森病表现为面具脸、动作迟缓、屈背姿势,可能被误诊为抑郁症。视力下降和听力下降的患者,可能会出现孤僻和兴趣缺乏,仅仅是因为他们不能看到也不能听到,因此社会交往受到阻碍。甲状腺功能减退伴发的精神运动性迟缓,可能表现出抑郁症的外在表现。系统性疾病,如恶性肿瘤、脱水、营养不良、慢性阻塞性肺疾病可产生情感淡漠或精力下降的抑郁症状。在老年患者中,需同时关注躯体问题和相关的抑郁。在这种理念下,每一种潜在的躯体问题和抑郁都能得到优化的医疗管理、优化的症状处理以期获得生活质量。表 7-3 列举了一些在老年人中常见的与抑郁相关的躯体症状。

失眠

有心理卫生问题（如尚未确诊的抑郁或焦虑）的老年人最初可能表现的主诉就是睡眠障碍。那些有潜在呼吸短促、阵发性夜间呼吸困难、焦虑、坐立不安和胃食管反流疾病的患者都可能会失眠,因为平卧会加剧这些疾病的发作,特别是入睡和睡着的时候。虽然它是诊断不同形式抑郁症的关键症状之一,但多种因素可导致失眠（表 7-4）。失眠也可由一些药物的使用或停用引起,或是饮酒和过晚饮用咖啡有关。

老年人有睡眠问题的主诉,很可能是有潜在生理疾病或心理问题,比如疼痛、焦虑、抑郁、气促、胃炎或者不切实际的睡眠期望值（如认为睡眠需要持续 8 小时）。许多特定的睡眠障碍更多地出现在老年人群。阻塞性睡眠呼吸暂停（OSA）作为不规则呼吸的结果,是最常见的睡眠相关问题。OSA 的发生发展似是与年龄相关,并且以男性为主。在肥胖者和颈围增粗者中有更高的发病率。未治疗的 OSA 的风险包括夜间低氧,低氧增加了心律失常、心肌缺血和脑梗死的风险。如同床者提供老年人有大声打鼾的现象,便可以提示这位老年人可以去睡眠中心做进一步的检查。一旦确诊,OSA 的治疗应包括气道正压通气、口腔矫治器和悬雍垂 - 腭 - 咽成形术。另一个能导致失眠的普遍睡眠障碍是不安腿综合征（RLS）。RLS 的发病率在 80 岁及以上的老年人中会增加到 20%。女性、退休状态和失业是 RLS 的独立危险因素（Angelini 等,2011）。RLS 的患者在睡眠时下肢有非常不舒服的感觉,他们试图通过腿部运动或起床四处走动来缓解。处理 RLS 是有挑战性的,但药物治疗还是会取得疗效的。

除了疾病,睡眠模式随着年龄的增加也会随之改变,比如白天小睡、过早的睡眠时

表 7-3　代表抑郁症的常见躯体症状举例

系统	症状
一般情况	疲乏、虚弱、厌食、体重减轻、焦虑、失眠（表7-4）、全身疼痛、兴趣缺乏
心肺	胸痛、气短、心悸、头晕
胃肠道	腹痛、便秘、腹泻
泌尿生殖	尿频、尿急、尿失禁
肌肉骨骼	弥散性疼痛、背痛
神经	头痛、记忆障碍、头晕、感觉异常

表 7-4　评估失眠的关键因素

睡眠障碍应仔细从以下特征评估 入睡困难 觉醒次数增加 早醒 **能导致失眠的生理疾病症状（从患者和同床者处获悉）** 生理疾病的症状 　肌肉骨骼疾病的疼痛 　夜间阵发性呼吸困难、端坐呼吸或咳嗽 　夜间遗尿 　胃食管反流 提示周期性腿动的症状 不安腿综合征 提示睡眠困难的症状 　大声或不规则的打鼾 　从大汗淋漓、焦虑、心动过速中醒来 　睡眠时过多的动作	晨起困倦 **随老龄化出现的睡眠情况** 入睡时间延长 深睡眠时间减少 觉醒次数增加 **影响睡眠状态的行为因素** 日间小睡大于 30 分钟 过早的上床时间 床上非睡眠时间过多 **影响睡眠的药物** 安眠药的撤用 咖啡因 乙醇（导致睡眠断续） 某些抗抑郁药 利尿剂 类固醇

间、更长的入睡时间、深睡眠的减少、觉醒周期的延长，以上的所有情况都会导致失眠的主诉。失眠是抑郁症的第一位需要评估的主要症状，但它不是导致疾病的根本原因。在完整的医学检查完成前，避免将失眠假设和归咎于年龄因素或是抑郁症很重要。

与医学问题相关的抑郁症状

在老年人群中,与抑郁症状相类似的躯体疾病尤其需要注意,因为会增加躯体疾病的致残率。甲状腺功能减退症可表现为类似抑郁的症状,如淡漠和精力减退。

老年人群中,抑郁症的症状和体征与躯体状况密切相关,以下是证据。

- 一些疾病可导致抑郁的临床表现,即使抑郁并不表现出来(如帕金森病)。
- 许多疾病可直接导致抑郁或诱发抑郁的表现。后者往往是慢性疼痛、残疾、不能独立生活引起的恐惧造成的。
- 治疗躯体疾病的一些药物会引起抑郁的症状和体征。
- 生活环境的变化,如搬进养老院或辅助照护机构,容易使人产生抑郁。

很多的躯体疾病可表现出或伴发抑郁的症状和体征(表 7-5)。任何全身性疾病和代谢紊乱会对人体的精神活动和情感造成深远的影响。最常见的例子是发热、脱水、心输出量下降、电解质紊乱和缺氧。低钠血症(无论是疾病过程还是药物引起)和高钙血症(与恶性肿瘤相关)也可使老年人出现抑郁的表现。系统性疾病,特别是肿瘤和内分泌疾病,如糖尿病,经常出现抑郁症状。抑郁症伴发的食欲减退、体重下降和背痛经常也是胰腺癌的临床表现。在内分泌疾病中,甲状腺和甲状旁腺的疾病最常伴发抑郁症状。大部分甲状腺功能减退患者表现出精神运动性迟滞、易怒或抑郁。甲状腺功能亢进(甲亢)的老年患者也可能表现出迟滞和抑郁,这称为淡漠型甲亢。甲状旁腺功能亢进伴发高钙血症可能表现出类似抑郁的症状、兴趣下降、疲乏、骨痛和便秘。其他全身性疾病,如感染性疾病、贫血和营养不良,在老年人群中也可能表现出显著的抑郁症状。

此外,一些疾病,如心血管和神经系统疾病能突然引发抑郁,因为这些疾病可能有潜在致残风险,可引起抑郁症状。例如,心肌梗死,伴随寿命减少的巨大恐惧和受限的生活方式,经常引发抑郁。卒中经常伴发抑郁,而且抑郁不总是和躯体残疾对应出现。残疾的卒中患者(例如轻偏瘫、失语)可能对其失去功能的状态产生抑郁,其他还有可能产生卒中后的血管性抑郁。其他脑损伤的原因,特别是发生在前额叶部位,如肿瘤和硬膜下血肿,同样也能引发抑郁。痴呆的老年患者,包括阿尔茨海默病和多发梗死性痴呆,可能有突出的抑郁症状(见第 6 章)。帕金森病患者往往有较高的抑郁发病率。总的说来,生活不能自理和有预期较短寿命的有躯体疾病的老年人有罹患抑郁症的风险(Samad、Brealey 和 Gilbody,2011)。

与医学问题相关联的抑郁症状可以仅仅是对疾病的反映。例如,因躯体疾病住院治疗往往导致情感隔离、感觉剥夺和身体制动,这些都会诱发或导致抑郁症状。同样,医源性并发症如功能障碍、便秘和粪便嵌塞、尿路感染或尿潴留,可导致新发的尿失禁或应激性溃疡,伴随着的疼痛也会导致抑郁。药物是最普遍的能导致抑郁的治疗性因素。尽管有很多种类的药物能产生抑郁症状(表 7-6),如降血压药、降血脂药、抗癫痫

表 7-5　与抑郁相关的疾病

代谢异常	胃肠道疾病
脱水	恶性肿瘤（特别是胰腺）
氮质血症、尿毒症	肠易激
酸中毒	**泌尿生殖系统疾病**
缺氧	尿失禁
低钠血症和高钠血症	**肌肉骨骼系统疾病**
低血糖和高血糖	退行性关节炎
低钙血症和高钙血症	骨质疏松造成的椎体压缩性骨折或髋部骨折
内分泌疾病	风湿性多发性肌痛症
甲状腺功能减退和甲状腺功能亢进	畸形性骨炎
甲状旁腺功能亢进	**神经系统疾病**
糖尿病	痴呆（所有类型）
库欣病	帕金森病
艾迪生病	卒中
感染性疾病	肿瘤
心血管疾病	**其他**
充血性心力衰竭	贫血（任何原因导致）
心肌梗死	维生素缺乏
肺部疾病	血液和其他系统的肿瘤
慢性阻塞性肺疾病	
恶性肿瘤	

Source：Adapted with permission from Levenson AJ，Hall RCW，eds.Neuropsychiatric Manifestations of Physical Disease in the Elderly. New York: Raven Press; 1981.

药、选择性雌激素受体调节药、H_2 受体拮抗剂、类固醇。在某些情况下，非甾体抗炎药和镇静催眠药也是导致老年人出现抑郁的最普遍种类（Rodda，2011）。药物治疗对抑郁症发展的作用是不一致的，然而，这种不一致被认为是个体间的遗传差异影响了这些药物的副反应。考虑到药物作用的个体差异，一旦出现药物加重抑郁的情况应立即停止使用。

抑郁症的诊断

抑郁症的症状、体征与内科疾病及治疗效果之间的相互关系使得抑郁症的诊断极具挑战性。以下是一些用来帮助鉴别抑郁症和老年人中报道的其他原因引起的相关症状及体征的一般准则。

· 筛查工具（老年抑郁量表）对于抑郁症状的筛查可帮助鉴别老年抑郁患者。然而,许多抑郁量表中躯体症状的内容对老年人来说并不是很有用,因为老年人的躯体症状及内科疾病有很高的发病率。

• 应该考虑使用一个简单的筛查问卷来帮助鉴别那些可能存在患抑郁症风险的人(见后面关于患者健康问卷的讨论)。一个更加全面的筛查工具可以为明确或驳斥一个诊断提供更多的信息。

• 非特异性的或多个躯体症状提示我们不能诊断抑郁症,除非躯体疾病已被排除。

• 对于体检或诊断研究不能解释的躯体症状,尤其是那些平时并不是过分担心自己健康状况的老年人起病较突然的情况,应高度怀疑抑郁症。

表 7-6　可以引起抑郁症状的药物

抗高血压药	**抗精神病药物**
血管紧张素转换酶抑制剂	氯丙嗪
钙通道阻滞剂(维拉帕米)	氟哌啶醇
可乐定	替沃噻吨
肼屈嗪	催眠药
β-受体阻滞剂(如普萘洛尔)	水合氯醛
利舍平	苯二氮
止痛药	类固醇
毒品	皮质类固醇
抗帕金森药物	雌激素
左旋多巴	抗惊厥药物
溴隐亭	甲琥胺
抗菌药物	乙琥胺
磺胺类药物	抗病毒药
异烟肼	舒维疗
心血管制剂	抗生素
洋地黄	环丙沙星
利尿剂	他汀类药物
利多卡因	普伐他汀
降糖药	其他
精神病药物	乙醇
镇静剂	癌症化疗药物
巴比妥类药物	西咪替丁
苯二氮	
甲丙氨酯	

Source:Adapted from Levenson AJ, Hall RCW, eds. Neuropsychiatric Manifestations of Physical Disease in the Elderly. New York: Raven Press; 1981; Medical Letter. Drugs that may cause phychiatric symptoms. Med Lett. 2002; 44(1134):59-62.

表 7-7 与年轻人群相比,老年人群中抑郁表现的差异

1. 躯体主诉,而非心理症状,在临床表现中占主导地位

2. 老年患者往往否认有一个烦躁的情绪

3. 冷漠和退缩是常见的

4. 感情的内疚是不太常见的

5. 丧失自尊突出

6. 注意力不集中、记忆损害及其他认知功能障碍常见(见第 6 章)

• 治疗内科疾病的药物(表 7-6)、镇静催眠药及酒精滥用应被视为抑郁症状及体征出现的潜在因素。

• 规范的诊断标准应成为诊断老年人群各种形式抑郁的基础,相对于年轻患者来说,有些差异可以区分老年人的抑郁。

• 重度抑郁发作应与其他诊断相区别,如简单丧失、双相障碍、心境恶劣、轻度抑郁以及伴有抑郁情绪的适应障碍。

• 向有经验的老年精神病专家、心理学家或精神科护士从业者咨询可获得帮助来诊断和治疗抑郁障碍。

• 每当诊断不确定或医疗处理正在开始时,抑郁症及其相关症状应当被治疗,抗抑郁药应该理智而足量地使用。

相对于年轻人来讲,抑郁症表现中的一些差异使得对老年人的诊断更富有挑战性也更困难(表 7-7)。临床上最常见的问题在于如何区分重度抑郁发作与其他类型的抑郁症。表 7-8 依据精神疾病诊断与统计手册(DSM-Ⅳ)(美国精神病学协会,1994)列举了一些标准来诊断重度抑郁。

DSM-Ⅳ的诊断标准要求抑郁症状并不是一般医疗状况或药物直接导致的,并且患者至少有一个核心症状(情绪低落或兴趣损失),并且几乎每天都会存在 5 个或多种症状,且持续时间至少 2 周。这些症状一定要引起患者明显的痛苦或造成社会功能的损害。DSM-Ⅳ目前正在改进,并且关于加入一些实验值的考虑也在进行中。表 7-9 罗列了一些关键的特征,这些特征有助于将重度抑郁与其他情况区分开来。

表 7-10 提供了几种有效和可靠的方法来筛查老年抑郁。最常用的是老年抑郁量表,可以是 30 个条目、15 个条目、5 个条目及 2 个条目。2 个条目的量表可用于初筛,如果患者的回答提示他可能患有抑郁,那么可接着使用较长条目的量表。

有些抑郁量表已经发展到可用于一些特殊的疾病。在很多患者当中,区分抑郁症与痴呆显得尤为重要。康奈尔抑郁痴呆量表(Alexopoulos 等,1988)用于筛选痴呆伴有抑郁的患者。卒中失语抑郁量表、抑郁量表以及视觉模拟情绪量表都已被用于评估老年卒中患者的抑郁程度(Bennett 等,2007)。为了做好初级护理,精神障碍的初级护

表 7-8　重度抑郁发作的诊断标准总结

1. 在 2 周内几乎每天都存在以下 5 个或以上症状并且表现出社会功能的变化；其中至少有一个是
　（1）抑郁心境或（2）兴趣或快感丧失。若症状是由于一般躯体条件所引起的则不予考虑

（1）一天的大部分时间都感到抑郁 *

（2）一天的大部分时间都觉得明显地对（几乎）任何事提不起兴趣

（3）当没有节食时体重减轻、体重增加、食欲的增加或减少

（4）失眠或睡眠过多

（5）精神运动性激越或迟滞

（6）易疲劳或能量损失

（7）无价值感或过度或不适当的内疚（可能是妄想）

（8）思维能力下降，或注意力集中困难，或犹豫不决

（9）反复出现的死亡观念（不只是惧怕死亡的），经常有自杀观念不伴有一个具体的计划，或有自
　　杀企图，或有具体的自杀计划

上述症状

2. 未达到双相混合发作的诊断标准

3. 引起了明显的痛苦或影响社会、职业或其他重要领域的功能

4. 不是由于物质引起的生物性结果或一般躯体疾病所引起的

5. 不优先考虑由丧亲引起；症状持续至少 2 周或者以明显的社会功能损害、无价值感、自杀观念、
　精神症状或精神运动迟滞为特征

---

*，核心症状。对于抑郁症的诊断，个体必须至少有一个核心症状以及 5 个或更多个症状必须出现在
至少 2 周内的每一天或一天中的大部分时间。症状一定要引起显著困扰或社会功能损害，绝不能
由于直接的生理原因。（Data from the American Psychiatric Association. Diagnostic and Statistical
Manual of Mental Disorders. 4th ed. Washington, DC: American Psychiatric Association; 1994.）

理评估（Spitzer、Williams 和 Kroenke,1994）已经诞生了。这种测试由 5 个问题组成，
这 5 个问题体现了 DSM-Ⅳ 的分类诊断。考虑到抑郁症的高发病率以及误诊的风险，
上述的筛查应纳入所有的常规检查。患者健康问卷（PHQ）已经越来越多地被用于评
估抑郁症，因为这短短的 9 个项目可同时评估患者的症状和功能障碍，包括严重程度
评分（Kroenke，2001）。同样还有两个条目的健康问卷。这两个条目包括让患者回答
在最近 2 周内他们体验到下列症状的频率：①做事情缺乏兴趣与快感；②情绪低落、抑
郁或者无助感。答案包括以下选项：一点都没有；数天；一半以上的天；几乎每一天。
得分从 0 到 6 分不等，≥ 3 分提示抑郁。

　　由于抑郁症和躯体疾病的症状与体征存在重叠现象，并且这种联系发生在抑郁症
和多种疾病之间，因此老年患者所表现出来的抑郁症状应仔细排除躯体疾病。这与建

表7-9 重度抑郁与其他形式抑郁的比较

诊断分类	区分重度抑郁的主要特点
双相障碍	患者可能出现或以前出现达到重度抑郁的标准,但是正在出现或曾经出现至少一次的躁狂发作;后者的特点是在较长一段时间内出现持续的情绪高涨或易激惹及其他症状,如活动增加、睡眠需要量减少、言语增加、思维奔逸、自我评价增高以及随境转移
循环性心境障碍	在大部分时间内,抑郁及躁狂的症状同时存在,但严重程度及持续时间均未达到重度抑郁发作或躁狂发作的诊断标准;除了在多数活动中兴趣及快感丧失外,抑郁期间还伴随着其他症状,如易疲劳、失眠或嗜睡、社会退缩、悲观及易哭泣
心境恶劣障碍	患者通常表现出明显的抑郁情绪,在多数活动中表现出明显的兴趣及快感缺乏,并伴有其他抑郁症的症状;症状的严重程度及持续时间均未达到重度抑郁发作的诊断标准;整个抑郁的期间可能会有几个月的正常情绪
适应障碍与抑郁情绪	患者表现出抑郁心境、易哭泣、无助感或其他一些超过了心理及躯体应激引起的正常反应的症状;这种反应并不是其他心理疾病恶化的结果,在应激事件发生的3个月内出现症状,在应急事件解除后症状消除(或患者习惯应激源),并且未达到其他形式抑郁症或简单的丧亲的诊断标准
单纯丧亲	这是一种抑郁综合征,在失去挚爱之人后出现——一般发生在事件发生的2~3个月之内,症状持续时间是不定的;患者通常认为他们的抑郁情绪是正常的反应——内疚以及关于至爱之人死亡的回想;过度的感到无价值感,显著而持久的社会功能损害,显著的精神运动迟滞并不常见,并且提示重度抑郁的发展

表7-10 抑郁症筛查工具举例

1. 抑郁量表流行病学中心(http://www.chcr.brown.edu/pcoc/cesdscale.pdf)

2. 老年抑郁量表(http://www.stanford.edu/~yesavage/GDS.html)

3. 贝克抑郁清单(http://www.fpnotebook.com/Psych/Exam/BckDprsnInvntry.htm)

4. 康奈尔抑郁痴呆量表(http://qmweb.dads.State.tx.US.Depression/CSDD.htm)

立一个良好的医患关系同等重要,并且能确保这些个体能有一个对症状的全面的评估。这个评估可通过询问全面的病史、体格检查以及基础实验室检查来完成(表7-11)。关于易疲劳的主诉,比如可以通过检查甲状腺刺激激素的水平来探讨。有时保证不存在急性疾病状态可帮助患者认识到症状可能是由情绪引起的,就可以开始针

表 7-11 诊断研究有助于评估伴有躯体症状老年患者的抑郁情绪

基础评估

病史	甲状腺功能检查
精神检查	钙和维生素 D
全血细胞计数	血清维生素 B$_{12}$ 或甲基丙二酸
血沉	叶酸
血清电解质、葡萄糖和钙	梅毒血清学
肾功能检查	尿液分析
肝功能检查	

其他潜在有用的研究举例

症状或体征	诊断研究
疼痛	潜在原因的评估（例如适当的放射学程序如骨片、骨扫描、GI 系列）
胸痛	心电图、无创心血管研究（例如运动负荷试验、超声心动图、放射性核素扫描）
气促	胸片、肺功能检查、脉搏血氧饱和度动脉血气监测
便秘	粪便隐血试验、结肠镜检查、腹部 X 线、甲状腺功能试验
局灶性神经系统体征或症状	CT 或 MRI 扫描、脑电图

CT，计算机断层扫描；GI，胃肠道；MRI，磁共振成像。

对抑郁症的治疗了。其他的诊断研究可提供有帮助的客观数据，尤其是在难以区分持续的躯体症状或主诉，如气促、易疲劳。例如，超声心动图和核素心脏扫描可帮助排除器质性心脏疾病是这些症状的基础。

治疗

总则

几种治疗方法都可用来治疗老年人的抑郁症（表 7-12）。对于轻中度抑郁症患者，药物、行为干预和心理治疗是有效的（Arean 等，2010）。Cochrane 的一篇关于抗抑郁药物治疗的综述总结出：选择性 5- 羟色胺再摄取抑制剂（SSRI）和三环类抗抑郁剂（TCA）同样有效。但是，与 SSRI 相比，三环类抗抑郁剂有更多的副作用和风险。行为干预措施，如锻炼和认知行为治疗（CBT）或解决问题的治疗（PST）对于那些有执行功能障碍的患者特别有效（Arean 等，2010）。行为干预措施常常需要适应老年人的

表 7-12　几种抑郁症的循证治疗方案

治疗	证据级别	对干预的描述
认知行为疗法	A	限时的活动治疗旨在改变影响抑郁情绪的思维和行为。与未治疗组相比更有效
药物治疗	A	三环类抗抑郁剂；选择性 5-羟色胺再摄取抑制剂；单胺氧化酶抑制剂可以有效治疗抑郁症
激素替代疗法	C	在女性身上使用雌激素，如乳膏、注射或栓剂的方法只在切除子宫的女性中有效；单个群组试验表明男性口服或注射睾酮，就像皮肤修补过程一样，能减少老年男性的抑郁症的发生
锻炼	B	两种主要类型的运动：有氧运动如跑步或快步走和关于肌肉强度活动的对抗训练。有氧运动被发现要比降低抑郁评分的教育更有效。单独抗阻训练没那么有效
MECT（改良的电休克治疗）	A	包括提供一个简短的电流给大脑以产生癫痫发作；MECT 组优于安慰剂组（sham ECT）
圣约翰草	B	草药可作为片剂，胶囊或液体形式，在缓解症状方面与抗抑郁药同样有效，但其药效可能是短期的

A. 支持的一个或更多的高质量的随机试验；B. 支持由一个或更多的优质非随机化队列研究或低质量的随机对照试验；C. 支持的一个或多个案例系列和（或）质量差队列和（或）病例对照研究； D. 支持由专家意见和（或）在其他人口或设置；X. 证据支持治疗无效或有害。

尚无充分的证据来支持多个（不包括圣约翰草）草药补救措施、针灸、音乐疗法或维生素。

ECT，电休克治疗。

特殊需要和适应不同部位的护理和生活情况。例如，信息可能需要被重复或以较慢的速度提供。那可能还需要外部的刺激来参与行为干预（例如提醒我们去参加一个训练班）。

　　整体来说，使用药物治疗和心理治疗在老年期抑郁症的治疗中呈现类似的、中等强程度的效果。不幸的是，虽然治疗能相当有效地减轻抑郁症的症状，但对于那些年纪较大者的抑郁症状的维持缓解和控制复发率却不太成功。对具体患者治疗方法的选择取决于很多因素，包括造成抑郁症的主要障碍、症状的严重程度、不同治疗方法的可用性和实用性以及对某种具体的治疗形式存在潜在的禁忌（例如，认知问题，可能使心理治疗更困难，潜在的医疗问题可能增加药物治疗的风险）。人们对使某人易患抑郁症的遗传因素以及基因-环境之间的交互作用越来越感兴趣。许多遗传因素的推动是建立在某些事实的基础上：尽管共同暴露于很多相同的生理和心理挑战以及老年相关性"丧失"，但有少数的老年人会变得抑郁。相反，遗传因素只占到了 37%。虽然在这一领域只做了有限的研究，可以预料，特定基因与个体的身体和心理环境相互作用并影响抑郁症的发展（Lotrich，2011）。任何治疗方法的第一步是去除引发抑郁症的潜在原因，无论这是器质性的还是环境引起的。例如，如果患者使用了某种具体的药物治疗可能会导致抑郁，应尝试去除这个诱因。即使难以实现，一些可缓解损失的策略（如离开亲人或宠物死亡的地方，改变居住环境）可以考虑。同样，为确保该个体处于他或她的最佳健康状态，尝试解析急性疾病或慢性疾病的恶化是有必要的。这些处理应当先于其他疗法开始，除非抑郁严重到足以需要立即治疗（如患者妄想或自杀）。

抑郁症治疗的流程，特别是重度抑郁症，需要按照以下这样来处理：急性期的治疗以缓解目前的发作为主，继续治疗预防病情反复，维持治疗预防复发，稳定期的维持治疗包括继续使用抗抑郁药物至少要 2 年（Andreescu 和 Reynolds，2011）。预测治疗的反应包括早期症状消失的证据、焦虑基线水平的降低、抑郁症再发年龄的推迟。

非药物治疗

锻炼、心理治疗和其他行为干预，电休克治疗（ECT），经颅磁刺激，脑深部刺激，迷走神经刺激和磁癫痫治疗都可以作为治疗抑郁症的可选方案。表 7-12 列举了不同治疗方案的疗效。

心理治疗

大多数指南鼓励使用心理治疗作为药物治疗的辅助手段，但这也可以尝试作为一线治疗，尤其是当存在对药物毒副作用等风险的担忧时。最常见和最有效的心理治疗包括 CBT、PST、心理疗法和支持疗法。PST 涉及与患者共同找出引起痛苦的现实生活中的困难以及提供指导，以帮助患者找出解决办法。治疗一般分 6~8 次交谈，间隔 1~2 周。PST 往往是结合行为激活和涉及鼓励老年人选择和解决日常问题，增加信心、降低无助感是治疗抑郁症常见症状的一种方式。虽然使用心理治疗所做的研究已经比较小，仍有一致的证据表明，与对照或仅支持疗法相比，使用 CBT 心理治疗是有效的。

体育锻炼

基于当前研究的系统性回顾，证据表明持续的体育锻炼可以改善老年的抑郁症（Blake 等，2009；Heesch、Burton 和 Brown，2011；Martins 等，2011）。这些研究已应用于有氧和阻力型活动，有效地降低了那些拒绝单独用药的个体的抑郁症发病率。在高强度运动群体中存在一种追求更高缓解率的趋势。群体之间的显著差异把精神病的性别和家族史的调节作用考虑在内，建议高强度的锻炼可能对所有没有家族史或精神疾病的男性和女性都有利。通过锻炼降低抑郁症发病的原因还不是很确切。一个好的结果是增进老年人锻炼以促进减肥或改善物理性或功能性健康，表现或感觉上的良好状态，或通过规律的体育锻炼产生的一种全面的良好感觉。

药物治疗

当抑郁症的症状和体征的严重程度和持续时间达到符合重度抑郁症的标准（表7-8），或当抑郁症产生显著的社会功能障碍或干扰其他疾病痊愈（例如不接受康复服务）或当非药物干预措施没有效果，应考虑药物治疗。

目前有许多种类的药物制剂可用于抑郁症的治疗，它们主要包括了杂环类、单胺氧化酶抑制剂类（MAOI）、SSRI、5- 羟色胺去甲肾上腺素再摄取抑制剂类（SNRI）和5- 羟色胺拮抗剂或再摄取抑制剂类。某些药物包括选择性 5- 羟色胺去甲肾上腺素抗抑郁剂、去甲肾上腺素和多巴胺双重受体再摄取抑制剂、去甲肾上腺素再摄取抑制剂以及 5- 羟色胺再摄取抑制剂也应用于抑郁症治疗。最后，某些激动剂也同样应用于抗抑郁治疗。表 7-13 列举了包含上述种类药物的例子。药物的个体选择取决于患者的共病情况、抗抑郁剂的副作用以及患者个体对于药物的敏感程度。简单来说，SSRI类药物可能导致某些患者发生低钠血症、性功能障碍（男性患者主要表现为射精延迟障碍，女性患者主要表现为性高潮障碍）、食欲和睡眠方式的改变、疲劳以及胃肠道功能改变。SNRI 类药物可引起血压的升高，并且过量使用可致命。另外，某些种类的SNRI 可导致恶心、口干及便秘等。非典型抗抑郁剂虽然相比于其他典型的抗抑郁剂更少引起性功能方面的障碍，但它们可能会导致体重增加和过度镇静。鉴于这些副作用，非典型抗抑郁剂多被使用在那些合并有睡眠障碍和（或）食欲改变以及体重下降的抑郁症患者之中。TCA 有着潜在的往往也是很麻烦的抗胆碱能副作用，包括口干、便秘、排便困难、过度镇静、体重增加以及性功能障碍。单胺氧化酶抑制剂类药物并不常用，因为它们常常引起令人非常不愉快且相当危险的副作用，包括头昏、口干、胃肠不适、排尿困难、肌肉抽搐、嗜睡、性功能障碍以及睡眠障碍。当然，单胺氧化酶抑制剂类药物与某些食物、饮料以及药物同时使用时还会引起致命性高血压。

其他因素包括与某些药物的潜在相互作用以及患者先前使用的抗抑郁药物在对患者实施个体化治疗的同时也应该被考虑到。目前主诉睡眠障碍、焦虑障碍、食欲缺乏 / 体重下降以及精神运动性抑制对于治疗者具体应该选择哪类药物有进一步的指导作用。例如，对于一个伴有睡眠障碍的此类患者，选择一类具有镇静作用强的抗抑郁剂将会更有优势。另外，虽然 TCA 类药物比 SSRI 类药物有更多的副作用，但它们被证明在老年性抑郁的病患中同等有效。

老年抑郁症患者在使用抗抑郁药物时候出现的常见副作用引起最多关注的包括抗胆碱能副作用、体位性低血压和过度镇静。而低钠血症这个副作用的发生风险与以下因素相关：年龄增加、女性、低体重、肾衰竭以及与其他能引起低钠血症的药物联合使用。

SSRI 类药物的使用也已经证实与消化道出血相关，根据药物的相关疗效以及副作用，西酞普兰、米氮平、安非他酮、艾司西酞普兰、帕罗西汀、舍曲林、文拉法辛和度洛西汀已常规作为老年患者的首选药物。考虑到药物及药物之间的相互作用以及对细

表 7-13　老年患者抗抑郁药物的使用

药物的化学名（商品名）	药物的副作用	用于老年人的特殊考虑
三环类抗抑郁剂		
Amitriptyline（阿米替林）	口干	由于其副作用,该组药物尽量避免使用;阿莫沙平可导致锥体外反应
Amoxapine（阿莫沙平）	视力模糊	
Clomipramine（氯米帕明）	便秘	
Desipramine（帕明或地昔帕明）	排尿困难、心率加快	
Doxepin（多虑平）	性欲减退和勃起障碍	
Imipramine（丙咪嗪）	对阳光敏感	
Maprotiline（路滴美）	对阳光敏感	
Nortriptyline（去甲替林）	体重增加	
Protriptyline（普鲁替林）	嗜睡	
Trimipramine（曲米帕明）	头晕和恶心	
MAOI		
Phenelzine（苯乙肼）	站立时轻微头晕	避免摄入含酪胺的食物和饮料,否则患者将会出现高血压危象、卒中或心肌梗死的危险
Tranylcypromine（苯环丙胺）	头晕	
Isocarboxazid（马普兰）	失眠	
Selegiline（司来吉兰）	体重增加、头痛、失眠、性功能障碍（如阳痿）、嗜睡	
SSRI		
氟西汀（百优解）	恶心	SSRI 类药物可增加自杀意念和行为;也可增加敌意、躁动和焦虑情绪;不能与 MAOI 药物同时使用;使用 MAOI 2 周内使用 SSRI 可导致严重反应;对于 65 岁及以上患者,SSRI 药物可增加滑倒、骨折和骨质疏松的风险;米氮平具有明显的镇静和增加体重的效果,因此该药对那些有睡眠障碍和体重减轻的患者有效
氟伏沙明（兰释）	失眠	
舍曲林（左洛复）	焦虑和心神不定	
帕罗西汀（赛乐特）	性欲减退	
艾司西酞普兰（来士普）	头晕	
西酞普兰（喜普妙）	体重增加或减轻、震颤、多汗、疲倦或疲劳、口干、腹泻或便秘、头疼	
度洛西汀（欣百达）	恶心	
米氮平（瑞美隆）	神经质	

（待续）

表7-13(续)

药物的化学名(商品名)	药物的副作用	用于老年人的特殊考虑
非典型性抗抑郁剂		
安非他酮(安非他酮)	性功能失调	文法拉辛不能用于高血压患者;度洛西汀对同时患有抑郁和疼痛的患者可能有效;奈法唑酮可导致肝中毒
曲唑酮(曲唑酮)	疲劳	
文拉法辛(怡诺思)	嗜睡	
奈法唑酮(奈法唑酮)	体重增加;视力模糊	

MAOI,单胺氧化酶抑制剂;SSRI,选择性5-羟色胺再摄取抑制剂。

胞色素 P450 酶的影响作用,西酞普兰、依他普兰及舍曲林被认为是最安全的抗抑郁药物。表 7-13 对各类抗抑郁药物的治疗剂量、适应证、禁忌证做出了详细的罗列。虽然 SSRI 类药物几乎没有严重的不良反应,但有一小部分老年患者在使用 SSRI 类药物时,由于抗利尿激素异常分泌综合征会出现低钠血症;另外一部分老年患者使用 SSRI 类药物时,可出现焦虑综合征、睡眠障碍以及激越表现。另外,所有的 SSRI 类药物几乎都会发生性功能障碍以及体重改变（增加和减少）的副作用,这也是抑郁症患者治疗时候依从性差的原因之一。

　　SSRI 类药物能抑制肝细胞色素 P450 同工酶 CYP2D6,这使得 SSRI 药物对于许多药物的氧化代谢作用会起到干扰作用。这类涉及 CYP2D6 酶的药物相互干扰作用最常发生于氟西汀和氟伏沙明这两种 SSRI 药物,而较少发生于西酞普兰。SSRI 类药物通过抑制潜在的细胞色素同工酶或血小板活性,也可增加某些药物如华法林等的抗凝作用。故根据 SSRI 类药物的使用说明,若 SSRI 类药物与华法林一类药物联合使用时需要注意凝血功能的常规监测。另外,氟西汀由于其对 CYP2C19 酶的强抑制作用,转而通过细胞色素 P450(CYP)3A4 系统抑制包括阿普唑仑、奎尼丁、钙通道阻滞剂、TCA 以及卡马西平在内的药物代谢。

三环类抗抑郁剂

　　三环类抗抑郁剂去甲替林和地昔帕明最适合用于老年患者。表 7-13 详细罗列了相关的药物名称、副作用以及老年患者使用时候的特殊注意事项。这类药物抗抑郁效果好,但能引起抗胆碱能副作用以及奎尼丁样作用（心室传导阻滞）。疗效与药物血药浓度密切相关,初步疗效发生在去甲替林血药浓度维持在 50~150ng/mL 之间或地昔帕明血药浓度大于 120ng/mL。大于 60% 的不合并有精神病性症状或痴呆的抑郁症患者能在 6 周以内及药物达到血药浓度以后获得初步疗效。虽然 5% 的人群由于缺乏仲胺类三环类抗抑郁剂代谢时所需要的酶,而在使用三环类药物时只能接受低剂量治疗,但是对于大部分患者来说,理想剂量的去甲替林 50~75mg/d 和地昔帕明

100~150mg/d 都是可以耐受的。

其他抗抑郁剂

表 7-14 总结出了一些其他常见抗抑郁药物的治疗剂量、规格、禁忌证以及适应证。安非他酮一般来说比较安全，很少引起性功能障碍，并且在推荐剂量耐受性好。但在有些时候，尤其是超过推荐剂量使用时，部分患者使用安非他酮时很容易引起癫痫发作。因此，这种药物被禁止使用在合并有癫痫发作的抑郁症患者身上。安非他酮同样因为具有增加去甲肾上腺素和多巴胺活动而具有激动样作用。文拉法辛在低剂量使用时候发挥抑制 5- 羟色胺的再摄取作用，同时在 75~225mg/d 的高剂量时，可抑制去甲肾上腺素的再摄取。文拉法辛对一般焦虑和重度抑郁同样有效。对于摄入高剂量药物的患者需监测其血压水平。对于所需治疗剂量处于高水平的患者也应监测其血压。文拉法辛应逐渐减量，以免出现类似流感的停药症状。

度洛西汀已被批准用于继发于糖尿病的抑郁症和神经性疼痛。该药物是一种 5-羟色胺和去甲肾上腺素再摄取抑制剂，尽管从结构上不同于文法拉辛，但其药效特征相似。由于该药可增强神经括约肌活力和增加膀胱容量，它也被用于尿失禁患者的治疗，其可减小尿失禁女性的压力。以上特征可能使该药物在老年患者治疗中具有优势。

米氮平是一种去甲肾上腺素和 5- 羟色胺拮抗剂，其副作用包括镇静和增加体重。因此，该药通常用于治疗抑郁症及其相关症状。单胺氧化酶抑制剂是一组较早使用的抗抑郁药物，其副作用显著，如体位性低血压，同时由于该药物可能会导致高血压危象的出现，因此需要限制含酪胺食物的摄入（如干酪）和避免伪麻黄碱或升压胺类药物的摄入。MAOI 合并 SSRI 或哌替啶可引起谵妄和高热相关的致命性羟色胺综合征。甲酯和其他兴奋剂已用于治疗患有抑郁症的老年人。已有有限的证据支持该治疗方法的有效性，其使用是以个案为基础的。

双相情感障碍的治疗

大多数患有双相障碍的患者都有早年发作史，通常要使用情绪稳定剂和抗抑郁药物长期治疗。有时如果患者出现新的情形，该方案就需要调整。在一篇关于干预治疗老年患者双相障碍的系统回顾中，联合使用锂、双丙戊酸钠、卡马西平、拉莫三嗪、非典型抗精神病药物及抗抑郁药物治疗双相情感障碍被认为有效。然而，在使用抗抑郁药物进行治疗前，需要对患者的活动情况、言语和过激的想法进行仔细评估，以免加重可能的狂躁症状。虽然目前没有专门的治疗方案，单一疗法伴有各类药物的组合治疗可能有助于症状的缓解。ECT 和心理治疗在难治性疾病的治疗中是有效的。

表 7-14　老年患者部分抗抑郁药物的特征

药物名称 *	推荐初始剂量(mg)	每日使用剂量(mg)	镇静水平	半衰期	注意事项
选择性 5- 羟色胺再摄取抑制剂					
西酞普兰（喜普妙）	10~20	20~30	非常低	非常长	对肝细胞色素 P450 抑制水平较低；可导致嗜睡、失眠或呼吸困难
艾司西酞普兰（来士普）	10	10	非常低	非常长	副作用同西酞普兰
氟西汀（百优解）	5~10	20~60	非常低	非常长	抑制肝细胞色素 P450‡；使用单胺氧化酶抑制剂前 6 周要停止使用
帕罗西汀（赛乐特）	10	10~50	非常低	长	抑制肝细胞色素 P450‡；具有抗胆碱能副作用
舍曲林（左洛复）	25	50~200	非常低	非常长	抑制肝细胞色素 P450 能力较低
血清素 – 去甲肾上腺素再摄取阻断剂					
文法拉辛（怡诺思）	25	75~225	非常低	中等	降低肾或肝损害的作用减小；可引起剂量相关性高血压；必须逐渐减量持续 1~2 周
三环类抗抑郁剂					
去甲替林（Pamelor 等）	10~30	25~150	中等	长	抗胆碱能作用 § 较低但显著；血压水平需监测
其他药物 +					
安非他酮（Wellbutrin）	50~100	150~450	中等	中等	需分开不同剂量
米氮平（瑞美隆）	15	15~45	中等	长	降低肾功能损伤的作用减低；可导致或诱发高血压
奈法唑酮（Serzone）	100	200~400	中等	短	可能抑制肝细胞色素 P450‡；可增加特非那定、阿司咪唑、西沙比利的浓度；具有抗焦虑作用
曲唑酮（曲拉唑酮）	25~50	75~400	中、高等	短	可引起低血压；低剂量时可用于催眠

*,其他较不常用的抗抑郁药物在文中进行讨论。

+,半衰期：短 = 小于 8 小时；中等 =8~20 小时；长 =20~30 小时；非常长 = 大于 30 小时。抗抑郁药物在老年人中半衰期变化范围很大,有些药物还会产生活性代谢产物。

‡,见文中药物相互作用。

§,见文中抗胆碱能作用。

基于证据的抑郁症干预措施推荐意见汇总

应该做

- 个体认知行为治疗，尤其是以解决问题为导向的治疗。
- 对抑郁症的护理管理要辅以药物治疗，并基于对药物副作用的了解做出治疗方案。
- 首先通过简短的问卷调查对抑郁患者进行筛选，如使用含两个项目的患者健康问卷，然后，如果提示患者有抑郁症状，可采用更长的筛选工具。

不应该做

- 物理康复治疗和职业治疗。
- 营养干预治疗。
- 同伴支持治疗。

考虑做

- 个体化治疗和认知行为疗法。
- 运动干预。
- 如果单独治疗无效，可合并运动干预和药物治疗。
- 预防自杀。
- 老年健康评估和技能培训。
- 丧亲之痛的治疗。

（耿婷 译；莫莉 廖玉麟 校）

参考文献

Alexopoulos GA, Abrams RC, Young RC, et al. Cornell scale for depression in dementia. *Biol Psychol.* 1988;23:271-284.

American Psychiatric Association. *Diagnostic and Statistical Manual of Mental Disorders.* 4th ed. Washington, DC: American Psychiatric Association; 1994.

Andreescu C, Reynolds CF. Late life depression: evidence based treatment and promising new directions for research and clinical practice. *Psychiatr Clin North Am.* 2011;34:335-355.

Angelini M, Negrotti A, Marchesi E, Bonavina G, Calzetti S. A study of the prevalence of restless legs syndrome in previously untreated Parkinson's disease patients: absence of comorbid association. *J Neurol Sci.* 2011;310:268-288.

Arean P, Raue P, Mackin RS, et al. Problem solving therapy and supportive therapy in older adults with major depression and executive dysfunction. *Am J Psychiatry.* 2010;167:1391-1396.

Barua A, Ghosh MK, Kar N, et al. Socio-demographic factors of geriatric depression. *Indian J Psychol Med.* 2010;32:87-92.

Bennett H, Thomas S, Austen R, Morris A, Lincoln N. Validation of screening measures for assessing mood in stroke patients. *Br J Clin Psychol.* 2007;46:367-376.

Blake H, Mo P, Malik S, Thomas S. How effective are physical activity interventions for alleviating depressive symptoms in older people? A systematic review. *Clin Rehabil*. 2009;23: 873-887.

Brown P, Roose SP. Age and anxiety and depressive symptoms: the effect on domains of quality of life. *Int J Geriatr Psychiatry*. 2011;26:1260-1266.

Clark M, Nicholas JM, Wassira LN, et al. Psychosocial and biological indicators of depression in the caregiving population. *Biol Res Nurs*. 2013;15:112-121.

Eggermont L, Penninx BW, Jones RN, Leveille SG. Depressive symptoms, chronic pain, and falls in older community-dwelling adults: the MOBILIZE Boston Study. *J Am Geriatr Soc*. 2012;60:230-237.

Ellison J, Kyomen HH, Harper DG. Depression in later life: an overview with treatment recommendations. *Psychiatr Clin North Am*. 2012;35:203-229.

Frye M, Helleman G, McElroy SL, et al. Correlates of treatment-emergent mania associated with antidepressant treatment in bipolar depression. *Am J Psychiatry*. 2009;166:164-167.

Heesch K, Burton NW, Brown WJ. Concurrent and prospective associations between physical activity, walking and mental health in older women. *J Epidemiol Commun Health*. 2011;65:807-813.

Kroenke K, Spitzer RL, Williams JB. The PHQ-9: validity of a brief depression severity measure. *J Gen Intern Med*. 2001 Sep;16(9):606-13.

Lotrich F. Gene-environment interactions in geriatric depression. *Psychiatr Clin North Am*. 2011;34:357-376.

Martins R, Coelho E, Silva M, et al. Effects of strength and aerobic-based training on functional fitness, mood and the relationship between fatness and mood in older adults. *J Sports Med Phys Fitness*. 2011;51:489-496.

Meeks T, Vahia IV, Lavretsky H, Kulkarni G, Jeste DV. A tune in "a minor" can "b major": a review of epidemiology, illness course, and public health implications of subthreshold depression in older adults. *J Affect Disord*. 2011;129:126-142.

Parker G, Rowe M, Mehta F, Kumar S. Will a new genotyping test help the clinician predict response to antidepressant drugs? *Australas Psychiatry*. 2010;18:413-416.

Rodda J. Depression in older adults. Br Med J. 2011;343:1-7.

Samad Z, Brealey S, Gilbody S. The effectiveness of behavioural therapy for the treatment of depression in older adults: a meta-analysis. *Int J Geriatr Psychiatry*. 2011;26:1211-1220.

Spitzer RI, Williams J, Kroenke K. Utility of a new procedure for diagnosing mental disorders in primary care: the PRIME-MD 1000 study. *JAMA*. 1994;272:1749-1756.

Winter Y, Korchounov A, Zhukova TV, Bertschi NE. Depression in elderly patients with Alzheimer dementia or vascular dementia and its influence on their quality of life. *J Neurosci Rural Pract*. 2011;2:27-32.

推荐读物

Andreescu C, Reynolds CF. Late life depression: evidence based treatment and promising new directions for research and clinical practice. *Psychiatr Clin North Am*. 2011;34:335-355.

Eggermont L, Penninx BW, Jones RN, Leveille SG. Depressive symptoms, chronic pain, and falls in older community-dwelling adults: the MOBILIZE Boston Study. *J Am Geriatr Soc*. 2012;60:230-237.

Ellison J, Kyomen HH, Harper DG. Depression in later life: an overview with treatment recommendations. *Psychiatr Clin North Am*. 2012;35:203-229.

Lotrich F. Gene-environment interactions in geriatric depression. *Psychiatr Clin North Am*. 2011;34:357-376.

Meeks T, Vahia IV, Lavretsky H, Kulkarni G, Jeste DV. A tune in "a minor" can "b major": a review of epidemiology, illness course, and public health implications of subthreshold depression in older adults. *J Affect Disord*. 2011;129:126-142.

Rodda J. Depression in older adults. *Br Med J*. 2011;343:1-7.

Samad Z, Brealey S, Gilbody S. The effectiveness of behavioural therapy for the treatment of depression in older adults: a meta-analysis. *Int J Geriatr Psychiatry*. 2011;26:1211-1220.

Serfaty M, Haworth D, Blanchard M, et al. Clinical effectiveness of individual cognitive behavioral therapy for depressed older people in primary care: a randomized controlled trial. *Arch Gen Psychiatry*. 2009;66:1332-1340.

网站

1. Centers for Epidemiological Studies Depression Scale (http://www.chcr.brown.edu/pcoc/ cesdscale.pdf)
2. Geriatric Depression Scale (http://www.stanford.edu/~yesavage/GDS.html)
3. Beck Depression Inventory (http://www.fpnotebook.com/Psych/Exam/BckDprsnInvntry. htm)
4. Cornell Scale for Depression in Dementia (http://qmweb.dads.state.tx.us/Depression/ CSDD.htm)
5. The Patient Health Questionnaire-2 (http://www.cqaimh.org/pdf/tool_phq2.pdf)
6. Hospital Anxiety and Depression Scale (HADS) (http://www.scireproject.com/outcome-measures/ hospital-anxiety-and-depression-scale-hads)
7. Montgomery and Asberg Depression Rating Scale (MADRS) (http://farmacologiaclinica. info/scales/ MADRS/)

第**8**章

尿失禁

失禁是老年人群中一种常见的、烦人的并且潜在失能的病情。其定义是：一定量的尿液或粪便不自主的或频繁漏出导致了社会和（或）健康问题。图 8-1 显示了各种情况下失禁的发病率，发病率取决于采用的失禁定义。失禁的程度不尽相同，从偶然发生的少量尿液滴沥到伴有大便失禁的持续性尿失禁。

接近 1/3 的女性和 15%~20% 的 65 岁及以上的男性有不同程度的尿失禁。5%~10% 社区老年人有每周超过一次的失禁和（或）使用尿不湿防止漏尿。在不少养老院这种情况发生率高达 60%~80%，而他们经常既有尿失禁又有大便失禁。不管是在社区或医院，失禁都与行动障碍和认知能力下降相关。

失禁对身心健康、社会状态和医疗卫生照护费用方面都会产生负面影响（表8-1），在许多老年患者中，尿失禁是可治愈或可控的，特别是那些有足够活动能力和心智功能的患者；即使不能治愈，也总是能够使用一些方法来处理尿失禁，使失禁患者更舒适，让护理更容易，并且减少护理成本和并发症。

尽管通过电视广告、公众媒体和教育宣传的努力，使社会对尿失禁的认识发生了一些改变，但许多尿失禁的老年人仍然对此感到尴尬或沮丧，要么否认，要么不愿意与医务人员讨论尿失禁的问题。所以当在医疗机构发现尿失禁患者的时候，周期性地用

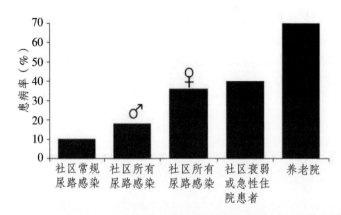

图 8-1　老年人群尿失禁的患病率。经常尿失禁是指每周超过一次和（或）使用尿垫。（多个研究发病率百分比的范围，图上显示的是多个资料来源的近似平均值）

表 8-1 尿失禁的潜在副作用

身体健康方面	社会影响
皮肤刺激和皲裂	对家庭、朋友及照护者的压力
尿路感染复发	入院倾向
跌倒(特别是夜间尿失禁)	**经济花费**
精神健康方面	物资(尿片、尿管等)
孤独感	洗涤衣物
沮丧	劳动力(护士、家政)
依赖	治疗并发症

一些特殊的问题评估是很重要的。下面这些问题就是其中的例子:

"您感觉您的膀胱有问题吗?

您有发生不自主的漏尿吗?

您有没有曾经使用尿垫来预防漏尿?"

本章简要回顾了老年人尿失禁的病理、生理过程,并且提供了一些尿失禁的治疗知识,虽然章节大部分内容是关注尿失禁的,但其他一些也可用于大便失禁,这些主要在本章后面进行陈述。

正常排尿

排尿自控需要正常的下尿路功能、足够的认知能力和身体功能、排尿的动机和适当的环境(表 8-2),所以老年人尿失禁的病理生理过程不仅与下尿路的解剖和生理相关,也与功能、心理、环境因素相关,身体几个部分都参与正常的排尿(图 8-2)。骶部的排尿中枢通过反射影响排尿,传入通路(通过躯体的和自主神经)传递膀胱充尿容量的信息到脊髓。控制排尿的肌肉力量也进行相应的调整(图 8-3)。当膀胱尿液充盈时,交感神经兴奋关闭膀胱颈,放松膀胱顶,抑制副交感张力;躯体神经保持盆底肌的张力(包括围绕尿道的横纹肌);当排尿发生时,交感和躯体神经张力消失,副交感胆碱能神经介导的冲动引起膀胱收缩。所有这些过程都是受脑干、大脑皮质和小脑内的高级中枢调控的。

这是对非常复杂的排尿过程的简化描述,其实人们对排尿的神经生理学机制仍未完全了解。大脑皮质起主导抑制排尿的作用,脑干有促进排尿的作用。所以如痴呆、卒中、帕金森病等这些疾病导致大脑中枢皮质对骶部排尿中枢抑制作用的丧失,就会引起尿失禁。脑干和骶部脊髓的障碍会干扰膀胱收缩和尿道阻力下降的协调一致,骶部神经支配的缺如会引起膀胱收缩障碍和控尿困难。

表 8-2 控制排尿的条件

有效的下尿路功能

储尿

低压状态下膀胱容量增加

膀胱出口关闭

膀胱充盈的恰当感觉

无膀胱不自主收缩

排空

膀胱收缩有力

尿流无解剖学梗阻

出口阻力与膀胱收缩协调下降

活动力足够，熟练使用厕所或替代物，可以有效整理衣物

具备足够的认知功能，能够知道需要如厕，并能找到厕所或厕所替代物

具有排尿动机

没有环境或医源性阻碍，例如无厕所或替代物、无护理人员或存在药物副作用

正常排尿是一个动力学过程，要求几个生理过程的协调。图 8-4 描述了下尿路的压力 - 流量关系的简化原理图，类似于尿动力学的研究。在正常情况下，当膀胱充尿时，膀胱压力保持较低 [比如 < 15cmH$_2$O（1cmH$_2$O=98.07Pa）]。第一次有尿意时，膀胱容量一般在 150~300mL 之间变化，正常的膀胱容量为 300~600mL。当正常排尿开始时，真实的逼尿肌压（膀胱压 - 腹内压）增加，尿道阻力下降，当逼尿肌压超出尿道阻力时出现尿液流出。假如在膀胱充盈期的任何时间，总的膀胱压（包括腹内压）超过出口阻力，漏尿就会发生。举例说明：当有些膀胱出口阻力低或尿道括约肌虚弱的人咳嗽或打喷嚏时，腹内压升高，而真实逼尿肌压并没有增加，就会发生漏尿。尿动力学术语定义这种情况为真性压力性尿失禁，另外的情况是，膀胱不自主收缩也会引起漏尿。

尿失禁的原因和种类

基本原因

确定原因对治疗很重要，根据发生的原因，老年尿失禁有 4 种基本类型。区分引起尿失禁的泌尿系统和神经系统疾病与其他能引起或促进尿失禁发生的其他问题 [如行动能力和（或）心理能力丧失、没有卫生间和精神障碍] 很关键。这篇文章中，

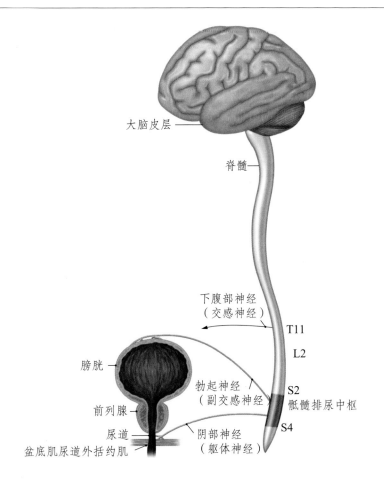

大脑皮层

脊髓

下腹部神经
（交感神经）

T11

L2

膀胱

勃起神经
（副交感神经）

S2

骶髓排尿中枢

前列腺

尿道

盆底肌尿道外括约肌

阴部神经
（躯体神经）

S4

图 8-2　正常排尿的结构组成。

列举了老年人一些常见疾病，经常会相互影响引起尿失禁，如图 8-5。

　　年龄增加本身不会引起尿失禁，但几个年龄相关的改变能够促成尿失禁的发展。总的来说，随着年龄增大，膀胱容量下降，残余尿增加，膀胱不自主收缩变得更常见。在女性，年龄增加也与膀胱出口和尿道的阻力下降相关，这种下降与雌激素作用减弱和之前分娩、手术史和肌肉力量下降造成的盆底结构减弱有关，这些都促成压力性尿失禁的发生（图 8-6）。雌激素减少也可能引起萎缩性阴道炎和尿道炎，导致排尿困难和尿急症状的发生，促进尿路感染和急迫性尿失禁的发生。在男性，前列腺增生与尿流率减少、膀胱不自主收缩有关，并且能引起急迫性和（或）充溢性尿失禁（后面会讨论）。年龄增加也与精氨酸抗利尿激素（AVP）和心钠肽（ANP）水平的异常有关。精氨酸抗利尿激素（AVP）每天正常节律分泌减少和心钠肽水平的增加，会使夜尿增多和造成一些老年人夜间尿失禁。

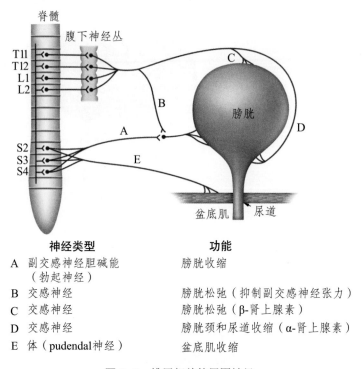

神经类型	功能
A 副交感神经胆碱能（勃起神经）	膀胱收缩
B 交感神经	膀胱松弛（抑制副交感神经张力）
C 交感神经	膀胱松弛（β-肾上腺素）
D 交感神经	膀胱颈和尿道收缩（α-肾上腺素）
E 体（pudendal神经）	盆底肌收缩

图 8-3　排尿相关的周围神经。

引起或诱发尿失禁的可逆因素

大量的潜在可逆因素会引起或促成老年人失禁（表 8-3 和表 8-4），急性尿失禁是指那些尿失禁突然发生的状况，通常与急性疾病或医源性问题相关，并且一旦疾病或药物问题得到解决，尿失禁也会好转（这个也称为暂时性尿失禁）。持续性尿失禁指与急性疾病无关持续发生的尿失禁。

在所有尿失禁的老年患者中，潜在的可逆因素能够在急性和持续性尿失禁中发生作用，我们应该进行一项关于老年尿失禁患者的研究，将所有这些因素纳入其中。这些引起尿失禁的急性的和可逆性的原因可简写成 DRIP，以帮助记忆（表 8-5）。

许多老年人，因为尿频和尿急，特别是活动受限时，为了就近找到厕所，照护者会仔细安排他们的日常活动（甚至限制他们自己的社交活动）。这样任何急性疾病都很有可能打破这种精细的平衡，诱发失禁的可能。医院的环境障碍（比如床挡、房间设施缺乏）和制动，与急性疾病一起导致住院患者失禁的可能，在这些状态下的尿失禁有可能通过治疗潜在的疾病和住院得到缓解。医院获得性尿失禁往往是可以避免的。除非在急性疾病期需要精确记录尿量而保留内置或外置尿管时，这种尿失禁应该通过控制环境因素来治疗，比如按时如厕、适当使用厕所替代物（比如尿壶、床旁马桶、尿垫）

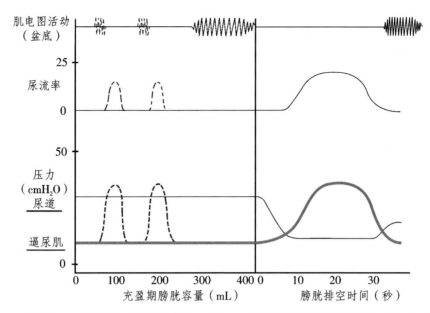

图 8-4　膀胱充盈时（左图）和膀胱排空时（右图）下尿路动力学改变的简化原理图。当膀胱充盈时真正逼尿肌压（底部的粗线）保持较低（< 15cmH₂O），并且没有超过尿道阻力（底部的细线）。当膀胱充盈达到一定容量（通常 300~600mL），肌电图测得盆底括约肌活动增加，逼尿肌有不自主的收缩（虚线显示），在尿失禁的老年患者中更容易发生（见文中所述），患者可能通过增加肌电活动阻止漏尿（顶部虚线）。假如在不自主收缩中，逼尿肌压超过尿道压，出现如图所示的尿液流出。在膀胱排空过程中，逼尿肌压升高，尿道压力下降，肌电活动停止，出现正常尿流（右图）。

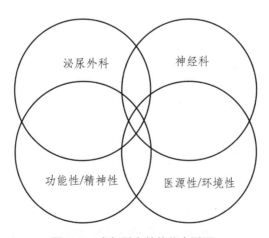

图 8-5　老年尿失禁的基本原因。

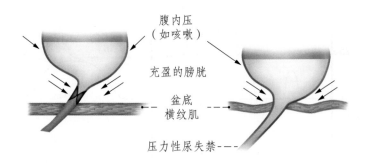

图 8-6　老年相关的盆底肌、膀胱和尿道位置变化导致尿失禁的示意图。正常（左图）膀胱和出口位于腹腔内，压力升高有助于膀胱出口关闭。年龄相关的改变（如雌激素缺乏、手术、分娩）会减弱维持膀胱的结构（右图）；这时腹内压增加将导致漏尿（压力性尿失禁）。

和仔细的皮肤护理。粪便嵌塞在老年人急性和慢性疾病中都是常见问题。巨大的粪便可能引起女性膀胱出口机械梗阻和由直肠扩张相关传入感觉诱导刺激膀胱的不自主收缩。

任何人在突然发生尿失禁时，应考虑到充溢性尿失禁。在老年患者中，活动能力下降、抗胆碱药物、麻醉药物和粪便嵌塞都可能参与导致尿潴留和充溢性尿失禁，另外，这种情况也可能是下述急性脊髓压迫的表现。

下尿路任何急性炎症都可能引起尿频、尿急而诱导尿失禁发生。治疗急性膀胱炎、萎缩性阴道炎或尿道炎可能恢复自主排尿。

高糖血症、高钙血症还有利尿剂（特别是快速作用的袢利尿剂）等引起的多尿，以及一些老年人饮入过量的液体，或者摄入大量的咖啡因，但患者并不理解其对膀胱造成何种影响，均能够诱发急性尿失禁。处于容量扩张状态的患者，比如充血性心力衰竭和下肢静脉回流不足，可能引起夜间多尿，进而造成夜尿症和夜间尿失禁。

正如本文也讨论的其他因素，很多药物能够通过不同的机制导致老年人尿失禁的发生（表 8-4），应该考虑尿失禁是急性的还是持续的，这些药物导致或诱发尿失禁的潜在作用。如果可行，应该停止、换用或调整药物剂量，这有助于恢复对排尿的自我控制。

持续性尿失禁

临床上把持续性尿失禁分为 4 个类型，如图 8-7 所示，一个患者可能同时属于超过一种类型以上的尿失禁。这种分类虽然没有包括尿失禁相关的所有神经生理异常，但它对老年人群的临床评估和治疗有帮助。

尿失禁可以由一种或两种下尿路生殖道功能异常引起：①由膀胱过度活动、膀胱顺应性差或者尿流出的阻力减小引起储尿失败；②由膀胱收缩乏力或者排尿阻力增加引起的不能排空膀胱。表 8-6 显示了持续性尿失禁的临床定义和常见原因。

表 8-3　直接或间接引起老年尿失禁的可逆原因

原因	治疗
影响下尿路的原因	
尿路感染(尿频、尿急、排尿困难等症状)	抗生素治疗
萎缩性阴道炎/尿道炎	局部使用雌激素
粪便嵌塞	解除嵌塞,适当使用大便软化剂、容积性泻药,必要时使用缓泻剂;摄入高纤维,加强活动,增加液体摄入量(表 8-21)
药物副作用(表 8-4)	如允许,停止或改变治疗。减少或调整剂量(如调整速效利尿剂)
尿液生成增加	
代谢性(高血糖、高血钙)	控制糖尿病,治疗高钙血症潜在原因
摄入过多液体	减少利尿性液体摄入(如含咖啡因的饮料)
容量过多	
静脉功能不全引起的水肿	抬高小腿、限盐、利尿
充血性心力衰竭	药物治疗
如厕困难	
谵妄	诊断和治疗潜在病因
慢性疾病、受伤、活动受限	规律如厕
	使用厕所替代物
	环境改变(如床旁设施、小便壶)
	如可能,解除限制
心理疾病	适当的非药物和(或)药物治疗

Reproduced from Fantl et al, 1996.

　　压力性尿失禁常见于老年女性,特别是在门诊部,女性觉得这种不频繁或尿量很小的尿失禁并不是很烦恼,因而就不需要特殊治疗;另一方面,如果失禁严重或很烦恼就需要外科干预。最常见的相关因素是支持组织虚弱(盆底)和膀胱出口过度活动,原因是缺少雌激素和(或)先前的阴道分娩或手术(图 8-6)。肥胖和慢性咳嗽会加剧这种情况。先前有阴道修补和(或)膀胱颈悬吊术的女性,可能产生尿道虚弱[内括约肌缺陷(ISD)],这些女性通常在任何活动时都表现严重的尿失禁和漏尿的症状。如果女性膀胱相对空虚,仰卧位接受盆腔检查时,咳嗽伴尿液不自主流出,诊室评估时就要怀疑有 ISD 的情况。总的来说,患 ISD 的女性对非外科治疗反应差,但对尿道周围

表 8-4　间接或直接引起老年尿失禁的药物治疗

药物种类	对尿失禁的潜在影响
利尿剂	多尿、尿频尿急
抗胆碱能药	尿潴留、充溢性尿失禁、粪便嵌塞
精神类药物	
三环类抗抑郁药	抗胆碱能作用,镇静
抗精神病药	抗胆碱能作用,镇静,活动减少
镇静催眠类	镇静、谵妄、活动减少、肌肉松弛
麻醉性镇痛药	尿潴留、粪便嵌塞、镇静、谵妄
α-肾上腺素能阻断剂	尿道松弛
α-肾上腺素能激动剂	尿潴留
胆碱酯酶抑制剂	尿频、尿急
AEC 抑制剂	咳嗽诱发压力性尿失禁
β-肾上腺素能激动剂	尿潴留
钙通道阻滞剂	尿潴留、水肿(夜尿)
加巴喷丁、普瑞巴林、格列酮	水肿(夜尿)
乙醇	多尿、尿频、尿急、镇静、谵妄、活动减少
咖啡因	多尿、膀胱激惹

表 8-5　潜在可逆因素的简化记忆(表 8-3 和表 8-4)

D(Delirium)	谵妄
R(Restricted mobility, retention)	活动受限、尿潴留
I(Infection, inflammation, impaction)	感染、炎症、粪便嵌塞
P(Polyuria, pharmaceuticals)	多尿、药物性

注射或手术吊带治疗有效。压力性尿失禁男性并不常见,但是在经尿道手术后和(或)下尿路恶性肿瘤放射治疗损伤了括约肌结构时,压力性尿失禁就会发生。

　　急迫性尿失禁可能由各种下尿路泌尿生殖道疾病和神经系统疾病引起(表 8-6)。急迫性尿失禁的患者典型表现为膀胱过度活动的激惹症状,包括尿频(每次排尿间歇不到 2 小时)、尿急、夜尿增多(通常睡眠中有 2 次及以上的排尿)。尿动力学检查时,急迫性尿失禁伴随膀胱不自主收缩更为常见(图 8-4)。一些患者仅有低顺应性膀胱,而没有不自主收缩(如放疗后或间质性膀胱炎,这两种情况相对不常见)。

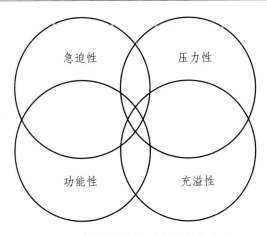

图 8-7 老年持续性尿失禁的基本类型。

另外有些患者在尿动力学检查中没有表现膀胱不自主收缩,但有急迫性尿失禁的症状;一些神经疾病的患者在尿动力学检查中有膀胱不自主收缩,但没有尿急,却出现无警示症状的失禁。这些患者如果能够排空膀胱且不伴有可纠正的泌尿生殖疾病,通常可以治疗他们的急迫性尿失禁。有一亚组伴有膀胱过度活动的老年失禁患者也有

表 8-6 持续性尿失禁的基本类型及病因

类型	定义	常见病因
压力性尿失禁	腹内压增大(咳嗽、大笑、活动)时,不自主的尿液流出(通常量少)	盆底肌薄弱,尿道过度活动,膀胱出口或尿道括约肌松弛
急迫性尿失禁	当有强烈的尿意时不能由意志控制而尿液溢出(尿量不定但常较大量)	单纯逼尿肌过度活动或与下列一个或多个情况有关:局部泌尿生殖病变如肿瘤、结石、憩室,或流出梗阻,中枢神经系统病变如卒中、痴呆、帕金森病或脊髓损伤
充溢性尿失禁	症状多变且缺乏特异性。经典的充溢性尿失禁与机械压力作用于过度扩张的膀胱而导致尿液溢出有关(通常少量)	由前列腺、狭窄病变或膀胱突出症引起的解剖学梗阻,与糖尿病或脊髓损伤有关的无收缩性膀胱,与多发性硬化或其他骶上脊髓病变有关的神经源性尿失禁(逼尿肌-括约肌失调)
功能性尿失禁	由于认知功能和(或)躯体功能、心理抵触或环境障碍等因素导致无法如厕而产生的尿失禁	重度痴呆或其他神经疾病,精神心理因素如抑郁或敌意

膀胱收缩障碍,在尿动力学检查中,膀胱不自主收缩排空的尿液少于膀胱容量的 1/3 (Resnick 和 Yalla,1987;Elbadawi、Yalla 和 Resnick,1993),这种情况称之为逼尿肌过度活动的收缩障碍(DHIC),有 DHIC 的患者可能表现为不典型的急迫性尿失禁的症状而表现为排空膀胱受损。因为不能完全排空膀胱,治疗这些患者具有挑战性(Taylor 和 Kuchel,2006)。

有些老年患者有膀胱过度活动但不发生尿失禁,其膀胱过度活动的症状特点就是尿急。膀胱过度活动的患者通常也主诉尿频(24 小时内超过 8 次排尿)和夜尿增多(从睡眠中醒来排尿)。老年人膀胱过度活动很常见,接近 30% 的女性和 40% 的 75 岁及以上的男性承认有这些症状,其中绝大多数有急迫性尿失禁。膀胱过度活动的诊断评估和治疗与急迫性尿失禁是相同的(Ouslander,2004)。

与膀胱排空不完全相关的尿失禁可能与解剖性或神经性的尿液流出梗阻有关。最常见的原因包括前列腺肥大、糖尿病神经源性膀胱和尿道狭窄。女性下段脊髓损伤和解剖性梗阻(盆腔脱垂和尿道扭曲引起),是导致充盈性尿失禁不常见的原因。几种药物能够导致持续尿失禁(表 8-4)。骶上脊髓损伤的患者(如多发性硬化),会出现逼尿肌 - 括约肌失调和尿潴留,必须用类似充盈性尿失禁方式治疗;某些情况下,需要进行括约肌切除。这种类型的尿失禁症状是非特异性的,在体格检查中容易忽略尿潴留,所以必须测定残余尿量以排除这种情况。

功能性尿失禁是指与没有能力或及时去厕所的动机缺乏有关的尿失禁。导致功能性尿失禁的因素(比如难以到达厕所和心理障碍,特别是痴呆)也可以加重其他类型的持续性尿失禁。主要表现为功能性相关因素的尿失禁患者可能也存在下泌尿生殖道的畸形。在这些患者中,如果没有特别的检测方法,判断是否为功能因素或泌尿生殖因素占主导是非常困难的。但是不管采用何种具体治疗方法,对于功能性尿失禁的患者,都需要把系统性的如厕辅助作为其治疗计划的一部分。

单个的患者可能发生不止一种基本类型的尿失禁,如图 8-7 描绘的重叠圈。老年女性通常混合有压力性尿失禁和急迫性尿失禁(一般指混合型尿失禁),羸弱的老年患者经常有急迫性尿失禁,同时有引起失禁的功能障碍。

评估

基本评估

评估尿失禁的第一步是通过直接观察或者用前面讨论过的筛查问题对突然发生的尿失禁患者(特别是与急性疾病和住院治疗关联)进行确认。可引起急性尿失禁的常见可逆因素见表 8-3 至表 8-5。常见的能够引起急性尿失禁的可逆因素,能够通过简单的病史、体格检查、残余尿测定和基本实验室(尿液分析、培养和血糖)排查。

表 8-7 展示了持续性尿失禁基本评估的组成部分。实用指南建议,大部分患者的

表 8-7　持续性尿失禁诊断性评估的内容

所有患者

病史,包括膀胱记录

体格检查

尿液分析

残余尿量测定[*]

部分患者[§]

实验室检查

　尿培养

　尿细胞学检查

　血糖、血钙

　肾功能检查

　肾脏超声

妇科评估

泌尿系评估

膀胱泌尿道镜检

尿动力学测试

　简单的:观察排尿,压力性尿失禁的咳嗽测试

　复杂的:尿流率测定[*],多通道膀胱内压测定,压力流率检测,漏尿点压,尿道压测量,括约肌肌电
　图,影像尿动力学检查

[*],残余尿量测定对于某些患者而言并不是必需的检查(见文中)。

[§],见文中描述及表 8-9。

[*],尿流率测定对于老年男性来说是非常有用的筛查工具(见文中)。

基本评估包括专科病史、有目的的体格检查、尿液分析、残余尿测定（Fantl 等，1996；American Medical Directors Association,2006;Fung 等,2007）。病史应该集中在尿失禁的特点、当前的疾病和药物使用情况,最突出的症状和尿失禁对患者及照护者的影响见表 8-8。膀胱记录或者排尿日记 [图 8-8（门诊患者）和图 8-9（住院患者）所示] 有助于了解患者的初始症状特点及对治疗的反应。

　　体格检查应该集中在腹部、直肠、生殖器和腰骶神经分布区的评估（表 8-9）。在病史和体格检查过程中,应特别注意活动能力、心理状态、用药情况和卫生间是否便利等因素,这些因素要么可引起尿失禁,要么可以让泌尿和神经疾病相互作用加重病情。女性盆腔检查应该包括仔细检查提示萎缩性阴道炎和盆底脱垂的阴唇及阴道炎症的表现。多数老年女性有不同程度的盆腔脱垂（比如,图 8-10 描述的一级和二级膀胱脱

排尿日记

天数：_____ 日期： 月 日

说明：

（1）在第1栏注明每2小时间隔的每次排尿

（2）在第2栏里记录您的排尿量

（3）在第3、4栏注明您每次偶发的漏尿

时间间隔	排尿	尿量	偶然漏尿	偶然大量漏尿	偶然漏尿的原因*
6~8am					
8~10am					
10~12am					
2~4pm					
4~6pm					
6~8pm					
8~10pm					
10~12pm					
夜间					

今天使用的尿垫数量：_____

* 比如，如果您咳嗽发生漏尿，写上"咳嗽"。如果您有强烈排尿急迫感后发生大量漏尿，写上"急迫"。

图 8-8 门诊护理单元的膀胱记录单举例。

垂），但并不是所有这些脱垂程度的老年女性的失禁都需要妇科评估（见后面讨论）。

尿液分析需要收集一份清洁小便样本，经常尿失禁的男性患者，得到一个干净的标本有困难，可以在清洁阴茎后，用阴茎套尿管获得清洁标本。对有认知及功能障碍的女性，可以消毒尿道和会阴后，患者排尿到消毒尿盆作为替代插尿管取得小便标本的方法。持续的镜下血尿（每个高倍视野＞5个红细胞），在无感染情况下持续镜下血尿提示需要进一步检查以排除肿瘤或其他尿道疾病。

因为无症状细菌尿的发病率与尿失禁的发病率大体一致，老年尿失禁患者通常有明显的细菌尿。初次评估非住院患者尿失禁时，特别是那些新发生的或加重的患者，进一步评估之前需要先治疗细菌尿。养老院的老年人，治愈细菌尿并不影响慢性、稳定的尿失禁的严重程度（Ouslander等，1995）。但是新发生、加重的尿失禁，不能解释的发热、心理和（或）身体功能状态减退，可能是这些患者尿路感染的表现。

残余尿可以由导尿或用便携超声测得，体格检查不一定都能发现。虽然尿潴留相关的尿失禁症状具有非特异性，体格检查有可能容易忽略残余尿，但是在治疗开始之前，有些老年人可能不需要判断残余尿，比如包括单纯症状的压力性尿失禁、急迫性尿失禁或膀胱过度活动，他们并没有排尿困难的症状，没有风险因素或尿潴留（比如糖尿

尿失禁监测记录

说明:每次检查患者时

(1)检查患者时,在膀胱栏内,最靠近的时间画圈标记

(2)在肠道栏内,用 × 标记是否患者正常排便

◑=失禁,小量 ø =干燥 × =大便失禁

●=失禁,大量 ⚰ =正常排尿 × =正常大便

患者姓名 ＿＿＿ 房间号 ＿＿＿ 日期 ＿＿＿

	膀胱			肠道			
	尿失禁	干燥	排尿纠正	失禁(×)	正常(×)	发生	备注
12am	◑ ●	○	△ cc ＿＿				
1	◑ ●	○	△ cc ＿＿				
2	◑ ●	○	△ cc ＿＿				
3	◑ ●	○	△ cc ＿＿				
4	◑ ●	○	△ cc ＿＿				
5	◑ ●	○	△ cc ＿＿				
6	◑ ●	○	△ cc ＿＿				
7	◑ ●	○	△ cc ＿＿				
8	◑ ●	○	△ cc ＿＿				
9	◑ ●	○	△ cc ＿＿				
10	◑ ●	○	△ cc ＿＿				
11	◑ ●	○	△ cc ＿＿				
12pm	◑ ●	○	△ cc ＿＿				
1	◑ ●	○	△ cc ＿＿				
2	◑ ●	○	△ cc ＿＿				
3	◑ ●	○	△ cc ＿＿				
4	◑ ●	○	△ cc ＿＿				
5	◑ ●	○	△ cc ＿＿				
6	◑ ●	○	△ cc ＿＿				
7	◑ ●	○	△ cc ＿＿				
8	◑ ●	○	△ cc ＿＿				
9	◑ ●	○	△ cc ＿＿				
10	◑ ●	○	△ cc ＿＿				
11	◑ ●	○	△ cc ＿＿				

总计:

图 8-9 医院内监测膀胱和肠道功能记录单样本。这种记录对各种训练过程和其他治疗流程的实施和随访很有帮助。 (Reproduced with permission from Ouslander,Uman,and Urman,1986.)

表 8-8　尿失禁患者病史的重要方面

活动性疾病,尤其是神经系统疾病、糖尿病、充血性心力衰竭、静脉瓣膜功能不全

药物(表 8-4)

液体摄入模式

摄入液体的类型及量(尤其是咖啡因和睡前摄入的液体)

既往泌尿生殖系统疾病,尤其是分娩史、手术史、扩张,尿潴留,反复发生的泌尿道感染

尿失禁的症状

发病情况及持续时间

类型——压力性 vs. 急迫性 vs. 混合型 vs. 其他

频率、时间,每次尿失禁的尿量及尿失禁间隔的时间(图 8-8 和图 8-9)

其他下尿路症状

激惹——排尿困难、尿频、尿急、夜尿

排尿困难——排尿踌躇、尿流缓慢或中断、尿流变细、排空障碍

其他——血尿、耻骨弓上不适感

其他症状

神经源性(表明卒中、痴呆、帕金森病、非压力性脑积水、脊髓受压、多发性硬化)

精神心理(抑郁)

肠道(便秘、大便失禁)

提示容量扩张的状态(例如下肢水肿,平躺时呼吸短促、费力)

环境因素

浴室的位置和结构

厕所替代物的可得性

对尿失禁的认知

患者对尿失禁潜在病因的担忧及看法

大多数麻烦的症状

对日常生活的干扰

严重程度(例如,这个问题是否足以让你考虑手术?)

病、脊髓疾病)。

　　残余尿超过 200mL 的患者应该考虑进一步评估,尿潴留程度比较轻的患者,需要参考症状、烦恼的程度或者观察排尿困难情况,应该个体化评估。

　　无创的尿流率测定,非常有助于筛查老年男性膀胱收缩障碍或梗阻。足量排尿

表 8-9　尿失禁患者体格检查的重要项目

活动和敏感度	直肠
身体功能状态足以独自如厕 步态不稳（帕金森病、常压脑积水）	肛周感觉 括约肌张力（静息和活动） 填塞 包块 前列腺的大小及形状
精神状态 认知功能足以独自如厕 动机 情绪和效果	**盆腔** 会阴部皮肤情况 会阴部感觉 萎缩性阴道炎（脆弱、炎症、出血） 盆底脱垂（如膀胱脱垂、直肠脱垂，见图 8-10） 盆腔包块 其他解剖学异常
神经疾病 局灶症状（尤其是下肢） 帕金森病的征象 骶弧反射	**其他** 下肢水肿或充血性心力衰竭的征象（如果夜尿是突出的主诉）
腹部 膀胱区膨隆 耻骨上压痛 下腹部包块	

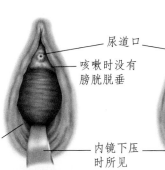
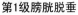

尿道口
咳嗽时没有膀胱脱垂
如果有直肠脱垂，阴道后壁会突出
内镜下压时所见
没有膀胱脱垂

脱垂少于2横指（约1.5″）
第1级膀胱脱垂

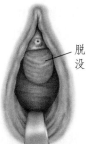
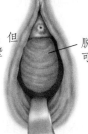

脱垂超过1.5″，但没有延伸到后壁
第2级膀胱脱垂

脱垂接近阴道后壁；可能突出阴道口
第3级膀胱脱垂

图 8-10　膀胱脱垂分级举例简化图。

（>150mL）时尿流率峰值很低（<10mL/s），提示其中一种情况，尿动力仪装置相对便宜，但很少放置在医生办公室（除了泌尿外科医生）。

进一步评估

进一步评估和特别的诊断流程列于表 8-7，应该施行个体化需要。临床实用指南提出，并不是所有尿失禁老年患者都需要进一步评估。不能解释的多尿患者，需要检查血糖、血钙水平；有明显尿潴留的患者，应该检测肾功能、肾脏超声和尿动力学检测，以判断是否有梗阻、膀胱收缩障碍或二者兼有之。没有感染的持续镜下血尿提示，需要尿细胞学和包括膀胱镜检查的泌尿外科评估。即使没有血尿，有膀胱癌风险因素的患者出现最近或突然发生的排尿刺激症状（这些危险因素是大量抽烟、苯胺类染料的工业暴露），应该考虑做进一步评估。有明显盆腔脱垂（图 8-10）的女性患者也应做妇科评估。

复杂的尿动力学检查有助于指导一些患者的治疗，并且对判断尿潴留的原因和考虑手术干预的老年患者是必不可少的。表 8-10 总结了进一步评估的标准，图 8-11 总结了评估老年尿失禁的所有路径。

治疗

基本原则

治疗老年人尿失禁有几种方式（表 8-11）。对一个特定的尿失禁患者，如果根据所有可能的病因得出特别的诊断，治疗会特别有帮助。即使不能治愈，并发症风险也会减少，患者和护理人员的舒适度、满意度基本都能增加。

了解尿失禁相关潜在各种可逆因素，适当的治疗可很快治愈急性尿失禁（表 8-3 至表 8-5）。为了最大可能恢复控尿，所有潜在导致尿失禁的可逆因素都应该关注。急诊最常用治疗老年尿失禁的方法是保留尿管。一些病例中，在疾病的急性期需要了解精确漏尿量，保留尿管是必需的；但在许多情况下，因为有潜在的导尿相关感染风险，并不需要留置尿管。虽然如厕、用厕所替代物和结合按计划如厕更困难、耗费时间，但对不需要留置尿管的患者是更适当的。使用可清洗、一次性或高吸收性的床垫和内衣，对这些患者的治疗是有帮助的，从长期来看，可以减少潜在的发病率（和总的花费）。

对所有类型的尿失禁，支持治疗都是重要的，并且应该联合使用其他更特殊的治疗方式。

教育（可以从许多书店、网站获得）、环境控制、厕所替代物的适当使用，避免医源性尿失禁，利尿剂和液体摄入模式的调整和良好的皮肤护理，都是重要的。特别设计的尿失禁内衣和护理垫对许多患者都有帮助，但必须合理使用。虽然它们有效，但是要注意以下几点警告。

表 8-10 泌尿、妇科及尿动力学评估尿失禁患者的参考标准

标准	定义	原理
病史		
近期下尿路或盆腔手术或放射的病史	下尿路或盆腔近 6 个月内手术或放射	应寻找与近期治疗有关的结构异常
尿路感染症状复发	12 个月内发生 2 次以上尿路感染症状	易导致尿路感染的结构异常或病理改变需要排除
膀胱癌的危险因素	新近或突然发生的尿激惹症状,大量吸烟史或苯胺燃料暴露史	应考虑尿细胞学检查及膀胱镜检以排除膀胱癌
体格检查		
明显的盆底脱垂	内镜检查咳嗽时膀胱壁脱出至阴道穹隆的整个高度	解剖学异常可能是尿失禁的病理生理学基础,部分患者能从子宫帽或修复术中获益
明显的前列腺长大(或)怀疑前列腺癌	电镜下前列腺明显增大;侧叶明显变硬或不对称	需要评估以排除前列腺癌并提示需要治疗
残余尿难以通过 14F 直尿管	尿管安置困难或费力,或需要更粗更大的导尿管	可能存在尿道或膀胱经解剖学梗阻
残余尿量>200mL	患者自发排尿停止之后数分钟内膀胱内剩余尿量可能还跟正常差不多	可能存在解剖学或神经源性梗阻或膀胱收缩力差
尿液分析		
血尿	无尿路感染的情况下,重复镜检红细胞数>5 个/每高倍镜检	需要排除泌尿道的病变
尝试性治疗		
无应答	适宜的行为或药物治疗之后仍有持续的症状困扰患者	尿动力学评估可能会有助于指导具体治疗

1. 尿失禁内衣和尿垫都不是特异治疗方法,不应该用来作为尿失禁第一步的措施或尿失禁类型评估之前使用。

2. 假如用特异性治疗,许多患者是可以治愈的,一些患者有潜在的严重性的尿失禁因素,必须得到诊断和处理。

3. 纸尿裤和护理垫会干扰行为学干预的尝试,并培养依赖性。

4. 许多一次性产品相对较贵,医疗保险和其他保险不予报销。

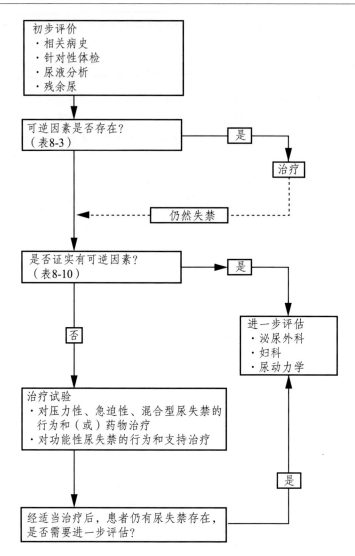

图 8-11 评估尿失禁的正规流程。

　　总体上说,持续性尿失禁的最佳治疗取决于类型的判断。表 8-12 列出了老年人群持续性尿失禁基本类型的治疗方法,下面章节简要讨论了每一种治疗选择。老年人群中行为干预得到了很好的研究,因为行为干预是基本无创和非特异性的,所以指南通常推荐作为许多尿失禁最初处理措施(如压力性尿失禁、急迫性尿失禁患者反应同样好)。

行为干预

　　在治疗尿失禁时,许多种行为干预都是有效的(Shamliyan 等,2008)。术语膀胱

表 8-11　老年尿失禁的治疗选择

非特异性支持治疗	α- 受体拮抗剂
教育	α- 受体激动剂
摄入液体种类（如咖啡因）或药物的改变	雌激素
使用厕所替代物	**尿道周围注射**
调整环境	**手术**
床垫和尿垫	膀胱颈悬吊或吊带术
行为干预（表 8-13 ）	梗阻或病变去除
患者方面	**机械装置**
盆底肌训练	阴茎夹
膀胱训练	人工括约肌
膀胱再训练（表 8-14 ）	骶神经刺激器
照护者方面	**尿管**
如厕计划	外部尿管
习惯训练	间歇导尿
促进排尿（表 8-15 ）	留置导尿
药物（表 8-16 ）	
抗毒蕈碱药（膀胱松弛）	

训练包含各种技术,已广泛使用。但是需要区别不同情况:患者有自理能力的(需要足够的功能、学习能力和主动性),目标是恢复正常排尿和控尿,而不能自理的患者,目标是在护理人员帮助下保持患者、环境干燥。表 8-13 总结了这些行为干预,所有自理患者流程通常包括患者的持续自我监测,使用像图 8-8 所描述的记录表,不能自理的患者流程使用像图 8-9 描述的记录表。

　　盆底肌训练（Kegel）是一个取决于自理患者的行为干预办法,尿失禁患者治疗后都极大受益(Shamliyan 等,2008)。这个练习需要盆底肌肉反复收缩、放松,可以教育患者中断排尿,以获得肌肉被使用的感觉,或者在阴道检查时,让女性挤压检查者的手指(不要做 Valsalva 动作－屏气鼓腹,这是相反的效果)。一项随机试验表明,许多相对年轻的老年女性（平均年龄在 65~69 岁）可以在医生检查时教她们练习,能明显减少尿失禁(Burgio 等,2002)。但是 75 岁及以上的女性,需要用生物反馈方法明确肌肉活动和进行练习。一个完整的练习由 10 秒收缩、10 秒放松组成,绝大多数老年女性不得不努力以逐渐达到这个水平,一旦学会了,一天中就应多次练习（每天多达 40 次）,并且重要的是,每天生活中出现（咳嗽、站立、听流水声）这些可能加重尿失禁的

表 8-12　不同类型的老年尿失禁的基本治疗

尿失禁的类型	基本治疗
压力性	盆底肌训练（Kegel）
	其他行为干预（表 8-13）
	α- 肾上腺素激动剂
	局部使用雌激素（不单独使用）
	尿道周围注射
	手术膀胱颈悬吊
急迫性	膀胱迟缓剂
	局部使用雌激素（如果存在萎缩性阴道炎）
	膀胱训练（包括盆底肌训练）
充溢性	手术去除梗阻
	膀胱再训练（表 8-14）
	间歇导尿
	留置导尿
功能性	行为干预（依赖照护人员，表 8-13 和表 8-15）
	调整环境
	尿失禁床垫和尿垫

情况下也应该做练习。老年人对盆底肌和膀胱训练反应良好,应该考虑在治疗膀胱过度活动和急迫性尿失禁的男性患者中,使用这种方法或联用（Burgio 等,2011）。生物反馈对教会患者盆底肌训练非常有效,它包括阴道（直肠）压力的使用或肌电图（EMG）,腹部肌肉的肌电图不是必需的,肌电图是训练患者收缩盆底肌肉和放松腹部肌肉的记录。研究显示这些技术对老年人压力性尿失禁、急迫性尿失禁都提高了疗效。有大量的软件包可用于辅助生物反馈训练。

其他形式的自理患者干预包括膀胱训练和膀胱再训练。膀胱训练包括教育、盆腔肌训练（有或无生物反馈）、治疗尿急的策略和常规运用排尿日记（图 8-8）。对有些留置尿管的社区患者,膀胱训练很有效,特别是具有主动性和功能的患者。

表 8-14 提供了一个膀胱训练流程的例子,它适用于留置尿管以监测在急性期患者的尿量或治疗充溢性尿失禁的尿潴留患者,这种尿管应该尽快拔除。大多数急性病或长期护理机构的一些患者拔除留置尿管后,可以适用膀胱再训练流程。1~2 周的膀胱再训练后,如患者仍有持续排尿困难,应该检查其他潜在的可逆排尿困难原因,比如之前讨论急性失禁提到的因素。当病情仍不改善,应请泌尿外科排除可纠正的下泌尿

表 8-13 尿失禁行为干预举例

步骤	定义	尿失禁种类	备注
患者方面			
盆底肌训练	重复收缩和放松盆底肌	压力性和急迫性	要求足够的功能、动机和学习的能力,生物反馈常有助于教会这些训练
膀胱训练	教育,膀胱记录,盆底肌及其他行为技术	压力性及急迫性	需要训练治疗师、足够的认知、躯体功能和动机
膀胱再训练	不断延长或缩短排尿间歇,在持续性尿失禁膀胱过度扩张的患者可间歇导尿(表 8-14)	急性(例如插管后急迫或充溢性尿失禁、卒中后)	目标是恢复正常的排尿、控尿模式,需要足够的认知、躯体功能和动机
照护者方面			
如厕计划	规律间歇常规如厕(如厕计划)	急迫性和功能性	目标是防止尿湿,用于认知或躯体障碍的患者,需要护理人员或照护者的主动性
习惯训练	根据患者的排尿模式改变排尿规划	急迫性和功能性	目标是防止尿湿,用于认知或躯体障碍的患者,需要护理人员或照护者的主动性
改善排尿	白天每 2 小时排尿一次;有需要时才上厕所;社会强化;常规提供液体(表 8-15);根据患者的喜好、困扰的程度及跌倒风险个性化夜间如厕	急迫性、压力性、混合型、功能性	同上。25%~40% 的养老院患者反应良好,通过 3 天的试验可以明确

生殖道疾病。

　　不能自理患者的干预目标是预防尿失禁,而不是恢复到正常排尿和完全控尿。对一些养老院的患者,这些流程可以有效减少尿失禁。简单的形式,计划如厕包括让患者规律如厕,通常白天每 2 小时、夜间每 4 小时如厕一次。习惯训练包括计划如厕或根据患者排尿和尿失禁间歇模式调整改善排尿,图 8-9 展示了监测记录。相关的改善排尿技巧(如水龙头的流水、触摸大腿内侧或耻骨上轻拍)和有利于排空膀胱技巧(如

表8-14 膀胱再训练流程举例

目标:拔除留置尿管后恢复正常的排尿、控尿模式

1. 拔除留置尿管(拔除之前夹闭尿管不是必需的)

2. 如存在尿路感染则进行治疗

3. 启动如厕计划,从患者如厕开始

   A. 唤醒

   B. 白天和晚上每2小时一次

   C. 睡觉前

   D. 夜间每4小时一次

4. 监测患者的排尿、控尿模式,并且记录为

   A. 频率、时间及控尿量

   B. 频率、时间及尿失禁的尿量

   C. 液体摄入模式

   D. 排尿后导管容量

5. 如果患者排尿困难(完全尿潴留或尿量很少,如液体摄入足够,8小时仅240mL)

   A. 膀胱超声或临时导尿,记录尿量,每6~8小时直到残余尿为200mL

   B. 向患者介绍技巧以触发排尿(如流水、按抚大腿内侧、耻骨上拍击)和帮助完全排空膀胱(如身体前屈、耻骨上压迫、两次排尿)

   C. 如1~2周后患者残余尿仍多,考虑尿动力学检查

6. 如果患者尿频(如超过每2小时一次)

   A. 残余尿测定,明确患者是否完全排空膀胱

   B. 只要可能,鼓励患者推迟排尿,教患者技巧,帮助完全排空膀胱和盆底肌训练

   C. 如果患者持续有尿频和夜尿增多,伴有或不伴有尿急和失禁

   a. 排除其他可逆原因(如尿道感染、药物影响、血糖高和充血性心力衰竭)

   b. 考虑进一步评估以排除其他疾病

排尿后身体前倾)对一些患者有帮助。在这些流程中,改善排尿得到很好的研究。表8-15提供了一个改善排尿的例子。持续改善排尿训练可以让养老院高达40%的尿失禁患者白天基本是干燥的。这些干预方式的成功主要依赖于护理人员的相关知识和主动性,而不是失禁患者的身体功能和心理状态。在3天训练后选择一些患者改善排尿可以增强性价比(表8-15)。基于工业统计质量控制原则的质量提高方法,有助于保持养老院改善排尿的效果(Ouslander,2007)。但是除非有充分人员、训练和行政保障项目支持,否则医疗机构的患者改善排尿的效果不能持久。

表 8-15 养老院改善排尿举例

评估周期(3~5 天)

1. 每天从 7am 到 7pm,每 1 小时联系患者,持续 2~3 天,然后每 2 小时,持续 2~3 天

2. 询问患者是否尿湿,集中关注排尿

3. 检查有尿湿的患者,记录排尿日记,对反应是否正确给出反馈意见

4. 不论是否尿湿,询问患者是否愿意用厕所或尿壶,如果愿意

　·提供帮助

　·记录排尿日记

　·通过花额外的时间交谈,提供正面加强

　如果不愿意

　·重复问题 1~2 次

　·告知患者 1 小时会回来并要求尽量回来时才排尿

　·如果最近 2~3 小时没有尝试排尿,离开前,重复要求如厕至少 2 次

5. 提供液体

　目标

　(1)一些患者,改善排尿更为有效

　(2)评估过程中,有下列特点的患者最适合

　·在厕所、便桶或便壶排尿(相对于尿失禁在尿垫或床垫)超过 2/3 的时间

　·尿湿 <20% 的检查时间

　·2 小时的改善有尿失禁频率实质性减少

　(3)没有这些特点的患者可能适合于

　·如果患者尝试如厕但仍然频繁尿湿,需要进一步评估以确定尿失禁特殊类型

　·如果不配合,使用尿垫和成人尿不湿管理失禁,检查并改变计划

改善排尿(正在进行的计划)

1. 每天从 7am 到 7pm,每 2 小时联系患者

2. 评估期间,使用同一个程序

3. 夜间管理,取决于患者的睡眠模式和偏好,使用改良排尿规划或尿垫

4. 尽管计划中工作人员足够,如果反应良好的患者出现尿失禁频率增加,应该评估患者的可逆因素

　　由于改善排尿和其他相似的干预会打扰睡眠,夜间如厕应该个体化。不少功能障碍患者适合夜间使用尿垫和成人尿不湿,这种处理适合睡眠不中断和皮肤不激惹的尿

失禁患者。

药物治疗

表 8-16 列出了治疗各种类型尿失禁的药物。几个临床试验显示了对老年人的有效药物同样适用于年轻人（Shamliyan 等，2012）。药物治疗也能联合各种行为干预，治疗的选择应该个体化，大部分取决于患者的特点和偏好（包括风险和花费）和护理专业的倾向性。

对急迫性尿失禁，用抗胆碱的抗毒蕈碱药物，具有松弛膀胱平滑肌的效果，这些药物已经证明对老年人都有效，但是会有广谱胆碱能药物的恼人副作用，特别是口干和便秘。少量喝水、吃硬糖或非处方的口服润滑剂可以缓解口干。便秘要积极进行治疗（见"大便失禁"部分）。要提醒患者有胃食道反流和青光眼加重的风险。虽然开角型青光眼不是绝对的禁忌证，但是在开始治疗前就有青光眼的患者，应该先咨询眼科医生。

所有抗毒蕈碱药物都有抗胆碱能的特性，理论上都会引起记忆问题和其他中枢神经系统的副作用，许多有急迫性尿失禁或膀胱过度活动的老年患者，已经有记忆丧失或早期痴呆，并且已经在吃一些胆碱能抑制剂；在这些患者中，如果要加用抗毒蕈碱药物必须仔细权衡这些恼人的症状和药物潜在风险之间的关系。

抗毒蕈碱药物达到最大效能一般要 1~2 个月，所以应该教育患者防止不现实的想法，如快速治愈或完全不漏尿，最好的忠告是，这些药物对大部分患者有益，有些可以治愈，要达到要求的疗效一般需要 2 个月左右。因为有许多其他的药物治疗可以选择，有些患者对同一类药物中的某一种的反应好于其他药物，所以如果患者对某一种药物无效或出现药物副作用，则应选择另一种药物治疗。

在老年患者中，膀胱活动的症状包括急迫性尿失禁，常与前列腺增生（BPH）的激惹症状相重叠，前列腺增大的男性（如估计体积＞ 30g），可能服用 5-α 还原酶抑制剂有效。α- 肾上腺素能阻滞剂（表 8-16），对许多前列腺增生症患者的下尿路症状有效，但是因为体位性低血压的潜在风险，必须小心使用，特别是已经在服用心血管药物的男性。联合应用 α- 阻滞剂和抗毒蕈碱药物显示出比单用更有效，并且联合应用后尿潴留的发生率非常低（Kaplan 等，2006）。

有夜尿的烦恼和（或）夜间尿失禁的一些患者可能小心试用鼻内使用精氨酸抗利尿激素（DDAVP）受益（表 8-16），但是这种药物的低钠发生率在老年人中很高，所以必须仔细地监控试用该药的患者。目前已经很少使用这种药物。

对压力性尿失禁，美国 FDA 没有批准任何药物治疗。如果要考虑药物治疗，通常联合应用 α- 激动剂和雌激素。对有轻到中度压力性尿失禁的患者，并且没有大的解剖异常（如 3 级膀胱脱垂或 ISD）和任何药物禁忌，适合药物治疗。有高血压的老年人，伪麻黄碱是禁忌证。度洛西汀是选择性的血清素再摄取抑制剂，可以抗抑郁，通过脊髓机制增加了下尿路的 α- 肾上腺素能张力，一些国家同意用于压力性尿失禁，伪麻

表 8-16 药物治疗尿失禁及膀胱过度活动

药物	剂量	作用机制	尿失禁类型	潜在的共同副作用
抗毒蕈碱药物				
达非那新	7.5~15mg，qd	增加膀胱容量和消除膀胱不自主收缩	急迫性或混合型尿失禁，以急迫性尿失禁为主	口干、便秘、视物模糊、眼压升高、认知障碍、谵妄
非索罗定	4~8mg，qd		膀胱过度活动伴有尿失禁	
奥昔布宁				
长效	2.5~5mg，tid			
短效	5~30mg，qd			
经皮	3.9mg 贴，之后每 3 天改变			
索利那新	5~10mg，qd			
托特罗定				
短效	2 mg，bid			
长效	4mg，qd			
曲司氯铵				
短效	20mg，bid			
长效	60mg，qd			
α- 肾上腺素能拮抗剂		松弛尿道和前列腺包膜平滑肌	BPE 相关的急迫性尿失禁及激惹症状	体位性低血压
阿夫唑嗪	10mg，qd		联用抗毒蕈碱药物可能更有效	
西洛多辛	4mg/d，qd			
坦索罗辛	0.4mg，qd			
α- 肾上腺素能激动剂[*]				
伪麻黄碱	30~60mg，tid，或 60~120mg，长效	刺激尿道平滑肌收缩	压力性	头痛、心动过速、血压升高
度洛西汀	20~40mg，qd	增加尿道 α- 肾上腺素能张力		眩晕

（待续）

表 8-16（续）

药物	剂量	作用机制	尿失禁类型	潜在的共同副作用
局部雌激素 +				
局部乳膏	0.5~1.0g,qd,2 周,然后一周 2 次	尿道周围组织收紧	伴有严重阴道萎缩或萎缩性阴道炎的急迫性	局部刺激阴道
雌二醇阴道环	3 个月用一环	增加尿道周围血流	压力性	
精氨酸加压素 ‡				
口服 DDAVP	每夜 0.1~0.4mg	防止肾脏损失水分	伴夜尿多者,对其他治疗无效	低钠血症（治疗开始必须密切监测血钠）
喷鼻剂	10~20μg 每喷喷鼻,夜间			脸红、恶心、鼻炎
胆碱能激动剂 §				
氯贝胆碱	10~30mg,tid	刺激膀胱收缩	无梗阻原因,膀胱排空不完全相关的急性尿失禁	心动过缓、低血压、支气管收缩、胃酸分泌、腹泻

*,FDA 未通过 α- 肾上腺素能兴奋剂的此应用。

+,单用局部雌激素对缓解症状无效,应该联合治疗。也有证据表明,一些女性口服雌激素可能加重尿失禁。（Hendrix 等, 2005）

‡,FDA 未通过 DDAVP 的此应用。

§,氯贝胆碱可能对急性尿潴留的患者有一定帮助,对于慢性尿潴留尚缺乏证据。

黄碱和度洛西汀都未被 FDA 批准用于治疗压力性尿失禁,只能是非正式使用。有尿失禁的患者也可以通过前述行为干预受益。

对压力性尿失禁,单用雌激素不如联合使用 α- 激动剂有效。（也可用雌激素治疗有萎缩性阴道炎和尿道炎的女性的排尿刺激症状和急迫性尿失禁。）口服雌激素无效,实际上在有些女性中口服雌激素可能加重尿失禁,局部雌激素必须用于特定的症状（Hendrix 等, 2005）。最初的 1~2 个月,可以每周夜间 5 次使用阴道雌激素,然后减少到维持剂量,每周 1~3 次,可以使用缓慢释放雌激素的阴道环或阴道片剂。对慢性充溢性尿失禁,使用胆碱能激动剂或 α- 肾上腺素能拮抗剂很少有效,短期皮下给予氯贝胆碱对过度充盈损害的持续膀胱收缩障碍有帮助,但是当长期口服很少有效,它能引起心动过缓和支气管痉挛。α- 肾上腺素能阻滞剂可以缓解一些排尿梗阻患者的相关症状,但是对长期充溢性尿失禁可能无效。

手术

尝试了非手术治疗仍持续有尿失禁烦恼的女性和有明显的盆底脱垂或 ISD 的女性,应该考虑手术治疗,像其他手术一样,患者的选择和外科医生的经验是手术成功的重要因素,需要手术治疗的所有女性都应该进行全身评估,包括手术前的尿动力学检查。

混合压力性尿失禁和逼尿肌过度活动的女性可以通过手术获益,特别是通过临床病史和尿动力学检查提示压力性尿失禁占主导的患者。一项随机对照试验显示有明确压力性尿失禁病史的女性手术前不一定需要尿动力学检查(Nager 等,2012)。许多改良膀胱颈悬吊手术风险小,能够成功获得超过 5 年控尿。手术后可能发生暂时的尿潴留,可以用耻骨上导尿解决,有资料显示筋膜吊带比 Burch 阴道悬吊更有效,但是筋膜吊带术后并发症更多(Albo 等,2007),对有 ISD 的患者,现在可以用尿道周围注射胶原或其他材料治疗替代手术。

对解剖和(或)尿动力学提示尿流梗阻的男性患者可以考虑手术治疗,有完全尿潴留的男性患者需要前列腺切除并且会有短期恢复时间,有大量残余尿的患者感染症状可能会复发或肾积水。对没有达到这些标准的男性患者应该个体化评估,包括仔细权衡症状的烦恼程度、手术的潜在好处(梗阻症状经常比刺激症状术后效果好),用更新的前列腺切除技术使手术的风险可能减到最小。曾经经尿道手术损害括约肌的少数老年患者的压力性尿失禁,可以置入人工尿道括约肌手术治疗。

尿管和尿管护理

除非有特殊情况,在治疗尿失禁中因避免使用尿管。有 3 种基本类型的尿管和导尿方法用于治疗尿失禁:外置尿管、间歇导尿和长期留置尿管。

外置尿管通常由几种避孕套连接引流装置组成,应用合理设计、适当观察和皮肤护理会减少皮肤刺激的风险和尿管脱落的频率。外置尿管的患者有增加感染症状加重的风险。外置尿管应当仅仅用于治疗没有尿潴留并且身体活动严重受限的男性患者的难治性尿失禁。不应该因为图方便而使用尿失禁内衣和尿垫,因为会培养依赖性。

间歇导尿能够治疗伴随尿潴留的尿失禁患者,依据导尿量和患者耐受程度由患者或护理人员白天导尿 2~4 次。总的来说,膀胱容量不要超过 400mL,在养老院尿管应该保持清洁(不一定无菌)。

间歇导尿对急诊室和养老院的一些患者有帮助,比如膀胱再训练流程之后拔除保留尿管的患者 (表 8-14)。但是养老院的患者导尿困难,老年患者下尿路通常有解剖畸形,会增加重复导尿感染的风险。另外,在医院使用这种方法(医院内有大量对普通抗生素相对耐药的),可能引起难以接受的院感风险,用消毒导尿包会很昂贵,所以在一个典型的养老院坚持实行间歇导尿是相当困难的。

留置尿管在医院的急诊室被过度使用,它增加了多种并发症的发生率,包括持续性细菌尿、膀胱结石、尿道周围脓肿,甚至长期使用导致膀胱癌。养老院的男性患者长期留置尿管有比较高的尿路感染症状加重风险。考虑到这些风险,长期留置尿管应该仅限于一些特殊情况使用(表8-17)。当使用留置尿管时,合理的尿管护理可以减少并发症(表8-18)。

表8-17 持续保留尿管的适应证

尿潴留

   并导致持续性充溢性尿失禁,有症状的感染或肾功能不全

   不能靠手术或药物纠正

   间歇导尿不能有效处理

皮肤伤口、压疮或失禁尿液污染的刺激

终末期疾病的护理或严重障碍的患者,更换床和衣服会使患者不舒适或损害患者

当患者如厕或偏好改变导致过度不适

表8-18 长期保留尿管护理的主要原则

1. 保持无菌,闭合重力引流系统

2. 避免破坏闭合系统

3. 排空和更换引流系统需要清洁技术,接触医院不同的患者要洗手

4. 固定尿管在大腿上部或下腹部,以避免尿管移动、会阴污染和尿道刺激

5. 避免频繁和用力清洗尿道口,每天用肥皂水清洗一次即可

6. 不要常规冲洗

7. 如果出现没有梗阻的流尿,应考虑膀胱痉挛的可能,膀胱解痉药可以治疗

8. 如果经常发生尿管梗阻,增加患者液体摄入和稀释醋酸冲洗以稀释尿液

9. 不要常规预防或抑制感染的防腐剂或抗生素

10. 不要通过培养以指导每个患者的治疗,因为所有长期留置尿管的患者都会有细菌尿(经常是多种微生物)并且微生物经常变化

11. 除非患者症状加重,不要治疗感染,症状可能是非特异性的,在考虑尿路引起的症状之前,应该仔细排除其他可能的感染源

12. 如果患者经常发生尿路感染症状,要考虑进行泌尿生殖评估以排除像结石、尿道周围和前列腺脓肿和慢性肾盂肾炎等疾病

大便失禁

小便失禁比大便失禁常见,可以控制排尿的老年患者,大便失禁发生率不高,但是有频繁尿失禁的老年患者中,特别是在养老院,有 30%~50% 的也有阶段性的大便失禁。它们共同存在提示具有共同的病理生理机制,并且被循证医学支持(Shamliyan 等,2007;Wald,2007)。

像排尿一样,排大便是一个生理过程,包括了平滑肌和横纹肌、中央和周围神经支配,神经反射的协调、心理知晓,以及身体如厕能力,任何因素的中断都可能导致大便失禁。最常见的大便失禁原因是便秘和缓泻剂的使用,乳糖不耐受,神经疾病和结肠、直肠疾病(表 8-19)。老年人便秘相当常见,时间过长会导致粪便嵌塞和失禁。粪便嵌塞后的干硬大便(硬的粪块)会刺激直肠并且产生黏液和液体,这些液体从嵌塞的粪块周围漏出,引起大便失禁。每周排便少于 3 次可能导致便秘,许多患者自诉排硬的大便困难或者感觉排大便不尽。老年人便秘最常见原因有不合理的膳食和如厕习惯、不运动和慢性缓泻剂的滥用(表 8-20)。

表 8-19　大便失禁的原因

粪便嵌塞	结直肠疾病
缓泻剂过度使用或滥用	腹泻疾病
神经障碍	乳糖不耐受
痴呆	糖尿病性自主神经疾病
卒中	直肠括约肌损害
脊髓疾病 / 损伤	

表 8-20　便秘的原因

食物体积和液体均不够	药物
不良如厕习惯	抗胆碱能药物
缺少活动	麻醉药
缓泻剂滥用	糖尿病性自主神经疾病
结直肠疾病	内分泌或代谢性
结肠肿瘤、狭窄、肠扭转	甲状腺功能减退
肛门疼痛和直肠疾病(痔疮、肛裂)	高钙血症
抑郁	低钾血症

合理治疗便秘可防止大便积压及其引起的大便失禁。治疗便秘的第一步是明确所有可能的诱因,假如患者主诉出现便秘,最近有排便习惯改变时,要考虑到结肠疾病、内分泌或代谢紊乱、沮丧或是药物的副作用(表 8-19)。

合理的饮食包括足够的液体摄入和摄入量,对防止便秘很重要。常规推荐每天摄入 4~6g 的粗纤维(等同于 3~4 勺的糠),增加活动,排便时体位、时间和厕所的设施对缓解便秘很重要。

理想的排便应该有私人的、从容的环境,利用进食后几分钟的胃肠排便反射,而在养老院这些因素经常被忽略。

多种药物可以治疗便秘(表 8-21)。这些药物经常被过度使用,实际上过度使用可能导致结肠张弛并且引起慢性便秘(泻药性结肠)。

表 8-21　治疗便秘的药物

类型	举例	作用机制
大便软化剂及润滑剂	辛酯琥珀酸钠 矿物油	软化或润滑粪块
体积增大剂	麦麸 车前草胶浆剂	增加大便体积和保留肠腔液体
渗透性通便剂	镁乳 硫酸镁/柠檬酸盐 乳果糖 聚乙二醇 山梨醇	很少吸收,保留肠腔内溶液,增加小肠液净分泌量
刺激性泻剂	药鼠李 番泻叶 比沙可啶 果导	改变小肠黏膜通透性,刺激黏膜活动及液体分泌
灌肠剂	自来水 生理盐水 磷酸盐 油	诱导排便反射
栓剂	甘油 比沙可啶	引起黏膜激惹
氯离子活化剂	鲁比前列酮	增强小肠分泌,用于慢性特发性便秘
阿片拮抗剂	甲基纳曲酮	对于阿片诱导性的便秘,能拮抗外周阿片

缓泻剂也会造成大便失禁,药物的合理使用需要了解便秘的特点和人便的性状。例如直肠内有大量软大便的患者,大便软化剂无效,但使用甘油或刺激性的栓剂就会有所帮助。渗透性或刺激性的缓泻剂的使用 1 周不要超过 3~4 次。

虽然大多数严重的痴呆患者不能够合作,盆底肌训练有时对神经疾病引起的大便失禁有帮助。对常规如厕训练和栓剂使用没有效果的晚期痴呆患者可用其他治疗方法(假如需要的话),常规使用缓泻剂(1 周使用 3 次缓泻剂或灌肠)一般对控制排便有效。

经验提示即使是严重的痴呆患者,这些方法也应该有效。最后,在治疗大便失禁和防止并发症时,可以使用特殊设计的失禁内衣,因为大便的性质,特别是混合小便时,会刺激皮肤和更容易引起压疮,所以要经常更换。

证据总结

应该做

- 通过病史及针对性的体格检查评估膀胱过度活动及尿失禁的潜在相关因素。
- 治疗便秘。
- 对所有失禁的患者进行教育和简单的行为干预。
- 对膀胱过度活动和(或)急迫性尿失禁的女性或男性考虑用药物治疗(女性:抗毒蕈碱类药;男性:选择性 α- 肾上腺素能受体阻滞剂联合或不联合抗毒蕈碱类药)。
- 治疗 4~6 周后随访症状反应及患者满意度,以确定是否需要调整治疗方案。

不应该做

- 所有的患者都送至专科门诊或进行尿动力学检查。
- 对所有有膀胱过度活动和尿失禁症状的患者进行机械性开处方。
- 开具口服雌激素。

考虑做

- 转送一部分筛选过的患者至泌尿科、妇产科进一步治疗或进行尿动力学检查。
- 对伴有认知功能障碍的膀胱过度活动或急迫性尿失禁的老年患者开展药物治疗的相关研究,仔细权衡改善症状带来的潜在益处与抗胆碱能药物对认知功能的潜在副作用。

（龚春雨 杨静 译；莫莉 林秀芳 校）

参考文献

Albo ME, Richter HE, Brubaker L, et al. Burch colposuspension versus fascial sling to reduce urinary stress incontinence. *N Engl J Med*. 2007;356:2143-2155.

American Medical Directors Association. *Urinary Incontinence: Clinical Practice Guideline*. Columbia,

MD: AMDA; 2006.

Burgio KL, Goode PS, Johnson TM, et al. Behavioral versus drug treatment for overactive bladder in men: the Male Overactive Bladder Treatment in Veterans (MOTIVE) Trial. *J Am Geriatr Soc.* 2011;59:2209-2216.

Burgio KL, Goode PS, Locher JL, et al. Behavioral training with and without biofeedback in the treatment of urge incontinence in older women. *JAMA.* 2002;288:2293-2299.

Elbadawi A, Yalla SV, Resnick N. Structural basis of geriatric voiding dysfunction: I. Methods of a prospective ultrastructural/urodynamic study and an overview of the findings. *J Urol.* 1993;150:1650-1656.

Fantl JA, Newman DK, Colling J, et al. *Urinary Incontinence in Adults: Acute and Chronic Management.* Clinical Practice Guideline No. 2, 1996, Update (AHCPR Publication No. 96-0682). Rockville, MD: U.S. Department of Health and Human Services, Public Health Service, Agency for Health Care Policy and Research; 1996.

Fung CH, Spencer B, Eslami M, et al. Quality indicators for the screening and care of urinary incontinence in vulnerable elders. *J Am Geriatr Soc.* 2007;55:S443-S449.

Hendrix SL, Cochrane BB, Nygaar IE, et al. Effects of estrogen with and without progestin on urinary incontinence. *JAMA.* 2005;293:935-948.

Kaplan SA, Roehrborn CG, Rovner ES, et al. Tolterodine and tamsulosin for treatment of men with lower urinary tract symptoms and overactive bladder. *JAMA.* 2006;296: 2319-2328.

Nager CW, Brubaker L, Litman HJ, et al. A randomized trial of urodynamic testing before stress-incontinence surgery. *N Engl J Med.* 2012;366:1987-1997.

Ouslander JG. Management of overactive bladder. *N Engl J Med.* 2004;350:786-799.

Ouslander JG. Quality improvement initiatives for urinary incontinence in nursing homes. *J Am Med Dir Assoc.* 2007;8:S6-S11.

Ouslander JG, Schapira M, Schnelle J, et al. Does eradicating bacteriuria affect the severity of chronic urinary incontinence among nursing home residents? *Ann Intern Med.* 1995;122:749-754.

Ouslander JG, Uman GC, Urman HN. Development and testing of an incontinence monitoring record. *J Am Geriatr Soc.* 1986;34:83-90.

Resnick NM, Yalla SV. Detrusor hyperactivity with impaired contractile function: an unrecognized but common cause of incontinence in elderly patients. *JAMA.* 1987;257:3076-3081.

Shamliyan TA, Kane RL, Wyman J, Wilt TW. Systematic review: randomized, controlled trials of nonsurgical treatments for urinary incontinence in women. *Ann Intern Med.* 2008;148:459-473.

Shamliyan T, Wyman J, Bliss DZ, et al. Prevention of Urinary and Fecal Incontinence in Adults. Rockville, MD: Prepared by the Minnesota Evidence-based Practice Center for the Agency for Healthcare Research and Quality under Contract No. 290-02-0009; Evidence Report/Technology Assessment No. 161, AHRQ Publication No. 08-E003. December 2007. Available at: http://www.ncbi.nlm.nih.gov/books/NBK38514/.

Shamliyan T, Wyman JF, Ramakrishnan R, Sainfort F, Kane RL. Benefits and harms of pharmacologic treatment for urinary incontinence in women: a systematic review. Ann Intern Med. 2012;156:861-874.

Taylor JA, Kuchel GA. Detrusor underactivity: clinical features and pathogenesis of an underdiagnosed geriatric condition. *J Am Geriatr Soc.* 2006;54:1920-1932.

Wald A. Fecal incontinence in adults. *N Engl J Med.* 2007;356:1648-1655.

推荐读物

Boudreau DM, Onchee Y, Gray SI, et al. Concomitant use of cholinesterase inhibitors and anticholinergics: prevalence and outcomes. *J Am Geriatr Soc.* 2011;59:2069-2076.

Brown JS, Vittinghoff E, Wyman JF, et al. Urinary incontinence: does it increase risk for falls and fractures? *J Am Geriatr Soc.* 2000;48:721-725.

DuBeau CE. Therapeutic/pharmacologic approaches to urinary incontinence in older adults. *Clin Pharmacol Ther.* 2009;85:98-102.

Fink HA, Taylor BC, Tacklind JW, Rutks IR, Wilt TJ. Treatment interventions in nursing home residents with urinary incontinence: a systematic review of randomized trials. *Mayo Clin Proc.* 2008;83:1332-

1343.

Fleming V, Wade WW. Overview of laxative therapies for treatment of chronic constipation in older adults. *Am J Geriatr Phamacother*. 2010;8:514-550.

Gibbs CF, Johnson TM II, Ouslander JG. Office management of geriatric urinary incontinence. *Am J Med*. 2007;120:211-220.

Hägglund D. A systematic literature review of incontinence care for persons with dementia: the research evidence. *J Clin Nurs*. 2010;19:303-312.

Kay GG, Abou-Donia MB, Messer WS, et al. Antimuscarinic drugs for overactive bladder and their potential effects on cognitive function in older patients. *J Am Geriatr Soc*. 2005;53:2195-2201.

Lembo A, Camilleri M. Chronic constipation. *N Engl J Med*. 2003;349:1360-1368.

Malmstrom TK, Andresen EM, Wolinsky FD, et al. Urinary and fecal incontinence and quality of life in African Americans. *J Am Geriatr Soc*. 2010;58:1941-1945.

Markland AD, Vaughan CP, Johnson TM, et al. Incontinence. *Med Clin North Am*. 2011; 95:539-554.

Ouslander JG, Schnelle JF. Incontinence in the nursing home. *Ann Intern Med*. 1995;122: 438-449.

Talley KM, Wyman JF, Shamliyan TA. State of the science: conservative interventions for urinary incontinence in frail community-dwelling older adults. *Nurs Outlook*. 2011;59: 215-220.

Zarowitz BJ, Ouslander JG. The application of evidence-based principles of care in older persons (issue 6): urinary incontinence. *J Am Med Dir Assoc*. 2007;8:35-45.

选择的网站（截至 2012 年 9 月）

http://www.nafc.org/
http://www.simonfoundation.org/

第9章

跌倒

跌倒是老年人患病的主要病因之一。每年有接近 1/3 的 65 岁及以上的居家老年人发生跌倒。在养老院中，每年有一半老年人发生跌倒，其中 10%~25% 存在严重伤害。意外事故是造成 65 岁及以上老年人死亡的第五大主要原因，而跌倒则占这些意外死亡的 2/3。在美国，跌倒导致的死亡中有超过 70% 发生在年龄大于 65 岁的老年人。对跌倒的恐惧会明显影响老年人的功能状态和整体生活质量。反复跌倒和随之而来的损伤是老年人入住养老机构的重要影响因素。

表 9-1 列出了跌倒的潜在并发症。髋部、股骨、肱骨、手腕和肋骨的骨折和软组织损伤疼痛是最常见的身体并发症。这些伤害多数会导致住院，伴随活动障碍和医源性疾病风险（见第 10 章）。髋部和四肢骨折往往会因为活动能力受损导致长期失能。硬膜下血肿是跌倒中不常见但较严重的损伤，如果在跌倒几天到几周后，出现神经系统症状和体征应及时考虑硬膜下血肿。

即使跌倒没有导致老年人严重的身体伤害，但由于其害怕跌倒，自信心丧失，进而限制下床活动（无论是老年人自愿或是照护者强加），也可能导致严重失能。

许多研究表明跌倒是可以预防的。跌倒预防的可能性及过去跌倒史作为潜在失能风险指标，有助于对跌倒原因的了解，也有助于理解步态不稳和跌倒风险的评估和

表 9-1　老年患者跌倒的并发症

损伤	住院治疗
软组织损伤疼痛	活动受限的并发症（见第 10 章）
骨折	医源性疾病的风险（见第 5 章）
髋关节	**失能**
股骨	因身体受伤活动能力下降
肱骨	恐惧、自信心下降及限制活动使活动能力下降
腕骨	**入住养老机构的风险增加**
肋骨	**死亡的风险增加**
硬膜下血肿	

治疗,是老年照护的重要组成部分。与老年人的其他很多综合征类似,跌倒的发生是多因素的,而且对个体而言,往往有一个以上的因素在跌倒中起重要作用(图 9-1)。

衰老与不稳定性

几个年龄有关的因素与步态不稳和跌倒相关(表 9-2)。许多"意外"跌倒是由一个或几个因素与不安全环境相互作用引起的。

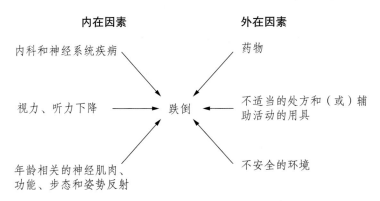

图 9-1　老年人跌倒原因及潜在因素。

表 9-2　导致不稳和跌倒的年龄增加的相关因素

姿势控制和血压的变化	髋关节或股骨骨折
本体感觉减弱	卒中后遗症
翻正反射变慢	废用和失调导致肌无力
肌张力降低	周围神经病变
重心不稳增加	足部疾病或畸形
体位性低血压	视力受损
餐后低血压	听力受损
步态改变	认知和判断力受损
抬脚不够高	其他特殊疾病(如心血管疾病、帕金森病,见表 9-3)
男性变成弯曲的姿势、宽基底、短跨步的步态	
女性变成窄基底、蹒跚步态	**夜尿增加的疾病(如充血性心力衰竭、静脉功能不全)**
疾病诱发不稳定发生率增加	
退行性骨关节炎	**老年痴呆症的发病率增加**

姿势和步态的衰老变化是导致老年人跌倒的主要原因之一。随着年龄的增加,老年人会出现本体感觉减弱、翻正反射变慢、保持姿势的重要肌力减弱以及重心不稳等衰老变化。所有这些变化均会导致跌倒,尤其是当老年人在有害环境或突发事件时,避免跌倒的能力下降。随着年龄的增加,步态也随之改变。尽管这些变化可能还不足以被认为是病理改变,但会增加跌倒的可能性。在一般情况下,老年人不会有意抬高自己的脚,这会增加其绊倒的可能。老年男性倾向于分脚站立、短跨步步态;老年女性常并脚站立、步态蹒跚。这些步态改变已在磁共振成像(MRI)中被发现与大脑中白质的变化及认知受损的程度相关。

20%左右的老年人会发生体位性低血压(定义为从卧位到站立体位收缩压下降20mmHg或以上)。虽然不是所有患有体位性低血压的老年人都会发生跌倒,但这个受损的生理反应能起到引起大部分患者不稳定和突然跌倒。老年人也容易出现餐后低血压。特别是在接受利尿剂和降压治疗时,存在上述体位性/餐后低血压的老年人更容易发生晕厥或跌倒。

这几个随着年龄增加的常见病理情况可增加老年人的不稳定性和跌倒风险。退行性关节炎(特别是颈部、腰骶部和下肢)可引起疼痛、关节不稳定、肌无力和神经系统紊乱。髋部和股骨骨折愈合后仍可能导致不正常、不稳定的步态。残余的肌肉无力、最近或陈旧的卒中引起感觉障碍也可能导致老年人不稳定。

废用和失调[疼痛和(或)缺乏锻炼]导致的老年人肌无力可促使步态不稳,并影响失去平衡后的自我修正能力。感觉功能减弱,诸如在糖尿病和其他神经末梢的神经系统疾病,视力障碍和环境造成的听力损害,常导致老年人不稳定、易跌倒。认知功能受损可能会造成老年人游荡到不安全的环境跌倒。足部问题(蹬趾滑囊炎、胼胝、指甲病和关节畸形等)引起的疼痛和步态改变是常见的、可纠正的不稳定的原因。其他老年人常见的某些疾病(如帕金森病和心血管疾病)可导致不稳定和跌倒,这将在本章的后面进行讨论。

老年人跌倒的原因

表9-3列出了多种跌倒原因,常常相互作用。一半以上跌倒都涉及明确诊断的疾病,提示对跌倒患者认真进行医学评估(见下文)十分重要。多个研究已经发现了多种跌倒危险因素,包括认知受损、下肢力量或功能下降、步态和平衡异常、视力障碍、夜尿以及服用药物的数量和种类。环境因素增加跌倒等意外事故的风险常被忽略。许多老年人的居家环境常常存在许多不安全因素(表9-4)。不稳定的家具,摇摇晃晃的、没有适当栏杆的楼梯,小地毯和有磨损的地毯以及光线不良等,应该在医护人员进行家访时识别。有些因素与养老院患者的跌倒有关(表9-5),认识这些因素可以帮助这些机构减少跌倒的发病率和死亡率。有几个因素可能会妨碍准确识别跌倒的具体原因,这些因素包括缺乏跌倒目击证人、跌倒时老年人不能回忆、几种短暂原因的跌倒

表 9-3 跌倒的原因

意外事件	抗精神病药
真正的意外事件(绊倒、滑倒等)	降糖药
环境危害因素和跌倒易感性增加之间的相互作用(表 9-2)	乙醇
	特殊的疾病
晕厥(突然意识丧失)	任何一种病急性发作("先兆跌倒")
猝倒症(突然腿虚弱但没有意识丧失)	心血管系统
头晕和(或)眩晕	心律失常
前庭疾病	心脏瓣膜病(主动脉瓣狭窄)
中央神经系统疾病	颈动脉窦过敏
体位性低血压	神经系统
血容量不足或低心输出量	短暂性脑缺血发作(TIA)
自主神经功能紊乱	卒中(急性)
静脉回流障碍	癫痫发作
卧床休息时间延长	帕金森病
药物引起的低血压	颈椎或腰椎病(脊髓或神经根受压)
餐后低血压	小脑疾病
与药物有关的原因	正常压力脑积水(步态障碍)
抗高血压药物	中枢神经系统病变(如肿瘤、硬膜下血肿)
抗抑郁药	泌尿系统
抗帕金森病药	膀胱过度活跃症
利尿剂	急迫性尿失禁
镇静剂	夜尿

表 9-4 常见的环境危害

旧的、不稳定的、低矮的家具	湿滑的地板和浴缸
高度不适当的床、马桶	照明不足,光线过强
不可用的扶手	凹凸不平的人行道
不平坦或无法分清的楼梯以及扶手不足	脚下的宠物
小地毯、破旧地毯、杂物、电线	

（如心律失常、短暂性脑缺血发作、体位性低血压）以及大多数老年人跌倒不会就诊。较为详细的信息可查看养老院老年人跌倒相关环境内容（表9-5）。

接近半数的跌倒可以归类为偶然跌倒。通常一个偶然的绊倒或滑倒可以通过环境危险因素评估分析出，常与表9-2所列出的因素相同。应对环境危害因素首先应对环境进行仔细评估。有些老年人已经对自己凌乱的环境有了一种强烈的依赖，可能需要积极的鼓励以让其进行必要的改变，但这些环境危险被具体确定前，许多人可能对其熟视无睹。

晕厥、"猝倒症"和"眩晕"被普遍认为是老年人跌倒的原因。如果有明确意识丧失的病史，应该查找真正晕厥的原因。虽然晕厥的完整鉴别诊断超出本章的范围，但老年人晕厥比较常见的原因包括血管迷走神经反应、颈动脉窦过敏、心血管疾病（如心动过缓、心律失常、主动脉瓣狭窄）、急性神经系统事件（如 TIA、卒中、癫痫发作）、肺栓塞和代谢紊乱（如缺氧、低血糖）。在 40%~60% 的老年患者中，晕厥的准确原因仍然不明。

猝倒症（drop attacks）被描述为突然腿虚弱导致跌倒，不伴有意识丧失，通常归因于椎基底动脉供血不足，以及常常变换头部位置。只有一小部分跌倒的老年人真正为猝倒症发作。潜在的病理生理知之甚少，应注意排除其他原因。

跌倒老年人（以及那些无跌倒的老年人）常见的主诉是头晕和站立不稳。头晕的感觉可以与几个不同疾病有关，但其为非特异性症状，进行分析时应特别谨慎。患者主诉头晕应该仔细评估体位性低血压和血管内容量降低。

另一方面，眩晕（旋转运动的感觉）是一种更特异的、不常见的引起老年人跌倒的症状。它通常与内耳疾病，如内耳炎、梅尼埃病（Ménière disease）和良性位置性眩晕相关。椎基底动脉缺血、梗死与小脑梗死也可导致眩晕。由于器官障碍造成的眩晕患者往往有眼球震颤，这可通过使患者迅速躺下并转动患者的头部向侧面的一个动作观察到。许多具有头晕和不稳症状老年患者常常出现焦虑、抑郁和对跌倒的恐惧，对他们的症状评价是相当困难的。有些患者，特别是有症状提示眩晕者，应做一个包括听觉测试的全面耳科检查，这有助于明确症状，区分内耳还是中枢神经系统（CNS）的

表 9-5　养老院患者跌倒的相关因素

近期入住养老院	多重用药
痴呆	员工与患者的比例（如护患比）低
屈髋肌无力	活动无监督
某些活动（上厕所、下床）	不安全的家具
精神药物引起白天镇静	湿滑的地面
心血管药物（血管扩张药、抗高血压药、利尿剂）	

问题。

体位性低血压最好是通过按顺序分别测量仰卧位、坐位 1 分钟、直立位 1 分钟和 3 分钟的血压和脉率来判定。收缩期血压下降超过 20mmHg 普遍认为是具有临床意义的体位性低血压。在许多情况下,这种情况是无症状的;然而,一些情况可引起体位性低血压加重,使其严重到足以导致跌倒。这些情况包括心力衰竭或血容量不足、心血管药物过度治疗、自主神经功能紊乱(这可由糖尿病或帕金森病导致)、静脉回流功能受损(如静脉功能不全)、卧床休息时间延长、肌肉功能与反射失调。仅仅是饱食即可导致老年人的血压降低,尤其是站立时导致跌倒。

被怀疑引起跌倒的药物包括利尿剂(低血容量)、降压药(低血压)、抗抑郁药(体位性低血压)、镇静剂(过度镇静)、抗精神病药(镇静、肌强直、体位性低血压)、降糖药(急性低血糖)和酒精(中毒)。这几类药物的联合使用可能极大地增加跌倒的风险。许多老年患者都在使用利尿剂联合一个或两个其他降压药,随之而来的低血压或体位性低血压可能导致跌倒。抗精神病药是常用的处方药,其大幅增加跌倒和髋部骨折的风险,尤其是使用抗抑郁药的患者。

许多疾病,特别是心血管和神经系统疾病,都与跌倒相关。心律失常在非卧床老年人中较为常见,且很难直接与跌倒或晕厥联系起来。通常只有在心脏监测记录到心律失常和症状(或跌倒)的相关性,才能判定心律失常是跌倒的原因。

晕厥是主动脉瓣狭窄的一个症状,也是评估严重主动脉瓣狭窄患者是否需要瓣膜置换的指征。主动脉瓣狭窄很难单独体检诊断,所有怀疑有这种情况的患者都应做超声心动图。

有些老年人颈动脉压力感受体敏感,很容易出现由迷走紧张反射增加导致晕厥(由咳嗽、用力大便、排尿等引起),从而导致心动过缓和血压过低。颈动脉窦的敏感度可通过临床检查来检测(见下文)。

脑血管疾病经常被认为是老年患者跌倒的原因。虽然老年人脑血流和脑血管自动调节功能可能会减少,单靠这些衰老的变化不足以造成不稳定或跌倒。但是它们可能使老年人更容易受影响,如心输出量降低,从而更容易出现症状。急性卒中(由血栓形成、出血或栓塞引起)可能会导致跌倒,并可能最初表现为跌倒这一现象。无论是前或后循环的 TIA,只会持续数分钟并且很难记录到,因此,诊断时必须小心。前循环 TIA 可能导致一侧肢体无力,因而导致跌倒。椎基底动脉(后循环)TIA 可能引起眩晕,但单独的短暂眩晕病史不能为 TIA 的诊断提供足够支持。后循环 TIA 的诊断必须有一个或多个其他症状(视野改变、构音障碍、共济失调或肢体无力,它可以是两侧的)与眩晕相关联。椎基底动脉供血不足,如前面所述经常被作为猝倒症的原因。此外,当头部旋转时椎动脉通过颈椎的机械压迫也是不稳定和跌倒的一个原因。这两种情况都很少记录,很可能过度诊断,不应因为没有找到别的依据而简单地将其作为跌倒的原因。

中枢神经系统(CNS)疾病和大脑的其他疾病也可引起跌倒。帕金森病和潜隐性脑积水可影响步态,导致不稳定及跌倒。小脑病症、颅内肿瘤和硬膜下血肿可引起不稳定,增加跌倒的危险。一个缓慢渐进的步态不稳具有跌倒的倾向,尤其是当下肢出现痉挛或过度活跃反射时,应及时考虑椎关节强化和脊髓受压。考虑这些诊断尤为重要,因为可以在终身残疾之前治疗改善病情。

泌尿系统疾病,包括膀胱过度活跃症、急迫性尿失禁、夜尿都与跌倒有关。尿急可能导致分心,类似于前面提到的"双重任务"的研究,并由此诱发跌倒。觉醒夜间排尿,尤其对已经服用安眠药或其他精神药物的人,可能会大大增加跌倒的风险。

尽管有这么多的病因,即使经过全面的评估,跌倒的很多确切原因仍然未知。跌倒的病因探寻旨在其可逆转性。然而,正如前面在文中多处指出,我们往往更擅长于寻找跌倒原因,而非纠正它们。

评估跌倒的老年患者

关于衰弱老年人跌倒和移动问题的识别、评估和治疗的最新质量指标最近已经发布,是"衰弱老年人的照护评估(ACOVE)项目(Changand Ganz, 2007)"的重要组成部分。

即使跌倒并没有造成严重的身体伤害,偶然的绊倒或滑倒仍应给予仔细的评估。已经由美国老年医学会、英国老年医学会和整形外科医生组成的美国医学会 2010 年联合开发一套关于跌倒患者的评估建议。这是一份关于跌倒全面的评价,基于病史记录,有针对性的体检,步态和平衡的评估,并在某些情况下,进行一些实验室检查。

病史应该着眼于疾病史和药物;患者对跌倒原因的推测;围绕着跌倒相关情况,包括吃饭和(或)药物的摄入;任何预兆或相关症状(如由瞬态心律不齐引起的心悸或由 TIA 引起的局灶性神经症状);以及是否丧失意识(表 9-6)。跌倒时是否存在意识丧失(也常较难记录到)是很重要的,需警惕心血管事件(短暂的心律失常或心脏传导阻滞)导致的晕厥,或近乎晕厥,或癫痫发作(特别是如果出现了尿失禁)。跌倒往往未被他人注意,且老年患者可能不记得该事件的相关细节情况,详细查问有时会发现导致跌倒的环境因素,可能得到一个有利于明确诊断的症状。许多老年患者无法提供未被他人看见的跌倒细节,只会简单地汇报,"我刚才摔倒了;我不知道发生了什么。"皮肤、四肢和疼痛的软组织区应进行评估,以发现跌倒可能导致的任何伤害。

其他方面的体格检查有助于确定跌倒的原因(表 9-7)。因为跌倒可以预示各种急性疾病(有预兆的跌倒)的发作,应特别注意观察生命体征。出现发热、呼吸急促、心动过速和低血压时应及时寻求是否患有急性病(如肺炎或败血症、心肌梗死、肺栓塞或消化道出血)。体位性血压和脉搏测定,包括卧位、坐位、直立(1~3 分钟后),对老年患者跌倒的诊断和治疗十分重要。如前所述,有相当数量的体位性低血压发生在健康的、无症状的老年人身上,也发生在那些本身虚弱或静脉功能不全的老年人身上。这一现象也可以是脱水、急性失血(隐匿性消化道出血)或药物副作用(特别是与心血管药物和抗抑郁药物)的标志。视力评估中应包含任何可能导致不稳定和跌倒的裸眼

表 9-6　老年患者跌倒评估:病史记录中的关键内容

一般病史

既往跌倒史

药物(尤其是抗高血压和精神药物)

患者对于跌倒发生的认识

患者是否知道即将跌倒

是不是完全出乎意料

患者有没有跌倒或滑倒

跌倒周围的情况

地点和时间

活动

情况:在跌倒的时候独自一人或有他人在场

目击者

跌倒与改变姿势、转动头部、咳嗽、小便、吃饭及服药的关系

先兆或伴随症状

头晕、头昏、眼花

心悸、胸痛、气短

突发局灶性神经系统症状(乏力、感觉障碍、构音障碍、共济失调、神志不清、失语)

前兆或预感

尿或大便失禁

意识丧失

跌倒后立即想起了什么

患者可以起床吗? 如果可以的话,需要多长时间

目击者证明是否失去知觉

视力障碍。心血管检查应着眼于是否存在心律失常(其常在简短的检查中易被遗漏的)和主动脉瓣狭窄的迹象。这两种疾病都有潜在威胁并且可以治疗,但很难通过体检诊断,如果老年人被怀疑有这样的情况,其应接受连续监测和超声心动图检查。如果病史记录表明颈动脉窦敏感,可轻轻按摩颈部 5 秒,观察这是否导致了明显的心动过缓(心率下降 50%)或长时间的停博(2 秒)。应检查下肢是否存在导致不稳定和跌倒的因素,比如是否有畸形、活动范围受限或急性炎症。

应特别注意脚,因为畸形、损伤(胼胝、踇趾滑囊炎、溃疡)和不合脚、不恰当的或

表 9-7 老年患者的跌倒评估:体格检查的主要内容

生命体征

发热、体温

呼吸频率

脉搏和血压(躺着、坐着、站着)

皮肤

肿胀(胸部以上,其他部位不可靠)

苍白

外伤

眼睛

视力

心血管

心律失常

颈动脉杂音

主动脉瓣狭窄的症状

颈动脉窦敏感

四肢

退行性骨关节病

活动范围

畸形

骨折

足病问题(胼胝、踇趾滑囊炎、溃疡、尺寸大小不当、不合适或破旧的鞋子)

神经

精神状态

局灶的体征

肌肉(无力、僵硬、痉挛)

外围神经支配(尤其是体位感)

小脑(尤其是跟部到胫骨的测试)

静止性震颤,运动迟缓,其他不自主运动

步态和平衡的观察

起身行走试验(表 9-10)

评估辅助装置是否安全,如缺少对手杖和步行者的提示,轮椅锁受损或脚踏板损坏

者破旧的鞋子是常见的、可以导致不稳定和跌倒的原因。

神经系统检查也是身体评估的重要方面。精神状态应该进行评估（见第 6 章），同时仔细寻找局灶性神经系统症状。肌无力、僵化或痉挛状态的证据应当记录，同时周围神经病变的症状 [尤其是后柱体征（posterior column signs），如体位或振动感觉丧失] 应该进行排查。应该对小脑功能异常（尤其是跟部到胫骨和脚跟轻叩的测试）和帕金森病的症状（如静止性震颤、肌肉僵硬和运动迟缓）进行排查。

步态和平衡的评估是检查的重要组成部分，并很可能发现可补救的地方，比标准的神经肌肉检查更加有用。尽管复杂的技术已开发，以评估步态和平衡，对一系列动作的仔细观察是最实用和最有用的评估技术。在起身行走试验和其他实用的基于平衡和步态能力的评估已开发（表 9-8）。虽然这种行走时间测试已在研究中使用，但在临床实践中的行走时间测试不是必要的，可能会影响观察者对步态和稳定性的评估。

这一评估发现的异常情况可能对确定那些有再次跌倒可能性的患者有所帮助，并有助于解决潜在可纠正的问题，预防跌倒。

对于跌倒的老年患者没有特异的实验室检查，应基于病史和体格检查收集到的信息，给予实验室检查的医嘱。若跌倒的原因是显而易见的（如滑倒或绊倒），并没有可疑症状或体征，不必要进行实验室检查。如果病史或体格检查（尤其是生命体征）暗示出某一种急性疾病，应安排适当的实验室检查（如全血细胞计数、电解质、血尿素氮、胸片和心电图）。因为有证据表明，维生素 D 可用于预防跌倒（Bischoff-Ferrari 等，2004；Kalyani 等，2010），应评估患者是否有由于维生素 D 缺乏再次发生跌倒的可能。如果怀疑有短暂的心律失常或心脏传导阻滞，应做动态心电图监测。虽然这个监测对确定老年人跌倒原因的敏感性和特异性未知，但连续监测发现许多老年人都有无症状性异位心律和心脏异常，且与跌倒有明确的相关性，应进行及时处理。

因为主动脉瓣狭窄很难在体格检查时诊断，所有有病史提示和有收缩期心脏杂音或那些颈动脉伸支有供血延迟的患者，超声心动图检查应加以考虑。如果病史提示前循环 TIA，可考虑无创伤血管检查来排除可治疗的血管病变。高度怀疑有颅内病变或癫痫症的患者应该进行计算机断层扫描（CT）或 MRI 扫描。

治疗

表 9-9 列出了治疗身体不稳定和有跌倒史老年患者的基本原则。躯体损伤和治疗的评估不容忽视，因为它可能对防止再次跌倒有帮助。美国老年医学会更新的跌倒临床实践指南（美国老年医学会和英国老年医学会专家组关于老年人跌倒预防，2011）和几个荟萃分析已证明多种干预措施的有效性，包括联合多种干预措施、运动、太极拳和维生素 D（Bischoff-Ferrari 等，2004；Chang 等，2004；Coussement 等，2007；

表 9-8　一种基于行走表现的步态和平衡评估表 (起身行走试验)

测试方法	正常	适应	异常
坐位平衡	不晃动,身体稳定	抓住椅子保持直立	斜靠,或者滑倒在椅子上
从椅子上站立	能够不使用手臂帮助站立起来	在椅子上站立之前,使用手臂 (在椅子上或助步器)拉或推和(或)向前移动	需要多次尝试,或无人辅助无法站立
初始站立平衡 (最初 3~5 秒)	不需要助行器或其他支持物体能够保持身体稳定	身体稳定,但使用助行器或握住支撑物	不稳定的表现 (例如,由于摇晃依赖其他物体,超过躯干的摇摆)
站立平衡	能够通过双足并拢站起来,不需要紧紧抓住其他支撑物,身体稳定	身体稳定,但不能把双足并在一起	
闭眼平衡 (Romberg 试验)	不需要握住支撑物,双足并在一起,身体稳定	双足分开,身体稳定	任何摇晃,或任何需要支撑物的表现
轻推胸骨 (患者闭眼站立正;检查者轻轻推,甚至推胸骨 3 次;反映患者抵抗身体位移的能力)	能承受压力,身体稳定	需要移动足,但能保持平衡	跌倒倾向,或有检查者帮助保持平衡
行走 (如果使用助步装置,用平时的步速)	步态流畅,身体稳定	使用手杖、助步器、扶着家具	步态高度和(或)步长下降;不稳定,或步态蹒跚
转体平衡(360°)	没有抓支撑物或有摇晃;无需抓握任何物体;步态流畅(转体平稳)	步伐不连续 (患者在抬起另一只脚之前,把一只脚完全放在地板上)	不稳定的表现或抓握支撑物;4 个以上的步伐才能完成转体 360°
颈部转动 (要求患者转动头部从一边到另一边,并同时双足尽可能站立并拢)	能够至少一边到另一边转头一半,并能弯曲后脑勺看天花板;没有晃动、抓握物体,或头晕、身体不稳定或疼痛症状	延伸颈部,头从一侧转向另一侧能力下降,但没有摇晃、抓握物体,或轻微头晕、不稳定或疼痛症状	转头部或颈部延伸时,有任何不稳定的表现

(待续)

表 9-8(续)

测试方法	正常	适应	异常
背部伸展（要求患者尽可能往后靠,如果可能的话不抓支撑物）	良好的扩展性,而没有抓握任何物体或摇晃欲倒	试图延伸,但动作幅度降低或需要抓握物体	不尝试,没有看出延展,或不稳定
延伸（患者尝试从足够高的架子取物,需要延伸或站在脚趾上）	能取下物体,而不需要支撑物,没有不稳定	能够取到物品,但需要通过抓握支撑物自我稳定	无法或不稳定
弯腰（嘱患者拿起小物体,如从地面捡起笔）	能够弯下腰,拿起对象,并能容易一次起身,而无需用手臂拉起	能够取到物品,并一次直立完成,但需要自己手臂拉起身体或握住支撑物	无法弯腰或弯腰拿到物体后无法直立,需要多次尝试直立
坐下	能够平稳坐下来	需要用手臂帮助自己坐到椅子或活动不平稳	跌落到椅子,距离误判（坐下偏离椅子中心）

表 9-9 对老年身体不稳和(或)跌倒主诉的治疗原则

评估和治疗身体伤害	适合的鞋
治疗基本疾病(表 9-10)	适应性行为
预防跌倒	**改变环境**
提供物理治疗和教育	安全和适当尺寸的家具
步态和平衡的再训练	消除障碍（过松的地毯等）
肌力强化训练	适当的照明
帮助移动	栏杆（楼梯、卫生间）

Cameron 等, 2010; Kalyani 等, 2010; Leung 等, 2011; Sherrington 等, 2011)。

当跌倒相关特异状况被病史、体格检查和实验室检查所确定,就应加以处理,以将随后跌倒的风险、发病率和死亡率降到最低。表 9-10 列出了一些最常见情况的处理例子。此表仅作为一般的提纲;大多数这些内容在一般的医学教科书中都进行了详细叙述。因为在个体跌倒的原因往往是多因素的,多种措施联合干预常常有助于降低跌倒风险。

物理治疗和患者教育是治疗的重要方面。步态训练、强化肌肉训练、使用辅助器具以及适应性行为（如缓缓起身、用栏杆或家具保持平衡、跌倒后爬起来的技巧）都对预防以后的跌倒和身体不稳定的发生有帮助。

表 9-10　治疗跌倒原因的实例

疾病和原因	可选择的措施
心血管	
快速性心律失常	抗心律失常药物 *
缓慢性心律失常	起搏器 *
大动脉狭窄	瓣膜手术(晕厥)
体位性低血压	
与用药有关	去除可能导致跌倒的药物
血容量不足	补充适当水分
	对失血指针进行评估
静脉功能不全	弹力袜
	腿抬高
	适应性行为
神经系统	
自发性或特发性神经功能紊乱	支持袜(弹力袜)
	盐皮质激素
	盐酸米多君
	适应性行为(如缓慢地暂停某动作或起床)
TIA	阿司匹林和(或)外科手术 +
颈椎病(脊髓压迫)	物理疗法
	颈托
	手术
帕金森病	抗帕金森病药物
视觉障碍	眼科评估和治疗
癫痫发作	抗癫痫药
正常颅压脑积水	手术(分流) +
痴呆	监督活动
	安全环境
良性位置性眩晕	锻炼习惯
	抗眩晕药物
其他	
足部疾患	足病的检查和治疗
步态和平衡障碍(多方面的)	正确合适的鞋
	物理疗法
	运动与平衡训练(如太极拳)

(待续)

表 9-10（续）

疾病和原因	可选择的措施
肌无力和失衡	下肢力量训练
药物滥用（例如镇静剂、乙醇、其他精神药物、 　抗高血压药）	减少药物的使用
维生素 D 缺乏症	补充维生素 D
经常跌倒的高风险患者	考虑髋关节保护器

*，只有在明确心血管疾病与这些症状是有关时，这些治疗才是有指征的。
+，必须仔细评估风险－效益比。
TIA，短暂性脑缺血发作。

　　环境干预对于防止个别患者发生更多的跌倒至关重要。老年人的生活环境常常存在不安全因素（表 9-4），因而适当的干预措施往往可以提高患者的安全性（表9-10）。身体约束（例如束缚背心、缠绕带、不分指手套、固定椅子）已用于跌倒高风险的养老院老年人，但研究表明，约束既无益处也未增加风险（Tinetti、Liu 和 Ginter，1992；Neufeld 等，1999），联邦养老院法规和质量改进措施大大降低了许多机构对这些约束设备的使用；大多数养老院现在将不使用约束作为目标。多措施结合预防跌倒的策略在长期护理机构中已经进行试验和研究，但这些试验的结果有好有坏（Ray 等，1997；Taylor，2002；Ray 等，2005；Rask 等，2007）。

　　对于有跌倒高风险和髋部骨折的老年患者，应考虑使用髋关节保护器。大量的临床试验和荟萃分析提示（Kannus 等，2000；Parker、Gillespie 和 Gillespie，2003；Honkanen 等，2006；Kiel 等，2007；Sawka 等，2007；van Schoor 等，2007），没有明确的证据表明髋关节保护器能降低跌倒发生率。然而，对于个别高危患者，穿上髋关节保护器可能是一个简单和相对便宜的预防性干预措施。

证据总结

应该做

- 区分跌倒、晕厥和癫痫发作。
- 区别"眩晕"和"头昏"。
- 通过病史和有针对性的体检评估纠正跌倒的潜在原因。
- 要特别注意：
  - 裸眼视力下降；
  - 体位血压改变；
  - 精神药物；
  - 步态和平衡异常；

- 不适当的鞋；
- 不正确地使用拐杖等辅助装置；
- 环境危害；
- 曾经跌倒的所有患者进行起身行走试验。
- 紧急干预确保安全，防止再次跌倒受伤。
- 转诊患者给康复治疗师（物理和职业），酌情进行详细的环境和安全评估，肌力训练和适当的处方和使用辅助器具。
- 维生素 D 每天至少 800U。

不应该做
- 让所有患者进行全面的诊断检查或心脏监测。

考虑做
- 推荐患者练习太极，如果他们有平衡问题和可以学习的培训班。
- 推荐筛选骨折高风险和反复跌倒的患者使用髋关节保护器。

（许瀚月　陈茜　译；莫莉　邹川　校）

参考文献

American Geriatrics Society and British Geriatrics Society Panel on Prevention of Falls in Older Persons. Summary of the Updated American Geriatrics Society/British Geriatrics Society clinical practice guideline for prevention of falls in older persons. *J Am Geriatr Soc*. 2011;59:148-157.

American Geriatrics Society, British Geriatrics Society, American Academy of Orthopaedic Surgeons Panel on Falls Prevention. Guideline for the prevention of falls in older persons. 2010. Available at: http://www.americangeriatrics.org/health_care_professionals/clinical_practice/ clinical_guidelines_recommendations/2010. Accessed June 16, 2012.

Bischoff-Ferrari HA, Dawson-Hughes B, Willett WC, et al. Effect of vitamin D on falls: a meta-analysis. *JAMA*. 2004;291:1999-2006.

Cameron ID, Murray GR, Gillespie LD, et al. Interventions for preventing falls in older people in nursing care facilities and hospitals. *Cochrane Database Syst Rev*. 2010;1:CD005465.

Chang JT, Ganz D. Quality indicators for falls and mobility problems in vulnerable elders. *J Am Geriatr Soc*. 2007;55:S327-S334.

Chang JT, Morton SC, Rubenstein LZ, et al. Interventions for the prevention of falls in older adults: systematic review and meta-analysis of randomised clinical trials. *BMJ*. 2004;328:680.

Coussement J, De Paepe L, Schwendimann R, et al. Interventions for preventing falls in acute- and chronic-care hospitals: a systematic review and meta-analysis. *J Am Geriatr Soc*. 2007;56:29-36.

Honkanen LA, Mushlin AI, Lachs M, et al. Can hip protector use cost-effectively prevent fractures in community-dwelling geriatric populations? *J Am Geriatr Soc*. 2006;54:1658-1665.

Kannus P, Parkkari J, Niemi S, et al. Prevention of hip fracture in elderly people with use of a hip protector. *N Engl J Med*. 2000;343:1506-1513.

Kalyani RR, Stein B, Valiyil R, et al. Vitamin D treatment for the prevention of falls in older adults: systematic review and meta-analysis. *J Am Geriatr Soc*. 2010;58:1299-1310.

Kiel DP, Magaziner J, Zimmerman S, et al. Efficacy of a hip protector to prevent hip fracture in nursing home residents: the HIP PRO randomized controlled trial. *JAMA*. 2007;298:413-422.

Leung DP, Chan CK, et al. Tai chi as an intervention to improve balance and reduce falls in older adults: a systematic and meta-analytical review. *Altern Ther Health Med*. 2011;17:40-48.

Neufeld RR, Libow LS, Foley WJ, et al. Restraint reduction reduces serious injuries among nursing home residents. *J Am Geriatr Soc*. 1999;47:1202-1207.

Parker MJ, Gillespie LD, Gillespie WJ. Hip protectors for preventing hip fractures in the elderly. *Cochrane Database Syst Rev*. 2003;3:CD001255.

Rask K, Parmelee P, Taylor JA, et al. Implementation and evaluation of a fall management program. *J Am Geriatr Soc*. 2007;55:342-349.

Ray WA, Taylor JA, Brown AK, et al. Prevention of fall-related injuries in long-term care: a randomized controlled trial of staff education. *Arch Intern Med*. 2005;165:2293-2298.

Ray WA, Taylor JA, Meador KG, et al. A randomized trial of a consultation service to reduce falls in nursing homes. *JAMA*. 1997;278:557-562.

Sawka AM, Boulos P, Beattie K, et al. Hip protectors decrease hip fracture risk in elderly nursing home residents: a Bayesian meta-analysis. *J Clin Epidemiol*. 2007;60:336-344.

Sherrington C, Tiedemann A, Fairhall N, et al. Exercise to prevent falls in older adults: an updated meta-analysis and best practice recommendations. *N S W Public Health Bull*. 2011;22:78-83.

Taylor JA. The Vanderbilt fall prevention program for long-term care: eight years of field experience with nursing home staff. *J Am Med Dir Assoc*. 2002;3:180-185.

Tinetti ME, Liu W, Ginter SF. Mechanical restraint use and fall-related injuries among residents of skilled nursing facilities. *Ann Intern Med*. 1992;116:369-374.

van Schoor NM, Smit JH, Bouter LM, et al. Maximum potential preventive effect of hip protectors. *J Am Geriatr Soc*. 2007;55:507-510.

推荐读物

Agostini JV, Baker DI, Bogardus STJ. *Prevention of Falls in Hospitalized and Institutionalized Older People: Making Health Care Safer: A Critical Analysis of Patient Safety Practices*. Rockville, MD: Agency for Healthcare Research and Quality; 2001.

Alexander N. Gait disorders in older adults. *J Am Geriatr Soc*. 1996;44:434-451.

National Council on Aging. *Falls Free ™ National Action Plan: A Progress Report*. Washington, DC: National Council on Aging; 2007.

Tinetti ME. Preventing falls in elderly persons. *N Engl J Med*. 2003;348:42-49.

Tinetti ME, Williams CS, Gill TM. Dizziness among older adults: a possible geriatric syndrome. *Ann Intern Med*. 2000;132:337-344.

第10章

活动受限

身体移动能力（mobility）指的是自主将躯体移动到目的位置的能力，身体移动能力是老年人生理功能的重要方面。身体的移动可通过各种辅助设备来完成，但本章讨论的内容强调的是通过行走进行的身体移动。活动受限（immobility）指的是一个人独立地、有目的地移动自己的身体或一侧以上的下肢的能力受到限制的状态。在老年人中，活动受限会促发一系列的疾病或健康问题，从而造成疼痛、失能和生活质量的下降。优化移动能力是为老年人提供健康照护的团队所有成员的工作目标。身体移动能力的微小改善就能减少老年人的严重并发症发生概率，改善患者的健康状况，减少花费和照护负担。

本章简述活动受限的常见原因和并发症，并对老年人群身体移动能力下降相关的常见情况的处置原则进行综述。

病因

活动受限可由各种各样的原因引起。这些原因分为内在因素和外在环境因素。内在因素包括精神因素（比如抑郁、害怕跌倒和受伤、参加活动的能动性）和躯体的改变（心脏血管、神经系统、骨骼肌肉系统的问题及其相关的疼痛）。这些内在和外在因素的常见例子包括不适当的照护方法、偏瘫、无法获得适合的辅助设备，以及生活环境中的障碍，比如楼梯缺乏扶手或者马桶周围没有手可以抓握的辅助设施（表 10-1）。

退行性关节疾病（DJD）的发生率在老年人群中尤其高，虽然并非所有有影像学改变的老年人都表现出症状（Lawrence，2008）。如果没有得到适当的治疗，与 DJD 相关的疼痛和骨骼肌肉系统的改变会导致痉挛和进行性的活动受限加重。此外，足的退行性改变造成的足病（比如脚趾腱鞘炎和锤形足）往往会导致疼痛和痉挛、行走的疼痛，使老年人行走的意愿和行走的能力下降。卒中导致部分或完全的偏瘫，脊髓损伤导致截瘫或者四肢瘫痪，骨折或骨骼肌肉系统问题限制了原有的功能，手术或急性疾病使卧床时间延长，存在上述这些情况的患者都是活动受限的。60~79 岁的老年人 8% 都经历了卒中，在 80 岁及以上的老年人中，卒中发生率会增加一倍（American Heart Association and the American Stroke Association，2012）。有一半的卒中患者由于残留功能缺陷需要使用辅助装置，这些缺陷也常常导致活动受限。帕金森病（PD）也是老年

表 10-1 老年人活动受限的常见原因

骨骼肌肉问题	肺疾病
关节炎	慢性阻塞性肺疾病（严重的）
骨质疏松	**感官因素**
骨折（尤其是髋部或大腿骨折）	视力损害
足部问题	本体感觉减退
其他（例如佩吉特病）	浅感觉减退
神经系统问题	**环境因素**
卒中	被迫活动受限（处在医院或照护机构中）
帕金森病	辅助设施不够
神经病变	急慢性的疼痛
正常压力脑积水	**其他**
痴呆	去适应作用（急性疾病期间长时间卧床以后）
其他（例如小脑功能失调）	营养不良
心血管疾病	严重的系统疾病（例如广泛转移的恶性肿瘤）
充血性心力衰竭（严重的）	抑郁
冠状动脉疾病（频繁的心绞痛）	药物不良反应（例如抗精神病药引起的强直）
周围血管疾病（频繁的跛行）	害怕跌倒
	淡漠和缺乏能动性

人常见的神经系统问题，它能导致严重的活动受限。PD 是一个渐进性的神经系统疾病，60 岁及以上的老年人有 1% 会罹患此病。随着 PD 的进展，与之相关的动作缓慢或不能活动、静止性震颤、肌肉强直以及认知功能改变也将出现。

严重的充血性心力衰竭、频繁发作的心绞痛、周围血管疾病导致的频繁跛行、体位性低血压、严重的慢性肺疾病都会使老年人因为缺乏心血管耐受性而出现活动受限。周围血管疾病，尤其是在糖尿病患者身上，可能导致跛行、周围神经病变和平衡改变，所有这些都使老年人行走能力受到损害。

心理因素和环境因素与上面提到的躯体改变一样，会对身体移动能力产生重要影响。抑郁、缺乏能动性、淡漠、跌倒恐惧和某些健康观念（例如，相信少活动和休息对康复有利）都可能影响老年人的身体移动能力。专职的或非专职的照护者往往好心地给老年人提供照护而不是努力去优化老年人还存留的功能。对有潜在能力的老年人不恰当地使用轮椅、帮助其洗澡或穿衣，导致他们失去了适应生存的能力，即去适应现象，同时身体移动能力受限。缺乏行走的辅助装置，比如拐杖、助行器、适当设置的扶手,充满杂物的环境,不平的地面以及床椅的不适当形状和摆放位置,都会进一步加重活动受限。不规则的楼梯对老年人来说也可能是一项挑战。

药物不良反应也促进了活动受限。镇静剂和催眠药会导致困倦、头昏、谵妄和共济失调,并损害身体移动能力。抗精神病药物,尤其是典型抗精神病药物,会导致突出的椎体外系症状,可能导致肢体强直和身体移动能力下降。治疗高血压的药物可造成体位性低血压和心动过缓,这会使患者出现头晕症状而不能独立行走。

并发症

活动受限可导致几乎所有主要器官系统的并发症(表 10-2)。长时间的不活动或卧床常常带来不良的生理和心理后果;在代谢方面表现为负氮平衡、钙质丢失和糖耐量受损。这些老年人还可能经历血容量减少和相应的药代动力学改变。活动受限的老年患者常常变得抑郁,对环境刺激没有反应,有些患者还会发生谵妄。去适应现象很快就可能发生,尤其是在那些几乎没有生理储备的老年人中。

与活动受限相关的骨骼肌肉系统并发症包括肌肉力量和耐力的丢失,骨骼肌纤维体积、直径、毛细血管的减少,痉挛,失用性的骨质疏松和 DJD。肌肉萎缩的程度与活

表 10-2　活动受限的并发症

皮肤	类便嵌塞、大便失禁
压疮	**泌尿生殖系统**
骨骼肌肉系统	尿路感染
肌肉去适应现象和萎缩	尿潴留
肌肉痉挛	膀胱结石形成
骨量丢失	尿失禁
心血管系统去适应现象	**代谢**
体位性低血压	身体成分改变
静脉血栓形成、栓塞	负氮平衡
肺部	糖耐量受损
通气减少	药代动力学改变
肺不张	**精神心理状态**
吸入性肺炎	感觉缺失
胃肠道	谵妄
厌食	抑郁
便秘	

动受限的时间和程度有关。如果忽略了这些变化,这种肌肉的消耗可能导致长期的后遗症,包括功能的损伤和永久的肌肉组织结构损害。此外,活动受限加速骨转换,结果是快速发生而持续存在的骨吸收增强而骨形成减弱。活动受限对皮肤的打击也是灾难性的。不同程度的活动受限和低蛋白血症加重了压疮的风险。长期持续的活动受限导致心血管去适应作用;而去适应的心血管反射和血容量下降导致体位性低血压的发生。体位性低血压可能不仅仅是影响康复,还增加了跌倒和严重心血管不良事件的发生,比如卒中和心肌梗死。同样,深静脉血栓和肺栓塞也是常见的并发症。活动受限,尤其是卧床,还损害肺功能。潮气量会下降,在躺卧的体位下,还会发生肺不张,更容易进展为吸入性肺炎。

胃肠道和泌尿生殖系统的问题同样也可能与活动受限有关。便秘和粪便嵌塞可能是由于活动受限或不利于排便的体位造成的。尿潴留也可能是由于不能在躺卧时解小便和(或)粪便嵌塞使尿液不能排出造成的。这些情况及其解决办法在第 8 章讨论过了。活动受限和久坐还与全因死亡率有关(Bankoski,2011)。

患者评估

针对性的病史询问和体格检查在评估活动受限的时候非常重要(表 10-3)。活动受限的病史询问既要关注老年人内在的因素,也要关注与活动受限相关的环境因素。努力搜索患者和照护者身上的潜在原因或者获得性的原因非常重要。需要搜索的特殊原因包括健康状况、治疗情况(比如药物、输液治疗)、疼痛、心理状态(比如情绪状

表 10-3　活动受限老年患者的评估

病史	关节活动度
造成活动受限的原发病因和病程	足变形和残损
参与了活动受限发生的内科情况	**神经系统缺陷**
疼痛	局部无力
影响身体移动能力的药物	感知觉评估
能动性和其他心理因素	**身体移动能力的水平**
环境因素	床上移动
体格检查	转移能力(从床上到椅子上)
皮肤	轮椅移动
心肺状况	站立平衡
骨骼肌肉系统评估	步态(见第 9 章)
肌张力和肌力(表 10-4)	运动时的疼痛

况、恐惧心理）和参加活动的能动性方面的因素。营养状况，尤其是蛋白水平和血清25-OH 维生素 D 水平的评估非常重要，因为这些问题与肌无力、体能下降、平衡问题及跌倒有关。环境的评估也很关键，它既包括对居住环境的评估，也包括对其社会环境的评估（尤其是照护者与患者的互动）。这些环境问题可能会减少老年人参加活动的愿望。对活动受限的患者是否进行老年综合评估尚存在争议，但团队的其他成员（比如社工、物理治疗师）可以使这些评估变得更易进行，并至少是进行了某一方面的评估。

除了活动受限的潜在原因之外，还需要考虑活动受限对老年人影响。以下是应该考察的方面，都很重要。①综合评估皮肤的状况，尤其应该关注骨性凸起的部分和受到床面、椅子、骨折的固定夹板或其他任何不可移动装置的压力部位。②评估已知缺血动脉供应部分的下肢状况。③心肺功能，尤其是血容量、血压和脉搏的体位性变化，特别是当这些状况会进一步加重活动受限的时候。④仔细的骨骼肌肉检查，包括肌力和肌张力、关节的活动范围、引起疼痛的足部问题等。反复、标准化地测量肌力对于观察患者的进展非常有用（表 10-4）。⑤神经系统检查应该着眼于找出原发病灶直接造成的损害，同时要评估认知、感觉和损害身体移动能力或影响康复效果的问题。

对患者的身体移动能力和功能进行评估时最重要的是需要反复、动态地评估。评

表 10-4　对活动受限患者的肌力分级举例

0= 肢体瘫软
1= 能感觉到　有轻微的肌肉收缩但没有肢体移动
2= 弱　不用克服重力的时候可以移动肢体
3= 一般　能够克服重力但不能抵抗阻力
4= 较好　能够克服重力和一些阻力而移动肢体
5= 正常　能够克服重力和抵抗阻力移动肢体

上肢

肩关节伸展：让患者将上臂抬高到 90°，检查者把手放在患者肩和肘关节之间，让患者用力使检查者不能把他的上臂压下来。

肘关节屈曲：让患者完全屈曲肘关节，检查者向外牵拉患者前臂，让患者用力使检查者不能将他的上臂拉直。

肘关节伸展：让患者肘关节弯曲，检查者给予阻力，让患者用力伸直肘关节。

下肢

髋关节屈曲：患者仰卧，检查者把手放在大腿前方，让患者抵抗检查者的阻力而抬起大腿（对患者说：请不要让我把你的腿压下来）。

膝关节伸展：患者仰卧屈膝，检查者把手放在患者小腿前面膝盖下方，让患者抵抗检查者的阻力尽量伸直膝关节。

踝关节跖屈：检查者把手放在患者脚掌，让患者对抗检查者的阻力伸展脚掌。

踝关节背伸：检查者把手放在患者脚背，让患者对抗检查者的阻力勾脚尖。

估内容包括床上移动、转移能力（包括如厕时的转移）、步行和上楼梯（表10-3）。在进行这项评估时，疼痛、恐惧、对活动的抵抗心理和耐力是同时要考虑的因素。正如前面所提到的，健康照护团队的其他成员（比如物理治疗师、职业治疗师和护士）对这些评估应该是训练有素的，这对于完成综合的评估非常关键。

活动受限的治疗

对任何一个老年人进行治疗的目标是最大程度优化其功能及活动能力。医疗上的治疗是确保这一目标实现的核心，因为对潜在的急性和慢性疾病的最佳治疗有助于确保这一成功。本章的内容不能详尽介绍治疗老年人活动受限相关的所有情况；然而，对于最常见几种情况的治疗的重要原则都将在本章进行系统回顾。本章末总结部分提供了老年人疼痛治疗及康复的主要原则的概述。

关节炎

关节炎包含了各种原因引起的关节问题，是一个异质性很大的概念。这些原因包括代谢紊乱、关节变形、关节外伤和关节损伤。骨性关节炎（osteoarthritis, OA）的病理特征是关节软骨破坏和随之而来的关节腔缩小、骨赘形成和软骨下骨化。OA 是老年人中最常见的关节疾病，也是膝关节、髋关节和背部疼痛的最主要原因。OA 从定义上讲不是炎症性疾病，尽管滑膜增生和关节腔积液是它的典型表现。目前认为 OA 的进展涉及了多方面因素的交互作用：细胞外基质对软骨细胞的调节、遗传因素的影响、局部机械因素和炎症。

X 线片一直是评估 OA 严重性和进展的主要诊断方法。然而，磁共振成像（MRI）和超声检查目前被认为是评估关节改变的更加准确和全面的方法。一旦诊断成立，很多方法都可以用于 OA 的治疗，这些治疗方法同时也是其他骨骼肌肉疼痛的治疗方法。治疗方法可以分为三大类：非药物治疗、药物治疗和手术治疗。非药物治疗是治疗方案的核心，它包括了减轻体重、增加相关肌肉力量的康复治疗、使用局部冰敷或热疗、针灸和进行维持力量和功能的运动训练。

药物治疗的目的是缓解症状，它包括使用止痛药（后面进一步讨论）、非甾体抗炎药物（NSAID）、类固醇腔内注射和黏弹性补充治疗。此外，局部非甾体药物使用、关节镜灌洗、针灸和补充营养素，作为一种药物和营养补充的联合疗法，也被使用过。最常用的营养素补充包括氨基葡萄糖和软骨素（Simon 等，2010）。虽然氨基葡萄糖和软骨素对患者的益处可能有安慰剂效应，但确实没有证据证明使用这些药物之后疼痛会加重（Simon 等，2010）。同时，也没有证据证明维生素 D 能减少疼痛或促进 OA 患者结构损坏的修复（Felson 等，2007）。关节镜治疗被推荐用在其他办法都失败的情况下。关节镜下可以进行的操作包括清创、灌洗、骨切除、软骨移植和关节成形术。然而，支持这些措施有效性的证据非常少（Moseley 等，2002）。关节置换术仅限于用在那些对更加保守治疗无效的有症状的患者。适合进行关节置换手术的患者必须是内科情况稳定的,在进行置换术之前,应该鼓励患者减轻体重和增强手术关节相关肌肉的力量。最优化的处理应该包括多种治疗方法,而最好的联合治疗方案是因人而异的。

最优化的关节炎治疗方案有赖于正确的鉴别诊断,因为关节的疾患有多种不同的类型,而相应的治疗方法并不相同。例如,风湿性多肌痛是老年女性常见的骨骼肌肉问题,表现为体重下降、发热、肌痛、颈肩髋关节痛和晨僵。治疗方法包括了类固醇,比如泼尼松,而甲氨蝶呤被用作减少皮质类固醇剂量的治疗,也用于反复复发和(或)存在皮质类固醇毒副作用不能耐受的患者。相反,英夫利昔单抗由于没有显示出对疼痛缓解或疾病进展有益,目前已经没有被推荐使用(Hernández-Rodríguez 等,2009)。由于风湿性多肌痛与颞动脉炎的密切关联,任何提示颞动脉受累的症状——头痛、下颌关节间歇性活动障碍、近期的视力改变,尤其是伴有很高的血沉($> 75mm/h$)的时候,应该马上考虑进行颞动脉活检。为了避免失明,需要高剂量的类固醇紧急治疗颞动脉炎。病史和体格检查有助于将骨性关节炎和炎性关节炎鉴别开来(表 10-5),但除病史采集和体格检查之外的其他手段可能也是必需的。

痛风是最早被认识的关节炎之一,以关节内尿酸盐结晶为特征。痛风常常表现为急性的疼痛,影响到第一跖趾关节、足中部或踝部,膝关节、肘关节或腕关节也可能受累。痛风石是沉积在伸肌表面的尿酸盐结节,可能在疾病的较晚阶段发生,有时会与风湿性关节炎相关的结节相混淆。影像学检查可能清楚地看到痛风对关节内部或关节周围的侵蚀。确定的痛风诊断有赖于发现受累关节的针尖样尿酸结晶。治疗的目标是终止急性的发作和通过控制潜在疾病而预防下一次发作(比如降尿酸治疗)。痛风急性期的措施应该是短期使用 NSAID、秋水仙碱、促肾上腺皮质激素和糖皮质激素。治疗选择基于患者的并发症(比如肾脏功能、胃肠道疾病)。降尿酸的治疗不应该在急性发作期开始,因为别嘌醇、丙磺舒等药物可能会加重急性发作。由于年龄增加相伴的肾功能改变,别嘌醇比丙磺舒更容易被推荐用于老年痛风患者的治疗。秋水仙碱可被用于急性期的治疗和预防复发。近期,白介素抑制因子被发现对痛风治疗有

表10-5　骨性关节炎和炎性关节炎的临床特征

临床特征	骨性关节炎	炎性关节炎
僵硬持续时间	数分钟	数小时
疼痛	通常与活动相伴	甚至在夜间和静息时也发生
疲劳	不常见	常见
肿胀	常见但很少有滑膜反应	非常常见,伴有滑膜增生和变厚
发红和发热	不常见	常见

效,尤其是对不能耐受别嘌醇的患者(Stamp 和 Jordan,2011)。

仔细的体格检查不但能对可能的风湿性疾病做出诊断,还能发现可治疗的非关节疾病,比如肌腱炎和滑囊炎。肱二头肌肌腱炎、鹰嘴和粗隆滑囊炎在老年患者中也非常常见。局部治疗,比如注射类固醇,能够明显地缓解这些原因引起的疼痛和关节活动障碍。

腕管综合征是另一个老年人中常见的骨骼肌肉问题,它可能和痛风、类风湿关节炎或者假性痛风相混淆。腕管综合征是由于正中神经通过腕管时被卡压而造成正中神经支配区域的夜间手痛、麻木和弹响。如果神经压迫持续存在,则手掌肌肉的进一步萎缩就会发生。需要进行神经传导检查来明确诊断,手术干预通常也是需要的。保守治疗采用的方法有竖立腕关节的夹板固定(通常在夜间使用)、掌指关节等长牵拉运动和类固醇注射。

髋部骨折

全世界髋部骨折的总数预计在 2050 年会超过 600 万人次。基于国家和人口学因素(比如性别和种族),这个数目会有所不同。然而,近期的证据提示,髋部骨折的发生率在美国的男性和女性中都有所下降,与此相关的死亡率同时也在下降(Brauer 等,2009)。有推测认为这一下降与使用双磷酸盐治疗骨质疏松的增加有关,但确切的原因并不清楚。

髋部骨折后的第一年,全因死亡率增加了 5~8 成。随后,不论男性还是女性,年死亡率持续增加,不论在哪个年龄阶段,从骨折第一年开始,男性的死亡率增加都比女性多(Haentjens 等,2010)。髋部骨折后的 1 年以内,大约一半的患者不能恢复到骨折以前的日常活动或行走能力。在骨折 3 个月以后,患者的总体功能通常不会再有提高了。不过,患者的行走能力在前 12 个月的恢复期当中都可以有所提高。对于跌倒的评估和治疗以及髋部骨折的主要原因,将在第 9 章讨论。

髋部骨折以后活动受限和失能的程度取决于几个因素,包括合并的内科情况、患者活动的能动性、骨折本身的情况以及治疗骨折的技术条件等。先前就存在的并发症,比如 OA、心力衰竭或卒中将使康复过程面临更多挑战。存在上述并发症的患者和存在痴呆的患者功能恢复不良的风险尤其高。然而,也有证据显示,存在认知损害的髋部骨折患者如果有条件进入康复机构,那他们康复的程度与没有认知损害的患者是相当的(Muir 和 Yohannes,2009)。发生骨折的部位对于选用何种最适当的治疗方案是至关重要的(图 10-1)。囊下骨折(发生在关节囊内的骨折)干扰了对远端股骨头的血液供应,造成股骨头坏死和骨折不愈合的概率很高,这些病例通常被要求进行股骨头置换术。转子间和转子下骨折通常并不会扰乱股骨头的血液供应,切开减压和钉子固定的治疗往往都会成功。一般而言,关节成形术在术后 2 年内的临床疗效比切开固定、半髋置换术和全髋置换术要好,而且往往费用要低一些(Butler 等,2009;Carroll等,2011)。

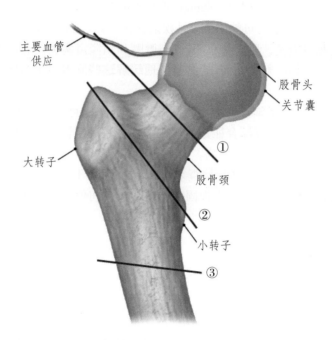

主要血管
供应

股骨头
关节囊

大转子

① 股骨颈

② 小转子

③

骨折类型	解剖意义	临床意义
①囊下（囊内）骨折	干扰股骨头血供	骨折不能愈合及股骨头坏死的发生率高
②股骨转子间骨折	股骨头血供保存	骨折不愈合及股骨头坏死发生率低
③股骨转子下骨折		

图 10-1　不同类型髋部骨折的特征。

　　目前髋关节骨折的治疗原则通常是稳定相关并发症或急性的内科情况；手术修复髋关节，最理想的是在腰椎麻醉下进行手术；鼓励尽早行走和积极康复锻炼。对患者进行预防性抗凝以预防栓塞并发症是目前的标准治疗（Falck-Ytter 等, 2012）。使用的药物包括低分子肝素；磺达肝癸钠；达比加群、阿哌沙班和利伐沙班（这 3 种药物用于全髋成形术、全膝关节成形术，而不是髋部骨折手术）；低剂量的普通肝素；调整剂量的维生素 K 拮抗剂；阿司匹林（均为 G1B）；或者对那些不愿意抗凝治疗及出血风险很高的患者进行间断充气加压装置的治疗来预防血栓形成。抗凝治疗至少持续 10~14 天，持续 35 天最为理想。

帕金森病

　　成功治疗帕金森病（PD）的第一步是要认识这个疾病。病理学上, PD 与多巴胺生成细胞进行性丢失有关，尤其是在黑质的多巴胺生成细胞的丢失，这使输送到纹状体的多巴胺减少。这些位于基底节的结构受中枢递质多巴胺的刺激,并且发起和控制躯体的自主运动,比如步行、书写、从椅了上起身。一旦多巴胺的水平下降至一定的阈值,患者就会发生典型的三联征症状:迟缓(动作很慢)或者运动不能(缺乏动作)、静息性震颤和肌肉强直。很多老年患者,尤其是住在长期照护机构的患者,都存在未被诊断并可以治疗的帕金森综合征。有些老年人的帕金森综合征是由抗精神病药物导致的椎体外系症状(见第 14 章)。PD 的非运动系统症状也很常见,包括抑郁、精神病性症状、焦虑、睡眠障碍、自主神经功能失调、痴呆和其他的问题。如果不能得到治疗,帕金森综合征的患者最终会变得身体活动受限,还会发生屈肌疼挛、压疮、营养不良和吸入性肺炎。

PD 药物治疗主要以增加中枢神经系统内多巴胺对乙酰胆碱的比例为基础,尤其是黑质纹状体系统。许多药物被用于这个疾病的治疗,金刚烷胺、抗胆碱能药物、左旋多巴、单胺氧化酶抑制剂 B(MAO-B)、儿茶酚胺氧 – 甲基转移酶(COMT)和多巴胺激动剂(表 10-6)。对药物的临床反应需要几周才能出现;药物副作用很常见,并且常常限制了药物治疗的采用。患者对药物的不良反应各式各样,比如清晨的运动不能、达峰剂量时的运动障碍以及冻结期(有时候指的是"开关"现象)。过量的多巴胺也可引起睡眠障碍、谵妄和精神病性症状。在治疗 PD 的时候,给药方式需要好好考虑。罗替戈汀透皮贴片(商品名:Neupro),是一个非二氢麦角碱多巴胺激动剂,已经在欧洲用于与左旋多巴的联合治疗。这种药物使用方便,血药浓度能够得到维持,可能较其他模式的给药有更大的优势。此外,有证据支持在帕金森相关的痴呆病例使用胆碱酯酶抑制剂对患者的总体评估来说有积极的作用(Rolinski 等,2012)。有几项初步研究显示,辅酶 Q10 能保护帕金森患者的黑质多巴胺系统,尽管还需要进一步的研究证实(Liu 等,2011)。由于患者对药物治疗的反应不一,关于 PD 治疗的遗传药理学研究正在引起人们逐渐增加的兴趣。在未来,更加个体化的药物治疗方案是可以预见的(Kalinderi 等,2011)。

手术治疗帕金森病作为一种选择正在受到更多的关注,对于部分患者来说这是可行的一个办法。手术方式包括丘脑切开术、苍白球切开术和深部脑刺激干预(Murdoch,2010)。豆状核内胚胎干细胞中脑移植的方法虽然不普遍,但是也被用于治疗 PD 患者。尽管鼓励老年人积极参加运动,让他们看到成效是一件充满挑战的事情,但是有证据支持运动训练对 PD 老年患者的好处(Goodwin 等,2011)。尤其是有氧运动、力量训练、平衡训练和拉伸训练的联合训练计划,能够改善 PD 患者的平衡能力。

卒中

为了防止活动受限发展到失能和后续的并发症,卒中后的患者应该尽快得到强化的康复治疗(卒中也会在第 11 章中讨论)。许多老年卒中患者同时存在的内科情况(比如心血管疾病)限制了有医疗保险覆盖的急性疾病住院部以及专业护理机构提供

表 10-6　用于治疗帕金森病的药物

药物(商品名)	常用剂量	作用机制	潜在的副作用
卡比多巴,左旋多巴(Sinemet)	40/400~200/2000mg/d,分次服用*	增加多巴胺的产生,减少循环多巴胺的分解代谢	恶心、呕吐、厌食、运动障碍、体位性低血压、行为紊乱、多梦和幻觉
金刚烷胺(Symmetrel)	100~300mg/d+	增加多巴胺的释放	谵妄和幻觉
溴隐亭(Parlodel)	1~1.5mg, tid 或 qid(初始);逐渐增加到最大剂量 30~40mg,分次服用	直接激活多巴胺受体	行为改变、低血压、恶心
普拉克索(Mirapex)	0.5~1.5mg,tid	多巴胺激动剂	幻觉、恶心、嗜睡
罗匹尼罗(Requip)	3~8mg,tid	多巴胺激动剂	体位性低血压、晕厥、恶心、嗜睡
抗胆碱能药物‡,苯海索(Artane, Tremin)	2~20mg/d,分次服用	减弱乙酰胆碱的作用,帮助恢复胆碱能和多巴胺能系统的平衡	口干、便秘、尿潴留、视物不清、青光眼加重、心动过速、神志模糊、行为改变
甲磺酸苯托品(Cogentin)	0.5~8.0mg/d,分次服用 10mg/d,顿服		同上
司来吉兰(Eldepryl)		MAO-B 抑制剂	恶心、神志模糊、激越、失眠、不自主运动
雷沙吉兰(Azilect)	1mg/d,顿服	选择性、不可逆 MAO-B 抑制剂	平衡困难、厌食、呕吐、体重下降、抑郁症状、饮食无节制
恩托卡朋(Comtan)	200mg/次,与左旋多巴同服	抑制儿茶酚胺甲基转移酶	恶心、运动不能、体位性低血压、腹泻
托卡朋	100~200mg,tid		肝功能损害

*,上面的数字代表卡比多巴,下面的数字代表左旋多巴。

+,以肾功能来估计,肾功能减弱时剂量需要调整。

‡,其他还有几种抗胆碱能药物可以选用。

MAO-B,单胺氧化酶 B。

的康复治疗的强度。然而,所有的患者在卒中后的前几周里面都应该得到评估和尽可能积极的康复处理。虽然所有的卒中患者都应该得到评估和强化的康复治疗,但是各种卒中康复方案的经济效价比却存在争议,目前尚没有证据支持并能指导在治疗上花

费的合理时间。不论在急性照护的医院、专门的康复单元、养老院或在家,康复治疗都
应该有多学科团队的参与,康复治疗的基本原则都是一样的（见本章后面康复治疗
部分）。

尽管还缺乏对照研究的数据,即使是最严重的卒中患者也能够在早期康复中获得
功能状态的改善。尽管只有不到一半的患者得到完全的功能恢复,但是活动受限和其
伴随的并发症还是能够得到预防或者被降到最少。例如,跑步机训练已被反复证明对
卒中幸存者的步态和平衡有显著的益处。用人脑-计算机相互作用来促进卒中后的
康复是目前吸引人们的重要方面。一种创新性的运动干预,内容是由机器人装置辅助
的自主运动的训练,目前这种训练方法的积极效果得到了验证（Yang 等,2012）。除了
在刚发生卒中后的阶段进行创新性和强化的康复训练外,持续的运动和体力活动对于
卒中后维持最优的功能和生活质量并且预防下一次卒中至关重要。脑血管疾病患者
的治疗将在第 11 章讨论。

压疮

压疮被定义为骨性凸起和它的皮肤表面之间的组织受到持续一段时间不缓解的
压力挤压时造成的皮肤和皮下软组织的损害。压疮形成的 3 个主要因素是压力、剪切
力和摩擦力。阻断皮肤血供所需的压力,也就是造成皮肤的不可逆损伤的压力,取决
于组织的特性、该区域的血流以及施加在该部位的压力大小。例如,患有周围动脉疾
病的患者,脚跟受到相对短时间的压力,就可能形成溃疡。

剪切力,比如床头抬高时躯干下滑而传递到骶尾部的压力,会使皮下组织收到牵
拉或成角。由于皮肤在床单或衣服等表面上反复移动造成的摩擦力,增加了剪切力。
这可能最终导致小血管的血栓形成,这样就逐渐侵蚀毁坏了皮肤。剪切力和摩擦力在
松弛的皮肤上会更加严重,而皮肤松弛在老年人中很常见,因为他们缺乏皮下组织和
（或）脱水。洗澡、出汗、尿液和大便造成的潮湿也促进了压疮皮肤损害的形成。由于
压疮的多种危险因素和它们各自的影响,很多量表被开发出来定量评估发生压疮的风
险。最常用的两个评估压疮风险的量表是 Braden 量表（http：//www/brademscale.
com/）和 Norton 量表（http://www.orthotecmedical.com/pdfs/ Norton.pdf）。依据临床表
现和程度,压疮可以被分为 4 个阶段（表 10-7）（Reed,2012）。压疮下面损害的面积可
能比溃疡面大得多。这是由于压力和剪切力被传递到了皮下组织。90% 以上的压疮
发生在下半身,主要在骶尾部、坐骨结节、股骨大转子区域。

活动受限的患者治疗的基本点就是预防压疮（表 10-8）（European Pressure Ulcer
Advisory Panel,2010）。一旦形成了Ⅰ期或Ⅱ期压疮,表 10-8 中的所有预防措施都应
该实施,以避免溃疡的进展,还应该对局部皮肤进行强化护理。许多技术被主张用于
局部皮肤护理,但是没有哪一种技术更加优于其他技术。所有这些技术的最重要点在
于关注受压的皮肤,包括减轻受压。包括皮肤减压、常规清洁和保持皮肤干燥的技术
基本上都是有效的。压力交替床垫或压力交替毯在预防和处理压疮上同样有效。同

表 10-7　压疮的临床特征

特征	诊断要点
Ⅰ期压疮	
急性炎症反应限于表皮	受压区域触压时不会发白
存在不规则的红斑、硬结、水肿;触压时可能硬或软	可能由于皮肤色素而呈现不同颜色
常常在骨性凸起的表面	红斑会持续 30 分钟;在深色皮肤上,可以表
皮肤没有破损	现为红色、蓝色或紫色
Ⅱ期压疮	
急性炎症范围扩大到表皮和皮下脂肪的连接处	可能看起来像擦伤或水疱
表现为水疱、擦伤或有明显边界的浅表溃疡	
有早期纤维硬结的表现	
Ⅲ期压疮	
很厚的皮肤溃疡延伸到皮下脂肪层。可能延伸到但	表现得像一个火山口,可能深面已侵蚀邻
不会穿透下方的筋膜	近组织
皮肤深面可能已被侵蚀	
感染溃疡的基底,往往有坏死和恶臭	
Ⅳ期压疮	
溃疡延伸穿过了深筋膜、在溃疡的底部暴露了骨骼	深面的侵蚀更加常见,可能会有窦道形成
可以发生骨髓炎和化脓性的关节炎	

时,加强营养和保持机体不脱水也是很关键的。

　　压疮的治疗中会使用各种填塞的敷料,敷料的选择由伤口的分期、引流的程度和感染的证据来决定。声能、机械能、动能以及电磁光谱能(EMS)都被用在治疗压疮上。红外线(热能)照射、紫外光(不可见光)、激光(聚集的单色光)都属于 EMS,是电或者电磁刺激。光线疗法(激光、红外线、紫外线)、水疗法、漩涡疗法和氧气脉冲灌洗法也是治疗压疮的有效办法。然而,没有充足的证据支持使用高压氧、局部氧疗或者生物敷料治疗压疮。有些临床证据支持使用血小板来源的生长因子,尽管没有足够的证据支持这项疗法作为常规治疗。

　　Ⅲ期和Ⅳ期压疮的治疗更加复杂。坏死组织清创和频繁的引流(每天 2~3 次)、用生理盐水或过氧化氢清洁伤口以及给创面盖上敷料是最基本的操作。焦痂如果可疑存在大量坏死组织或感染组织时,应该被彻底剔除。化学清创药物会有帮助。对Ⅲ期压疮进行伤口培养和抗微生物治疗是有争议的。局部使用抗微生物药可能有用,尤其是在细菌菌落计数很高的时候,但是通常并不推荐这样做。不要全身性应用抗生素,因为在溃疡局部达不到足够的浓度;只要不是蜂窝织炎,局部使用抗菌药物会更加有效。多数情况下,Ⅲ期压疮的创面不应该进行常规的培养,因为总是会生长出多种微生物,而往往是致病菌的厌氧菌却培养不出来。这样的培养往往只是反映了细菌菌

表10-8　活动受限的老年患者的皮肤护理原则

预防床

识别有风险的患者

减轻压力、摩擦力和皮肤褶皱

保持皮肤清洁干燥

避免过多卧床休息:优化功能鼓励活动

避免坐得过多

提供充足的营养（30~35kcal/kg），充足的蛋白质（1~1.5g/kg），充足的液体补充（1mL/kcal）（1 cal=4.19 J）

Ⅰ期和Ⅱ期压疮

用温暖或常温的生理盐水或纯水清洗伤口

避免受压和潮湿

用填充敷料覆盖开放的伤口：根据溃疡的状况(有无肉芽组织和坏死组织)和引流物的类型和量、周围组织和感染的证据来决定用什么敷料

避免进一步的创伤和感染:审慎使用抗生素

给予强化的局部皮肤护理[*]

治疗疼痛

Ⅲ期压疮

坏死组织清创:自溶、化学、机械或手术清创

清洁创面覆盖敷料(如上述)

创面培养:仅在确认细菌血症、败血症、骨髓炎和蜂窝织炎时进行[+]

治疗疼痛

Ⅳ期压疮

取组织活检做培养

系统性使用抗生素(同Ⅲ期压疮)

清洁创面覆盖敷料(如上述)

外科会诊考虑手术修复创面

治疗疼痛

---

[*],许多技术都有效(见正文)。

[+],培养和局部抗生素不应该常规使用(见正文)。

落的情况,而不能反映出感染。一旦压疮进入Ⅳ期,系统性地使用抗菌药物常常就是必需的了。组织和骨的常规培养及厌氧培养对进行抗微生物治疗有直接的帮助。面

积大的压疮合并败血症的患者应该接受覆盖厌氧菌、革兰阴性菌和金黄色葡萄球菌的广谱抗生素。对部分病例的Ⅳ期病灶可以考虑外科修补手术。

对压疮的记录很重要,并且应该包括以下方面:①溃疡是什么类型,已经存在了多久,发生在什么部位;②溃疡的大小,长、宽、深各是多少厘米(最深处的溃疡底部面积是多少,不计腔道);③不同颜色各占多少比例,红色代表肉芽形成,黄色提示腐烂结痂,黑色提示坏死或焦痂;④渗出液、浆液、血性或者脓性分泌物;⑤伤口有无气味(这一点需要在仔细清洁以后再来判断);⑥描述伤口周围的组织(例如存活、软化、红肿、过度角化的);⑦皮肤脱离的证据(皮肤脱离指的是组织受到侵蚀,使表皮和皮下组织分离)。

疼痛的治疗

疼痛是老年人活动受限的主要原因之一。而活动受限反过来又加重了疼痛状态,这样就形成一个疼痛、身体移动能力下降、疼痛加重的恶性循环。美国老年医学会就老年人持续疼痛的治疗发表了专家委员会推荐意见,详情请参见该文件(American Geriatrics Society,2009)。(疼痛在第3章也有讨论)疼痛评估和管理工具在 the Sigma Theta Tau Geriatric Pain 网站上可以获得(http://www.geriatricpain.org/Pages/home.aspx)。

尽管有这么多评估工具和有效的治疗方法可以使用,但老年人的疼痛在诊断和治疗上都不足。疼痛目前被视为第5项生命体征,健康专业人员被鼓励常规地询问疼痛。当疼痛确定以后,应该仔细识别疼痛的特征。处理标准的询问疼痛的部位、持续时间、加重因素等要素,简单标准化的疼痛量表对于疼痛的严重程度分级很有帮助。如前面提到,多个疼痛量表可供使用,其中一些更加适合认知功能减退而不大能沟通或描述疼痛状况的老年人(http://www.geriatricpain.org/ Pages/home. aspx)。在活动过程中发生激越、呻吟、运动的时候变得紧张或僵硬、做怪相、打或推开照护者以及其他一些行为,可以判断患者存在疼痛。

考察何种程度的疼痛干扰了日常活动和睡眠对老年人来说尤为重要。复发和持续的疼痛造成去适应状态、疲劳、行为问题、抑郁及损害生活质量,最终导致并发症,比如容易跌倒等。和老年人一起讨论疼痛的治疗措施;动态地评估疼痛,以了解是否疼痛得到了控制,治疗是否能耐受(药物副作用);是否需要调整药物治疗方案;这些都非常重要。

鉴别感受伤害性疼痛和神经病理性疼痛非常重要。前者包括躯体性痛和内脏性痛。躯体性痛是指从皮肤、骨头、关节、肌肉或结缔组织发生的躯体疼痛,常常被描述为搏动性或抽动性的疼痛;而内脏性痛是由内脏器官如大肠或胰腺病变引起的。后者由周围神经系统或中枢神经系统的异常感觉性输入而发生。神经病理性疼痛往往被描述为火烧样、刺痛、重击样、枪击样的痛。鉴别疼痛类型有助于制订更合理的治疗策略,更好地缓解疼痛。疼痛的治疗要考虑非药物和药物两个方面。非药物治疗方案包括冷疗、呼吸训练和引导想象、分散注意力、热疗、按摩、音乐、固定、针灸、放松训练和体育活动,尤其是针对关节周围肌肉力量的训练。

疼痛治疗的主要方法还是药物治疗(American Geriatrics Society,2009)。表 10-9 列出了老年人疼痛治疗有用的药物。对于持续性疼痛,多数专家推荐对乙酰氨基酚作为初始治疗,也可以使用局部治疗,比如辣椒素或氯胺酮胶体或复方的胶体药物、利多卡因贴剂或者局部关节内糖皮质激素注射。非选择性的 NSAID 和环氧化酶 -2(COX-2)选择性抑制剂应该避免使用,或者仅仅有选择地在少部分患者中偶尔使用。如果疼痛在给了对乙酰氨基酚药物治疗和非药物治疗后没有得到控制,当疼痛影响了功能和生活质量的时候,应该考虑加用阿片类药物(表 10-9)。阿片类药物的副作用广为人知,包括呼吸抑制、镇静、便秘、恶心、呕吐和谵妄。副作用应提前预见,并做好相应的预防措施(http://www.geriatricpain.org/Content/Management/interventions/Documents/Side%20Effects.pdf)。

治疗持续性的疼痛非阿片类的药物称为疼痛治疗的辅助用药,包括各种抗抑郁药物,比如选择性 5- 羟色胺再摄取抑制剂(SSRI)、三环类和抗惊厥药物。三环类抗抑郁药物是最早用于这方面的药物,但是由于具有明显的抗胆碱能副作用,如口干、尿潴留、便秘、谵妄、心动过速和视物模糊,这类药物已在老年人中禁用了。5- 羟色胺和去甲肾上腺素再摄取抑制剂(SNRI)和 SSRI 在疼痛治疗中更加有效,尤其是对神经病理性疼痛,而且副作用更少。抗惊厥药物,比如加巴喷丁和普瑞巴林对神经病理性疼痛也有效,并且比其他老一代抗惊厥药物副作用更少。已知糖皮质激素在疼痛处理中是有用的,尤其是处理炎症相关的疼痛。短期使用类固醇的副作用包括谵妄、体液潴留、高血糖和免疫抑制。

老年人的疼痛治疗中,有一些药物应避免使用,除非其他药物都无效才考虑使用。肌松剂氨苯环庚烯、卡立普多、氯唑沙腙及其他同类药物,并没有显示在肌肉痉挛或疼痛是有效的,使用之后还可能跌倒,因此应该避免使用。同样,苯二氮䓬类药物在疼痛治疗中没有效果,只有在研究中治疗肌痉挛才能使用。哌替啶的代谢产物不是哌替啶,没有麻醉效应,但可能损害肾功能并造成震颤、肌阵挛和癫痫发作。曲马多是一种阿片受体激动剂同时也有阻断 5- 羟色胺和去甲肾上腺素再摄取的药物,它降低了癫痫的阈值,不应该与 5- 羟色胺能药物同服。

运动

运动是防止活动受限及其并发症的关键性措施,在第 5 章我们也已讨论过。来自荟萃分析的有力证据显示,参加非针对性的运动或针对性的有氧运动或抗阻力运动与 DJD 的进展减慢有关。DJD 的进展减慢对维持身体活动能力非常重要。

预期获益所需要的运动量是基于每个老年人的目标和自身能力而定的。美国运

表 10-9　疼痛类型、例子及治疗方法

疼痛类型和例子	疼痛来源	典型描述	有效的药物和治疗方法
伤害感受性疼痛：躯体性痛			
关节炎、手术后急性期、骨折、骨转移	组织损伤，例如骨骼、软组织、关节、肌肉	能够很好定位、持续性的；描述为锐痛、刺痛、撕咬性的痛、搏动性的痛	非阿片类、NSAID、阿片类药物；运动治疗和认知行为治疗
伤害性疼痛：内脏性痛			
肾绞痛、肠梗阻	内脏	弥散的、不易定位的、转移到其他位置、间断的、周期性的；钝痛、绞痛、挤压痛、深部痛、痉挛痛；常常伴有恶心、呕吐、发汗	治疗潜在病因、APAP、阿片类药物；运动治疗和认知行为治疗
神经病理性疼痛			
颈椎或腰椎神经根病、疱疹后神经痛、三叉神经痛、糖尿病周围神经病、卒中后综合征、椎间盘突出	中枢或周围神经系统	长期存在的，通常是持续的，但也可能是阵发性的；尖锐的痛、火烧痛、刺痛、挤压痛；伴有其他感觉紊乱，例如感觉异常、感觉迟钝、触痛、痛觉过敏、运动功能损伤、萎缩或腱反射异常	三环类抗抑郁药、抗惊厥药、阿片类、局部麻醉药物；运动治疗和认知行为治疗
深部疼痛			
肌筋膜痛综合征、躯体形式疼痛紊乱	知之甚少	不能鉴定的病理过程或症状；广泛的骨骼肌肉痛、僵硬、无力	抗抑郁药物、抗焦虑药物；运动治疗、认知行为治疗和心理治疗

Reprinted with permission from Reuben DB, Herr KA, Pacala JT, et al.Geriatrics at Your Fingertips:2012, 14th ed. New York, NY; The American Geriatrics Society;2012.

动医学院、美国疾病预防控制中心和国立卫生研究院联合推荐，健康照护人员应该建议老年人每天进行 30 分钟的体育活动，这些体力活动应该包括有氧（步行、舞蹈、游泳、骑自行车）、抗阻力和柔韧性训练三方面。运动可以单独完成或者以群体运动的形式完成，根据个人的喜好、认知功能和能动性来决定。

　　鉴于体育活动的多种益处，以及低到中等强度体育活动发生严重不良事件的风险很低，目前由美国心脏病学会和美国心脏学院的指南已经不推荐在运动的初始阶段常规进行运动紧张度测试（U.S.Preventive Services Task Force，2004）。对于无症状的久坐的老年人，无论他是否近期接受过健康体检，开始低强度的体育活动都是安全的。此外，久坐的行为习惯比中等强度的体育活动带给人的健康风险更大。对感兴趣的老年人来说，有很多资源可以让他们得到运动方式和运动的信息。比如，国家老龄研究所（the National Institute of Aging）提供了免费的体育运动知识小册子，里面介绍了基本的体育运动项目，包括抗阻力、拉伸、平衡和有氧运动等。Go4Life DVD、视频、打印材料也是免费的。（http://www.nia.nih.gov/health/publication/go4life-dvd-everyday-exercisenational-institute-aging）

康复

　　康复治疗的目的是修复功能，防止进一步的失能。功能修复治疗的目的是通过补偿功能缺陷来进行修复和（或）维持躯体功能，让患者能够达到的最好状态，并且逐渐增加体育活动的时间。在照护中保持修复功能的理念是老年医学实践的核心元素，尤其是对那些身体移动能力下降的患者。实现这一照护理念需要一个团队的努力。在整个照护的过程中，物理治疗师和职业治疗师在给老年人制订适当的最优化的康复计划的时候能给予很大的帮助。对老年人的康复治疗进行仔细讨论已超出了本章的范围。表 10-10 列出了一些关键原则。仔细评估患者的功能和潜在能力；设定实际的目标；预防继发性失能和活动受限的并发症；评估环境，环境是否适合老年人的功能状态（或者反过来），这些都是康复过程中最基本和必要的要素。此外，老年人和他的照护者们的能动性也是康复成功与否的关键性因素（Resnick，2011）。跨学科团队的专业意见，尤其是物理治疗师和职业治疗师的意见，在评估、治疗、动员和监测活动受限患者的过程中是极有价值的。物理治疗师通常参加缓解疼痛、增加肌力和耐力、增加关节活动度和改善步态的治疗。他们采用的各种治疗方案见表 10-11。职业治疗师重点关注功能缺损，尤其是与日常活动相关的功能。他们会对患者的身体移动能力进行详细的评估，并且帮助患者改善或调整患者的功能状态，使他们能够进行日常生活中的基本活动。即使身体移动能力和功能持续损害，职业治疗师能通过评估患者的生活环境、给予调整或添加辅助设施的建议，使患者能更加独立地生活（表 10-12）。在评估治疗对交流及吞咽困难的患者时，语言治疗师的作用非常大。护理员或非专业的照护者有责任在这些治疗师的指导下不断地鼓励老年人参加力所能及的活动（例如步行到厕所、参加运动训练班或者完成指定的力量训练活动）。

　　康复治疗可以在急性照护的医院、有资质的护理机构、门诊诊所或家里进行。在急性期进行的康复治疗，例如卒中康复，通常是有限的，因为住院时间不长，这也取决于老年人自身的目标和达到目标的进展如何。医疗保险 Medicare 能够覆盖的住院患者康复治疗是每天 3 小时，由物理治疗师、职业治疗师和语言治疗师中的至少两人提供的治疗。在这种医疗场所中，患者被医生或者相应的服务人员每天巡视，并且接受

表 10-10　老年人康复治疗的基本原则

优化潜在疾病的治疗、营养和水分补充、维持良好的社会心理状态

为了让老年人能进行功能性的活动应该对生活环境进行优化改造（例如扶手、方便的开关装置）

优化照护环境,以便老年人能够进行功能性的活动和躯体活动（因此照护不能只是完成暂时的任务）

防止继发性的失能和活动受限的并发症

治疗先前存在的失能

设定现实的、个体化的目标

强调功能独立性

　设定功能试验的可测量的目标

　加强尚保存的功能

　提供合适的工具使功能得到最大化的发挥

　在尽可能的情况下,改造患者的生活环境使之适应患者的功能状况

调动患者和照护者的能动性和其他心理因素以促进康复

采用团队治疗的方案

表 10-11　活动受限的老年患者的物理治疗

目的	被动运动
减轻疼痛	鼓励进行坐位的运动项目
评估、维持和改善关节活动度	**热疗**
评估和增强力量、耐力、运动技巧和协调能力	热敷袋
评估和改善步态和稳定性	石蜡
评估使用步行辅助装置的必要性和教会使用的方法（轮椅、助行器、拐杖）	透热疗法
治疗形式	**水疗**
运动	**超声治疗**
主动运动（等长和等张）	**经皮神经电刺激疗法**

24 小时的护理康复照护。医疗保险的偿付是基于病例组合功能独立性评估的综合结果。在有资质的护理机构（Medicare Part A）,对康复治疗的要求相对没有这么严格,尽管大多数的医疗保险中介机构要求患者存在康复的潜能和向预先设定的目标稳定地进步。在这种机构中,医生必须监管照护,但不要求每天看患者。保险的偿付是基

表 10-12　身体活动受限老年人的职业治疗

目的

恢复、维持和提高独立的功能

评估并提高感官和感觉运动功能

评估并提高完成日常生活活动能力

为上肢制作并安装夹板

提高处理和解决问题的能力

改善对休闲时间的利用

治疗形式

评估身体移动能力

　床上移动能力

　床椅转移的能力

　推动轮椅的能力

用实际或者设计的环境评估其他日常生活活动能力

　穿衣服

　如厕

　洗澡和个人卫生

　做饭和打扫清洁

到家里去评估环境并对环境改造给予建议

给予任务性的活动（例如做一个工艺品、完成一件事情）

建议并教会使用辅助装置（例如长把的取物夹、特殊的进餐或烹调用具、穿袜器）

建议并教会使用安全设施（例如握把或栏杆、升高的坐便器、沐浴椅）

于按照资源的消耗推算出来的预期花费（从 Minimum Data Set 的得来）。一旦老年患者的目标已经达成，就可以继续在家里或者照护机构中得到每周 3 天的康复服务。这种服务是健康保险 Medicare Part B 能够覆盖的。

　　在不同场所得到不同水平的康复服务获得的益处有无差别尚无资料可查。康复服务之间的有些差别可能是由于某个机构提供了某种特定的服务或者直接的护理人员贯彻了正确的康复理念。例如，对住院患者而言，康复治疗效果得到保证的非常关键一点是治疗以外的时间里，老年人需要继续被鼓励进行日常活动的练习，比如洗澡、穿衣、步行等（Resnick，2011）。如果专业或非专业的照护者对想要独立生活的患者进行了诸如洗澡、穿衣之类的照护，康复的目标多半就很难达到了。相似的是，如果结束康复训练后，老年人就不再被鼓励去进行诸如步行到餐厅之类的活动，那这种康复服务就没有多大的价值了。当照护者参与了老年人很多的生活,并且认为"帮助"和演示"照护"的最好办法就是给予手把手的服侍,那么这种照护只能造成去适应状态和依赖,只能造成肌肉挛缩和其他的身体活动受限的后遗症。因此,不论在哪个场所的康复服务,修复功能的照护理念都应该被贯彻,这样才能使老年人的功能得到维持和优化。

证据总结

应该做
· 把重点放在关节炎的非药物治疗,比如减轻体重、物理治疗、运动、局部冰 / 热疗和针灸治疗。
· 痛风急性期用药物治疗控制症状,可以根据患者耐受性选用非甾体抗炎药、秋水仙碱或糖皮质激素。
· 药物治疗帕金森病,增加中枢神经系统中多巴胺对乙酰胆碱的比例。
· 鼓励卒中患者的运动治疗以改善平衡促进恢复。

不应该做
· 对关节炎患者建议手术干预,例如清创、灌洗、骨切除、软骨移植或者关节成形术。
· 痛风发作的急性期给予降尿酸的药物。
· 用高压氧、局部氧或生物敷料治疗压疮。

考虑做
· 严重关节炎的患者可以考虑关节置换。
· 运动治疗作为帕金森患者的一个改善平衡、功能和生活质量的选择方案。
· 在卒中患者中采用创新性的机器人辅助的运动治疗。

（曹立 译；莫莉 葛宁 校）

参考文献

American Geriatrics Society. AGS clinical practice guideline: pharmacological management of persistent pain in older persons. 2009. Available at: http://www.americangeriatrics.org/ health_care_professionals/ clinical_practice/clinical_guidelines_recommendations/2009/. Accessed December 9, 2012.

American Heart Association and the American Stroke Association. Statistical Fact Sheet 2012 Update: older Americans and cardiovascular diseases. 2012. Available at: http://www.heart. org/idc/groups/heart-public/@wcm/@sop/@smd/documents/downloadable/ucm_319574. pdf. Accessed December 9, 2012.

Bankoski A, Harris TB, McClain JJ, et al. Sedentary activity associated with metabolic syndrome independent of physical activity. *Diabetes Care.* 2011;34:497-503.

Brauer C, Coca-Perraillon M, Cutler DM, et al. Incidence and mortality of hip fractures in the United

States. *JAMA*. 2009;302:1573 1579.

Butler M, Forte M, Kane RL, et al. Treatment of common hip fractures. Rockville, MD: Prepared by the Minnesota Evidence-Based Practice Center for the Agency for Healthcare Research and Quality under Contract No. 290-2007-10064-1; Evidence Report/Technology Assessment No. 184, AHRQ Publication No. 09-E-13; 2009.

Carroll C, Stevenson M, Scope A, Evans P, Buckley S. Hemiarthroplasty and total hip arthroplasty for treating primary intracapsular fracture of the hip: a systematic review and costeffectiveness analysis. *Health Technol Assess*. 2011;15:1-74.

European Parkinson's Disease Association. Prevalence of Parkinson's disease. 2012. Available at: http://www.parkinsonsawareness.eu.com/en/campaign-literature/prevalence-of-parkinsonsdisease/.Accessed December 9, 2012.

European Pressure Ulcer Advisory Panel (EPUAP). Pressure ulcer prevention: quick reference guide. 2010. Available at: http://www.npuap.org/Final_Quick_Prevention_for_web_2010. pdf. Accessed December 9, 2012.

Falck-Ytter Y, Francis CW, Johanson NA, et al. Prevention of VTE in orthopedic surgery patients: antithrombotic therapy and prevention of thrombosis, 9th ed: American College of Chest Physicians Evidence-Based Clinical Practice Guidelines. *Chest*. 2012;141: e278S-e325S.

Felson D, Niu J, Clancy M, et al. Low levels of vitamin D and worsening of knee osteoarthritis: results of two longitudinal studies. *Arthritis Rheum*. 2007;56:129-136.

Goodwin V, Richards SH, Henley W, et al. An exercise intervention to prevent falls in Parkinson's disease: a randomized controlled trial. *J Neurol Neurosurg Psychiatry*. 2011;82: 1185-1186.

Haentjens P, Magaziner J, Colón-Emeric CS, et al. Meta-analysis: excess mortality after hip fracture among older women and men. *Arch Intern Med*. 2010;152:380-390.

Hernández-Rodríguez J, Cid MC, López-Soto A, Espigol-Frigolé G, Bosch X. Treatment of polymyalgia rheumatica: a systematic review. *Arch Intern Med*. 2009;169:1839-1850.

Kalinderi K, Fidani L, Katsarou Z, Bostantjopoulou S. Pharmacological treatment and the prospect of pharmacogenetics in Parkinson's disease. *Int J Clin Pract*. 2011;65: 1289-1294.

Lawrence R, Felson DT, Helmick CG, et al. Estimates of the prevalence of arthritis and other rheumatic conditions in the United States. Part II. *Arthritis Rheum*. 2008;58:26-35.

Liu J, Wang L, Zhan S, Xia Y. Coenzyme Q10 for Parkinson's disease. *Cochrane Database Syst Rev*. 2011;12: CD008150.

Moseley JB, O'Malley K, Petersen NJ, et al. A Controlled Trial of Arthroscopic Surgery for Osteoarthritis of the Knee. *N Engl J Med*. 2002;347:81-88.

Muir S, Yohannes AM. The impact of cognitive impairment on rehabilitation outcomes in elderly patients admitted with a femoral neck fracture: a systematic review. *J Geriatr Phys Ther*. 2009;32:24-32.

Murdoch B. Surgical approaches to treatment of Parkinson's disease: implications for speech function. *Int J Speech Lang Pathol*. 2010;12:375-384.

Reed L. Test your pressure sore knowledge: slideshow to grade ulcers. 2012. Available at: http://reference.medscape.com/features/slideshow/pressure-ulcers. Accessed December 9, 2012.

Resnick B. *Restorative Care Nursing for Older Adults*. New York, NY: Springer; 2011.

Rolinski M, Fox C, Maidment I, McShane R. Cholinesterase inhibitors for dementia with Lewy bodies, Parkinson's disease dementia and cognitive impairment in Parkinson's disease. *Cochrane Database Syst Rev*. 2012;3:CD006504.

Simon W, Jüni P, Tendal B, et al. Effects of glucosamine, chondroitin, or placebo in patients with osteoarthritis of hip or knee: network meta-analysis. *BMJ*. 2010;341:c4675.

Stamp L, Jordan S. The challenges of gout management in the elderly. *Drugs Aging*. 2011;28:591-603.

U.S. Preventive Services Task Force. Screening for coronary heart disease: recommendation statement. *Ann Intern Med*. 2004;140:569-572.

Yang CL, Lin KC, Chen HC, Wu CY, Chen CL. Pilot comparative study of unilateral and bilateral robot-assisted training on upper-extremity performance in patients with stroke. *Am J Occup Ther*. 2012;66:198-206.

推荐读物

Guccione AA, Wong RA, Avers D. *Geriatric Physical Therapy*. St Louis, MO: Elsevier; 2011.

Kanis J, Odén A, McCloskey EV, Johansson H, Wahl DA, Cooper C. A systematic review of hip fracture incidence and probability of fracture worldwide. *Osteoporos* Int. 2012;23: 2239-2256.

van der Ploeg HP, Chey T, Korda MJ, Banks E, Bauman A. Sitting time and all-cause mortality risk in 222,497 Australian adults. *Arch Intern Med*. 2012;172:494-500.

第3部分
常用治疗策略

第 **11** 章

心血管疾病

心脏疾病是全球老年人群致死的主要原因,也是导致入院最常见的原因。衰老过程中心血管系统的生理变化可能会改变心脏疾病的表现。

生理学变化

在使用有关心血管系统生理变化的数据时,应特别注意研究人群的纳入标准。由于在 80~90 岁人群中无症状冠状动脉疾病的发病率高达 50%,所以排除隐匿性心血管疾病的筛查可能会影响结果。

在接受了隐匿性冠状动脉疾病筛选的研究人群中,其静息心输出量在 30~80 岁之间均无明显改变(Gerstenblith、Renlund 和 Lakatta,1987)(表 11-1):心率会略有下降但每搏输出量出现轻度代偿性的增加。而未对隐匿性冠状动脉疾病进行筛查的人群显示出不同的趋势:心输出量在 20~90 岁区间呈现出下降的趋势。另外,即使是在筛选了隐匿性冠状动脉疾病的人群中,在进行极限量活动时心功能其他方面的变化也十

表 11–1 30 岁人群与 30~80 岁人群静息时心功能的比较

	未对隐匿性冠状动脉疾病进行筛查	已筛查隐匿性冠状动脉疾病
心率	–	–
每搏输出量	– –	+
每搏输出量指数	– –	0
心输出量	– –	0
心指数	– –	0
外周血管阻力	+ +	0
收缩压峰值	+ +	+ +
舒张压	0	0

+,轻度上升;+ +,上升;–,轻度下降;– –,下降;0,无差别。

表 11-2　30~80 岁已筛查冠状动脉疾病的人群样本进行极限量活动时的表现

	与 30 岁人群样本相比
心率	— —
舒张末期容积	＋＋
每搏输出量	＋＋
心输出量	— —
收缩末期容积	＋＋
射血分数	— —
总外周血管阻力	0
收缩压	0

＋＋,上升;－,轻度下降;－－,下降;0,无差别。

分明显,这与在衰老过程中机体应激反应逐渐下降的原理一致（表 11-2）。与年轻人相比,老年人心率对运动的反应下降,反映出衰老过程中机体对 β- 肾上腺素的反应下降。同时心输出量出现轻微下降并通过增加心脏容量即舒张末期和收缩末期容积来维持。由于动脉顺应性下降及更高的血压使心脏泵血做功负荷逐渐增加,心脏肥大甚至会出现在筛选后的老年人群中。

由于在衰老过程中,心肌的储备功能被用于维持正常的功能,因此当存在疾病叠加的时候,老年人更易发生功能障碍。

舒张功能障碍（左室充盈延迟和较高的左室舒张压）存在于老年人群的静息状态以及活动过程中。老年人左室的充盈更多依赖于心房的收缩而不是心室的舒张,因此出现心房颤动时则更容易发生心力衰竭。即使没有收缩期功能不全或心瓣膜疾病,老年人也可能发生心力衰竭。

高血压

高血压是老年人罹患卒中、心力衰竭及冠状动脉疾病的主要危险因素,而这些疾病均是引起死亡和功能障碍的重要原因。由于高血压是可治性疾病,并且有效控制血压可以降低冠心病和卒中的发生率,因此应该尽早识别并治疗高血压。

高血压被定义为收缩压 ≥ 140mmHg 或舒张压 ≥ 90mmHg。单纯性收缩期高血压定义为收缩压 ≥ 140mmHg,而舒张压 <90mmHg。按照这一定义,多达 67% 的 60 岁及以上老年人可能患有高血压（Ostchega 等,2007）。

尽管在老年人群中发病率高,高血压也不应被视为正常衰老的结果,它是老年人群心血管疾病的主要危险因素,并且该风险随着年龄的增长而增加。与舒张压相比,收缩压和脉压升高可以更好的预测临床不良事件。这在老年人群中尤其如此，因为老年高血压以单纯性收缩期高血压为主，80 岁及以上 90% 的高血压患者均为单纯性收缩期高血压（reviewed in Chobannian，2007）。

评估

高血压的诊断应当建立在连续的血压测量之上。血压不稳定的患者应取血压的平均值来诊断高血压，因为这类高血压患者的风险并不比血压稳定的患者低。病史和体格检查要针对高血压的病程、严重程度、治疗以及并发症进行（表 11-3）。用袖带式血压计测量血压时，动脉粥样硬化可能会干扰肱动脉的闭合，导致血压读数错误地升高或者称之为"假性高血压"。上诉现象可以通过 Osler 征判定：当袖带压力高于收缩压时，如果桡动脉仍可扪及，说明存在动脉粥样硬化，并且可能造成 10~15mmHg 的血压误差。血压测定时也应测量立位血压。初始的实验室检查应包括尿液分析、全血细胞计数、血电解质和钙的测定、估算肾小球滤过率、空腹血糖和血脂以及 12 导联心电图。尽管尚存争议，但最新英国国家卫生与临床优化研究所（NICE）发布的指南推荐将动态血压监测用于确定高血压的诊断（krause 等，2011）。

尽管在老年人中继发性高血压并不常见，但在难治性高血压以及舒张压超过 115 mmHg 的患者（表 11-4）中仍需注意。嗜铬细胞瘤在老年人群中少见，75 岁及以上老年人中则更为罕见。肾血管动脉粥样硬化性高血压以及原发性醛固酮增多症可能在

表 11-3　老年高血压的初始评估项目

病史	体重
病程	检查眼底、血管及心脏靶器官的损害
严重程度	腹部杂音
治疗方案	神经系统检查判定是否伴随局灶性神经功能缺损
并发症	
其他危险因素	实验室检查：尿常规、电解质检查、估算的肾小球滤过率、血清钙检测、促甲状腺激素（TSH）、胸片、心电图
体格检查	
血压测量，包括 Osler 手法及立位血压	

表 11-4　老年继发性高血压

肾血管疾病（动脉粥样硬化）	服用雌性激素
原发性醛固酮增多症	肾脏疾病（肌酐清除率降低）
甲状旁腺功能亢进	

老年人群中更为常见。随着自动化钙含量测量的普及,甲状旁腺功能亢进的诊断也有所增加,尤其是对于绝经后的女性。由于甲状旁腺功能亢进与高血压之间存在因果关系,因此对其的诊断和治疗有助于缓解高血压。

雌激素治疗可能与绝经后女性高血压相关,这种情况可通过停用雌激素治疗几月并监测血压变化来评估。

治疗方法

目前对于老年收缩期 / 舒张期高血压或单纯收缩期高血压的治疗均已有了明确的方案。多项大型临床研究证明纠正老年高血压可以降低冠心病和卒中的发病率以及死亡率(reviewed in Joint National Committee,2004;for NICE guidance,Krause 等,2011)。虽然曾担心在合并脑血管疾病的高血压患者中进行降压治疗存在一定危险性,但证据表明脑血管疾病恰恰是高血压的治疗指征而不是反指征。

在一些治疗实验中,纳入患者的年龄高达 84 岁,表明我们不应为高血压的治疗工作设置年龄上限。一项针对年龄为 80 岁及以上高血压患者(收缩压为 160mmHg 或更高)的研究表明,对高血压的治疗可降低 30% 致死和非致死性卒中的发生率、21% 全因死亡率、23% 心血管疾病死亡以及 64% 心力衰竭的发生(Beckett 等,2008)。相对健康的老年患者无论处在任何年龄都应进行高血压治疗,除非合并严重共病明显影响预期寿命或治疗带来的危害已超出其潜在收益。无并发症的高血压患者的治疗目标是将血压降至 140/90mmHg 以下。虽然 NICE 指南中已经有所说明,但目前对血压的治疗和管理目标仍有争议(Godlee,2012)。血压低于 130/85mmHg 可能不会明显改善心血管事件结局。在 85 岁及以上的老年患者中,收缩压低于 120mmHg 可能与全因死亡率上升相关(Molander 等,2008),并且血压较高的患者具有更好的认知功能。

特异性治疗

美国心脏病学会(American College of Cardiology)及美国心脏协会(AHA)最近发布的老年高血压治疗指南提出(Aronow 等,2011):虽然生活方式难以改变,但仍应努力尝试,包括维持理想体重,限制膳食中钠的摄入,多吃水果、蔬菜和低脂食物,减少饱和脂肪和总脂肪的摄入以及参与有氧运动。应多食用富含钾、钙、镁的食物。钠的摄入过量以及钾的缺乏均会对血压造成不利影响,在所有高血压患者中均应得到纠正并作为血压治疗的手段之一(Adrogué 和 Madias,2007)。其他的危险因素包括吸烟、血脂异常及糖尿病,也应得到纠正与管理。

如果饮食调整无法控制血压,则应考虑开始药物治疗。个性化的治疗方案应考虑衰老引起的生理和病理改变:机体药物分布容积、肝肾代谢功能的改变会影响药代动力学(见第 14 章)。血管弹性与压力感受器敏感度的改变可能会影响机体对姿势和药物造成血压下降的反应。

噻嗪类利尿剂常常是降压治疗的起始方案,尤其是老年单纯性收缩期高血压。这类药物耐受性良好、价格便宜并且每天仅给药一次（表 11-5）。很多老年高血压患者可仅使用利尿剂来控制血压。小剂量噻嗪类利尿剂如 12.5~25mg 氯噻酮既可有效降压，还可将代谢副作用最小化。许多临床专家认为，与氢氯噻嗪相比，氯噻酮是更好的降压药物。对于噻嗪类利尿剂，更高的药物剂量对血压产生的叠加效应很小，但却可能引起明显的低钾血症。噻嗪类利尿剂不能用于痛风患者，使用中发生体位性低血压也比较少见。治疗期间需要定期监测血钾浓度。糖尿病患者可能需要增加胰岛素或口服降糖药物。

虽然 β- 受体阻滞剂也是推荐的起始降压药物，但已有几项荟萃分析对这一做法提出质疑（reviewed in Panjrath and Messerli, 2006）。这些荟萃分析显示传统的 β- 受体阻滞剂确实具有降压作用，但是并不能有效地预防老年人的冠状动脉疾病，以及降低心血管疾病死亡率或全因死亡率。相比较而言，老年患者降压治疗中噻嗪类利尿剂优于 β- 受体阻滞剂（MRC Working Party, 1992）。美国降压和降脂治疗预防心脏病发作试验（ALLHAT）显示，噻嗪类利尿剂在降低心血管疾病、卒中及心力衰竭病发率方面优于血管紧张素转化酶（ACE）抑制剂（ALLHAT Collaborative Research Group, 2002）。然而，另一项试验显示，ACEI 在降低老年患者（尤其是老年男性）心血管事件和死亡率方面更加有效，但对卒中的发病率影响不大（Wing 等，2003）。当合并有其他 β- 受体阻滞剂适应证时，如冠心病、心肌梗死、心力衰竭、快速性心律失常或特发性震颤，则 β- 受体阻滞剂可用于初始降压治疗。

当单用噻嗪类利尿剂无法有效降压时，则应开始添加第二种降压药物（表 11-6）。又如当单用其他类降压药物无法有效控制血压时，则应开始添加噻嗪类利尿剂。降压药物的选择应个体化并且通常从 β- 受体阻滞剂、钙通道阻滞剂、血管紧张素转化酶抑制剂（ACEI）或血管紧张素受体阻滞剂（ARB）中选择（The Medical Letter, 2001）。β- 受体阻滞剂适用于合并心绞痛、心力衰竭、既往心肌梗死或快速性心律失常的高血压

表 11-5　噻嗪类利尿剂用于降压治疗的特点

优势	副作用
耐受性好	低钾血症
无中枢神经系统副反应	容量不足
价格相对便宜	低钠血症
给药频次少	高血糖
较好的反应率	高尿酸血症
体位性低血压少见	阳痿
可与其他降压药连用	
高龄患者有效	
收缩期高血压有效	

表 11-6　降压药物

药物 *	优点	缺点
β-受体阻滞剂	可用于合并心绞痛、既往心肌梗死、心力衰竭患者；水溶性剂型更少引起中枢神经系统副作用；合并冠状动脉疾病时需缓慢停药	心脏传导障碍和反应性气道疾病患者禁用；可能引起支气管痉挛、心动过缓、外周循环受损、疲劳及运动耐量下降
钙通道阻滞剂	外周血管扩张剂；可维持冠脉血流；效力随年龄增加，更适合单纯性收缩期高血压	头痛、钠潴留、负性肌力作用、心脏传导异常
血管紧张素转换酶抑制剂	减少前、后负荷，适用于合并充血性心力衰竭、糖尿病及其他伴有蛋白尿的肾病患者	高钾血症、低血压、肾功能损害、咳嗽、血管性水肿
血管紧张素受体阻滞剂	适用于因咳嗽不耐受 ACEI、充血性心力衰竭、糖尿病及其他伴有蛋白尿的肾病患者	高钾血症、血管性水肿（罕见）
可乐定	增强肾灌注	嗜睡、抑郁、口干、便秘、停药引起的高血压危象（罕见）
α-受体阻滞剂	适用于合并良性前列腺增生患者	体位性低血压
肼屈嗪	可用于单纯性收缩期高血压	反射性心动过速、加重心绞痛、高剂量时引起狼疮样综合征
依普利酮	醛固酮受体拮抗剂，副作用比醛固酮少，可避免男性乳房发育	高钾血症、肾功能不全（肌酐 >2.0）及蛋白尿患者禁用

*，所有降压药物均应小剂量起始，慎重、逐步滴定剂量可使副作用最小化。

患者，但应注意合并心脏传导阻滞、缓慢型心律失常及气道反应性疾病是使用这类药物的禁忌证。老年患者可能更适合水溶性强的 β-受体阻滞剂，因为这类药物不易到达中枢神经系统，因此中枢神经系统类副作用如嗜睡和抑郁的发生率更少，这对于老年患者用药是个特别的优势。在使用 β-受体阻滞剂时，可能会担心药物导致的心动过缓及心输出量下降，甚至影响肾灌注和肾小球滤过率。一项简单的试验可监测上述副作用，即测试患者每次增加药物剂量后心率对轻负荷运动的反应，如果该患者脉搏每分钟没有至少增加 10 次以上，即意味着需要减少药物剂量。如患者需要停用 β-受体阻滞剂，应在几天内缓慢停用，以免原始症状反跳。

　　钙通道阻滞剂扩展外周血管并具有维持冠脉血流的优点。这类药物的效力似乎可随年龄的增长而增加，这可能是由于与年轻人相比老年患者心脏收缩力及反射性心动过速的发生率下降。头痛、钠潴留、负性肌力效果（尤其是与 β-受体阻滞剂联用时）以及传导异常可能会限制这类药物的使用。钙通道阻滞剂可有效降低老年单纯性收缩期高血压患者卒中的发生率（Staessen 等，1997），但并不会明显降低心力衰竭的风险（Blood Pressure Lowering Treatment Trialists' Collaboration，2000）。

血管紧张素转化酶（ACE）抑制剂是有效且可良好耐受的降压药物。它们可以减少前、后负荷，因此特别适用于合并充血性心力衰竭的患者。这类药物还可延长心力衰竭或心肌梗死后左室功能障碍患者的生存期。长效制剂可能在患者依从性上更有优势。ACEI 可能会导致肾功能的恶化，因此在治疗期间应定期监测肾功能。同时 ACEI 还可能引起高钾血症，因此一般不与保钾利尿剂联用。在使用这类药物的过程中，老年患者还更容易发生低血压。

血管紧张素受体阻滞剂既可有效降压，还不易引起咳嗽。对于合并糖尿病、肾脏疾病或充血性心力衰竭的患者来说，ARB 和 ACE 抑制剂是首选的降压药物（2003 年 8 月）。对于患有单纯性收缩期高血压和左心室肥大的患者来说，ARB 要优于 β- 受体阻滞剂（Kjeldsen 等，2002）。

可乐定可能会引起嗜睡和抑郁，但它可增强肾灌注，使用透皮贴剂可能可以减少这些副作用。然而，约 15% 的使用者可能会出现局部皮肤反应。一周使用一次的可乐定透皮贴剂有助于增加患者的依从性。

体位性低血压是 α- 受体阻滞剂最主要的副作用，也是我们开始使用哌唑嗪时最主要的问题。目前，这类药物中降压作用较弱的新药剂已开始用于治疗有症状的良性前列腺增生。在 ALLHAT 试验中，由于充血性心力衰竭发生率增加，α- 受体阻滞剂治疗组被早期暂停。因此，目前不建议单独使用 α- 受体阻滞剂来治疗高血压。

肼屈嗪常是降压治疗中的三线药物，但对于老年患者，由于肼屈嗪引起反射性心动过速的副作用很少，因此可用作二线治疗药物。在单用利尿剂治疗高血压时，如联用肼屈嗪应小剂量起始，并缓慢增加剂量。如患者合并冠状动脉疾病，在没有使用 β- 受体阻滞剂的情况下不应联用肼屈嗪。

依普利酮是一种新型醛固酮受体拮抗剂。它比螺内酯的副作用更小，尤其可以避免男性乳房发育症，但在合并肾功能不全和微量白蛋白尿的患者中使用仍需谨慎。同时应检测血钾，以避免高钾血症的发生。

随着更新、更有效的降压药物的出现，耐药性高血压已不再常见。当遇到此类患者时，应监测患者的依从性，评估患者钠摄入量。如果上诉原因并不是造成患者耐药的因素，则应考虑继发性高血压，尤其是肾血管性疾病和原发性醛固酮增多症。

卒中和短暂性脑缺血发作

尽管脑卒中的发病率在不断下降，但它仍是重大的医学难题，每年在美国约 50 000 人会受其影响。同时，卒中是第三大的致死原因，也是导致疾病、长期残疾和住院的主要原因。脑卒中是典型的老年疾病，约 75% 的脑卒中都发生在 65 岁及以上的老年人中，同时发病率随年龄的上升而显著上升，75~84 岁年龄段的老年人患脑卒中的概率是 55~64 岁老年人的 10 倍。

表 11-7 列举了脑卒中的类别及其临床结局。动脉硬化性血栓形成是脑梗死最常见的病因,而斑块破溃或心脏血栓脱落引起的栓塞则是次要原因。表 11-8 列举了脑卒中幸存者的临床结局。

表 11-9 列举了缺血性脑卒中可纠正的危险因素。高血压是卒中的主要危险因素,收缩期高血压可以增高卒中风险 3~5 倍。高血压不仅可促进动脉粥样斑块的形成,破坏血管壁的整体结构,诱发血栓阻塞和脑梗死,还可促进颅内小动脉内微动脉瘤的形成与生长,而这些损伤部位正是脑出血和腔隙性脑梗死多发之处。

糖尿病是否为卒中可纠正的危险因素还有待进一步的研究。目前在 2 型糖尿病患者中进行的严格血糖控制试验并没有能显著改善卒中的临床结局。

既往有短暂性脑缺血发作(TIA)病史的患者有极大的风险发展为卒中,尤其是在 TIA 发作后的数天之内。12%~60%(甚至更多)未经治疗的 TIA 患者由 TIA 进展为脑卒中。有回顾性研究显示,脑卒中患者中有 50%~75% 的患者曾有 TIA 病史。

表 11-7　脑卒中的类别及其临床结局

原因	相对发病频率(%)	死亡率(%)
蛛网膜下隙出血	10	50
脑出血	15	80
脑梗死(血栓和栓塞)	75	40

表 11-8　卒中幸存者的临床结局

结果	构成比(%)
无功能障碍	10
轻度功能障碍	40
重度功能障碍	40
住院照护	10

表 11-9　缺血性脑卒中可纠正的危险因素

饮酒(>5 次 / 天)	高血压
无症状的颈动脉狭窄(>50%)	肥胖
心房颤动	体能活动不足
总胆固醇水平升高	抽烟

明确、突发的急性神经功能障碍病史是诊断脑卒中的关键。当卜诉病史并不明确,特别是神经功能障碍是逐步缓慢发生时,则应考虑颅内占位性病变。头部 CT 或者 MRI 可有助于鉴别脑梗死与脑出血。实验室检查应包括血糖、全血细胞计数以及凝血酶原时间和部分凝血活酶时间(后两项检查在考虑拟进行溶栓治疗时应特别注意)。脑电图用于鉴别诊断仅在部分情况时有用。TIA 或脑卒中患者应常规筛查心电图,因为急性心肌梗死或心律失常可能与之相关。在脑卒中患者中使用侵入性检查手段常常并不必要。

在老年人中,脑缺血的症状通常被误读。表 11-10 列举的是颈动脉和基底动脉系

表 11-10　短暂性脑缺血发作的主要症状

症状	颈动脉系统	椎基底动脉系统
轻度瘫痪	+++	++
感觉异常	+++	+++
双眼视觉改变	0	+++
眩晕	0	+++
复视	0	++
共济失调	0	++
头晕	0	++
单眼视觉改变	++	0
头痛	+	+
言语障碍	+	0
构音障碍	+	+
恶心及呕吐	0	+
意识丧失	0	0
视幻觉	0	0
耳鸣	0	0
精神状态改变	0	0
跌倒发作	0	0
嗜睡	0	0
头晕目眩	0	0
听觉过敏	0	0
虚弱(全身)	0	0
惊厥	0	0

+++,常见;0,最不常见。

统中短暂性脑缺血的主要症状。

治疗

美国食品与药物管理局（FDA）已经批准,同时美国心脏协会和美国神经病协会委员会亦发表指南推荐在缺血性脑卒中发病后 3 小时内使用组织纤溶酶原激活物（tPA）进行溶栓治疗。最近,美国心脏协会及欧洲卒中组织对指南进行了更新,将溶栓治疗时间窗延长到 4.5 小时（Wechsler,2011）。溶栓疗法增加早期死亡和颅内出血的风险,却降低了 3~6 个月内联合死亡终点及残疾风险。与未使用华法林治疗的患者相比,在使用华法林（INR ≤ 1.7）治疗的患者中静脉给予 tPA 并未增加有症状的颅内出血的风险（Xian 等,2012）。两组大型随机试验显示,卒中发生后的 48 小时内使用阿司匹林并持续 2 周或持续使用至出院可降低出院时或 6 个月后的死亡率及残疾率。一项荟萃分析显示,目前并无证据表明卒中急性期使用抗凝药对患者的功能结局有改善作用（therapies of acute stroke reviewed in van der Worp and van Gijn,2007）。

来自随机对照试验的证据显示,适当降压、戒烟、治疗高脂血症、在糖尿病患者中控制血糖、在心房颤动患者中进行抗栓治疗、在心肌梗死患者中进行抗血小板治疗均是有效的脑卒中一级预防措施（Straus、Majumdar 和 McAlister,2002）。这些措施也同样适用于脑卒中的二级预防。其他的二级预防措施还包括在严重颈动脉狭窄的患者中行动脉内膜切除术。

降压治疗在高血压人群中可有效预防出血性脑卒中和缺血性脑卒中,其益处甚至可延伸至 80 岁及以上的患者（Gueyffier 等,1999）。噻嗪类利尿剂、ACEI 和长效钙通道阻滞剂可降低卒中的发病率,而 β- 受体阻滞剂的效果较弱。对于近期发生过缺血性脑卒中的患者,将收缩压控制在 120~140mmHg 范围内,其卒中复发的风险更低（Ovbiagele 等,2011）。降压治疗中特定药物的选择已在本章前半部分进行了详述。

心房颤动患者的死亡率是年龄、性别匹配的对照患者（无心房颤动）的两倍。非风湿性心房颤动患者每年的卒中风险约为 5%。华法林和阿司匹林可减少心房颤动患者的卒中风险,并且华法林比阿司匹林的效果更为显著（Hart 等,2007）。接受华法林治疗的患者发生严重颅内出血的风险仅轻微增加。在老年患者中,接受华法林治疗发生大出血的发生率与随机实验获得的低发生率相似（Caro 等,1999；Fang 等,2006）。氯吡格雷与阿司匹林联用也不能替代华法林,因为这两种药物联用不仅疗效较差,还显著增加出血风险（ACTIVE Writing Group,2006）。接受华法林治疗或阿司匹林治疗的患者发生卒中的严重程度并不比接受安慰剂治疗患者重。对于阵发性或慢性心房颤动的患者来说,卒中风险和抗血栓治疗收益相似（Hart 等,2000）。凝血酶抑制剂和 Xa 因子抑制剂将会在后面心律失常部分进行讨论。

心肌梗死后发生缺血性脑卒中的风险增加,尤其在发作后的第一个月内。阿司匹林可降低心肌梗死后患者发生非致死卒中的风险（Antiplatelet Trialists' Collaboration,2002）。同样,阿司匹林还可降低伴有既往 TIA 或卒中病史患者发生卒中的风险,但在 50 -1500mg/d 的剂量区间中并无明显的量效关系。氯吡格需在降低卒中、心肌梗死或血管性死亡联合终点的风险方面可能比阿司匹林更有效一点（Straus、Majumdar 和 McAlister，2002）。

颈动脉内膜切除术可降低症状性颈动脉疾病和严重颈动脉狭窄（70%~99%）患者发生卒中或死亡的风险。而在症状性中等颈动脉狭窄的患者（50%~69%）中，这种手术的获益较小。颈动脉支架置入术比动脉内膜切除术更微创，但一项研究显示症状性颈动脉狭窄程度在 60% 或以上的患者中，行动脉内膜切除术的患者在 1 个月及 6 个月后的死亡或卒中发生率比接受颈动脉支架置入术的患者更低（Mas 等，2006）。而在狭窄程度更低的患者（<50%）中予以手术治疗可能受害更多。对于无症状颈动脉疾病的患者来说，还没有最佳的治疗方法。然而，在无症状颈动脉疾病患者中明确颈动脉狭窄诊断所涉及使用的检查既昂贵而又具侵入性，在大量无症状颈动脉疾病患者中进行筛查的代价已超过筛查可明确诊断人数所得到的获益。

卒中康复

表 11-11 显示了老年卒中患者的康复预后因素。虽然卒中后康复所带来的好处还尚存争议，但只有尽早介入才有可能带来好处。卒中患者在急性康复机构可能会比在熟练的护理机构中恢复得更好（Kane 等，1996；Schlenker 等，1997）。一般而言，大部分神经功能会在卒中后的第一个月内得到恢复，在接下来的 2 个月（即到第 3 个月末）如果可能的话，还可恢复少许神经功能。并非所有的功能障碍都会导致相同程度的残疾：运动能力缺陷所造成的残疾程度最轻，而感知功能的丧失、失语、平衡能力的丧失，偏瘫，偏盲和（或）认知损害可能会造成更严重并且常常是无法治愈的残疾。

在卒中后急性期，康复治疗的主要目的是避免并发症的发生，如压疮、挛缩、静脉炎、肺栓塞、吸入性肺炎以及粪便嵌塞。

在卒中后的稳定期，康复治疗的主要目的是恢复受累部位的肌肉能力以及增强未受累部位残存的功能（reviewed in Dobkin，2005）。表 11-12 描述了这一阶段可采取的措施。患者首次卒中发生后的 3~9 个月内，强制性诱导运动治疗可明显提高手臂运动功能（Wolf 等，2006）。

如果患者经强化治疗后没有得到进一步恢复，那么康复的目标就要转变为协助患者应对功能障碍。在这一阶段，患者需要评估是否需要支具及辅助器具，以完成移动及日常活动。卒中后老年人在经过康复治疗后并恢复良好便可回归家庭与社区。

表 11-11　老年卒中患者康复预后因素

可获得并实施良好的康复治疗	神经功能恢复的预后
心理状态	活力
治疗积极性	

表 11-12　卒中康复

急性期	移动训练
至少每 2 小时更换患者的姿势	受累区的功能活动
活动患者的关节以预防挛缩	肌肉恢复训练
改变患者的姿势以预防吸入性肺炎	知觉训练
全关节运动	转移技巧训练
稳定期	
日常活动训练	

冠状动脉疾病

　　冠状动脉疾病和心肌梗死的发病率随着年龄的增长而增加。老年患者与年轻患者相比病情更重,同时遭遇急性心肌梗死后死亡率也更高。

　　目前高血压已成为老年患者发生冠状动脉疾病的主要危险因素,而高胆固醇血症和吸烟作为冠状动脉疾病危险因素虽仍然重要,但重要性已有所下降,危险因素的纠正包括高血压和高胆固醇血症的治疗以及戒烟。

　　心绞痛在老年和年轻患者中的临床表现相似,有类似的疼痛特点及范围。药理学方面,急性心绞痛发作可以舌下含化硝酸甘油,同时在服药时保持坐姿,以避免严重的体位性低血压。慢性稳定性心绞痛的首选治疗应包括阿司匹林和 β- 受体阻滞剂,但在老年患者中,尤其是急性心肌梗死后的老年患者,这两种药物均使用不足。二线治疗包括长效硝酸酯制剂和钙通道阻滞剂,而它们在老年患者中的使用均可能被体位性低血压副作用所限制。

　　伴有慢性症状性冠状动脉疾病的年轻患者可受益于血运重建手术,但无论选择动脉旁路搭桥术(Alexander 等,2000),还是经皮冠状动脉介入治疗(PCI)(Batchelor 等,2000),手术相关死亡率均随着年龄的增长而增加。对于没有合并其他严重疾病的老年患者,手术死亡率接近年轻患者,而对于老年慢性心绞痛患者,接受侵入性治疗或优化药物治疗其一年后临床结局(如症状、生活质量、致死或非致死心肌梗死发生率)表现相似(Pfisterer 等,2003)。对标准药物治疗耐药的老年心绞痛患者,常常需要选择是早期进行介入治疗还是选择优化药物治疗,其中早期介入治疗伴随一定的早期介入风险,而优化药物治疗有一定晚期入院及进行血运重建手术风险,但总体来说,这两种疗法在一年后的生活质量和生存率方面的表现基本相似。

　　老年人发生急性心肌梗死常表现出胸痛以外的症状(表 11-13),但总体治疗方法与年轻患者基本相同。需要特别注意的是,应尽量避免药物副作用,并且尽可能早期

表 11-13　心肌梗死的症状

胸痛	健康状况迅速恶化
头晕	晕厥
呼吸困难	充血性心力衰竭恶化

开始活动。早期活动可以减少去适应作用、体位性低血压及血栓性静脉炎。目前还尚缺乏相关实验针对老年患者评估在急性心肌梗死后接受 PCI 或溶栓治疗的优劣,但有些实验的亚组分析显示,接受了 PCI 治疗的患者临床结局更好(reviewed in Ting、Yang、和 Rihal,2006)。冠状动脉手术可显著的改善症状,但手术也会增加并发症的发生率及病死率。手术治疗的强适应证是对药物治疗无效的心绞痛。对于左冠状动脉病变的患者来说,手术比药物治疗能更显著地提高患者生存率。伴有三支冠状动脉病变的患者也可通过手术提高存活率。然而,对于老年患者来说,生存率的改善也应考虑到患者的预期寿命及更高的手术风险。

长期服用 β- 受体阻滞剂有助于提高心肌梗死患者的生存率。来自血管内超声研究的合并分析显示,β- 受体阻滞剂能够减缓冠状动脉粥样硬化的病情进展(Sipahi 等,2007)。尽管已经了解这些数据,但内科医生们仍不愿意给许多患者服用 β- 受体阻滞剂,如老年患者(Krumholz 等, 1998)和那些合并有慢性肺病、左心室功能不全或非 Q 波性心肌梗死的患者。然而,以上所有亚组患者心肌梗死后均能从 β- 受体阻滞剂治疗中获益。鉴于以上各亚组患者更高的死亡率,与没有特殊危险因素的患者相比,β- 受体阻滞剂可带来相同甚至更大的绝对死亡率下降。其他的二级预防措施包括阿司匹林、ACEI、降脂药及戒烟。观察性研究显示,75~81 mg 的阿司匹林用药剂量并不会增强其效力,反而增加出血事件的发生率(reviewed in Campbell et al.,2007)。强化降脂(低密度脂蛋白胆固醇)治疗对于已确诊心血管疾病的高风险老年患者有益(Wenger 等,2007)。另外,现有的数据不建议在他汀类药物治疗的基础上加用依折麦布来降低胆固醇,以防止血管疾病(Kastelein 等,2008)。

心脏瓣膜病

钙化性主动脉瓣狭窄

从病理学上来说,退化性主动脉瓣与二尖瓣钙化在老年人中较为常见。尸检中发现,超过 75 岁的老年人接近 1/3 患有此类疾病。多年以来,退化性主动脉瓣狭窄多认为主要由主动脉瓣叶表面被动的钙沉积造成。近期研究表明,主动脉瓣疾病病因的病理生理学过程与动脉粥样硬化基本相似(Rajamannan、Bonow 和 Rahimtoola,2007)。主动脉瓣硬化在老年人中常见 [心血管健康研究(Cardiovascular Health Study)的统计数据为 29%]，并且与心血管疾病致死风险及心肌梗死风险增高相关，即使主动脉瓣硬化并未造成可显著影响血流动力学的左心室流出道梗阻（Otto 等，1999）。主动脉瓣狭窄的发病率随着年龄的增长而增加，尸检结果显示 65 岁及以上的老年人中其发病率为 4%~6%。单纯主动脉瓣狭窄在男性患者中更为常见，但 80 岁以后则以女性患者多见。主动脉瓣关闭不全可能与钙化性主动脉瓣狭窄并存，但反流常常较为轻微，同时因反流所产生的心脏杂音也难以听见。

老年人主动脉瓣狭窄常见的临床症状包括疲劳、晕厥、心绞痛及充血性心力衰竭。由于心脏收缩期杂音在老年人群中常见，因此通过听诊来区分二尖瓣反流、主动脉瓣硬化或主动脉瓣狭窄常常十分困难。杂音的位置通常位于胸骨左缘的下方和顶端，通常不会扩展到腋下或颈动脉。以递增递减型杂音为特点的心脏收缩晚期杂音通常出现在第二心音之前。表 11-14 所列举的内容有助于临床医生区分二尖瓣反流和主动脉瓣杂音。

在老年患者中区分主动脉瓣狭窄和主动脉瓣硬化是一件困难的事情。主动脉瓣狭窄典型的杂音和脉象在老年患者身上的表现可能会有所改变。系统性高血压可能会缩短主动脉瓣狭窄的收缩期杂音，表现出主动脉瓣硬化杂音的特征。血管弹性的减弱可能会改变脉搏压力，从而使主动脉瓣狭窄典型的脉搏波形消失。因此，仅用单纯的体格检查来诊断老年人主动脉瓣狭窄并不可靠。作为无创的检查方法，多普勒超声心动图能够提升主动脉瓣狭窄诊断的准确性。目前为止，左心室插管仍是评估老年人主动脉瓣狭窄最为可靠的方法，但这种方法仅适用于有症状（心绞痛、晕厥或呼吸困难）的患者，或者考虑进行手术治疗的患者。

老年人接受瓣膜置换术的死亡率更高，但却可以改善治疗结局。有研究显示，80 岁及以上的老年人接受主动脉瓣置换术后获得了极好的早期及晚期治疗结局（Filsou-fi 等，2008）。合并有严重冠状动脉疾病的患者在进行瓣膜置换术时应同时进行心脏搭桥手术。总的来说，生物人工瓣膜更好。经导管主动脉瓣膜置换不仅降低死亡率和住院治疗率，也减轻疾病症状，可在高危患者中作为一种手术的替代手段（Kodali

表 11-14　收缩期杂音的区分

	经皮冠状动脉血管成形术后[*]	硝酸戊酯	Valsalva 动作	下蹲
主动脉瓣硬化	↑ [#]	↑	↓	↑
主动脉瓣狭窄	↑	↑↓	↓	↑
特发性肥厚性主动脉瓣下狭窄	↑	↑↑	↑↑	↓↓
二尖瓣反流	—	↓	↓	—

[*]，在室性期前收缩后听诊可能最为明显。

[#]，运动对杂音强度的影响。

等,2012;Makkar 等,2012)。

二尖瓣环钙化

二尖瓣环钙化是一种老年病,通常发生在 70 岁及以上的老年人群中。尸检结果显示,50 岁及以上老年人中有 9% 患有二尖瓣环钙化并且其发病率随着年龄的增长而显著增加,在女性患者中尤其如此。70 岁以下的女性二尖瓣环钙化的发病率为 3.2%,但当年龄增长至 90 岁以上时其发病率则显著攀升至 44%。

二尖瓣环钙化所造成的损害常常导致二尖瓣关闭不全或传导异常,但引起二尖瓣狭窄却较为少见。另外,二尖瓣环钙化也是引起老年心力衰竭的重要促进因素,同时也是心内膜炎的感染部位。二尖瓣环钙化的患者中,多达 2/3 的患者都伴随二尖瓣反流所产生的心尖收缩期杂音。

超声心动图是诊断二尖瓣环钙化的最佳检查手段,所引起的反流常常介于轻到中度。手术治疗仅适用于伴随心内膜炎的患者。二尖瓣环钙化常常伴随更高的脑栓塞发生率,因此可采用华法林(香豆素)进行抗凝治疗。

二尖瓣脱垂

黏液样变性主要影响二尖瓣,使之在正常的心腔内压力下发生拉伸,进而导致二尖瓣在心脏收缩期过程中向左心房脱垂。

尽管典型的二尖瓣脱垂杂音表现为收缩期晚期杂音,但实际整个收缩期内任何时候都可发生杂音。尸检发现二尖瓣黏液变性在 65 岁及以上的人群中发病率约为 1%。二尖瓣黏液变性与二尖瓣关闭不全、左心房扩大相关,并常常伴随因反流造成的心脏杂音。二尖瓣黏液变性引起的二尖瓣关闭不全一般都可良好耐受,仅有很少的患者需要手术治疗。伴随以上综合征的患者如出现心电图异常或胸痛提示并发冠脉疾病,甚至可能引起猝死(Evaluation and treatment are reviewed in Foster,2010)。

由瓣膜疾病直接引发的死亡通常与腱索破裂有关。尽管黏液样变性使患者更容易发生感染性心内膜炎,但是美国心脏协会(AHA)已不再推荐对亚急性细菌性心内膜炎患者进行预防治疗。

特发性肥厚性主动脉瓣下狭窄

在老年人群中,特发性肥厚性主动脉瓣下狭窄(IHSS)可能会被误诊为主动脉瓣狭窄或二尖瓣反流。其症状与主动脉瓣狭窄或冠状动脉疾病的症状相似。如果在收缩期喷射性杂音时出现动脉双重脉却没有主动脉反流杂音时就应考虑 IHSS。这种疾病的杂音通常不会扩散到颈动脉。下蹲会增加左心室充盈,通常会减少 IHSS 所产生的杂音,而那些可以减少左心室容积的因素(Valsalva 动作、站立姿势)则会增加杂音的强度。

超声心动图可以诊断特发性肥厚性主动脉瓣下狭窄。

IHSS 的治疗通常依赖于 β- 肾上腺素能拮抗剂。由于强心苷类药物会增强心肌收缩力,而利尿剂可减少容量负荷,因此 IHSS 患者在使用以上两种药物时可能使症状加重。IHSS 患者对心房颤动的耐受度较低,因此在基础状况急剧恶化的患者中可能需要采用心脏电复律。对于药物治疗无效的患者,在使用心导管评估患者流出道梗阻的严重性及冠状动脉的血流状态之后,可考虑采取手术治疗。

心律失常

尽管心律失常的发病率随着年龄的增长而增加,但大多数没有临床心脏疾病的老年患者均处于正常的窦性心律之中。

心房颤动在无症状可活动的老年人中的发病率为 5%~10%,而在住院患者中则更加常见。心房颤动通常与潜在的心脏疾病有关,其病因也与年轻患者相同,但在合并甲状腺功能亢进的老年患者中,心房颤动也确实更为常见。最近的研究已证实脉压是心房颤动一项重要的危险因素(Mitchell 等,2007)。在高血压患者中长期使用 ACEI、ARB 或 β- 受体阻滞剂可降低发生心房颤动的风险(Schaer 等,2010)。

在近期新发心房颤动的患者中如伴随血流动力学不稳定或心绞痛应紧急进行心脏电复律(Falk,2001)。如果患者的状况还较为稳定,则应静脉使用地尔硫䓬、β- 受体阻滞剂或地高辛来控制心率。如果心房颤动持续且发病时间 ≤ 48 小时,那么在启用肝素治疗之后可尝试心脏电复律。如果心房颤动持续时间已超过 48 小时,在心脏电转复之前应首先进行 3 周的抗凝治疗,除非经食管超声显示目前没有合并心房血栓。对于持续性和间歇性心房颤动患者的抗凝治疗已在本章前面有关卒中和短暂性脑缺血发作的治疗章节中进行了讨论。在 75~84 岁的老年人中,华法林治疗可取得更高的临床净收益,而 85 岁及以上的患者所获得的临床收益最高(Singer 等,2009)。对于使用华法林治疗有困难的患者无需监测 INR 的新型药物,如直接凝血酶抑制剂和 Xa 因子抑制剂,不仅具有较好的疗效,其副作用亦较少(Connolly 等,2009;Connolly 等,2011),但 80 岁及以上的患者可能需要调整上诉药物的用药剂量。尽管使用这些药物不需要监测 INR 水平,但上市后的研究还是引起了对出血风险增加的担忧(Radecki,2012)。虚弱的老年人可能最易受出血副作用的影响(Harper 等,2012)。华法林治疗引起致命性出血可能被新鲜冰冻血浆逆转,但目前尚缺乏广泛认可的直接凝血酶抑制剂的拮抗剂。从长期治疗的角度来看,维拉帕米、地尔硫䓬以及 β- 受体阻滞剂应作为首选药物。β- 肾上腺素阻滞剂尤其适用于伴随甲状腺功能亢进和交感紧张的患者。地高辛只适用于那些继发于收缩期左室功能不全的充血性心力衰竭患者,或因合并低血压而 β- 受体阻滞剂或钙通道阻滞剂使用受到限制的患者。对于部分患者来说,可能需要联合应用上诉药物才能控制心室反应。由于肌肉质量和肾脏清除率的下降,地高辛的维持剂量在老年患者中通常更小。对于那些经电复律后复发持续性心房颤动或合并心力衰竭的患者来说,在预防心血管事件死亡及发病方面控制心室率的重要性不亚于节律控制(反复电复律或使用抗心律不齐药)(Van Gelder 等,2002;Marshall

等, 2004; Roy 等, 2008)。环肺静脉消融术可长期维持窦性节律, 减少疾病症状和左心室直径(indications and outcomes reviewed in Wazni、Wilkoff 和 Saliba, 2011)。

室性期前收缩的发病率随着年龄的增长而增加, 10% 的心电图检测结果中可发现室性期前收缩, 而在动态心电图中则可达到 30%~40%。要决定是否采用抗心律失常疗法来治疗室性期前收缩常常较为困难, 除非在急性心肌梗死后(此为推荐的治疗时机)。老年患者室性期前收缩的治疗标准与年轻患者相同。抗心律失常药物在老年患者中半衰期会较长, 因此起始药物剂量应较小, 同时应监测血药浓度。

病态窦房结综合征在老年人中较为常见。其诊断通常需要建立在动态心电图的检测之上。表 11-15 列举了病态窦房结综合征的常见症状, 而这些症状通常与器官灌注减少相关。对于病态窦房结综合征目前还没有令人满意的治疗方法。有症状的患者可能需要安置心脏起搏器, 虽然可能无法减少该综合征的死亡率, 但对缓解症状有益。另外, 由于使用药物来控制快慢综合征的心动过速而产生的心脏副作用是安置起搏器的指征之一。

心力衰竭

充血性心力衰竭在老年患者中非常普遍, 但常常被过度诊断。足部及胫前水肿、静脉淤血并不足以作为诊断的依据, 往往还需搜寻其他充血性心力衰竭的症状, 如心脏增大、S3 心音、肺底啰音、颈静脉扩张、肝大等。通过超声心动图所获得的射血分数有助于充血性心力衰竭的诊断。2010 年 NICE 指南对心力衰竭的诊断建议进行了更新: 推荐存在既往心肌梗死病史的患者使用超声心动图作为诊断心力衰竭的初始检查手段, 而不伴既往心肌梗死病史的患者推荐使用血清利尿钠肽(BNP)(Mant 等, 2011)。在确立诊断时, 也应考虑专科医生的评估意见。NICE 的治疗推荐指南可见 Mant 等的 2001 年发表的文献。

75% 及以上老年患者明显的心力衰竭都与高血压或冠心病有关。舒张功能障碍(而不是收缩功能障碍)是造成老年患者心力衰竭的主要原因, 同时也与全死因死亡率的显著增长有关(Redfield 等, 2003; Bursi 等, 2006)。利尿剂可用于治疗肺淤血或外周性水肿, 而 β- 受体阻滞剂可用来控制心率。目前有关舒张期心力衰竭药物治疗的大型随机对照研究还很少, 而有关地高辛及血管紧张素受体拮抗剂的研究已显示出

表 11-15　病态窦房结综合征的症状

心绞痛	健忘
充血性心力衰竭	心悸
头晕	晕厥
失眠	

其治疗获益很小（Shah 和 Gheorghiade，2008）。常见的舒张期心力衰竭伴随疾病如高血压、冠心病、心房颤动及糖尿病都应同样得到治疗。

在老年患者中，由收缩功能障碍导致的充血性心力衰竭的主要治疗方法与年轻患者相似，主要包括：使用利尿剂治疗体液潴留、使用血管紧张素转换酶抑制剂（ACEI）或者血管紧张素受体拮抗剂（ARB）、β- 受体阻滞剂以及醛固酮受体阻滞剂（reviewed in McMurray，2010）。所有与收缩期射血分数下降或左心室重构有关的慢性症状性充血性心力衰竭都应接受 ACEI 的治疗，因其可提高患者的功能状态及存活率。同样，β- 受体阻滞剂也能改善症状、提高生存率（McAlister 等，2009）。低剂量的螺内酯可降低严重心力衰竭的死亡率（The Medical Letter，1999），而依普利酮作为比螺内酯副作用更少的盐皮质激素抑制剂已显示出可使轻症患者受益（Zannad 等，2011）。无论是否伴随冠心病，他汀治疗均与心力衰竭患者的死亡和住院治疗风险降低相关（Go 等，2006）。

如果患者经药物治疗后症状仍然持续，则应考虑向专科医生转诊并进行心脏再同步治疗（联合或不联合使用除颤器）（Mant 等，2011；Sun 和 Joglar，2011）。

尽管较低的地高辛血清浓度（0.5~0.9ng/mL）有助于降低老年心力衰竭患者的死亡率和住院率，但是洋地黄制剂的使用仍要慎重（Ahmed，2007）。在开始地高辛治疗后，患者往往对其有所依赖，即使在适应证已经消失后很长一段时间都在继续使用。肾功能下降可能引起药物的蓄积，而一些细微的中毒表现也可能被忽略。由于伴随瘦体重及肾小球滤过率量的下降，老年患者通常只需要更低的地高辛剂量。起始维持剂量应该低，同时应监测血药浓度，以避免达到中毒水平。由于在老年患者中地高辛的治疗窗较窄，长期服用地高辛的患者，在经历一次与心律失常无关的急性心脏功能失代偿时，应考虑停用地高辛。心力衰竭患者应注意监测体重，以便在出现充血性心力衰竭症状前就可以再次使用地高辛。在上诉的评估及监测下，一些并非依赖其抗心律失常作用而长期使用地高辛的患者或许可以停用地高辛。

周围性血管疾病

周围性血管疾病（PVD）的发病率随着年龄的增长而增加。吸烟和糖尿病是其最主要的危险因素。不伴糖尿病的患者截肢风险很小。而心血管疾病是 PVD 致死的主要原因（reviewed in White，2007）。在所有的患者中，只有 20% 的患者存在典型的间歇性跛行，更多的患者其症状可能并不典型，如腿部乏力、步行艰难以及不典型的腿部疼痛（亦见第 10 章，该章节讨论了周围性血管疾病与其对运动能力的影响）。

体格检查时应着重注意小腿和双脚的脉搏、体毛脱落，肤色以及营养性皮肤改变。PVD 起始的筛查措施为踝肱指数的计算（表 11-16），如结果 ≤ 0.90 就已足够诊断PVD。对于诊断不确定的患者，多普勒超声、CT 血管造影（CTA）及磁共振血管造影（MRA）有助于进一步明确诊断。如果考虑进行介入治疗，则侵入性数字减影血管造

表 11-16　踝肱指数的计算

公式
踝肱指数 = 左(右)踝动脉收缩压的最高值(mmHg)/肱动脉收缩压的最高值(mmHg)
踝肱指数的临床意义
≥ 0.90——正常
0.71~0.90——轻度动脉闭塞
0.41~0.70——中度动脉闭塞
0.00~0.40——严重动脉闭塞

Data from White, 2007.

影为诊断 PVD 的金标准。

　　PVD 的治疗方案包括纠正危险因素（戒烟、降低血脂、控制血压及管理糖尿病）、运动康复计划以及抗血小板治疗。抗血小板治疗首选小剂量的阿司匹林,同时氯吡格雷也是可用的备选手段。西洛他唑（100mg,每日两次）可提高步行距离,而己酮可可碱与安慰剂相比并无明显优势。如为缓解症状,在拥有可观的风险 - 收益比时可考虑进行血管再通治疗（介入或手术治疗）。

证据总结

应当做
- 治疗老年高血压患者,包括 80 岁及以上的患者。
- 对进行降压治疗的患者监测立位血压。
- 在心房颤动患者中使用合适剂量的华法林。
- 在心肌梗死后的患者中使用 β- 受体阻滞剂。
- 对于有既往心肌梗死病史患者,将超声心动图作为诊断心力衰竭的首选检查。
- 对于不伴心肌梗死病史的患者,将血清利钠肽作为诊断心力衰竭的首选检查。

不应当做
- 将短效钙离子通道阻滞剂用于长期降压治疗。
- 连用氯吡格雷和阿司匹林以预防卒中超过 3 个月以上。
- 因为存在跌倒风险而在心房颤动患者中停用抗凝治疗。

考虑做
- 避免将 β- 受体阻滞剂作为老年高血压的起始治疗手段,除非合并有强适应证,如冠心病、心肌梗死、心力衰竭或特定的心律失常。
- 将噻嗪类利尿剂或血管紧张素转化酶抑制剂作为一线降压治疗。

- 在急性心肌梗死的患者中优先考虑经皮冠状动脉介入治疗,而不是溶栓治疗。
- 在包括 80 岁及以上的主动脉瓣狭窄的患者中进行主动脉瓣置换术。

（葛宁 刘龚翔 译;莫莉 刘龚翔 校）

参考文献

ACTIVE Writing Group on behalf of the ACTIVE Investigators. Clopidogrel plus aspirin versus oral anticoagulation for atrial fibrillation in the Atrial Fibrillation Clopidogrel Trial with Irbesartan for Prevention of Vascular Events (ACTIVE W): a randomised controlled trial. *Lancet*. 2006;367:1903-1912.

Adrogué HJ, Madias NE. Sodium and potassium in the pathogenesis of hypertension. *N Engl J Med*. 2007;356:1966-1978.

Ahmed A. Digoxin and reduction in mortality and hospitalization in geriatric heart failure: importance of low doses and low serum concentrations. *J Gerontol A Biol Sci Med Sci*. 2007;62A:323-329.

Alexander KP, Anstrom KJ, Muhlbaier LH, et al. Outcomes of cardiac surgery in patients > or = 80 years: results from the National Cardiovascular Network. *J Am Coll Cardiol*. 2000;1:731-738.

ALLHAT Collaborative Research Group. Major outcomes in high-risk hypertensive patients randomized to angiotensin-converting enzyme inhibitor or calcium channel blocker vs diuretic. The Antihypertensive and Lipid-Lowering Treatment to Prevent Heart Attack Trial (ALLHAT). *JAMA*. 2002;288:2981-2997.

Antiplatelet Trialists' Collaboration. Collaborative meta-analysis of randomized trials of antiplatelet therapy for prevention of death, myocardial infarction and stroke in high risk patients. *BMJ*. 2002;324:71-86.

Aronow WS, Fleg JL, Pepine CJ, et al. ACCF/AHA 2011 expert consensus document on hypertension in the elderly: a report of the American College of Cardiology Task Force on Clinical Expert Consensus documents in collaboration with the American Academy of Neurology, American Geriatrics Society, American Society for Preventive Cardiology, American Society of Hypertension, American Society of Nephrology, Association of Black Cardiologists, and European Society of Hypertension. *J Am Coll Cardiol*. 2011;57:2037-2114.

August P. Initial treatment of hypertension. *N Engl J Med*. 2003;348:610-617.

Batchelor WB, Anstrom KJ, Muhlbaier LH, et al. Contemporary outcome trends in the elderly undergoing percutaneous coronary interventions: results in 7,472 octogenarians. National Cardiovascular Network Collaboration. *J Am Coll Cardiol*. 2000;36:723-730.

Beckett NS, Peters R, Fletcher AE, et al. Treatment of hypertension in patients 80 years of age or older. *N Engl J Med*. 2008;358:1-12.

Blood Pressure Lowering Treatment Trialists' Collaboration. Effects of ACE inhibitors, calcium antagonists, and other blood pressure-lowering drugs: results of prospectively designed overviews of randomized trials. *Lancet*. 2000;356:1955-1964.

Bursi F, Weston SA, Redfield MM, et al. Systolic and diastolic heart failure in the community. *JAMA*. 2006;296:2209-2216.

Campbell CL, Smyth S, Montalescot G, et al. Aspirin dose for the prevention of cardiovascular disease. *JAMA*. 2007;297:2018-2024.

Caro JJ, Flegel KM, Orejuela ME, et al. Anticoagulant prophylaxis against stroke in atrial fibrillation: effectiveness in actual practice. *CMAJ*. 1999;161:493-497.

Chobanian AV. Isolated systolic hypertension in the elderly. N Engl J Med. 2007;357:789-796.

Connolly SJ, Eikelboom J, Joyner C, et al. Apixaban in patients with atrial fibrillation. *N Engl J Med*. 2011;364:806-817.

Connolly SJ, Ezekowitz MD, Yusuf S, et al. Dabigatran versus warfarin in patients with atrial fibrillation. *N Engl J Med*. 2009;361:1139-1151.

Dobkin BH. Rehabilitation after stroke. *N Engl J Med*. 2005;352:1677-1684.

Euser SM, van Bemmel T, Schram MT, et al. The effect of age on the association between blood pressure and cognitive function later in life. *J Am Geriatr Soc*. 2009,57.1232-1237.

Falk RH. Atrial fibrillation. *N Engl J Med*. 2001;344:1067-1078.

Fang MC, Go AS, Hylek EM, et al. Age and the risk of warfarin-associated hemorrhage: the anticoagulation and risk factors in atrial fibrillation study. *J Am Geriatr Soc*. 2006;54:1231-1236.

Filsoufi F, Rahmanian PB, Castillo JG, et al. Excellent early and late outcomes of aortic valve replacement in people aged 80 and older. *J Am Geriatr Soc*. 2008;56:255-261.

Foster E. Mitral regurgitation due to mitral-valve prolapse. N Engl J Med. 2010;363:156-165.

Gerstenblith G, Renlund DG, Lakatta EG. Cardiovascular response to exercise in younger and older men. *Fed Proc*. 1987;46:1834-1839.

Go AS, Lee WY, Yang J, et al. Statin therapy and risks for death and hospitalization in chronic heart failure. *JAMA*. 2006;296:2105-2111.

Godlee F. Controversies over hypertension guidelines. *BMJ*. 2012;344:e653.

Gottlieb SS, McCarter RJ, Vogel RA. Effects of beta-blockade on mortality among high-risk and low-risk patients after myocardial infarction. *N Engl J Med*. 1998;339:489-497.

Gueyffier F, Bulpitt C, Borssel JP, et al. Antihypertensive drugs in very old people: a subgroup meta-analysis of randomized controlled trials. *Lancet*. 1999;353:793-796.

Harper P, Young L, Marriman E. Bleeding risk with dabigatran in the frail elderly. *N Engl J Med*. 2012;366:864-866.

Hart RG, Pearce LA, Aguilar MI, et al. Met-analysis: antithrombotic therapy to prevent stroke in patients who have nonvalvular atrial fibrillation. *Ann Intern Med*. 2007;146:857-867.

Hart RG, Pearce LA, Rothbart RM, et al. Stroke with intermittent atrial fibrillation: incidence and predictors during ASA therapy. *J Am Coll Cardiol*. 2000;35:183-187.

Joint National Committee. *The Seventh Report of the Joint National Committee on Prevention, Detection, Evaluation, and Treatment of High Blood Pressure*. Bethesda, MD: National Institutes of Health; 2004.

Kane RL, Chen Q, Blewett LA, et al. Do rehabilitative nursing homes improve the outcomes of care? *J Am Geriatr Soc*. 1996;44:545-554.

Kastelein JJP, Akdim F, Stroes ESG, et al. Simvastatin with or without ezetimibe in familial hypercholesterolemia. *N Engl J Med*. 2008;358:1431-1443.

Kjeldsen SE, Dahlof B, Devereux RB, et al. Effects of losartan on cardiovascular morbidity and mortality in patients with isolated systolic hypertension and left ventricular hypertrophy. A Losartan Intervention for End Point Reduction (LIFE) substudy. *JAMA*. 2002;288: 1491-1498.

Kodali SK, Williams MR, Smith CR, et al. Two-year outcomes after transcatheter or surgical aortic-valve replacement. *N Engl J Med*. 2012;366:1685-1695.

Krause T, Lovibond K, Caulfield M, et al. Management of hypertension: summary of NICE guidance. *BMJ*. 2011;343:1-6.

Krumholz HM, Radford MJ, Wang Y, et al. National use and effectiveness of β-blockers for the treatment of elderly patients after acute myocardial infarction. *JAMA*. 1998;280:623-629.

Makkar RR, Fontana GP, Jilaihawi H, et al. Transcather aortic-valve replacement for inoperable severe aortic stenosis. *N Engl J Med*. 2012;366:1696-1704.

Mant J, Al-Mohammad A, Swain S, et al. Management of chronic heart failure in adults: synopsis of the National Institute for Health and Clinical Excellence Guideline. *Ann Intern Med*. 2011;155:252-259.

Marshall DA, Levy AR, Vidaillet H, et al. Cost-effectiveness of rhythm versus rate control in atrial fibrillation. *Ann Intern Med*. 2004;141:653-661.

Mas J-L, Chatellier G, Beyssen B, et al. Endarterectomy versus stenting in patients with symptomatic severe carotid stenosis. *N Engl J Med*. 2006;355:1660-1671.

McAlister FA, Wiebe N, Ezekowitz JA, et al. Meta-analysis: beta-blocker dose, heart rate reduction, and death in patients with heart failure. *Ann Inten Med*. 2009;150:784-794.

McMurray JJV. Systolic heart failure. *N Engl J Med*. 2010;362:228-238.

Mitchell GF, Vasan RS, Keyes MJ, et al. Pulse pressure and risk of new-onset atrial fibrillation. *JAMA*. 2007;297:709-715.

Molander L, Lovheim H, Norman T, et al. Lower systolic blood pressure is associated with greater mortality in people aged 85 and older. *J Am Geriatr Soc*. 2008;56:1853-1859.

MRC Working Party. Medical Research Council trial of treatment of hypertension in older adults: principal results. *BMJ*. 1992;304:405-412.

Ostchega Y, Dillon CF, Hughes JP, et al. Trends in hypertension prevalence, awareness, treatment, and control in older U.S. adults: data from the National Health and Nutrition Examination Survey 1988 to 2004. *J Am Geriatr Soc.* 2007;55:1056-1065.

Otto CM, Lind BK, Kitzman DW, et al. Association of aortic-valve sclerosis with cardiovascular mortality and morbidity in the elderly. *N Engl J Med.* 1999;341:142-147.

Ovbiagele B, Diener H-C, Yusuf S, et al. Level of systolic blood pressure within normal range and risk of recurrent stroke. *JAMA.* 2011;306:2137-2144.

Panjrath GS, Messerli FH. Beta-blockers for primary prevention in hypertension: era bygone? *Prog Cardiovasc Dis.* 2006;49:76-87.

Pfisterer M, Buser P, Osswald S, et al. Outcome of elderly patients with chronic symptomatic coronary artery disease with an invasive vs optimized medical treatment strategy. One-year results of the randomized TIME trial. *JAMA.* 2003;289:1117-1123.

Radecki RP. Dabigatran: uncharted waters and potential harm. *Ann Intern Med.* 2012;157:66-68.

Rajamannan NM, Bonow RO, Rahimtoola SH. Calcific aortic stenosis: an update. *Nat Clin Pract Cardiovasc Med.* 2007;4:254-262.

Redfield MM, Jacobsen SJ, Burnett JC, et al. Burden of systolic and diastolic ventricular dysfunction in the community. Appreciating the scope of the heart failure epidemic. *JAMA.* 2003;289:194-202.

Roy D, Taljic M, Nattel S, et al. Rhythm control versus rate control for atrial fibrillation and heart failure. *N Engl J Med.* 2008;358:2667-2677.

Schaer BA, Schneider C, Jick SS, et al. Risk for incident atrial fibrillation in patients who receive antihypertensive drugs. *Ann Intern Med.* 2010;152:78-84.

Schlenker RE, Kramer AM, Hrincevich CA, et al. Rehabilitation costs: implications for prospective payment. *Health Serv Res.* 1997;32:651-668.

Shah SJ, Gheorghiade M. Heart failure with preserved ejection fraction. *JAMA.* 2008;300:431-433.

Singer DE, Chang Y, Fang MC et al. The net clinical benefit of warfarin anticoagulation in atrial fibrillation. *Ann Intern Med.* 2009;151:297-305.

Sipahi I, Tuzcu M, Wolski KE, et al. Beta-blockers and progression of coronary atherosclerosis: polled analysis of 4 intravascular ultrasonography trials. *Ann Intern Med.* 2007;147:10-18.

Staessen JA, Fagard R, Thijs L, et al. Morbidity and mortality in the placebo-controlled European trial on isolated systolic hypertension in the elderly. *Lancet.* 1997;350:757-764.

Straus SE, Majumdar SR, McAlister FA. New evidence for stroke prevention. Scientific review. *JAMA.* 2002;288:1388-1395.

Sun S, Joglar JA. Cardiac resynchronization therapy: prospect for long-lasting heart failure remission. *J Investig Med.* 2011;59:887-892.

The Medical Letter. Spironolactone for heart failure. *Med Lett Drugs Ther.* 1999;41:81-84.

The Medical Letter. Drugs for hypertension. Med Lett Drugs Ther. 2001;43:17-22.

Ting HH, Yang E, Rihal CS. Narrative review: reperfusion strategies for ST-segment elevation myocardial infarction. *Ann Intern Med.* 2006;145:610-617.

van der Worp HB, van Gijn J. Acute ischemic stroke. *N Engl J Med.* 2007;357:572-579.

Van Gelder IC, Hagens VE, Bosker HA, et al. A comparison of rate control and rhythm control in patients with recurrent persistent atrial fibrillation. *N Engl J Med.* 2002;347:1834-1840.

Wazni O, Wilkoff B, Saliba W. Catheter ablation for atrial fibrillation. *N Engl J Med.* 2011;365:2296-2304.

Wechsler LR. Intravenous thrombolytic therapy for acute ischemic stroke. *N Engl J Med.* 2011;364:2138-2146.

Wenger NK, Lewis SJ, Herrington DM, et al. Outcomes of using high- or low-dose atorvastatin in patients 65 years of age or older with stable coronary disease. *Ann Intern Med.* 2007;147:1-9.

White C. Intermittent claudication. *N Engl J Med.* 2007;356:1241-1250.

Wilson W, Taubert KA, Gewitz M, et al. Presentation of infective endocarditis. *Circulation.* 2007;116:1736-1754.

Wing LMH, Reid CM, Ryan P, et al. A comparison of outcomes with angiotensin-converting-enzyme inhibitors and diuretics for hypertension in the elderly. *N Engl J Med.* 2003;348:583-592.

Wolf SL, Winstein CJ, Miller JP, et al. Effect of constraint-induced movement therapy on upper extremity function 3 to 9 months after stroke. *JAMA.* 2006;296:2095-2104.

Xian Y, Liang L, Smith EE et al. Risks of intracranial hemorrhage among patients with acute stroke receiving warfarin and treated with intravenous tissue plasminogen activator. *JAMA*. 2012;307:2600-2608.

Zannad F, McMurray JJV, Krum H, et al. Eplerenone in patients with systolic heart failure and mild symptoms. *N Engl J Med*. 2011;364:11-21.

推荐读物

Carabello BA. Aortic stenosis. *N Engl J Med*. 2002;346:677-682.

Chen MA. Heart failure with preserved ejection fraction in older adults. *Am J Med*. 2009;122:713-723.

Haider AW, Larson MG, Franklin SS, et al. Systolic blood pressure, diastolic blood pressure, and pulse pressure as predictors of risk for congestive heart failure in the Framingham heart study. *Ann Intern Med*. 2003;138:10-16.

Kahn N, McAlister FA. Review: beta-blockers differ in their efficacy for preventing major cardiovascular events in younger and older patients. *CMAJ*. 2006;174:1737-1742.

Kane GC, Karon BL, Mahoney DW, et al. Progression of left ventricular diastolic dysfunction and risk of heart failure. *JAMA*. 2011;306:856-863.

Kitzman DW, Little WC, Brubaker PH, et al. Pathophysiological characterization of isolated diastolic heart failure in comparison to systolic heart failure. *JAMA*. 2002;288:2144-2150.

Kostis JB, Cabrera J, Cheng JQ, et al. Association between chlorthalidone treatment of systolic hypertension and long-term survival. *JAMA*. 2011;306:2588-2593.

Mitka M. New guidance covers ways to prevent and treat hypertension in elderly patients. *JAMA*. 2011;305:2394-2398.

Van Gelder IC, Groenveld HF, Crijns HJGM. Lenient versus strict rate control in patients with atrial fibrillation. *N Engl J Med*. 2010;362:1363-1373.

Weber KT. Aldosterone in congestive heart failure. *N Engl J Med*. 2001;345:1689-1697.

Wilber DJ, Pappone C, Neuzel P, et al. Comparison of antiarrhythmic drug therapy and radiofrequency catheter ablation in patients with paroxysmal atrial fibrillation. *JAMA*. 2010;303:333-340.

第12章

活力减退

老年人经常报道活力减退，老年人活力减退有许多潜在的基础病因。本章主要讨论导致老年人活力减退的代谢性因素：内分泌系统疾病、贫血、营养不良及感染。运动缺乏将在第 15 章讨论。

内分泌系统疾病

碳水化合物代谢

约 50% 的老年人在正常的空腹血糖水平下合并葡萄糖耐量异常。尽管不良饮食、肥胖及缺乏锻炼可能是造成这些表现的原因，但衰老本身就与不断减退的葡萄糖耐受有关，这主要归因于外周葡萄糖利用的变化，尽管 β- 细胞失能和胰岛素分泌减少也同样是造成这种改变的影响因素。仅仅糖耐量异常足以诊断糖尿病。然而，这样的个体患糖尿病的风险增高。糖尿病前期定义为空腹血糖受损（空腹血浆葡萄糖水平为100~125mg/dL）和糖耐量受损（口服 75g 葡萄糖 2 小时后血浆葡萄糖水平介于140~199mg/dL 之间），或者糖化血红蛋白介于 5.7%~6.4% 之间（糖尿病和糖尿病前期的诊断，Inzucchi，2012）。生活方式的改变，包括减肥和锻炼，能够预防或预先阻止糖耐量异常的个体发展成 2 型糖尿病（糖尿病预防研究组，2002；Gillies 等，2007）。美国预防服务工作组（USPSTF）和美国糖尿病学会推荐对具有患糖尿病风险的患者进行生活方式干预（美国预防服务工作组，2003）。

在美国，超过 25% 的 65 岁及以上的老年人患有糖尿病（Ligthelm，2012）。在这些患者中，许多人并不知道自己身患糖尿病。美国预防服务工作组得出的结论是，尚无足够的证据推荐或者反对对无症状的成人进行 2 型糖尿病的筛查。而对那些具有高血压或高血脂的患者，则应该进行此项筛查，以作为减少心血管风险的一个途径。ADA 推荐应从 45 岁开始筛查，间期为 3 年，但对于高风险患者则应当缩短筛查间期。糖尿病的诊断应根据空腹血浆葡萄糖水平 ≥ 126mg/dL 或糖化血红蛋白 ≥ 6.5% 并通过两者中的一个相互核实。对 2 型糖尿病患者的初始评估应包括糖化血红蛋白水平、空腹血脂、基础代谢率、尿试纸检查大量蛋白尿或检查微量白蛋白尿、心电图。

非衰弱的老年糖尿病患者与年轻患者一样，其治疗的目标都是追求相对健康：正常的空腹血糖水平而无低血糖。根据美国老年医学会、加拿大糖尿病联盟、ADA 及欧洲糖尿病工作组的意见,对于健康且功能良好的成人,HbA1c 值≤ 7% 是合适的。然而,对于衰弱个体和具有较短预期寿命的患者(包括很多养老院的老年人),其治疗目标则变成消除高血糖相关症状,减少低血糖及改善生活质量。这可以通过降低血糖来避免糖尿。对于这些患者来说,一个较和缓的 HbA1c 值(<8%)也许更合适。目前尚未明确不再需要严格控制指征的确切年龄,然而,有研究表明从严格控制血糖 4~6 年才能获益。在老年糖尿病患者中,共病或者功能损害是比单单年龄这个因素更重要的一个有限期望寿命的预测因子以及降低强化血糖控制预期获益的因素(Huang 等,2008)。尽管控制血糖能为许多老年人带来益处,但在管理这些老年糖尿病患者时,必须考虑到老年人有更高的低血糖风险(Ligthelm 等,2012)。针对 2 型糖尿病患者的大型随机对照试验表明,严格的血糖控制为患者带来复杂的治疗程序、低血糖、体重增加和费用的负担,收益回馈却不确定(Montori 和 Fernandez-Balsells,2009)。严格控制血糖(HbA1c<7%)还与更大的髋部骨折风险相关(Puar 等, 2012)。在社区和养老院居住的糖尿病患者,HbA1c 值 8.0%~8.9% 比 7.0%~7.9% 在 2 年内有更好的功能结局,这表明即使是目前美国老年病学会指南建议的针对寿命预期有限的老年人,HbA1c 为 8.0% 或更低的目标值可能会低于维持功能所需的值(Yau 等,2012)。

大部分成年发病的糖尿病患者合并有肥胖,所以患者应该尝试减肥,尽管只有大约 10% 的患者坚持长期的减肥。另外应当减少膳食脂肪的摄入。对于已经患病的个体而言,有氧运动既可延迟 2 型糖尿病的发病又可改善胰岛素抵抗(Boulé 等,2001),有氧运动和阻力训练结合能有效降低 2 型糖尿病患者的 HbA1c 水平(Church 等,2010)。

有几种具有不同作用机制的口服降糖药可供选择。对 2 型糖尿病相对有效和安全的给药和临床实践指南已经出版(Bennett 等,2011;Qaseem 等,2012)。磺脲类药物主要通过促进 β- 细胞分泌胰岛素起作用。这类药物增加了循环胰岛素水平,常与体重增加有关,还可能导致低血糖。HbA1c 可降低 1%~2%。尽管药品说明书提示磺脲类药物有增加心血管疾病的风险,但英国前瞻性糖尿病研究组(UKPDS)报道磺脲类药物治疗患者无不良心血管结局出现(英国前瞻性糖尿病研究组,1998a)。

阿卡波糖通过抑制小肠绒毛 α- 葡糖苷酶从而降低餐后血糖。它具有轻微的代谢控制效应(HbA1c 降低 0.5%~1%),导致频繁腹胀和胃肠胀气等胃肠不适。

二甲双胍,一种双胍类药物,通过抑制肝糖原生成来发挥它主要的代谢效应。单用阿卡波糖(HbA1c 降低 1%~2%)或联合磺脲类药物能显著改善血糖控制效果(Inzucchi 等,1998)。与磺脲类导致体重增加不同,二甲双胍治疗与体重减轻有关,这对大部分的 2 型糖尿病患者是有益的。瘦弱的糖尿病患者应当密切监测体重。乳酸性酸中毒是二甲双胍的一种严重不良反应,二甲双胍不能用于肾功能不全或慢性心力衰竭的患者,80 岁及以上患者治疗开始前应当评估其肌酐清除率,患者患有消耗性疾病或者术前应当停止二甲双胍治疗。

噻唑烷二酮类降糖药通过提高靶细胞的胰岛素敏感性来降低血糖。噻唑烷二酮具有潜在的肝脏毒性，因此需要经常进行肝功能检查。除此之外，它还与体重的显著增加有关。与胰岛素联用或心力衰竭时使用更容易发生体液潴留，这些条件限制了这类药物的使用。噻唑烷二酮类药物中的罗格列酮与心力衰竭、急性心肌梗死和死亡风险增加有关（Lipscombe 等，2007；Singh、Loke 和 Furberg，2007），这限制了罗格列酮的应用。吡格列酮与增加严重的心力衰竭风险有关，但它与增加死亡、心肌梗死和卒中的风险无关（Lincoff 等，2007）。

格列奈类药物（那格列奈和瑞格列奈），是一种非磺脲类胰岛素促泌剂，起效时间和半衰期较磺脲类短，显著地降低餐后血糖水平，而且低血糖发生风险低。这类药物对于就餐时间不规律的患者是一个不错的选择，但是它们的价格要比其他口服降糖药贵些，而且其发病率和死亡率效应尚未明确（Black 等，2007）。

其他两种类型的药已经被通过：肠降血糖素类似物和二肽基肽酶 4 抑制剂（DPP-4）（Amori、Lau 和 Pittas，2007）。第一个肠降血糖素类似物，艾塞那肽，具有和胰高血糖素样肽 -1（GLP-1）一样的葡萄糖调节作用机制，是一种天然存在的肠促胰岛素激素（Drucker，2007）。它能加强葡萄糖依赖的胰岛素分泌，抑制不适宜的胰高血糖素分泌，延缓胃排空，减少摄食，促进 β- 细胞增殖和再生，减少其凋亡，并且增强胰岛素敏感性。皮下注射给药，每日两次，主要的副作用为恶心、呕吐。在使用甘精胰岛素治疗未能控制的 2 型糖尿病患者增加每日两次的艾塞那肽注射能改善血糖控制效果，而不会增加低血糖和体重增加的风险（Buse 等，2011）。2006 年美国食品与药物管理局（FDA）通过药物西格列汀，一种 DPP-4 抑制剂。通过抑制 GLP-1 和葡萄糖依赖的促胰岛素多肽的降解，它能降低血糖、刺激胰岛素分泌以及降低循环胰高血糖素水平。它不抑制胃排空或者增加饱腹感，也不导致体重减轻。它不引起恶心、呕吐反应，具有良好的耐受性。西格列汀是降糖效应温和的药物之一（HbA1c 降低 0.5%~0.9%）（Nathan，2007）。

表 12-1 展示了糖尿病的阶梯治疗方法。鉴于 UKPDS 的研究结果，严格控制 2 型糖尿病患者的血糖正在成为一种流行趋势。使用磺脲类或者胰岛素强化血糖控制能降低微血管并发症风险，但不能降低大血管疾病的风险，强化治疗会增加低血糖的风险。超重患者使用二甲双胍强化血糖控制能同时降低发生微血管和大血管并发症的风险，而且与胰岛素和磺脲类药物相比，体重增加和发生低血糖的风险降低（英国前瞻性糖尿病研究组，1998b）。二甲双胍被推荐作为治疗超重患者的一线药物。如果使用以上任意一种方案，那么密切观察患者的低血糖反应和他们对这些应激的反应能力是很重要的。尽管每一种药物都是单药治疗起效，但大多数的患者需要多药治疗，以获得长期的目标血糖水平。

联合使用口服降糖药未能获得适宜的血糖控制效果的患者是胰岛素治疗的合适人选。为达到更好血糖控制效果，可联合使用胰岛素和口服降糖药。血糖的监测对滴定胰岛素剂量至关重要。多种胰岛素治疗方案是可行的，但大多以每日一次甘精胰岛

表 12-1　2 型糖尿病的阶梯治疗方法

步骤	标准和推荐	监控
第一步：评估和非药物治疗	新诊断的糖尿病或目前治疗无效的：开始或巩固饮食控制，锻炼，家庭血糖监测，正式的糖尿病教育 目前治疗有效：继续治疗	成功：继续第一步 2~3 个月后失败：进行第二步*
第二步：口服降糖药单药治疗	肥胖或血脂紊乱：一线，二甲双胍；二线，噻唑烷二酮或阿卡波糖 非肥胖：一线，磺脲类或二甲双胍；二线，阿卡波糖	成功：继续第二步 失败：进行第三步
第三步：口服降糖药的联合治疗	先前使用二甲双胍：增加磺脲类 先前使用磺脲类：增加二甲双胍或噻唑烷二酮 先前使用噻唑烷二酮：增加磺脲类 先前使用阿卡波糖，肥胖：增加二甲双胍 先前使用阿卡波糖，不肥胖：增加磺脲类	成功：继续第三步 失败：进行第四步
第四步：启动胰岛素治疗或胰岛素＋口服降糖药治疗	FBG ＜ 200~240：除去一种药，长期使用噻唑二酮，开始使用睡前甘精胰岛素 FBG ＞ 200~400：除去一种药，开始使用睡前甘精胰岛素和赖脯人胰岛素**	成功：继续第四步 失败：咨询专家

*,严重高血糖（FBG ＞ 300）可能需要启动胰岛素治疗。

**,可能要用其他长效可溶性胰岛素替代甘精胰岛素进行基础控制。其他快速胰岛素取代赖脯人胰岛素控制餐时血糖。

FBG,空腹血糖。

素或每日两次中性鱼精蛋白锌胰岛素（NPH）的基础胰岛素开始。甘精胰岛素发生低血糖的风险低，与 NPH 比有更好的血糖效益（Lee 等，2012）。胰岛素起效快，可能需要少食多餐以达到更好的血糖控制效果（Mooradian、Bernbaum 和 Albert，2006；Holman 等，2009）。

普兰林肽与餐时胰岛素联合使用的降糖方案已经通过。它是一种合成形式的激素糊精，这种激素糊精与胰岛素一起由胰腺 β- 细胞产生和分泌。每餐前皮下注射，能增强胰岛素的作用。另外，与其他新药一样，尚无关于长期发病率和死亡率的数据。

达格列嗪，一种新药，是一种选择性钠 - 葡萄糖共转运体 2 抑制剂，能加强血糖控制，稳定胰岛素剂量，以及减轻血糖控制不良的 2 型糖尿病患者的体重而不增加重大低血糖事件（Wilding 等，2012）。目前尚无关于此药用于老年患者的具体数据。

糖尿病患者患大血管疾病的风险增加。其他的动脉粥样硬化危险因素如吸烟、血脂异常及高血压应当被消除或者治疗。在老年糖尿病患者中,治疗这些危险因素可能比严格控制血糖具有更大的益处。控制血压能降低 2 型糖尿病患者的微血管和大血管并发症风险(英国前瞻性糖尿病研究组,1998c)。尚未有来自于随机对照试验的证据支持降低 2 型糖尿病患者的收缩压低于 135~140mmHg 的治疗策略(Cushman 等,2010)。一个荟萃分析表明,降胆固醇和降血压具有显著减少 2 型糖尿病大血管病变的效应(Huang、Meigs 和 Singer,2001)。血管紧张素转化酶(ACE)抑制剂和血管受体阻滞剂(ARB)延缓伴有高血压或血压正常而有微量白蛋白尿的 1 型和 2 型糖尿病患者肾脏病变进展。它们也能延缓血压正常、白蛋白尿正常的 2 型糖尿病患者的肾功能恶化(Strippoli 等,2006)。糖尿病患者的抗高血压方案应当包括一种 ACE 抑制剂或 ARB,并且这种治疗应在血压正常的白蛋白尿患者中发起。严格控制血压和应用肾素-血管紧张素系统阻滞剂、阿司匹林、降脂药的强化多因素干预已经显现出减少非致死性心血管疾病的风险和心血管疾死亡率及其他病因死亡率(Gaede 等,2008)。

住院患者的血糖控制目标较之门诊患者没那么好确定。有数据提示,危重患者的血糖维持在 80~110mg/dL 能降低死亡率,高血糖影响伤口愈合以及增加感染的风险(Inzucchi,2006)。尽管按需胰岛素治疗方案常用于糖尿病的住院患者,但笔者认为他们不应使用这个方案。华盛顿大学已经开发一种流程来替代按需胰岛素治疗方案(图 12-1)。

高渗性非酮症(HNK)昏迷在老年患者中发生率增加。特异性的症状和体征能帮助医生区分这种昏迷和糖尿病酮症(DKA)昏迷。表 12-2 比较了 HNK 和 DKA。DKA 起病时间常为数小时,HNK 则一般起病超过几天到几周。局部和全身性发作的惊厥常见于高渗性非酮症昏迷,在非复杂的糖尿病酮症昏迷中不常见。HNK 缺水更严重,导致了更高的血钠水平和血尿素氮更明显的上升。因此 HNK 的治疗必须解决患者的血容量问题和高渗状态。由于这些患者对胰岛素相当敏感,因此应当谨慎地使用降血糖。补液开始时应当用等渗盐水。随着肾灌注的增加,葡萄糖从尿中流失,因

表 12-2　高渗性非酮症(HNK)昏迷和糖尿病酮症(DKA)昏迷

	HNK[*]	DKA
发病时间	数天到数周	数小时
惊厥	常见	不常见
失水	明显	有
血清钠	↑↑	↑
血尿素氮	↑↑	↑

[*],双箭头表示增加高于一个箭头。钠的校正因子:100mg/dL 葡萄糖 =1.6mEq/L 钠。

而单用补液这种治疗也许能降低血糖水平。如果补液 1 小时之后血糖水平仍未下降，则应静脉给予 20U 胰岛素。如果血糖水平无应答，则应开始胰岛素滴注。这种治疗方法能使得血清渗透压在补液过程中不致降低过于迅速。

甲状腺

Habra 等（Habra、Sarlis，2005）系统回顾了下丘脑－垂体－甲状腺轴随着年龄而发生的变化。尽管老年人群的甲状腺功能一般来说还是正常的，但是医生应该知道这些年龄段的老年人甲状腺功能测试的正常值（表 12-3）。绝大多数的数据表明甲状腺素（T4）水平是正常的。健康老年人与年轻人相比，三碘甲腺原氨酸（T3）水平可能会略有偏低，但仍然在正常范围之内。已有一些研究报道，低水平 T3 由漏诊的疾病所致，随后也有人描述了低 T3 综合征。促甲状腺激素（TSH）水平也是正常的，但是老年男性的促甲状腺激素对促甲状腺素释放素（TRH）的反应减弱，而女性正常。因此，TRH 检查对老年男性价值不大。老年人的甲状腺激素代谢清除降低。除了这个改变，在完整的反馈环之下，甲状腺的功能得以维持。然而，随着替代的外源性甲状腺激素进入，这种调控机制无法维持；考虑到老年人较低的代谢清除率，其甲状腺激素替代治疗的剂量应该减少。表 12-4 总结了甲状腺疾病最常用的实验室指标。

甲状腺功能减退症

甲状腺功能减退症（甲减）是 50~70 岁患者主要的甲状腺疾病。除外碘诱导性甲减，甲状腺肿在甲减的老年患者中很少见。游离 T4 降低和 TSH 升高即可诊断甲减。总 T4 水平在重病患者中会受到抑制，因此甲减的诊断不能仅仅依靠 T4 水平的降低。表 12-5 列举了非甲状腺疾病相关的低 T4 综合征的实验室检查特点。不是所有游离 T4 检查方法都能鉴别甲减和低 T4 综合征；医生应当了解他们实验室所用的判定方法及其对结果的解释。因为甲减的 T3 水平可能在正常范围之内，所以这项检查用处不大。低 T3 水平与一系列急性和慢性非甲状腺性疾病相关，也导致了 T3 检查在甲减上的低特异性。大约 75% 的循环 T3 由 T4 在外周脱碘而来。催化 T4 转化为 T3 或反 T3 的酶受代谢调控。患病期间，T4 转化成反 T3 增多，导致了低 T3 综合征特征性的实验室检查结果。

因为放射性碘摄取率的正常值很低，而且与甲减时的值有交叠，所以它的价值也不大。TRH 刺激试验可以用于女性，但老年男性对 TRH 反应减低使得这项检查不能用于区分其正常和病理状态。TSH 刺激实验也许能帮助确诊男性甲减。

甲减可能会伴随其他的实验室检查异常。肌酸磷酸激酶（CPK）水平可能会升高。对甲状腺激素替代的应答，正细胞、正色素性贫血可能会出现。甲减患者的恶性贫血发生率增高，但缺铁性细胞性贫血仍然是甲减患者最常见的贫血类型。

当患者主诉疲劳、记忆丧失时，甲减的症状和体征可能会被忽略；听力减退又常被归因于机体老化而未进行进一步检查。许多研究表明，在健康老年人中甲减的漏诊率

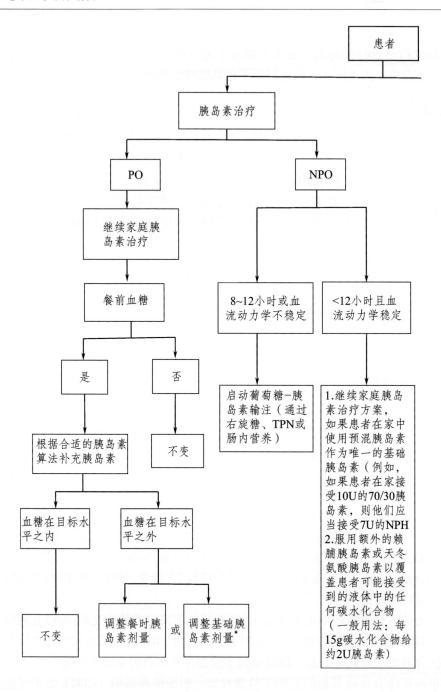

图12-1　2型糖尿病住院患者（非ICU）治疗流程图。CHF，充血性心力衰竭；NPH，中性鱼精蛋白锌胰岛素；NPO，非口服；PO，口服；TPN，总肠外营养。（Reproduced with permission from Ku, 2002.）（待续）

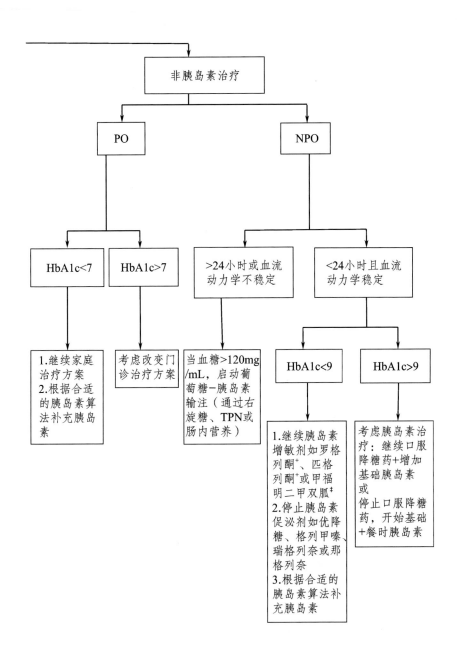

*,基础胰岛素剂量应每隔几天就进行调整。

+,匹格列酮和罗格列酮是 CHF 患者的禁忌,因此有充血性心力衰竭的新入院患者应当停用这类药物。

‡,在任何改变肾功能的过程均需停用二甲双胍 48 小时直至肾功能恢复至基线水平。

图 12-1(续)

表 12-3 正常老年人的甲状腺功能

正常	降低
T4	老年男性 TSH 对 TRH 的应答
游离 T4	甲状腺激素生产率
T3	甲状腺激素的代谢清除率
TSH	

TRH,促甲状腺素释放素;TSH,促甲状腺激素。

表 12-4 老年人甲状腺疾病实验室检查评估

	甲状腺功能减退症	甲状腺功能亢进症
T4	E	E
TSH	E	E
游离 T4	E	E
T3	O	D
放射性碘摄取率	O	D
TRH 试验	D(女性)	D(女性)
	O(男性)	O(男性)
反式 T3	D	D
TSH 刺激试验	D	O
T3 抑制试验	O	O

D,有助于确诊或疑难病例的鉴别诊断;E,初始评估检查;O,对诊断无帮助或没有指示;TRH,促甲状腺素释放素;TSH,促甲状腺激素。

表 12-5 非甲状腺疾病的甲状腺功能测试

	低 T4 综合征	低 T3 综合征
T4	降低	正常
游离 T4	正常或增高	正常
T3	降低	降低
反式 T3	正常或增高	正常或降低
TSH	正常	正常

在 0.5%~2% 之间,因此开展为普查项目是不划算的。然而,老年患者的甲减发病率足以支持在这类有上述主诉的人群中进行普查,包括需要照护的个体。

甲减的治疗起始以每天 0.025~0.05mg 的左甲状腺素钠（甲状腺素）,间隔 1~3

周增加相同的剂量。老年人的甲状腺激素代谢清除率降低会导致较低水平的 T4 维持剂量。医生应当监测患者心率反应、心绞痛症状和实验室 TSH 水平。当出现心血管疾病症状的时候，应当在 T4 的治疗方案上加用 β- 受体阻滞剂。对于患有冠状动脉疾病的患者，起始治疗为每天 5μg 的 T3，每周增加 5μg 至 25μg/d 后转为 T4 治疗。因为 T3 半衰期较 T4 短，如果患者发生心血管并发症的话，在终止治疗之后症状会更快消退。β- 受体阻滞剂同样也能加入到 T3 治疗方案之中。T4 单药治疗而不是 T4-T3 联合治疗仍然是临床甲减治疗的选择方案（Grozinsky-Glasberg 等，2006）。

亚临床甲状腺功能减退症

亚临床甲减的特点是血清 TSH 浓度升高而游离 T4 和 T3 正常。亚临床甲减在普通人群的发病率为 10%~15%。其表现不具特异性，症状也常隐匿。一项前瞻性随访研究表明，基于初始的 TSH 水平（4~6，>6~12 或 >12mIU/L），10 年之后显性甲减的发生率分别为 0、42.8% 和 76.9%（Huber 等，2002）。那些微粒体抗体阳性的个体临床甲减的发生率增高。在高 TSH 水平的亚临床甲减患者，尤其是 TSH 浓度大于 10mIU/L 或更高的患者（Rodondi 等，2010），亚临床甲减增加冠心病事件和冠心病死亡风险，而且与左心室舒张功能不全有关，T4 治疗能够得到改善（Biondi 等，1999）。尚未发现亚临床甲减与其他心血管疾病或死亡率有关（Cappola 等，2006）。亚临床甲减是否需要治疗这一问题仍然存在争议（Fatourechi，2007）。造成这种争议的是 TSH 的年龄特异性分配问题（Surks 和 Hollowell，2007）。一项数据显示，80 岁及以上未治疗的轻度甲减患者的死亡风险减小，使得这个问题更加复杂（Mariotti 和 Cambuli，2007）。尽管有争议，但一些专家还是同意对大部分患者进行治疗，因为一些研究确实报道患者某些结局的改善（比如认知、血脂和心功能）；甲状腺替代治疗的风险低、费用低；每年有 5% 的患者症状出现加重，而治疗能预防临床甲减症状的加重（Gharib，2008）。如果治疗被认真考虑，那么应当提交亚临床甲减管理的预算（图 12-2）。

黏液性水肿

大部分黏液性水肿的患者都大于 60 岁（表 12-6）。大约 50% 的病例昏迷由在住院期间用催眠药治疗而诱发。既往甲状腺手术留下的颈部伤疤是昏迷原因的线索。因为这种疾病的患者常死于呼吸衰竭，故对高碳酸血症需要及时加以关注。这些患者一旦出现呼吸衰竭的征兆就应入住重症监护病房，进行气管插管和建立辅助通气。患者脑脊液蛋白经常超过 100mg/dL，这本身不能作为其他中枢神经系统病变的征兆。治疗包括静脉予以初始剂量的 T4。尽管尚无研究证明糖皮质激素对这种综合征的疗效，但目前普遍推荐在开始治疗的 1~2 天对这些患者用 50mg/6h 氢化可的松。伴随肾上腺功能不全的患者需要持续的激素治疗。

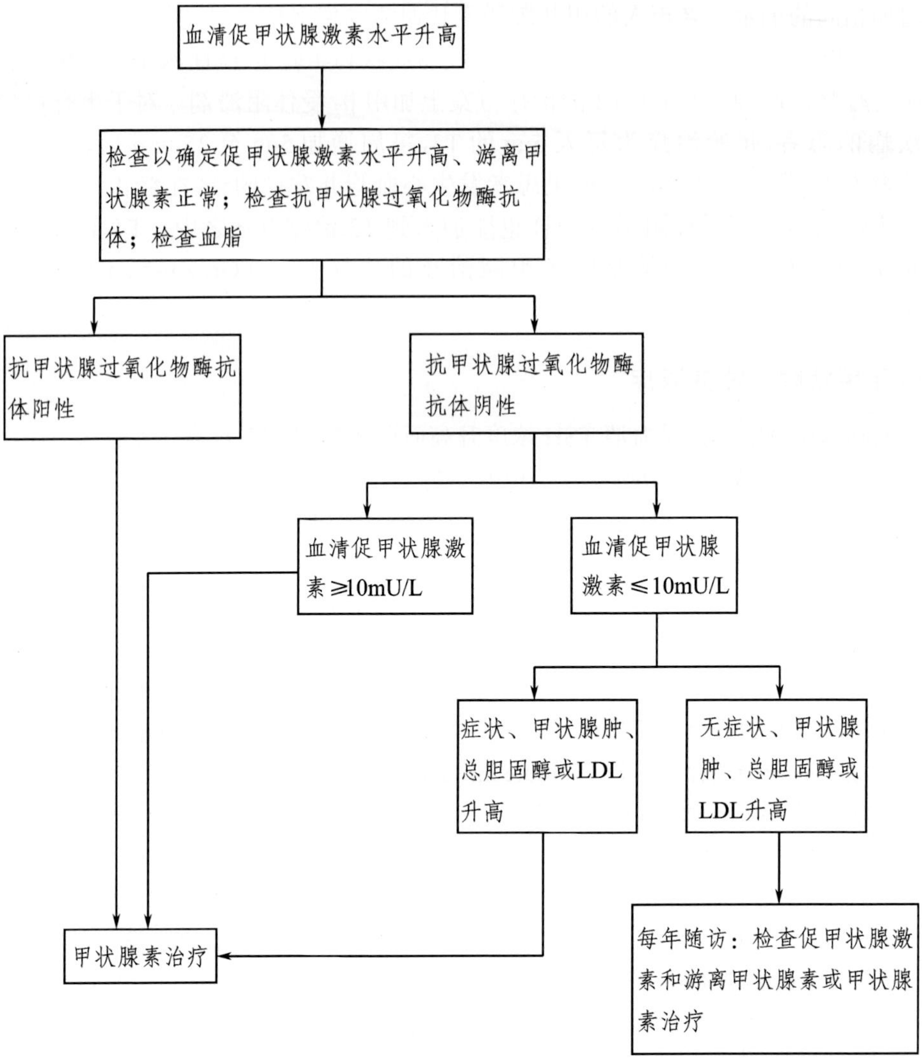

```
┌─────────────────────┐
│  血清促甲状腺激素水平升高  │
└──────────┬──────────┘
           │
           ▼
┌──────────────────────────┐
│ 检查以确定促甲状腺激素水平升高、游离甲 │
│ 状腺素正常；检查抗甲状腺过氧化物酶抗 │
│ 体；检查血脂              │
└──────────┬───────────────┘
           │
    ┌──────┴───────┐
    ▼              ▼
┌──────────┐  ┌──────────┐
│抗甲状腺过氧化物酶抗│  │抗甲状腺过氧化物酶│
│体阳性     │  │抗体阴性   │
└────┬─────┘  └────┬─────┘
     │         ┌────┴────┐
     │         ▼         ▼
     │   ┌──────────┐ ┌──────────┐
     │   │血清促甲状腺激│ │血清促甲状腺│
     │   │素≥10mU/L  │ │激素≤10mU/L│
     │   └────┬─────┘ └────┬─────┘
     │        │       ┌────┴────┐
     │        │       ▼         ▼
     │        │  ┌────────┐ ┌────────┐
     │        │  │症状、甲状腺肿、│ │无症状、甲状│
     │        │  │总胆固醇或LDL│ │腺肿、总胆固醇│
     │        │  │升高     │ │或LDL升高 │
     │        │  └───┬────┘ └───┬────┘
     │        │      │          │
     │        │      │          ▼
     │        │      │     ┌──────────┐
     │        │      │     │每年随访：检查促甲状腺激│
     │        │      │     │素和游离甲状腺素或甲状腺│
     │        │      │     │素治疗     │
     │        │      │     └──────────┘
     ▼        ▼      ▼
┌──────────────────┐
│   甲状腺素治疗      │
└──────────────────┘
```

图 12-2 亚临床甲减的管理流程。LDL，低密度脂蛋白。（Reproduced with permission from Cooper, 2001.）

表 12-6 黏液性水肿昏迷

常是 60 岁以上的老年人	甲状腺功能减退症
50% 是由催眠药引起	腱反射放松延迟
颈部伤疤	呼吸衰竭和呼吸暂停

甲状腺功能亢进症

大约 20% 的甲状腺功能亢进症（甲亢）患者是老年人，75% 的患者具有典型的症状和体征。眼部病变罕见。大约 1/3 的患者无甲状腺肿。老年人比年轻人更常见毒性多结节性甲状腺肿。严重的非甲状腺疾病可能会掩盖甲状腺毒症（淡漠型甲亢）。充血性心力衰竭、卒中和感染是常见的隐匿性甲亢相关疾病。怀疑老年人甲亢应当有一个高的阈值。当有原因不明的心力衰竭或快速型心律失常、新近发病的精神疾患或深部肌病时，应当怀疑是否存在隐匿性甲亢。体重减轻、厌食和便秘三联征会增加老年甲状腺毒症患者大约 15% 患肿瘤疾病的可能性。甲亢诊断依靠 T4、T3 和（或）放射性碘摄取率的测定（表 12-4）。超灵敏 TSH 测定能鉴别甲亢和正常状态。在没有急性非甲状腺疾病的情况下，仅是这项检查也许能确认甲亢的临床诊断。在患急性疾病的情况下，同时测定 TSH 和游离 T4 可能更合适。因为 T3 抑制试验有引起心绞痛和心肌梗死的风险，所以老年患者不应进行 T3 抑制试验。

常采用放射性碘治疗甲亢。在进行放射性碘治疗之前，常先予以抗甲状腺药物控制患者的甲亢症状和耗竭甲状腺激素（Cooper，2005）。甲状腺肿大引起局部压迫症状的患者可采用手术治疗。

严重的甲状腺毒症可用抗甲状腺药物抑制新的激素合成、碘剂阻滞甲状腺激素的分泌、β- 受体阻滞剂减轻甲状腺激素作用的外周表现。对于具有潜在心脏疾病的老年患者，β- 受体阻滞剂治疗可能存在问题，因此必须密切监测心血管反应。对抗甲状腺药物过敏或禁忌使用 β- 受体阻滞剂的患者，可用胺碘苯丙酸（碘泊酸），每 3 天 3g，因为它能抑制 T4 在外周转化成 T3。2mg/6h 地塞米松抑制 T4 在外周转化成 T3 可加入上述任何一种治疗方案中。

甲亢和其他原因引起的甲状腺毒症的治疗指南见美国甲状腺协会和美国临床内分泌学协会（Bahn 等，2011）。

亚临床甲状腺功能亢进症

亚临床甲状腺功能亢进症被定义为血清 TSH<0.45mIU/L，而同时血清游离 T4 和 T3 正常。亚临床甲亢与死亡率增加 24%、CHD 死亡率增加 29% 及 9 年内心房颤动发病率增加 69% 有关（Collet 等，2012），并且与甲状腺功能正常的老年人相比，亚临床甲亢的老年患者明显更容易发生认知功能障碍（危险比 2.26）（Ceresini 等，2009）。当 TSH<0.1mIU/L 时，一般推荐用 [131]I 治疗。当患者 TSH 介于 1.0~4.5mIU/L 且合并心房颤动、心血管疾病或者低骨密度或为多结节甲状腺肿时，也应当采取治疗。如果治疗延期，应当在 6 个月之内测定 TSH 和游离 T4 和 T3。

甲状旁腺功能亢进症

1/3 的甲状旁腺功能亢进症患者年龄大于 60 岁。老年患者和年轻患者的症状相同,但是有可能会被忽略。骨质脱钙、虚弱和关节疼痛事实上提示甲状旁腺疾病可能的主诉可能会被归因于衰老。原发性甲状旁腺功能亢进症常见于绝经后前臂骨折和低骨盐密度的女性(Bergström、Landgren 和 Freyschuss,2007)。基本的实验室检查指向这些个体。一个健康工作国家机构制定了无症状原发性甲状旁腺功能亢进症患者的手术指南(Bilezikian 等,2002;Marcocci 和 Cetani,2011)。如果出现以下任意一种情况,则建议手术:血钙浓度超过正常上限水平大于 1.0mg/dL;24 小时尿钙超过400mg;肌酐清除率减少 30%;任意部位骨盐密度 T 评分低于 -2.5;并且年龄小于 50岁。年龄大于 50 岁者,则推迟手术,监测上述指标。

表 12-7 对比了甲状旁腺功能亢进症与其他常见于老年人的代谢性骨病的常用实验室检查的基本情况。

血管加压素的分泌

正常老年人的加压素基础水平是不变的。然而,与年轻人相比,输入高渗盐水使得老年人血浆加压素水平增长更明显。与高渗改变反应相反,老年人涉及直立姿势假说的容量变化与加压素反应关系较年轻人小。这些表现可能被解释为视上神经核的压力感受器输出受损。容量扩张降低了渗透压感受器的敏感性。高渗盐水的输入导致的容量扩张,因此降低了渗透压感受器的敏感性。如果老年人压力感受器输出受损,容量扩张导致缓冲作用减少,因此加压素对高渗刺激的反应也会减弱。

低钠血症是老年人严重的却又常被忽视的一个问题(Miller,2006;Ellison 和 Berl,2007)。这种综合征常与以下三个常见原因有关:①排水负荷能力降低的肾血流量减少;②利尿剂使用导致的水中毒(这种情况可通过停用利尿剂快速纠正);③加压素分泌过多。尽管在任何年龄段都有许多与抗利尿激素分泌失调综合征(SIADH)相关肺部疾患(如肺炎、肺结核和肿瘤)和中枢神经系统疾患(如卒中、脑膜炎和硬膜下出血),但老年人似乎更容易发生这种并发症。确定的药物如氯磺丙脲、巴比妥类可能会更多地在老年人中引起这种综合征。

当患者出现症状或者血钠水平低于 120mEq/L 时,除了纠正基础病因的治疗之

表 12-7 代谢性骨病的实验室检查结果

疾病	钙	磷	碱性磷酸酶	甲状旁腺激素
甲状旁腺功能亢进症	高	低 / 正常	高 / 正常	高
软骨病	低 / 正常	低	高 / 正常	高
甲状腺功能亢进	高	高	高 / 正常	低
骨质疏松	正常	正常	正常	正常 / 高
佩吉特病	正常 / 高	正常 / 高	高	正常

外,还要限盐限水。去甲氯四环素可用于对抗患者的抗利尿激素分泌紊乱综合征。这种药物会诱导部分肾性尿崩症因而可纠正低钠血症。使用过程中应密切监测血肌酐和血尿素氮。

同化激素

衰老与同化激素减少有关(Lamberts、van den Beld 和 van der Lely,1997)。随着年龄的增长,生长激素 – 胰岛素样生长因子 1(IGF-1)轴活力减退,这可能是造成随衰老而发生的去脂体重减轻而脂肪组织重量增加的原因。已经证实使用生长激素治疗的男性和女性去脂体重减少和脂肪量增加。男性的肌力和最大耗氧量（VO_{2max}）有轻微的改善,而女性没有明显改变。副作用常见,包括葡萄糖耐受不良和糖尿病（Blackman 等,2002;Liu 等,2007）。

正常的男性衰老伴随着睾丸功能的减退,包括总睾酮和生物可利用睾酮血清水平下降。只有少部分男性性腺功能减退。雄激素有许多重要的生理作用,包括在肌肉、骨骼和骨髓方面的效应。然而我们对雄激素与年龄相关的睾丸雄激素靶器官功能下降的效应却知之甚少。老年人睾酮增补剂的研究证实,使用睾酮治疗的患者去脂重量明显增加、骨吸收的生化指标明显降低。睾酮增补剂不影响低水平睾酮的老年人的功能状态和认知（Emmelot-vonk 等,2008）。然而,睾酮增补剂会引起血细胞比容明显增加,持续刺激前列腺特异性抗原（Gruenewald 和 Matsumoto,2003）。基于这些结果,对于这些同化激素处于正常或低正常水平的老年男性,目前尚不推荐使用生长激素或睾酮增补剂治疗。尽管临床试验数据有限,但目前临床实践指南却推荐对有症状的低睾酮水平老年患者使用睾酮替代治疗以提高其骨盐密度、肌肉组织、肌力及身体活动能力、性功能和生活质量（Page 等,2005;Kazi、Geraci 和 Koch,2007;Kenny 等,2010）。

贫血

贫血在老年人中很常见,但造成贫血的原因不能单单归因于高龄。日渐衰弱、疲惫和轻微的贫血不应该被误认为是衰老的表现。在健康的老年人中,其正常的血红蛋白水平与年轻人的正常值相比一般无改变。尽管真正的机制还未被阐明,老年人低血红蛋白水平预示疾病,并且与死亡率、致残率和住院增加有关（Izaks、Westendorp 和 Knook,1999;Longo,2005;Maraldi 等,2006;Penninx 等,2006;Dong 等,2008）。增高的红细胞分布宽度也是有或没有老年相关疾病的社区老年人死亡的一个预测因子（Patel 等,2010）。这种联系的潜在生物学机制尚未明确。

贫血的症状和体征也许会比较隐匿。表 12-8 列举了其中一些表现。这些情况下应该考虑贫血。如果存在贫血,应做诊断评估以确定贫血病因。外周血涂片表现以及病史和体检可以指导诊断,如下所述。然而,除了加强评估,原因未明的贫血在老年人

表 12-8 贫血的症状和体征

虚弱	缺血性胸痛
体位性低血压	充血性心力衰竭
晕厥	劳力性呼吸困难
跌倒	苍白
意识混乱	心动过速
痴呆恶化	

中占主导地位。原因未明的贫血的特点是一种低增生性的轻至中度的贫血,伴随促红细胞生成素受抑制。

缺铁

在老年人中,缺铁性贫血是最常见的病因明确的贫血。实验室检查表现包括低血色素、小细胞、低网织红细胞计数、血清铁降低、总铁结合力升高、转铁蛋白饱和度降低和骨髓铁贮量缺乏。低的血清铁水平和增高的总铁蛋白结合能力提示铁的缺乏,即使红细胞形态尚无改变。因为在很多疾病里均有转铁蛋白减少,铁缺乏的老年患者的总铁结合能力可能正常或降低。然而,转铁蛋白饱和度低于 10% 提示铁缺乏,即使 TIBC 降低。因为缺铁性贫血的血清铁蛋白水平低于 12mg/L,低水平的血清铁蛋白在确诊缺铁上是有价值的。炎性疾病能够升高铁蛋白水平,肝脏疾病也能够在任一方面影响铁蛋白水平,故基于铁蛋白水平诊断缺铁必须了解患者的临床状态。

一旦确定铁缺乏,应当马上治疗,贫血的原因必须被鉴定和纠正。铁摄入不足可能会造成老年人缺铁。膳食评估很重要,包括含铁食物和抑制铁吸收的物质,比如茶。即使患者有营养不良的表现,也必须完善出血性疾病的评估。

应当检查大便隐血。即使大便隐血阴性,不明原因铁缺乏的患者也应当评估胃肠道病变。尽管胃肠道出血可能由药物引起(尤其是某些镇痛药、类固醇和酒精),但胃肠道病变必须被排除。憩室病是常见的出血原因。盲肠和升结肠血管扩张是越来越公认的老年人出血的原因之一。

铁替代治疗常用每日口服补铁的方法。血红蛋白应在 10 天之内上升并且大约 6 周之内恢复正常。血红蛋白正常之后 4 个月骨髓储铁恢复正常。如果贫血没有改善,应考虑患者依从性、持续出血或误诊的可能。对于依从性不好的患者或患者不能耐受口服补铁时,有肠外补铁的指征。应予试验剂量监测其耐受性,并密切观察患者是否有急性反应。高铁葡萄糖较少发生严重反应,但也需要做试验剂量测试。肠外补铁不应常规应用,但对于合适的患者,这是一种重要的治疗方式。

慢性疾病

慢性病性贫血表现出很多与缺铁性贫血相似之处（Weiss 和 Goodnough，2005；Keel 和 Abkowitz，2009）。老年人的贫血常与慢性炎症性疾病或肿瘤形成有关。慢性病性贫血骨髓红细胞生成缺乏，红细胞寿命缩短。低色素、低网织红细胞计数和低血清铁的表现可能会导致其与缺铁性贫血相混淆。当升高的总铁结合力不能确诊缺铁时，铁蛋白水平能够鉴别这两种贫血。铁蛋白水平在缺铁性贫血时降低而在慢性病性贫血时为正常高值或升高。治疗重点在于其基础慢性疾病的治疗，因为对这种类型贫血没有特异性的治疗。

铁粒幼细胞性贫血

低血色素性贫血而又无缺铁或慢性疾病的老年患者应当考虑铁粒幼细胞性贫血。其血清铁和转铁蛋白饱和度升高。合成缺陷导致铁贮存升高和在骨髓出现诊断性的环状铁粒幼细胞。

老年人的铁粒幼细胞性贫血以获得性多见。特发性的铁粒幼细胞性贫血常常是难治性的；只有少部分患者对吡哆醇有部分应答，但所有的患者都应该常规应用吡哆醇。尽管该病预后相当好，但是约有 10% 的患者发展成急性髓性白血病。继发性铁粒幼细胞性贫血可能与基础疾病如恶性肿瘤和慢性炎症性疾病有关。某些药物和毒素可诱发铁粒幼细胞性贫血（如酒精、铅、异烟肼和氯霉素）。药源性铁粒幼细胞性贫血可服用吡哆醇以纠正。表 12-9 列举了有助于鉴别诊断低色素性贫血的检查。

维生素 B_{12} 和叶酸缺乏

维生素 B_{12} 和叶酸缺乏都有可能发生在良好的营养基础之上，尽管叶酸缺乏更常见。独居或酗酒的老年人更容易发生营养不良。新鲜水果和蔬菜摄入不足可导致叶酸缺乏；缺乏肉、禽、鱼、蛋等日常用品可导致维生素 B_{12} 缺乏。维生素 B_{12} 也常发生于

表 12-9 低色素性贫血的鉴别

项目	缺铁	慢性病性贫血	铁粒幼细胞性贫血
血清铁	低	低	高
总铁结合力	常增高 [*]	低	正常
转铁蛋白饱和度	低	低	高
铁蛋白	低	低	正常
骨髓铁	缺乏	充足	环状铁粒幼细胞增多

[*]，在老年人中可能正常甚至降低。

内因子缺乏（恶性贫血）和维生素 B_{12} 吸收不良相关性胃肠道疾病。

这两种元素缺乏导致的贫血实验室检查结果相似，包括大红细胞症、深染和过度分叶的中性粒细胞，以及骨髓出现巨幼细胞。可能会出现白细胞和血小板减少，血清乳酸脱氢酶和胆红素增加。通过测定血清维生素 B_{12} 和叶酸水平也能鉴别这两种贫血。

治疗方法是适当使用维生素 B_{12} 和叶酸。然而，叶酸能够纠正血液学的病变，但是不能纠正维生素 B_{12} 缺乏所致的神经系统异常，因此在治疗之前正确诊断是非常重要的。

促红细胞生成素

巴尔的摩（Baltimore）老龄化研究的一项血红蛋白水平纵向分析显示，促红细胞生成素（Epo）水平随着年龄增加而明显升高（Ershler 等，2005）。无高血压或糖尿病的贫血患者，随着时间的推移，其促红细胞生成素以最大的增长速率增长，而那些合并高血压或糖尿病贫血患者的促红细胞生成素以最低的增长速率增长。超高龄或肾功能受损的患者，其不恰当的代偿机制将会导致贫血。

促红细胞生成素能有效纠正尚不需透析的慢性肾功能疾病（CKD）患者的贫血，还能改善贫血引起的症状和心血管功能，甚至可能降低死亡率（Jones 等，2004）。对促红细胞生成素恰当的应答要求保持足量的铁储备。应当监测铁储备状态，当有缺铁证据时候应进行补铁。FDA 推荐不需要透析的 CKD 患者在开始治疗之前其血红蛋白水平应＞ 10g/dL。然而，目前已证实血红蛋白值在 11g/dL（血细胞比容为 33%）以上会有更好的结局。也有证据表明维持血红蛋白水平≥ 13g/dL 没有益处而且有潜在风险。推荐的血红蛋白目标水平介于 11~12g/dL 之间。未来的推荐水平可能会更低，因为黑匣子警告调整 Epo 剂量到维持 Hgb 到避免输血的水平。

FDA 已发出黑匣子安全警告表明，促红细胞生成素治疗对未接受化疗的癌症贫血患者不仅没有益处，反而可能会造成严重危害（Steensma，2008）。对于 CKD 患者，FDA 的建议是逐步增加正在接受化疗的患者的 Hgb 浓度，直至到足以避免输血的最低水平。

慢性病性贫血（ACD）的首选治疗是治疗基础疾病，而不是输血或者 Epo 治疗。用 Epo 治疗 ACD 的人体研究已经被限制。虽然 ACD 的特征之一是骨髓对内源性或外源性的 Epo 的应答减低，但部分患者可能会有应答。Epo 对伴有类风湿关节炎的 ACD 或低 Epo 水平（＜ 500mU/mL）的获得性免疫缺陷综合征是有用的。

按照目前 FDA 的建议和警告，促红细胞生成素疗法在老年人中应为符合上述的治疗标准的患者保留。

营养

由于缺乏足够的研究、确定的方法和标准，目前关于营养和衰老的讨论有限。尽管人们普遍认为适度地摄取上述推荐热量是最佳的，但动物研究表明低于推荐水平的热量能增加寿命。在确定人类营养所需时,我们必须面对限制现有数据解释的多方面因素,比如遗传因素、社会环境、经济状况、食物的选择以及评估营养状况的方法的落后。

一些国内调查评估了老年人的营养状态。总的来说,这些研究表明,在美国老年人并非营养不良或者明显缺乏,而且表明摄食更多是与健康和贫穷有关,而不是年龄。

维生素、蛋白质和钙

表 12-10 总结了老年人所需的营养素,这表明维生素需求一般不随年龄增长而增多。维生素代谢和需求方面的研究提示维生素 A、B_1、B_2 和维生素 C 的需求与年龄无关。维生素 B_6 和维生素 B_{12} 的需求也不随年龄而增长。然而,因为叶酸和维生素 B_{12} 缺乏与冠状动脉疾病的发生率增加有关,而且能预测认知功能下降(Morris、Selhub 和 Jacques,2012),维生素 D 缺乏与骨质疏松有关,维生素 A、C 和 E 具有抗氧化作用,而且因为大多数人并未摄入最佳的维生素剂量,因此一些专家推荐所有的成年人服用维生素增补剂(Fletcher 和 Fairfield,2002)。

对蛋白质的需要量,各研究结论并不一致。基于氮平衡的研究,对蛋白质的需要量估计从 0.5g/(kg•d)到超过 1.0g/(kg•d)不等。一份女性健康倡议的分析提示,将较高的蛋白质消耗作为能量消耗的一部分,可以使老年女性更为强健、独立,并与降低其发生衰弱事件的风险呈剂量－反应关系(Beasley 等,2010)。关于氨基酸需求量的研究也是有争议的,一些研究显示其需求量随年龄而增长,而其他一些研究则显示其需求量无改变。

对于钙的需求量从 850mg/d 到 1020mg/d 不等,对于绝经后的女性有些推荐则高达 1500mg/d。关于饮食钙摄入量与骨质疏松关系,目前的研究是有争议的。然而,补充钙和维生素 D 确实能改善绝经后骨质疏松。为了保证足够的摄入量,使用钙和维生素 D 增补剂是有必要的。

营养缺乏和生理障碍

很少证据把年龄相关的营养缺乏和临床表现联系起来。维生素 A 水平与暗适

表 12-10 老年人的营养需求

维生素	在老年人无改变
蛋白质	0.5~1.0g/(kg•d)
氨基酸	不变到升高
钙	850~1020mg/d
热量	每年每天减少 12.4cal(成熟到衰老)

应、上皮细胞的排出或角化无明显关系。维生素 C 水平与牙龈炎或维生素 B$_{12}$ 与乳酸、乳酸脱氢酶或血细胞比容无关。维生素 E 或维生素 C 都不能降低主要心血管事件的风险，尽管它们有抗氧化的作用（Sesso 等，2008）。日照不足的老年人有维生素 D 缺乏的风险。在养老院的老年人每天至少需要维生素 D 800IU，要维持正常的维生素 D 水平则需要推荐剂量的两倍。总 25- 羟化维生素 D 水平应当被监测。然而，推荐的治疗目标血清水平各不相同。国际骨质疏松推荐目标为 30ng/mL，然而一个医学报告研究所则建议 20ng/mL 的水平（Rosen，2011）。与相关临床疾病事件增加有关的 25（OH）D 浓度阈值大约是 20ng/mL（De Boer 等，2012）。直到最近，维生素 D 才被认为是其中一种钙性激素。最近研究证明，维生素 D 在细胞的分化、功能和存活中具有重要作用（Montero-Odasso 和 Duque，2005）。维生素 D 的有无对肌肉和骨骼有很大的影响。在骨骼中，维生素 D 能刺激骨转化，同时防止成骨细胞凋亡；而在肌肉中它维持 II 型肌纤维的功能，储备力量、防止跌倒。骨质疏松和肌少症都与老年人衰弱有关。心血管健康研究中，维生素 D 缺乏与生理功能减低、肌肉力量减低以及广泛的日常生活活动行为障碍有关（Houston 等，2011）。在非住院的老年患者中，血清 25-（OH）D 水平是心血管疾病和全因死亡的一个独立负相关因素（Ginde 等，2009）。维生素 D 作为肾素 - 血管紧张素系统的一个内分泌抑制剂，可能与心血管疾病有关（Li，2011）。维生素 D 缺乏与自身免疫和感染易感性增加有关（Aranow，2011）。

尽管关于维生素 D 补充剂效应的研究目前还有争议，但是近来一篇荟萃分析证实维生素 D 补充剂有益于预防跌倒（Jackson 等，2007）。美国预防服务工作组得出的结论是，维生素 D 补充剂能降低骨折风险，但在癌症风险方面的效应尚不清楚（Chung 等，2011）。推荐的补充剂量从每天 800IU 到 2000IU 不等（Holick，2011；Muir 和 Montero-Odasso，2011；Bischoff-Ferrari 等，2012；Heany，2012）。关于维生素 D 补充剂效应的研究通常采用固定的剂量，而且没有测量 25（OH）D 的基线水平。这个剂量对那些明显缺乏的患者来说可能会过低，而对那些高基线水平的患者来说又可能是无益的。内分泌协会推荐剂量为每天 1500~2000IU（评估、治疗和预防维生素 D 缺乏的内分泌协会实践指南，Holick 等，2011）。关于饮食摄入钙和骨质疏松的联系，目前的研究尚有争议。评估这种联系的问题包括降低老年人的钙摄入量、改变钙磷比例、减少蛋白质摄入以及酸碱平衡。

通过补充纠正缺乏

老年人的维生素或蛋白质吸收没有障碍；老年人的低维生素水平可以通过口服补充剂来逆转。由于这些缺乏能够通过膳食补充剂来纠正，因此老年人缺乏维生素最可能与摄入减少有关。

热量需求

一项包含 250 名 23~99 岁研究对象的研究表明，年龄相关的总热量摄入减少，其速率是每年减少 12.4cal/d。每年下降的基础代谢率占 5.23cal/d，而 7.6cal/d 与其他需求的减少有关，包括体育锻炼（McGandy 等，1966）。

饮食限制和食品添加剂

在大鼠、小鼠、果蝇和其他低等生物，热量限制能延迟成熟和延长寿命，然而，其中的机制尚未明了，但是一些研究提示这可能与 IGF-1 水平的降低有关。用等热量但减少其蛋白质喂养的动物具有更长的寿命。基于衰老的自由基理论，目前已提出还原剂能延长寿命的观点。尽管这个观点还有争议，但一些研究支持这个假说。在某些动物模型，热量限制减少疾病的发生率，延迟发病，包括慢性肾小球肾炎、肌营养不良和肿瘤的发生。然而，在人类中体重低于理想体重并不能延长寿命，在灵长类动物中热量限制也不会增加寿命（见第 1 章）。

尽管膳食纤维对结肠癌和憩室病的影响是有争议的，但是利用膳食纤维维持排便习惯的做法是得到广泛支持的，尤其是在老年人，其中便秘可能会是一个棘手的临床问题。当饮食摄入纤维素较低时，麸皮可作为一个补充，尤其是谷类食品和面包或者麦麸粉。调节麦麸的摄入以维持正常的排便。同时也应当保证足够的液体摄入。

尽管食品工业响应缓慢，大部分的罐头食品仍然含有大量的添加钠和糖。因为这些罐头食品比新鲜或冰冻食品便宜，收入有限的老年人可能会食用这些即食食品。当精制的碳水化合物或钠盐需要被限制的时候，应当教育这些老年人正确食用罐头食品。

肥胖

肥胖老年人的患病率不断增长。尽管全因死亡率的升高延伸到 70~80 岁，但关于老年肥胖的潜在危害以及老年肥胖与总的死亡率或疾病特异性死亡率的关系仍存在争议（Zamboni 等，2005；也见于本书第 5 章）。一项荟萃分析显示，一个超重范围的体重指数（BMI 25~29.9kg/m²）并不与老年人明显增高的死亡风险有关，然而一个中度肥胖范围的体重指数（BMI > 30kg/m²）只轻度（10%）增加了死亡风险（Janssen 和 Mark，2007）。在确定肥胖老年人健康风险的时候，中央型肥胖与非脂组织的相对减少可能会比 BMI 更重要。然而，肥胖会导致严重的医疗并发症、降低生活质量，加速年龄相关的生理功能减退，还会导致衰弱（Villareal 等，2005）。很多医疗并发症的发生率与肥胖有关，比如高血压、糖尿病、心血管疾病以及骨关节炎的发病率随年龄增加而增长。代谢综合征的所有组成部分在老年人中都很普遍。高 BMI 与老年人膝关节炎风险增加有关。肥胖还与肺功能异常、肥胖－低通气综合征和阻塞性睡眠呼吸暂停综合征有关。BMI 升高增加尿失禁风险。肥胖与一些癌症的风险增加有关，包括乳腺癌、结肠癌、胰腺癌、肾癌、膀胱癌和前列腺癌。超重或肥胖老年人的自评功能，尤其是活动能力，与消瘦老年人相比显著降低。肥胖的老年人（BMI > 30kg/m²）比那些不肥胖的老年人有更高的护理院入住率。肥胖的益处包括增加老年人骨盐密度、减少骨质疏松和髋部骨折。

减肥能改善老年人生理功能、提高生活质量和减少医疗并发症（Villareal 等，2005）。因为减肥能减少肌肉和骨骼的丢失而被推荐给那些肥胖者以及那些有功能损害或代谢并发症的人，以使他们从减肥中获益。主要的途径是改变生活方式。对于老年人来说，适当的目标是体重管理的关键部分。规律的体育活动以提高生理功能和维持肌肉与骨骼组织对肥胖的老年人来说尤为重要。目前现有的资料尚不足以确定药物治疗对老年肥胖患者的疗效和安全性。减肥手术是对肥胖最有效的减肥方式。老年人的围术期并发症和死亡率较年轻患者高，但其相对的体重减轻量和肥胖相关医疗并发症的改善情况则较年轻患者低。减肥手术应当保守地应用于那些精心挑选的老年人群体，即那些丧失减肥能力而又能通过减肥来改善其状态且符合手术标准的老年人。

感染

尽管有人提出宿主防御机制的改变使老年人易患某些感染，但是目前还很少有证据支持这个假说。可能是环境因素和生理改变而不是免疫系统和特定的疾病是老年人某些感染频率增加的主要因素（表 12-11）。

由于老年人经常因急性或慢性疾病需要住院而且其住院时间更长，所以他们有更大的院内感染风险。住院使老年人有更高的革兰阴性菌和金黄色葡萄球菌感染的风险。在肺部、膀胱、皮肤和葡萄糖自我平衡方面的生理改变可能也是造成老年人易患感染的因素（见第 1 章）。

表 12-11　老年人感染的易感因素

更频繁的住院和更长的住院时间	治疗所致免疫抑制
院内感染	**糖尿病**
革兰阴性杆菌	尿路感染
金黄色葡萄球菌	软组织感染
生理改变	骨髓炎
肺	**前列腺增生**
膀胱	尿路感染
葡萄糖稳态	**宿主防疫机制**
慢性疾病	吞噬作用没有改变
恶性病	补体没有改变
多发性骨髓瘤和白血病	细胞免疫和体液免疫力下降

老年人恶性肿瘤的发生率增高。很多的肿瘤性疾病,尤其是血液系统方面的疾病与频繁的感染有关。治疗过程中使用的免疫抑制剂也是一个诱发因素。老年人糖尿病发病率增高,因此使得他们发生尿路、软组织和骨骼感染的频率更高。阻塞性前列腺增生使得老年患者更容易患尿路感染。

与补体系统一样,吞噬细胞的功能在老化过程中似乎是没有变化的。细胞介导的免疫和体液免疫在老化过程中是有较小程度的减弱。这些改变在老年人易患感染中的作用目前还未确定。

许多感染在老年人中发生更加频繁,且常常与更高的发病率和死亡率有关。一些老年人不典型的感染表现可能会延误诊断和治疗。漏报的症状、沟通障碍、多病共存以及对感染不同的生理应答会导致不同的主诉。

例如,患者未寻求医疗评估是老年阑尾炎有更高的发病率和死亡率的因素之一。沟通方面的困难也可能改变主诉。在老年人群中,不直接累及中枢神经系统的感染也可能引起昏迷,尤其那些原来就患有痴呆的患者。目前其中的机制还不明确。对于急性发生的无法解释的功能下降,医生也应当考虑潜在的急性感染。

慢性疾病的存在会掩盖一个急性发作的感染。化脓性关节炎常发生在一个原先异常的关节。临床上很难区分是基础关节炎恶化还是发生了急性感染。因此,对于关节病急性加重的老年患者,医生们应当毫不犹豫地进行关节滑液检查。

在某些细菌感染的老年患者,发热反应可能是迟钝的或者是缺失的。这可能会模糊诊断和延误治疗。一个不明显的发热反应也可能是不良的预后因素之一。反之,发热反应在老年人中更可能预示着这是一个细菌感染而不是病毒感染,尤其是高龄患者。白细胞不增多的老年人也不能排除细菌感染。

与年轻人一样,老年人的抗生素治疗也是针对分离出的特定微生物。因为不管在哪些部位,革兰阴性菌的感染都更为常见,所以在开始进行抗微生物治疗时,应当考虑给予包括第三代头孢菌素和(或)氨基糖苷类抗生素,在使用任何抗生素时,都必须考虑肾功能和监测药物的肾毒性,尤其是使用氨基糖苷类抗生素。使用氨基糖苷类抗生素必须监测血药浓度和肾功能。

引起老年人常见感染的致病菌谱往往与年轻人不同(表 12-12)。革兰阴性杆菌的每种类别都在增加。肺炎是老年人最常见的感染性死因。肺炎链球菌是老年肺炎最常见的原因,但革兰阴性杆菌的发生率在增加,尤其是在养老院。在养老院或长期护理中心的肺炎被看作是比社区获得性肺炎有更广的致病菌谱的卫生保健相关性肺炎。这些患者预后更差而且需要更广谱的抗生素治疗(Venditti 等,2009)。推荐所有≥65 岁的老年人每年都接种一次流感疫苗或者至少一次肺炎球菌疫苗。在 10 个季度里,流感疫苗明显降低社区老年人肺炎或流感住院风险(危险度,0.75)和死亡风险(危险度,0.52)(Nicho、Nordin 和 Nelson,2007)。大约 50% 的感染性心内膜炎发生在老年人。潜在的心脏病变常由动脉粥样硬化、退行性瓣膜病和人工瓣膜引起。细菌性脑膜炎主要发生在儿童时期和老年期。老年细菌性脑膜炎的病死率为 50%~70%。肺

表 12-12 老年人常见感染的病原体

感染	成人的常见病原菌	老年人的常见病原菌
肺炎	肺炎链球菌 厌氧菌	肺炎链球菌 厌氧菌 流感嗜血杆菌 革兰阴性杆菌
尿路感染	大肠埃希菌	大肠埃希菌 变形杆菌属 克雷白杆菌属 肠杆菌属 肠球菌
脑膜炎	肺炎链球菌 脑膜炎奈瑟菌	肺炎链球菌 单核细胞增多性李斯特菌 革兰阴性杆菌
化脓性关节炎	淋病奈瑟菌 金黄色葡萄球菌	金黄色葡萄球菌 革兰阴性杆菌

炎链球菌是最常见的病原菌,但老年人细菌性脑膜炎也可由产单核细胞李斯特菌或革兰阴性杆菌引起。

长期照护中心(LTCF)的老年人有很大的感染风险。高龄和多病共患使得识别老年感染变得复杂(比如超过 1/2 的严重感染的 LTCF 老年人缺乏典型的发热表现)。美国传染病协会提供了 LTCF 老年人发热和感染的评估指南(High 等,2009)。当 LTCF 老年人功能状态下降、意识下降、尿失禁、跌倒、活动能力降低、摄食减少或者不配合医务人员的时候,应该怀疑感染。发热定义为单次口温 > 100°F(37.8℃),重复口温大于 99°F(37.2℃)或体温升高 > 2°F(-16.7℃)。怀疑感染时应当进行全血细胞计数检查。白细胞计数 >14 000 cells/mm³ 或左移 > 6% 提示细菌感染。对于无症状的老年人,不应该进行尿液检查和尿培养。对长期插尿管的老年人,应当评估发热、寒战、低血压和谵妄。在养老院的老年人,血培养检出率低且对治疗的影响很小。如果临床上怀疑肺炎,呼吸频率 > 25 次 / 分则应当检查指脉氧。如果证实或怀疑低氧血症,则应当行胸片检查。一旦怀疑发生呼吸道病毒感染,应立即进行鼻咽冲洗或取得鼻咽拭子以分离病毒、快速诊断流感 A 病毒或其他常见病毒。如果患者有结肠炎的表现[如严重发热、异常抽搐和或腹泻,伴或不伴大便带血和(或)白细胞],则应初步检查是否感染艰难梭状芽孢杆菌。

结核病的发病率又再次上升。所有种族和民族的老年人患结核病的风险尤其高。这个群体经历了结核病高发的时期,可能还未进行过异烟肼的预防性治疗,而且还有一些易感因素如生理改变、营养不良以及导致结核再次活动的一些基础疾病。老年人的初次感染风险也是增加的,尤其是在 LTCF 的老年患者。

结核病的筛查应在 LTCF 开展实施,因为 LTCF 老年人的感染风险增高,而且能预防皮肤测试强阳性的患者转为活动性疾病(见第 16 章)。目前美国胸科学会推荐对某些类型的患者进行预防性治疗而不考虑其年龄,包括胰岛素依赖的糖尿病患者、激素或者其他免疫抑制剂治疗的患者、终末期肾脏疾病患者以及短期内体重明显减轻的人群。在老年病房,一个有用的规律是:当一个患者的治疗莫名其妙地失败的时候,应当怀疑该患者有结核病了。

一些研究表明,细菌尿增加老年人的死亡率。然而,另一些研究没有证实这一发现。大部分没有证实这一观点的研究认为,细菌的影响与年龄和(或)共存疾病对死亡率的影响没有差异。校正年龄之后,致命性疾病相关的细菌尿是伴有细菌尿的老年人死亡率增加的原因。

当前一些关于老年住院患者或再入院患者的研究显示,由于复发感染率高,抗菌治疗对细菌尿效果不佳。一个关于伴有无症状细菌尿的流动性非住院老年女性的研究证明,短期的抗菌治疗能够消除大部分女性的细菌尿且至少维持 6 个月。生存率不作为一个结局指标。

细菌尿在老年人中很常见而且常常是无症状的。在无尿路堵塞的情况下,目前尚无证据支持对无症状细菌尿的老年人常规应用抗菌治疗。在伴有尿失禁而无其他尿路感染症状的细菌尿患者,作为尿失禁初始评估的一部分,细菌尿应该被根除(见第 8 章)。

带状疱疹的发病率随年龄增加而增加。在一个前瞻性疫苗试验中,60 岁及以上人群中每 1000 人里每年有 11.8 人发生带状疱疹,而在所有年龄段中的发病率每年每 1000 人为 1.2~3.4 人(Schmader,2007)。高龄是发生带状疱疹后遗神经痛(PHN)的最强危险因素。如果在皮疹发生 72 小时之内用阿昔洛韦、泛昔洛韦和伐昔洛韦治疗,则能够减轻急性疼痛和慢性疼痛的持续时间。止痛剂对于缓解疼痛非常重要。中重度的疼痛需要用阿片类药物来缓解。目前尚未证明糖皮质激素能够降低 PHN 的发生率。局部利多卡因贴剂、加巴喷丁和普瑞巴林是 FDA 批准用于治疗 PHN 的药物,但去甲替林和阿片类药物也已证明是有益的。对于某些病例,联合治疗是有必要的。水痘－带状疱疹减毒活疫苗已经被开发出来而且被证明是安全的,且能降低带状疱疹的发生率(危险度,0.45),包括眼带状疱疹(危险度,0.37)和带状疱疹住院率(危险度,0.35)(Simberkoff 等,2010;Tseng 等,2011)。

疫苗接种推荐还包括每 10 年接种一次百白破疫苗。因为百日咳的免疫反应已经减弱,因此至少再接种一次百白破疫苗以覆盖百日咳免疫。

体温失调

老年人体温失调预示着随着年龄的增加其稳态机制也不断地缩窄。老年人的平均口腔温低于 37℃,更高龄的养老院老年人的体温可能会更低,而且白天体温也未能上升(Gomolin 等,2005)。老年人不太能适应极端温度的环境。体温过低和体温过高状态是老年人主要的功能失调表现。尽管这些失调表现被低估了,但是有证据表明在异常热或冷期间,患者的发病率和死亡率增加,尤其是在老年患者之间。这种疾病大部分是由于在这期间心血管疾病(心肌梗死或卒中)或感染性疾病(肺炎)发病率增加引起。

在冬季,当室温低于 21℃(70℉)时,老年人常常发生体温过低。

病理生理学

温度感受器受损、高温下出汗减少以及低温下血管收缩异常是这些疾病的主要病理生理机制。

体温过低

体温过低定义为中心温度(直肠、食管或骨膜)低于 35℃(95℉)。利用低温记录体温计早期识别对诊断体温过低至关重要。

表 12-13 展现了体温过低的临床疾病谱。因为早期症状是非特异性而且是隐匿的,早期诊断必须要有高度怀疑指数。已知的或潜在的暴露史有助于诊断,但是老年人在温度适中的情况下也可能变得体温过低。常常出现的情况是,最难鉴别诊断严重的体温过低和甲状腺功能减退症。甲状腺疾病既往史、既往甲状腺手术的颈部伤疤和深部肌腱反射放松期延迟有助于诊断甲状腺功能减退症。病例报告揭示患者幸存下来后发现没有呼吸和脉搏。

表 12-13 体温过低的临床表现

早期体征[32℃~35℃(89.6℉~95℉)]	晚期体征[28℃~30℃(82.4℉~86℉)]	更晚期体征[<28℃(82.4℉)]
疲惫	皮肤冷	皮肤非常冷
虚弱	呼吸浅慢	强直
步态缓慢	发绀	呼吸暂停
淡漠	心动过缓	无脉搏心室颤动
语言不清	房性和室性心律失常	反射消失
意识混乱	低血压	无应答
寒战(±)	半昏迷和昏迷	瞳孔固定
皮肤冷	肌肉强直	
感觉冷(±)	全身水肿	
	反射减慢	
	瞳孔反射弱	
	多尿或无尿	

　　最明显的早期并发症是心律失常和心肺阻滞。晚期并发症累及肺脏、胃肠和肾脏系统。心电图（ECG）异常很常见。最特异的心电图表现是 QRS 波群后出现 J 波（奥斯本波）。这个异常在体温回升之后消失。

　　严重低体温的一般支持治疗包括复杂的多系统功能障碍的加强监护管理。应当尽一切努力评估和治疗原发病（如感染、甲状腺功能减退症和低血糖）。老年人体温过低应当及时按照败血症来治疗，除非证明另有原因。当患者进行连续心电图监测时，由于心肌易激惹，因此应当尽可能避免中心线。因为代谢延迟的缘故，大部分药物对于严重体温过低的老年人疗效甚微，但一旦患者体温回升，这些药物又会引发某些问题。因此应当优先选择稳定患者，并立即采用特定的复温技术使患者体温回升。只有在完成复温之后，严重的心律失常、酸中毒和水、电解质紊乱才会对治疗产生应答。

　　对于轻度体温过低的患者，一般来说，被动复温是适宜的（＞ 32℃）。积极的外周复温与发病率和死亡率增高有关，因为冷的血液可能突然分流到人体中心区域，从而进一步降低人体中心区域的温度；外周血管扩张可通过减少循环血量而导致低血容量性休克。对于更严重的体温过低（＜ 32℃），体中心复温是必要的。有几种体中心复温技术已投入使用，但阳性结果仅仅来源于一些小样本量的非对照试验。对大多数的机构而言，腹膜透析和吸入复温也许是最实用的技术。

　　严重体温过低的病死率常大于 50%，并随年龄的增加而增加，尤其与患者基础疾病有关。

体温过高

　　中暑是指体温调节功能失调且以核心温度＞ 40℃（＞ 105℉）、严重的中枢神经系统功能障碍（精神错乱、谵妄、昏迷）和无汗症（皮肤发烫、干燥）为特点。发生中暑的主要两个人群为长期患病的老年人和正在经历激烈运动的年轻人。一旦出现这种综合征，病死率将高达 80%。

　　老年人中暑有多种诱导因素，但最常见的原因是持续的高温（O'Malley，2007）。此时中暑的诊断需要被高度怀疑。考虑到中暑的低存活率，必须努力预防中暑的发生。老年人应当被警示高温天气的危险。尤其对那些处于高风险的老年人，应当考虑暂时迁移至保护性更佳的环境。

　　中暑虚脱的早期表现没有特异性（表 12-14）。随后，将会发生严重的中枢神经系统功能障碍和无汗症。

　　表 12-15 列举了一些由热损伤造成的器官系统的更严重并发症。一旦发展成完整的综合征，不管持续时间的长短，其预后都是非常差的。这个阶段要求强化多系统的治疗，治疗的关键包括在 1 小时之内降温至 38.9℃（102℉）的迅速特异性的治疗。冰袋或冰水浸润的方法优于用酒精擦浴或电风扇对流降温。

　　预防是管理老年人体温调节失调的最合适方法。教育老年人他们对低温和高温的极端气温环境的敏感性，教育老年人在这种气温条件下的适宜活动以及密切监测最

表 12-14　高热的临床表现

早期体征	晚期体征
头晕	中枢神经系统失调
虚弱	精神错乱
燥热	谵妄
食欲缺乏	昏迷
恶心	无汗
呕吐	热，皮肤干燥
头痛	
呼吸困难	

表 12-15　中暑并发症

心肌损伤	**出血性体质**
充血性心力衰竭	弥散性血管内凝血
心律失常	**电解质紊乱**
肾衰竭（20%~25%）	**酸碱失衡**
脑水肿	代谢性酸中毒
癫痫发作	呼吸性碱中毒
弥漫性或局灶性改变	**感染**
肝细胞坏死	吸入性肺炎
黄疸	脓毒症
肝衰竭	**脱水和休克**
横纹肌溶解	
肌红蛋白尿	

脆弱的老年人也许能降低这些疾病的发病率和死亡率。

证据总结

应该做

- 对有高血压或高脂血症的患者进行糖尿病的筛查。
- 应用二甲双胍作为治疗超重糖尿病患者的一线治疗。

- 治疗糖尿病患者的其他动脉粥样硬化的危险因素（吸烟、血脂紊乱和高血压）。
- 对老年人进行甲状腺功能减退症的筛查。
- 筛查老年人维生素 D 缺乏。
- 对骨折或低骨盐密度的患者进行原发性甲状腺功能亢进症筛查。

不应该做

- 对伴有肾功能不全或心力衰竭的患者使用二甲双胍。
- 对伴有心力衰竭的患者使用噻唑烷二酮类降糖药。
- 推荐低正常水平睾酮的老年男性使用睾酮补充剂。

考虑做

- 在制订血糖控制目标的时候考虑预期寿命和生活质量。

（廖玉麟 许丽 译；莫莉 蒲虹杉 校）

参考文献

Amori RE, Lau J, Pittas AG. Efficacy and safety of incretin therapy in type 2 diabetes. *JAMA*. 2007;298: 194-206.

Aranow C. Vitamin D and the immune system. *J Investig Med*. 2011;59:881-886.

Artz AS, Thirman MJ. Unexplained anemia predominates despite an intensive evaluation in a racially diverse cohort of older adults from a referral anemia clinic. *J Gerontol A Biol Sci Med Sci*. 2011;66A: 925-932.

Bahn RS, Burch HB, Cooper DS, et al. Hyperthyroidism and other causes of thyrotoxicosis: management guidelines of the American Thyroid Association and the American Association of Clinical Endocrinologists. *Thyroid*. 2011;21:593-646.

Beasley JM, LaCroix AZ, Neuhouser ML, et al. Protein intake and incident frailty in the Women's Health Initiative Observational Study. *J Am Geriatr Soc*. 2010;58:1063-1071.

Bennett WL, Maruther NM, Singh S, et al. Comparative effectiveness and safety of medications for type 2 diabetes: an update including new drugs and drug combinations. *Ann Intern Med*. 2011;154:602-613.

Bergström I, Landgren BM, Freyschuss B. Primary hyperparathyroidism is common in postmenopausal women with forearm fracture and low bone mineral density. *Acta Obstet Gynecol Scand*. 2007; 861: 61-64.

Bilezikian JP, Potts JT, Fuleihan GE-H, et al. Summary statement from a workshop on asymptomatic primary hyperparathyroidism. *J Clin Endocrinol Metab*. 2002;87:5353-5361.

Biondi B, Fazio S, Palmieri EA, et al. Left ventricular diastolic dysfunction in patients with subclinical hypothyroidism. *J Clin Endocrinol Metab*. 1999;84:2064-2067.

Bischoff-Ferrari HA, Willett WC, Orav EJ, et al. A pooled analysis of vitamin D dose requirements for fracture prevention. *N Engl J Med*. 2012;367:40-49.

Black C, Donnelly P, McIntyre L, et al. Meglitinide analogues for type 2 diabetes mellitus. *Cochrane Database Syst Rev*. 2007;18:CD004654.

Blackman MR, Sorkin JD, Munzer T, et al. Growth hormone and sex steroid administration in healthy aged women and men: a randomized controlled trial. *JAMA*. 2002;288: 2282-2292.

Boulé NG, Haddad E, Kenny GP, et al. Effects of exercise on glycemic control and body mass in type 2 diabetes mellitus: a meta-analysis of controlled clinical trials. *JAMA*. 2001;286:1218-1227.

Buse JB, Bergenstal RM, Glass LC, et al. Use of twice-daily exenatide in basal insulintreated patients with type 2 diabetes. A randomized, controlled trial. *Ann Intern Med*. 2011;154:103-112.

Cappola AR, Fried LP, Arnold, AM, et al. Thyroid Status, Cardiovascular Risk, and Mortality in Older Adults. *JAMA*. 2006; 295:1033-1041.

Ceresini G, Lauretani F, Maggio M, et al. Thyroid function abnormalities and cognitive impairment in elderly people: results of the Invecchiare in Chianti Study. *J Am Geriatr Soc*. 2009;57:89-93.

Chung M, Lee J, Terasawa T, et al. Vitamin D with or without calcium supplementation for prevention of cancer and fractures: an updated meta-analysis for the U.S. Preventive Services Task Force. *Ann Intern Med*. 2011;155:827-838.

Church TS, Blair SN, Cocreham S, et al. Effects of aerobic and resistance training on hemoglobin A1c levels in patients with type 2 diabetes. A randomized controlled trial. *JAMA*. 2010;304:2253-2262.

Collet TH, Gussekloo J, Bauer DC, et al. Subclinical hyperthyroidism and the risk of coronary heart disease and mortality. *Arch Intern Med*. 2012;172:799-809.

Cooper DS. Subclinical hypothyroidism. *N Engl J Med*. 2001;345:260-265.

Cooper DS. Antithyroid drugs. *N Engl J Med*. 2005;352:905-917.

Cushman WC, Evans GW, Byington RP, et al. Effects of intensive blood-pressure control in type 2 diabetes mellitus. *N Engl J Med*. 2010;362:1575-1585.

De Boer IH, Levin G, Robinson-Cohen C, et al. Serum 25-hydroxyvitamin D concentration and risk for major clinical disease events in a community-based population of older adults. *Ann Intern Med*. 2012; 156:627-634.

Diabetes Prevention Program Research Group. Reduction in the incidence of type 2 diabetes with lifestyle intervention or metformin. *N Eng J Med*. 2002;346:393-403.

Dong XQ, Mendes de Leon C, Artz A, et al. A population-based study of hemoglobin, race, and mortality in elderly persons. *J Gerontol Med Sci*. 2008;63A:873-878.

Drucker DJ. The role of gut hormones in glucose homeostasis. *J Clin Invest*. 2007;117:24-32.

Ellison DH, Berl T. The syndrome of inappropriate antidiuresis. *N Engl J Med*. 2007;356: 2064-2072.

Emmelot-Vonk MH, Verhaar HJ, Nakhai Pour HR, et al. Effect of testosterone supplementation on functional mobility, cognition, and other parameters in older men: a randomized controlled trail. *JAMA*. 2008;2:39-52.

Ershler WB, Sheng S, McKelvey J, et al. Serum erythropoietin and aging: a longitudinal analysis. *J Am Geriatr Soc*. 2005;53:1360-1365.

Fatourechi V. Upper limit of normal serum thyroid-stimulating hormone: a moving and now and aging target? *Endo J*. 2007;92:4560-4562.

Fletcher RH, Fairfield KM. Vitamins for chronic disease prevention: clinical applications. *JAMA*. 2002;287:3127-3129.

Gaede P, Lund-Anderson H, Parving H-H, et al. Effect of a multifactorial intervention on mortality in type 2 diabetes. *N Engl J Med*. 2008;358:580-591.

Gharib H. Commentary. ACP Journal Club. *Ann Intern Med*. 2008;148:6.

Gillies CL, Abrams KR, Lambert PC, et al. Review: lifestyle or pharmacologic interventions prevent or delay type 2 diabetes in impaired glucose tolerance. *BMJ*. 2007;334:299-307.

Ginde AA, Scragg R, Schwartz RS, et al. Prospective study of serum 25-hydoxyvitamin D level, cardiovascular disease mortality, and all-cause mortality in older U.S. adults. *J Am Geriatr Soc*. 2009;57:1595-1603.

Gomolin IH, Aung MM, Wolf-Klein G, et al. Older is colder: temperature range and variation in older people. *J Am Geriatr Soc*. 2005;53:2170-2172.

Grozinsky-Glasberg S, Fraser A, Nahshoni E, et al. Thyroxine-triiodothyronine combination therapy versus thyroxine monotherapy for clinical hypothyroidism: meta-analysis of randomized controlled trials. *J Clin Endocrinol Metab*. 2006;91:2592-2599.

Gruenewald DA, Matsumoto AM. Testosterone supplementation therapy for older men: potential benefits and risks. *J Am Geriatr Soc*. 2003;51:101-115.

Habra M, Sarlis NJ. Thyroid and aging. *Rev Endocr Metab Disord*. 2005;6:145-154.

Heany RP. Vitamin D: baseline status and effective dose. *N Engl J Med*. 2012;367:77-78.

High KP, Bradley SF, Gravenstein S, et al. Clinical practice guideline for the evaluation of fever and infection in older adult residents of long-term care facilities: 2008 update by the Infectious Disease Society of America. *J Am Geriatr Soc*. 2009;57:375-394.

Holick MF. Vitamin D: a D-lightful solution for health. *J Investig Med*. 2011;59:872-880.

Holick MF, Brinkley NC, Bischoff-Ferrari HA, et al. Evaluation, treatment, and prevention of vitamin D deficiency: an Endocrine Society clinical practice guideline. 2011;96:1911-1930.

Holman RR, Farmer AJ, Davies MJ, et al. Three-year efficacy of complex insulin regimens in type 2 diabetes. *N Engl J Med*. 2009;361:1736-1747.

Houston DK, Tooze JA, Davis CC, et al. Serum 25-hydroxyvitamin D and physical function in older adults: the Cardiovascular Health Study All Stars. *J Am Geriatr Soc*. 2011;59:1793-1801.

Huang ES, Meigs JB, Singer DE. The effect of interventions to prevent cardiovascular disease in patients with type 2 diabetes mellitus. *Am J Med*. 2001;111:633-642.

Huang ES, Zhang Q, Gandra N, et al. The effect of comorbid illness and functional status on the expected benefits of intensive glucose control in older patients with type 2 diabetes: a decision analysis. *Ann Intern Med*. 2008;149:11-19.

Huber G, Staub J-J, Meier C, et al. Prospective study of the spontaneous course of subclinical hypothyroidism: prognostic value of thyrotropin, thyroid reserve, and thyroid antibodies. *J Clin Endocrinol Metab*. 2002;87:3221-3226.

Inzucchi SE. Management of hyperglycemia in the hospital setting. *N Engl J Med*. 2006;355:1903-1911.

Inzucchi SE. Diagnosis of diabetes. *N Engl J Med*. 2012;367:542-550.

Inzucchi SE, Maggs DG, Spollett GR, et al. Efficacy and metabolic effects of metformin and troglitazone in type II diabetes mellitus. *N Engl J Med*. 1998;338:867-872.

Izaks GJ, Westendorp RG, Knook DL. The definition of anemia in older persons. *JAMA*. 1999;281:1714-1717.

Jackson C, Gaugris S, Sen SS, et al. The effect of cholecalciferol (vitamin D3) on the risk of fall and fracture: a meta-analysis. *QJM*. 2007;100:185-192.

Janssen I, Mark AE. Elevated body mass index and mortality risk in the elderly. *Obesity Rev*. 2007;8:41-59.

Jones M, Ibels L, Schenkel B, et al. Impact of epoetin alfa on clinical end points in patients with chronic renal failure: a meta-analysis. *Kidney Int*. 2004;65:757-767.

Kazi M, Geraci SA, Koch CA. Considerations for the diagnosis and treatment of testosterone deficiency in elderly men. *Am J Med*. 2007;120:835-840.

Keel SB, Abkowitz JL. The microcytic red cell and the anemia of inflammation. *N Engl J Med*. 2009;361:1904-1906.

Kenny AM, Kleppinger A, Annis K, et al. Effects of transdermal testosterone on bone and muscle in older men with low bioavailable testosterone levels low bone mass, and physical frailty. *J Am Geriatr Soc*. 2010;58:1134-1143.

Ku S. Algorithms replace sliding scale insulin orders. *Drug Ther Topics*. 2002;31:49-53.

Lamberts SWJ, van den Beld AW, van der Lely A-J. The endocrinology of aging. *Science*. 1997;278:419-424.

Lee P, Chang A, Blaum C, et al. Comparison of safety and efficacy of insulin glargine and neutral protamine Hagedorn insulin in older adults with type 2 diabetes mellitus: results from a pooled analysis. *J Am Geriatr Soc*. 2012;60:51-59.

Li YC. Molecular mechanism of vitamin D in the cardiovascular system. *J Investig Med*. 2011;59:868-871.

Ligthelm, RJ, Kaiser M, Vora J, et al. Insulin use in elderly adults: risk of hypoglycemia and strategies for care. *J Am Geriatr Soc*. 2012; 60:1564-1570.

Lincoff AM, Wolski K, Nicholls SJ, et al. Pioglitazone and risk of cardiovascular events in patients with type 2 diabetes mellitus. *JAMA*. 2007;298:1180-1188.

Lipscombe LL, Gomes T, Lévesque LE, et al. Thiazolidinediones and cardiovascular outcomes in older patients with diabetes. *JAMA*. 2007;298:2634-2643.

Liu H Bravata DM, Olkin I, et al. Systematic review: the safety and efficacy of growth hormone in the healthy elderly. *Ann Intern Med*. 2007;146:104-115.

Longo DL. Closing in on a killer: anemia in elderly people. *J Gerontol Biol Sci Med Sci*. 2005;60A:727-728.

Maraldi C, Ble A, Zuliani G, et al. Association between anemia and physical disability in older patients: role of comorbidity. *Aging Clin Exp Res*. 2006;8:485-492.

Marcocci C, Cetani F. Primary hyperthyroidism. *N Engl J Med*. 2011;365:2389-2397.

Mariotti S, Cambuli VM. Cardiovascular risk in elderly hypothyroid patients. *Thyroid*. 2007;17:1067-1073.

McGandy RB, Barrows CH Jr, Spanias A, et al. Nutrient intakes and energy expenditures in men of different ages. *J Gerontol*. 1966;21:581-587.

Miller M. Hyponatremia and arginine vasopressin dysregulation: mechanisms, clinical consequences, and management. *J Am Geriatr Soc*. 2006;54:345-353.

Montero-Odasso M, Duque G. Vitamin D in the aging musculoskeletal system: an authentic strength preserving hormone. *Mol Aspects Med*. 2005;26:203-219.

Montori VM, Fernandez-Balsells M. Glycemic control in type 2 diabetes: time for an evidenced-based about face? *Ann Intern Med*. 2009;150:803-808.

Mooradian AD, Bernbaum M, Albert SG. Narrative review: a rational approach to starting insulin therapy. *Ann Intern Med*. 2006;145:125-134.

Morris MS, Selhub J, Jacques PF. Vitamin B-12 and folate status in relation to decline in scores on the Mini-Mental State Examination in the Framingham Heart Study. *J Am Geriatr Soc*. 2012;60:1457-1464.

Muir SW, Montero-Odasso M. Effect of vitamin D supplementation on muscle strength, gait, and balance in older adults: a systematic review and meta-analysis. *J Am Geriatr Soc*. 2011;59:2291-2300.

Nathan DM. Finding new treatments for diabetes—how many, how fast . . . how good? *N Engl J Med*. 2007;356:437-536.

Nichol KL, Nordin JD, Nelson DB. Effectiveness of influenza vaccine in the communitydwelling elderly. *N Engl J Med*. 2007;357:1373-1381.

O'Malley PG. Commentary on heat waves and heat-related illness. *JAMA*. 2007;298: 917-919.

Page ST, Amory JK, Bowman FD, et al. Exogenous testosterone (T) alone or with finasteride increases physical performance, grip strength, and lean body mass in older men with low serum T. *J Clin Endocrinol Metab*. 2005;90:1502-1510.

Patel KV, Semba RD, Ferrucci L, et al. Red cell distribution width and mortality in older adults: a meta-analysis. *J Gerontol A Biol Sci Med Sci*. 2010;65A:258-265.

Penninx BWJH, Pahor M, Woodman RC, et al. Anemia in old age is associated with increased mortality and hospitalization. *J Gerontol Biol Sci Med Sci*. 2006;61A:474-479.

Puar TH, Khoo JJ, Cho LW, et al. Association between glycemic control and hip fracture. *J Am Geriatr Soc*. 2012;60:1493-1497.

Qaseem A, Humphrey LL, Sweet DE, et al. Oral pharmacologic treatment of type 2 diabetes mellitus: a clinical practice guideline from the American College of Physicians. *Ann Intern Med*. 2012;156: 218-231.

Rodondi N, den Elzen WPJ, Bauer DC, et al. Subclinical hypothyroidism and the risk of coronary heart disease and mortality. *JAMA*. 2010;304:1365-1374.

Rosen CJ. Vitamin D insufficiency. *N Engl J Med*. 2011;364:248-254.

Schmader K. Herpes zoster and postherpetic neuralgia in older adults. *Clin Geriatr Med*. 2007;23:615-632.

Sesso HD, Buring JE, Christen WG, et al. Vitamins E and C in the prevention of cardiovascular disease in men: the Physician's Health Study II randomized controlled trial. *JAMA*. 2008;300:2123-2133.

Simberkoff MS, Arbeit RD, Johson GR, et al. Safety of herpes zoster vaccine in the Shingles Prevention Study: a randomized trial. *Ann Intern Med*. 2010;152:545-554.

Singh S, Loke YK, Furberg CD. Long-term risk of cardiovascular events with rosiglitazone. *JAMA*. 2007;298:1189-1195.

Steensma DP. Is anemia of cancer different from chemotherapy induced anemia? *J Clin Oncol*. 2008;26:1022-1024.

Strippoli GF, Craig MC, Schena FP, et al. Review: ACE inhibitors delay onset of microalbuminuria in diabetes without nephropathy and reduce mortality in diabetic nephropathy. *J Am Soc Nephrol*. 2006;17:S153-S155.

Surks MI, Hollowell JG. Age-specific distribution of serum thyrotropin and antithyroid antibodies in the US population: implications for the prevalence of subclinical hypothyroidism. *J Clin Endocrinol Metab*. 2007;92:4575-4582.

Tseng HF, Smith N, Harpaz R, et al. Herpes zoster vaccine in older adults and the risk of subsequent herpes zoster disease. *JAMA*. 2011;305:160-166.

United Kingdom Prospective Diabetes Study (UKPDS) Group. Intensive blood-glucose control with sulphonylureas or insulin compared with conventional treatment and risk of complications in patients with type 2 diabetes (UKPDS 33). *Lancet*. 1998a;352:837-852.

United Kingdom Prospective Diabetes Study (UKPDS) Group. Effect of intensive blood-glucose control with metformin on complications in overweight patients with type 2 diabetes (UKPDS 34). *Lancet.* 1998b;352:854-865.

United Kingdom Prospective Diabetes Study (UKPDS) Group. Tight blood pressure control and risk of macrovascular and microvascular complications in type 2 diabetes: UKPDS 38. *BMJ.* 1998c;317:703-712.

U.S. Preventive Services Task Force. Screening for type 2 diabetes mellitus in adults: recommendations and rationale. *Ann Intern Med.* 2003;138:212-214.

Venditti M, Falcone M, Carrao S, et al. Outcomes of patients hospitalized with community-acquired, health care-associated, and hospital-acquired pneumonia. *Ann Intern Med.* 2009;150:19-26.

Villareal DT, Apovian CM, Kushner RF, et al. Obesity in older adults: technical review and position statement of the American Society for Nutrition and NAASO, The Obesity Society. *Am J Clin Nutr.* 2005;82:923-934.

Weiss G, Goodnough LT. Anemia of chronic disease. *N Engl J Med.* 2005;352:1011-1023.

Wilding JPH, Woo V, Soler NG, et al. Long-term efficacy of dapagliflozin in patients with type 2 diabetes mellitus receiving high doses of insulin. *Ann Intern Med.* 2012;156:405-415.

Yau CK, Eng C, Cenzer IS, et al. Glycosylated hemoglobin and functional decline in communitydwelling nursing home-eligible elderly adults with diabetes mellitus. *J Am Geriatr Soc.* 2012;60: 1215-1221.

Zamboni M, Mazzali G, Zoico E, et al. Health consequences of obesity in the elderly: a review of four unresolved questions. *Int J Obesity.* 2005;29:1011-1029.

推荐读物

Bartlett JG. Antibiotic-associated diarrhea. *N Engl J Med.* 2002;346:334-339.

Belshe RB. Influenza prevention and treatment: current practices and new horizons. *Ann Intern Med.* 1999;131:621-623.

Bentley DW, Bradley S, High K, et al. Practice guideline for evaluation of fever and infection in long-term care facilities. *J Am Geriatr Soc.* 2001;49:210-222.

Bouchama A, Knochel JP. Heat stroke. *N Engl J Med.* 2002;346:1978-1988.

Brady MA, Perron WJ. Electrocardiographic manifestations of hypothermia. *Am J Emerg Med.* 2002; 20:314-326.

Chandalia M, Garg A, Lutjohann D, et al. Beneficial effects of high dietary fiber intake in patients with type 2 diabetes mellitus. *N Engl J Med.* 2000;342:1392-1398.

Davis PJ, Davis FB. Hyperthyroidism in patients over the age of 60 years. *Medicine (Baltimore).* 1974; 53:161-181.

Elia M, Ritz P, Stubbs RJ. Total energy expenditure in the elderly. *Eur J Clin Nutr.* 2000;54:S92-S103.

Federman DD. Hyperthyroidism in the geriatric population. *Hosp Pract.* 1991;26:61-76.

Finucane TE. "Tight control" in geriatrics: the emperor wears a thong. *J Am Geriatr Soc.* 2012;60:1571-1575.

Gambert SR. Effect of age on thyroid hormone physiology and function. *J Am Geriatr Soc.* 1985;33:360-365.

Gress TW, Nieto J, Shahar E, et al. Hypertension and antihypertensive therapy as risk factors for type 2 diabetes mellitus. *N Engl J Med.* 2000;342:905-912.

Hak AE, Pols HAP, Visser TJ, et al. Subclinical hypothyroidism is an independent risk factor for atherosclerosis and myocardial infarction in elderly women: the Rotterdam study. *Ann Intern Med.* 2000; 132:270-278.

Ismail-Beigi F, Moghissi E, Tiktin M, et al. Individualizing glycemic targets in type 2 diabetes mellitus: implications of recent clinical trials. *Ann Intern Med.* 2011;154:554-559.

Lipschitz DA. An overview of anemia in older patients. *Older Patient.* 1988;2:5-11.

Mateen FJ, Mills EJ. Aging and HIV-related cognitive loss. *JAMA.* 2012;308:349-350.

Morley JE, Mooradian AD, Silver AJ, et al. Nutrition in the elderly. *Ann Intern Med.* 1988;109:890-904.

Mylonakis E, Calderwood SB. Infective endocarditis in adults. *N Engl J Med.* 2001;345: 1318-1330.

Oxman MN, Levin MJ, Johnson GR, et al. A vaccine to prevent herpes zoster postherpetic neuralgia in older adults. *N Engl J Med.* 2005;352:2271-2284.

Sawin CT, Castelli WP, Hershman JM, et al. The aging thyroid: thyroid deficiency in the Framingham Study. *Arch Intern Med*. 1985;145:1386-1388.

Stead WW, To T, Harrison RW, et al. Benefit-risk considerations in preventive treatment for tuberculosis in elderly persons. *Ann Intern Med*. 1987;107:843-845.

The ORIGIN Trial Investigators. Basal insulin and cardiovascular and other outcomes in dysglycemia. *N Engl J Med*. 2012;367:319-328.

Thomas FB, Mazzaferi EL, Skillman TB. Apathetic thyrotoxicosis: a distinctive clinical and laboratory entity. *Ann Intern Med*. 1970;72:679-685.

Treatment of hypothermia. *Med Lett Drugs Ther*. 1986;28:123-124.

Trevino A, Bazi B, Beller BM, et al. The characteristic electrocardiogram of accidental hypothermia. *Arch Intern Med*. 1971;127:470-473.

Trivalle C, Doucet J, Chassagne P, et al. Differences in the signs and symptoms of hyperthyroidism in older and younger patients. *J Am Geriatr Soc*. 1996;44:50-53.

Tuomilehto J, Lindstrom J, Eriksson JG, et al. Prevention of type 2 diabetes mellitus by changes in lifestyle among subjects with impaired glucose tolerance. *N Engl J Med*.2001;344:1343-1350.

United Kingdom Prospective Diabetes Study Group. Efficacy of atenolol and captopril in reducing risk of macrovascular and microvascular complications in type 2 diabetes: UKPDS 39. *BMJ*. 1998;371:713-719.

Yoshikawa TT. Infectious diseases. *Clin Geriatr Med*. 1992;8:701-945.

Yoshikawa TT. Tuberculosis in aging adults. *J Am Geriatr Soc*. 1992;40:178-187.

第13章

感觉障碍

患有明显视觉和听觉障碍的老年人中,有高达 75% 的人不会向他的医生提及这些问题,因此针对这些问题进行适当的筛查非常重要。这些视觉、听觉障碍可能会限制老年人的功能活动,从而导致社会隔离和抑郁。纠正这些可补救的情况可提高老年人的日常活动能力。

视力

生理和功能改变

视觉系统随着年龄增长而发生很多改变(表 13-1)。老年人视敏度下降可能由脉络膜、色素上皮细胞、视网膜的形态学改变,或视杆细胞、视锥细胞以及其他神经元素的功能减退引起。老年患者常常在眼球上视或维持内聚时存在困难。随着年龄增加,眼内压随之缓慢增加。

屈光不正可能会更多地演变成远视或近视。在年轻人中,远视可以通过调节晶状体的睫状肌来克服。但是随着年龄增加,由于调节能力储备的丢失使得这种潜在的远视变得更加明显。

由于晶状体的改变,老年人发生近视可能会随着年龄的增长而增加。随着年龄的增长,晶状体纤维在晶状体核内沉积,使得晶体的体积随之增大。晶状体核变得更加致密、更加坚固(晶状体核硬化),使得晶状体的折射率增大,从而加重近视。

另一个明确的老年性屈光改变,是晶状体核硬化和睫状肌萎缩引起的老花眼。因此,老年人可以看清的最近距离会随着年龄逐渐变远。大约 45 岁,调节近点已经远到让舒适的阅读和近距离工作变得艰难。患者需要借助矫正镜片来获得更小的调节近点。

老年人,尤其是绝经后女性,泪液分泌减少可导致眼睛干燥,从而引起刺激以及不适。这种情况可能破坏角膜表面的完整性。这种情况主要用人工泪液规律间歇滴眼来替代治疗。

角膜内皮细胞随着年龄增长常常发生退行性改变。由于角膜内皮细胞在成年人几乎不增殖,所以细胞总数在减少。这可能会在前房侧留下一个不规则的表面,色素

表 13-1 眼睛生理和功能改变

功能改变	生理改变
视力	脉络膜、色素上皮细胞、视网膜的形态学变化 视杆细胞、视锥细胞以及其他神经元素的功能减退
眼外肌运动	眼球向上凝视及维持内聚困难
眼内压	压力增加
折射率	近视、远视增加 老花眼 晶状体增大 晶状体核硬化 睫状肌萎缩
泪腺分泌	泪液分泌减少 泪腺功能下降 杯状细胞分泌减少
角膜功能	上皮完整性丧失 角膜后表面色素沉着

可能在此沉积。这种类型的内皮营养不良在老年人中很常见，而密集的色素沉着可能轻度降低视力。在一些老年人中，内皮营养不良会自发进展，进而导致角膜水肿，这种情况需要角膜移植。

视力受损和失明

视力受损和失明的情况随着年龄增长而增加（图 13-1）。失明最常见的原因为白内障、青光眼、黄斑变性以及糖尿病性视网膜病变。对这些疾病的筛查应包括视力测试、眼底检查和眼内压检查（表 13-2）。

老年性白内障

晶状体混浊是衰老的一种常见情况。在弗莱明汉眼科研究中，白内障患病率与年

表 13-2 眼科检查

视力	眼底检查
晶体、眼底	眼压测定
眼内压	视野检查
阅读报纸印刷体的能力	

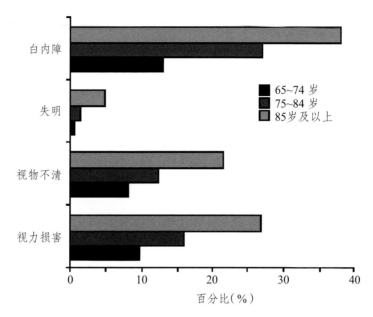

图 13-1　老年人视力问题的发病率，1984。（From Havlik，1986.）

龄有关，在年龄为 75~85 岁的人群中高达到 46%（Kini 等，1978）。老年性白内障是一种具有很大异质性的无痛性、渐进性疾病病程。白内障的形成通常是双侧的但却不对称。患者通常抱怨夜间驾驶、阅读路标以及小字体阅读困难。

年龄相关的白内障的原因尚不清楚，但晶状体混浊与 G 结晶蛋白分解有关。流行病学资料和基础研究表明，紫外线可能是白内障发生的一个促进因素。这个病理过程可能发生在晶状体的皮质或晶状体核。皮质性白内障具有不同发展阶段。早期混浊发生在晶状体外围，不影响视力。在成熟阶段，混浊范围增大并累及瞳孔区，导致视力进行性下降。在成熟期，整个晶状体变得不透明。核性白内障没有这些的发展阶段，而是一个缓慢进展的中央混浊，常表现为一个黄染斑，因此阻止特定颜色达到视网膜。

轻度白内障可以通过定期检查和佩戴适宜的眼镜进行较长时间的治疗。抗紫外线眼镜可能是有利的。当白内障病程进展到干扰正常活动时，则达到白内障手术治疗的指征。外科医生可以通过几种方法来去除白内障，并由眼科医生决定每个患者的最佳治疗方法。

白内障囊内摘除术是将整个白内障和包绕其周围的囊膜一起摘除，这种方法摘除了整个混浊的病灶。而白内障囊外摘除术则是将白内障病变的晶体和部分囊膜摘除，保留后囊膜，以便于植入人工晶状体。

手术将人工晶状体放置在虹膜内侧，并预计永久保留。人工晶状体纠正眼睛的焦点及中央和周边视野，而物体的大小仅增长了 1%。人工晶体适合单眼白内障或双眼白内障的患者，尤其是不能戴隐形眼镜的患者。因为人工晶体不能通过改变其形状来进行调焦,因此选择能提供较好的近视力或远视力的人工晶体,然后由眼镜弥补另一种的视力需求(表13-3)。

隐形眼镜纠正眼睛的焦点,允许中央和周边视觉,能使得视觉对象的大小增大约6%。然而,对于一些人来说佩戴和摘取隐形眼镜存在困难,而大多数隐形眼镜需要每天佩戴和摘取。长期佩戴隐形眼镜是可行的,50%~70%的老年患者手术后能佩戴。对于接受了单眼或双眼白内障手术的患者,隐形眼镜都是很有用的。人工晶体可以纠正远视力,但是阅读时需要佩戴眼镜。也有一些镜片是双焦的,但是需要一定的主动调整。

视力损害是发生跌倒和骨折的一种已知的危险因素,而白内障手术患者的髋部骨折的风险较低(Tseng等,2012)。

青光眼

青光眼是一组以眼内压升高、视神经乳头渐进性凹陷与神经纤维的损伤和视野特征性损失为特征的眼部疾患。青光眼患者应进行视野检查。疾病初期是周边视觉丧失,随着病情的进展,将逐渐出现中心视力丧失。原发性青光眼多见于老年人。弗莱明汉眼科研究指出,开角型青光眼患病率随着年龄增长而增加,在75~85岁的人群中其患病率达7.2%,而男性患病率高于女性(Kini等,1978)。

闭角型青光眼是一种急性的、相对罕见的青光眼类型,其特征是眼内压突然升高、眼痛伴随视力的明显下降。治疗方法包括使眼内压正常的缩瞳剂滴眼液或其他药物(如碳酸酐酶抑制剂或渗透剂)。然而,最终的治疗手段是手术切除虹膜周边,或是现在更常用的通过激光虹膜切除术确保房水的自由流动。因为闭角型青光眼通常是双眼患病的,因此一些医生提出预防性地对另一只眼睛行虹膜切除术。

慢性开角型青光眼是更常见的原发性青光眼类型(Kwon等,2009)。在美国,这是导致失明的第二大原因,并且是美国黑人失明的首要原因。慢性开角型青光眼的虹膜角膜角是开放的,但房水流出减少。由于是视网膜神经节细胞轴突的减少,视盘变得越来越薄,导致视神经杯状凹陷形成。原发性开角型青光眼的特征是起病隐匿、进

表13-3 白内障手术后视力恢复

人工晶状体
纠正中央和周边视力
增大图像尺寸大约1%
可在单眼或双眼术后使用
对不能戴隐形眼镜的老年人有用
需要双焦距眼镜
介绍额外的手术及术后并发症

展缓慢以及典型的视野缺损。在疾病早期,眼压仅仅中度升高,视神经乳头缓慢渐进性凹陷,有时呈不对称性。外周视野出现特征缺陷并缓慢进展,而中心视力可长期保持正常。开始时,出现旁中心暗点,这些暗点可能会融合。鼻侧阶梯视野是另一种重要表现。最后,整个视野受到限制,甚至累及视觉中心。

首选的治疗通常为各种缩瞳剂。β- 受体阻断剂也很常用,并且具有不改变瞳孔直径的优势。但在使用这些药物的时候需要注意,药物可能被吸收至全身而与 β- 受体激动剂介导的其他功能的相互作用。严重的情况下,可采用全身联合静脉用药,如碳酸酐酶抑制剂。手术或激光治疗仅仅在药物治疗达到极限而疾病仍然进展时才考虑。

年龄相关性黄斑变性

眼球后极的视网膜的黄斑区是视敏度最高的区域。这一区域的营养完全取决于脉络膜。

脉络膜毛细血管的血管壁,玻璃膜的渗透压和厚度,或视网膜色素上皮细胞的任何异常,都会影响从脉络膜到中央视网膜的营养物质与氧气的交换。这样的异常在老年患者中很常见。年龄相关性黄斑变性是老年人视力丧失的最常见原因之一,也是法定盲最常见的原因(20/200 或更高)(Chakravarthy、Evans 和 Rosenfeld,2010)。在弗莱明汉眼科研究中,75~85 岁的人群中年龄相关性黄斑变性的患病率是 28%,女性患病率高于男性(Kini 等,1978)。除了年龄之外,其他的危险因素包括该病的家族史、吸烟、抗氧化维生素和锌膳食摄入量或血浆浓度低以及白色人种的"湿"性病变(Fine 等,2000)。年龄相关性黄斑变性(age-related macular degeneration,AMD)是遗传易感因素和危险因素相互作用下发生的常见疾病,目前已发现两个易感基因(*CFH* 和 *LOC387715*)。携带任何一个易感基因则患病的风险增加 3~8 倍,而同时携带两个易感基因则患病风险增加 50 倍(Schaumberg 等,2007)。这些多态性的联合作用贡献了 60% 的归因危险度(Haines 和 Pericak-Vance,2007)。吸烟和肥胖增加与这些变异相关的风险。高强度长时间暴露于阳光也是其中一个危险因素。

年龄相关性黄斑变性的检眼镜检查结果差异很大,而且病变程度与视力丧失的程度并不总是平行。在地图状萎缩的退行病变中,色素脱失和色素沉着区域交替出现,这种情况主要是由于视网膜色素上皮细胞病变引起的。在另一形式中,退行性变累及玻璃膜,导致色素沉着至边界清楚的黄色区域。当病变合并累及中央黄斑时,将会出现视力进行性恶化直至进展成法定盲。

在第二种退行性改变中,新生血管形成将导致急性渗出性病理改变。在黄斑区有一个升高的焦点,原本包含有浆液性液体,但脉络膜派生到视网膜下腔的血管会使血液进入这里,这些血液会机化形成斑块。地图状萎缩型年龄相关性黄斑变性会使中央视力缓慢恶化。而神经血管型年龄相关性黄斑变性则会导致中心视力急剧下降或丧失。

在所有这些情况下,中心视力会明显受到影响,使阅读、驾驶以及面孔识别变得困难。萎缩性的病变尚无被证实有有效的预防或治疗方案。维替泊芬光动力学疗法已被证明在治疗晚期湿型年龄相关性黄斑变性时是有益的（Bourla 和 Young, 2006）。维替泊芬光动力学疗法是予以静脉输入光敏染料维替泊芬和使用针对新生血管性组织的低强度激光，以阻塞脉络膜的异常血管。然而，最近的治疗方法已被导向到血管内皮生长因子的拮抗作用（Chakrawarthy、Evans 和 Rosenfeld, 2010）。血管内皮生长因子在新血管形成的发病机制中扮演着关键角色。目前有几种血管内皮生长因子拮抗剂，包括全身使用或眼内注射使用的药物可供选择。每月一次玻璃体腔注射的兰尼单抗是首个被证实的不仅能延缓病情进展，还能提高新生血管性年龄相关性黄斑变性患者的视力的治疗方法。由于患者尚且保留周边视觉，不会发生完全失明，能够进行不需要急性中央视力的日常活动。在英国国家卫生与临床优化研究所（NICE）制订的指南中，兰尼单抗被采纳为首选治疗方法。然而，兰尼单抗的成本高，而贝伐单抗更加便宜、有着更积极的临床使用经验，美国和其他国家的广大患者多使用后者进行治疗（Martin 等, 2011）。视觉康复是治疗年龄相关性黄斑变性的一个重要组成部分。患者可能受益于老花镜或其他放大设备。生活质量下降可能导致临床抑郁症，因此年龄相关性黄斑变性应及时治疗。

糖尿病性视网膜病变

在老年人群中，大部分的视力丧失是由糖尿病性视网膜病变引起的。弗莱明汉眼科研究发现，在 75 岁的老年人中，糖尿病性视网膜病变患病率高达 7%（Kini 等, 1978）。成人糖尿病相关的视力丧失通常与导致中心视力丧失的黄斑及其周围的血管病变有关。从黄斑周围血管渗漏的浆液导致黄斑水肿和视力下降，激光光凝可能会对这种病变有效。

黄斑内出血可能会导致更多的永久性视力丧失。视网膜毛细血管的损失可能导致黄斑缺血，视力恢复的预后较差。

强化血糖控制和严格控制血压能降低微血管病变的风险，包括 2 型糖尿病的视网膜病变（见第 12 章）。全视网膜激光光凝和病灶部位激光光凝，能分别降低存在严重视网膜病变和黄斑水肿的糖尿病患者视力丧失的风险（Mohamed、Gillies 和 Wong, 2007）。目前尚无充分的证据支持其他常规的治疗，如血管上皮生长因子拮抗剂。

普遍因素

表 13-4 总结了老年人常见的视力问题的症状和体征。除了前面讨论过的特殊治疗方法，一些简单的技术，如使用放大装置、大字体阅读材料、照明增强器、减少眩光等，均有助于最大化地改善视力（表 13-5）。

临床医生也应该了解眼科药物的显著的全身性吸收特性（Anand 和 Eschmann, 1988）。这些药物可能会导致其他器官系统功能障碍以及与其他药物相互作用（表 13-6）。应同时评估患者的其他医疗问题和合并用药情况，使用达到所需效果的最小剂量。同时应该对患者进行全身毒性监测。

表 13-4 老年人常见的视力问题相关的体征和症状

症状和体征	白内障	开角型青光眼	闭角型青光眼	黄斑变性	颞动脉炎	糖尿病性视网膜病变
疼痛			×		×	
眼红			×			
瞳孔固定			×			
视网膜血管改变					×	×
视网膜渗出				×		×
视盘变化		×			×	
视力突然下降			×		×	
周边视力丧失		×				
畏光	×					
眼内压升高		×	×			
视力丧失	×			×		×

表 13-5 最大化改善视觉功能的工具

放大装置	夜灯来协助适应
无眩光照明增强器	大号字体印刷的报纸、书籍和杂志
有色眼镜来减少眩光	

听觉

本节将讨论有关老年人听力的 4 个方面的问题：回顾听觉系统的主要组成部分、听力系统评估测试、年龄对听力的影响以及影响听力系统的具体病变。

听力问题在老年人中很常见，尤其是在高度工业化的社会，噪声和年龄相互作用将导致听力损害（图 13-2）。2005—2006 年全国健康和营养调查显示，在接受调查的 70 岁及以上的老年人中，具有听力损失的人群占 63%（Pacala 和 Yueh，2012）。大多数专业学术组织支持进行听力损失筛查，包括美国预防服务工作组。可靠的听力损失筛查试验是通过使用一种结合了耳镜和听力计的音频示波器进行听力检测，以及对老年人听力障碍筛查的自填问卷调查（Bogardus、Yueh 和 Shekelle，2003；Yueh 等，2003）。听力损失筛查是初级医疗保健的必需项目之一。所有存在听力损失的患者应该由听觉矫治专家进行听力测试。耳垢积累在老年人很常见，并可导致严重的听力下降。老年人听力损失通常是感音神经性的,由听觉器官、外周神经系统或中枢神经系统损害所致。听力受损的人们需要借助助听器、听力康复以及加强理解来纠正。

表 13-6　滴眼液的潜在副作用

药物	器官系统	不良反应
β- 受体阻滞剂(如噻吗洛尔)	心血管系统	心动过缓、低血压、晕厥、心悸、充血性心力衰竭
	呼吸系统	支气管痉挛
	神经系统	精神错乱、抑郁、乏力、头晕、幻觉、记忆障碍、性功能障碍
	其他	高钾血症
肾上腺素类(如肾上腺素、去甲肾上腺素)	心血管系统	期前收缩、心悸、高血压、心肌梗死
	其他	寒战、面色苍白、大汗淋漓
胆碱能 / 抗胆碱酯酶(如毛果芸香碱、二乙氧膦酰硫胆碱)	呼吸系统	支气管痉挛
	消化系统	流涎、恶心、呕吐、腹泻、腹痛、里急后重
	其他	流泪、出汗
抗胆碱能药物	神经系统	共济失调、眼球震颤、烦躁不安、精神错乱、幻觉、暴力和攻击行为
	其他	失眠、畏光、尿潴留

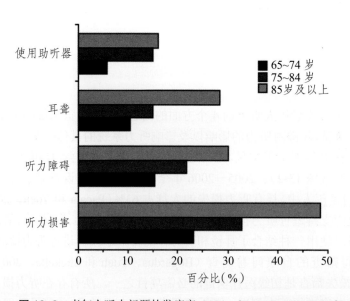

图 13-2　老年人听力问题的发病率,1984。(From Havlik, 1986.)

听觉系统

在功能性基础上,听觉系统可分为 3 个主要部分:外周、脑干和皮质区(表 13-7)。听觉系统的每个部分都有独特的功能,结合起来产生听觉以及理解言语。表 13-8 列举了这些功能。

外周听觉系统的主要功能是将声信号转变成一系列的电冲动,并将这些电冲动传递到脑干。脑干的主要功能是双耳互动。双耳互动可以定位,以及从嘈杂的环境中的声信号提取信息。皮质将声音传递给意识,对言语进行解释,并对声信号产生适当的反应。

评估

尽管目前美国预防服务工作组不推荐对老年人进行听力损失的筛查,但详细的病

表 13-7 外周和中央听觉神经系统

1. 外耳及外周听觉机制	c. 上橄榄复合体
a. 外耳	d. 外侧丘系
b. 鼓膜	e. 下丘
c. 听骨链	f. 内侧膝状体
d. 咽鼓管	g. 听辐射(脑干皮质道)
e. 耳蜗:骨迷路、膜迷路	**3. 皮质听觉区域**
f. 耳蜗神经	a. 颞叶
2. 在脑干听觉区	b. 顶叶
a. 第 8 对脑神经的入口	c. 胼胝体
b. 耳蜗核	

表 13-8 听觉系统的功能组成

1. 外周信号传输	b. 从环境噪声中提取信号
a. 分子运动(耳道)	**3. 在皮质行语音处理**
b. 机械振动(鼓膜和听小骨)	a. 听觉感知
c. 流体运动(内耳)	b. 言语解释
d. 电脉冲(第 8 对脑神经)	c. 对言语产生反应
2. 在脑干的双耳相互作用	
a. 声音的定位和偏侧性	

表 13-9 听觉功能的评估

1. 标准试验方法	b. 偏侧优势
a. 音调和语音敏感性	c. 屏蔽水平的差异
b. 言语识别／理解	**3. 言语困难的测试**
c. 鼓膜运动	a. 单耳检测
2. 双耳测试	b. 双耳检测
a. 响度比较	

史可能可以发现那些否认听力损失者的症状。听觉功能评估可分为3种：标准听力测试、双耳听力测试、言语困难。标准听力测试是用于评价外周听力系统，双耳听力测试用于评价脑干，而言语困难测试用于评估皮质问题（表13-9）。标准听力测试通过用不同强度的声音朗读纯音或单个单词来呈现。提供纯音的听力计可用于听力障碍的办公室筛查。

鼓膜运动可用探针进行评估。响度比较用来评估个体平衡来自双耳声音强度的能力，偏侧测试评估个体从双耳融合声音的能力，屏蔽水平的差异性用来评估从噪声背景中挑选出特定声音的能力。单耳检测是给予一个复杂的声音，如背景噪声、被滤的声音、压缩的声音；双耳检测是同时给予有意义和无意义的声音，要求被检测者进行复述。

衰老变化

在衰老过程中，外周和中枢听觉系统的许多变化对听力机制会产生影响（表13-10）。这些变化导致老年人听觉功能的下降（表13-11），包括敏感性下降、失真，对声信号定位困难，使用双耳听力困难，在不利听力环境中理解语言存在困难，以及一些言

表 13-10 衰老对听觉机制的影响

内耳细胞的萎缩和消失

内耳动脉硬化

内耳膜钙化

内耳生物电和生物力学不平衡

神经纤维在第8对脑神经的神经节细胞的变性和损失

第8对脑神经管闭合，随之而来的神经纤维的破坏

脑干听觉中心萎缩和细胞损失

皮层听觉区细胞减少

表 13-11　老年人的听力表现

1. 外周病理学	b. 双耳交互问题
a. 纯音听力损失	**3. 皮质病理学**
b. 言语听力损失	a. 言语困难
c. 言语理解困难	b. 语言困难
2. 脑干病变	
a. 声音定位困难	

语问题,这些情况尤其在老年合并卒中后更为突出。

随着年龄增长,中耳疾病病史、血管疾病和暴露于噪声这 3 个主要的因素加剧了老年人听力下降的进展。然而,这些单独的因素不会导致老年人听力丧失,即老年性耳聋。尽管临床和病理复杂,但是渐进性感音神经性听力下降与衰老是明显相关的。退行性变不仅限于外周感受器,还包括脑干和大脑皮层的功能。在美国,老年性耳聋影响了 60% 的 65 岁及以上老年人。然而,只有一小部分有听力功能缺陷老年人需要听力康复。

敏感度

人们从 30 岁开始就逐渐出现听阈的退化。首先,高频听力逐渐下降。在非暴露在高噪声水平的人群中,这种年龄相关的听力损失已被证实。这种渐进性的听力损害是感音神经性的,可以通过纯音测听进行检测。纯音测听能揭示生理状况下听觉相关的有用信息,但不能发现听力退化的某些重要方面。

言语

尽管纯音损失和听取言语的能力有密切的相关性,但听力图并不能准确地测量言语听力。为了评估这种听觉功能,言语测听是通过无背景噪声下的、阈值强度以上的不失真单词来进行。

有听力障碍的老年人在不利条件下可能难以理解言语,如背景噪声、较差的声学条件或语速过快。这种困难可能是部分由高级听力中心需要更长的时间来识别消息。这样的听力损失可能需要测试期望信号和竞争的信号。这将更为精确地反映老年人社会环境的语音听力。

由于在房间里的声音产生长混响,老年人更难理解。听觉的瞬间识别、听觉反应时间和频率识别也随着年龄的增长而下降。由于辅音具有高频率、持续时间短的特点,所以对于高频听力丧失的老年人,这些声音会受到影响,而这些声音编码很多语言信息。唇读可以在一定程度上补偿理解言语的效果,但处理信息的其他因素仍然存在。

响度

异常的响度感知是老年人常见的听力问题之一。异常的响度感知可以是对高强度声音的高敏感性,表现为增强的"响度重振",不断增强的声响就像是放大的声音,令人不快且难以容忍。在听力受损的老年人中,当说话者被要求大声说话或助听器的输出增加时,这种异常尤为明显。这种异常可能是由内耳毛细胞变化导致的感音神经性耳聋引起的。

定位

声音的定位有助于提高信号检测的效率以及分辨。在嘈杂环境中,定向听力的丧失增大了嘈杂环境中的听力困难。听力丧失的老年人存在定位障碍,可能的部分原因为衰老的大脑对双耳之间强度差异和时间延搁的错乱处理。双耳明显不对称的听力下降也会造成定位障碍。

耳鸣

耳鸣,听觉系统中所产生的内部噪声,可发生在各年龄段,见于多种类型的听力障碍,但更常见于老年人。然而,耳鸣与听力受损没有必然联系,在没有听力受损的老年人中也可能出现耳鸣症状。在美国,耳鸣的发病率估计在 10%,大部分耳鸣的患者在 40~80 岁之间(Peifer、Rosen 和 Rubin, 1999)。治疗效果一般都不理想。

其他听力障碍

一个最容易治疗但也容易忽视的听力受损的原因是耵聍阻塞外耳道(表 13-12)。耳垢通常会影响低频声音,并使已经存在听力障碍更加复杂。

老年患者的听力受损可能由鼓膜结疤造成。在鼓室硬化的患者中,鼓膜钙化导致鼓膜硬化。

耳硬化症可能引起听骨链的固定,进而导致传导性听力损失。听骨囊可能也会受到影响,导致感音神经性听力受损。佩吉特病也可能导致两种听力损失,应该通过放射学及由碱性磷酸酶测定进行评估。

表 13-12　老年人的听力障碍

耵聍栓	耳毒性药物
鼓室硬化症	声损伤
耳硬化症	中枢神经系统病变
佩吉特病	伪聋(抑郁症)

耳毒性药物可导致耳蜗损伤,进而造成获得性听力受损。氨基糖苷类抗生素的使用需要特别谨慎。高剂量的依他尼酸和呋塞米也具有耳毒性。

高剂量的阿司匹林可导致可逆的听力损害。不幸的是,除了阿司匹林,停用其他耳毒性药物不能逆转感音神经性耳聋。

声创伤是一种导致感觉神经后果的环境因素。衰老的改变与声音创伤的叠加对患者的交流能力产生严重影响。

血管或占位性病变可能会影响听力的几个层次,包括中耳和内耳、听神经、脑干和皮质层。

听力康复

每一个因永久性的听力损失造成沟通困难的患者,应进行耳鼻咽喉的评估来排除可治疗性疾病,然后进行听力学评估来评估扩增和听力康复的作用。表 13-13 列举了评估助听器时应考虑的因素。在听力严重受损时,除了助听器,语音阅读听力康复可能是必要的。

最初,患者可能会抗拒使用助听器。患者及家庭疏导可以克服这种阻力,提高助听器的使用度和满意度。应向患者解释真实的预期效果。助听器在一对一的对话中效果较好,而在嘈杂的群体对话时效果要差一些。助听器对提高理解不太熟悉的口音和语言用处不大,如英国口音的电影或电视节目。电视上的字幕功能可提高理解。面对发言人和解读唇形也有助于提高理解。目前,在设计和制作上对助听器进行数字化的改进和调整,能使更多的听力障碍的患者有更大的获益。旧的观点认为助听器对神经性耳聋的患者没有帮助,这个观点并不正确。助听器可以调整到一个特定频率,而非所有频率,从而降低重振的问题,提高识别率,使助听器更易被接受。双耳佩戴助听

表 13-13 评估助听器的因素

排除医疗禁忌证和其他可纠正问题
如果听力损失为 55~80dB,助听器满意度最高;如果听力损失大于 80dB,则只能部分获益
如果听力分辨率较差,助听器效果降低
助听器设计用于面对面交谈,患者对助听器的预期应符合实际
助听器可能需要结合唇读
响度感知异常可能使得患者无法接受助听器
更严重的听力损失患者,需要耳道式助听器,而不是耳背式助听器
评估单耳助听器还是双耳助听器
评估患者独立操作助听器的能力
评估患者使用助听器的动机

器能提高声音的定位和识别。

戴在身上的助听器可以把声音扩增到最大,但只对最严重的听力损失患者是必要的。这种助听器的控制范围大,更便于老年人管理。然而,相对于耳内式助听器,许多老年人而喜欢耳背式助听器。耳内式助听器小巧,从美观上更容易接受,但更难以操作。目前,并非所有州医疗补助计划都覆盖了助听器,退伍军人保险只覆盖了那些与服务连接的听力受损,医疗保险并不涵盖助听器。这是一个重大的付现费用。不能负担助听器的耳聋患者可能会选择不太昂贵的盒式简易助听器。

对于助听器不能矫正的重度听力受损的神经性耳聋患者来说,手术治疗是安全和有效的。对于这些神经性耳聋的患者,可以选择中耳植入装置和人工耳蜗植入。

味觉

在衰老过程中,舌乳头明显损失,与之相关的味觉能力相应降低。唾液的分泌也减少,从而减少调味剂的溶解。上义齿可覆盖二级味觉点并降低味觉敏感度。

嗅球也随着年龄增长明显地萎缩。在一个 53~97 岁的人群横断面研究中,通过嗅觉测试发现嗅觉受损的患病率为 24.5%,在 80~97 岁的老年人中增加至 62.5%。味觉和嗅觉的变化可能是老年人对食物减少兴趣的原因。

多神经病

多神经病的患者其平衡能力受损,跌倒及跌倒后损伤的风险增加。多神经病的流行病学资料相对有限。一项来自意大利的研究发现,55 岁及以上的人群中,多神经病的发病率为 11%。糖尿病是常见的危险因素,44% 的糖尿病患者合并多神经病。其他最常见的危险因素包括酗酒、非酒精性肝病和恶性肿瘤（Beghi 和 Monticelli,1998）。在 2 型糖尿病的自然病程研究中,42% 的糖尿病患者存在神经传导异常,与 10 年后的多神经病一致（Partanen 等,1995）。老年人群的糖尿病发病率不断增高,因此,多神经病的发病率也可能会随之增加。在老年人群中,低维生素 B_{12} 水平（维生素 B_{12} 缺乏和低血清维生素 B_{12}）和周围感觉运动神经功能恶化有关（Leishear 等,2012）。

慢性多神经病,如糖尿病,症状通常始于下肢,感觉异常通常早于运动异常。脱髓鞘多神经病变,如吉兰－巴雷综合征,乏力症状比感觉缺失为更典型。体格检查应注重感觉检查,包括针刺觉、轻触觉、震动觉、寒冷和本体感觉,同时应当注意肌力的测定及是否出现肌萎缩。在已知基本诊断的轻度症状的患者中,如糖尿病或酒精滥用,全面的诊断测试通常是不必要的。如患者无明确病因,初始诊断方法为电学测试（Duck等,1996）。Rutkove（2012）描述了多神经病的诊断流程（图 13-3）。根据电学检查结果,应当开展相应的实验室检查,包括全血细胞计数、血沉、促甲状腺激素、血清及尿蛋白电泳、血糖、糖化血红蛋白、维生素 B_{12} 水平、抗核抗体、类风湿因子、重金属和

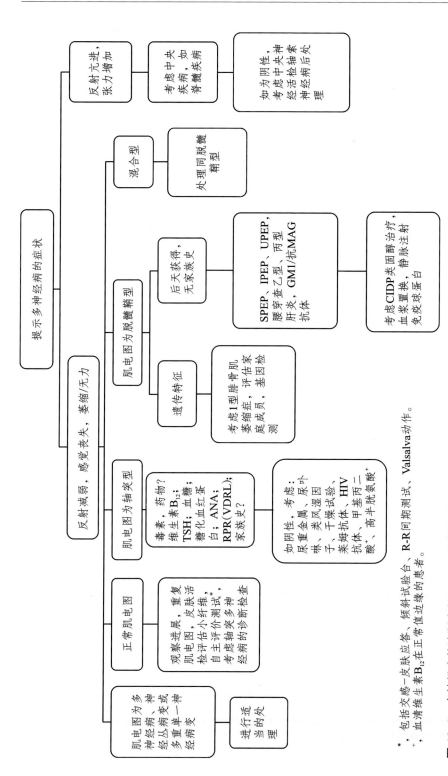

*，包括交感－皮肤反应，倾斜试验台，R-R间期测试，Valsalva动作。

\+，血清蛋白电泳；MAG，髓磷脂相关糖蛋白；RPR，快速血浆反应素；SPEP，血清蛋白电泳。（Reproduced with permission from: Rutkove SB. Overview of polyneuropathy. In: UpToDate, Basow DS (Ed), UpToDate, Waltham, MA 2013. Copyright © 2013 UpToDate, Inc. For more information visit http://www.uptodate.com/）

免疫蛋白电泳；MAG，髓磷脂相关糖蛋白；GM1，神经节苷脂多神经病变；HIV，人类免疫缺陷病毒；IPEP，尿免疫蛋白电泳；VDRL，性病研究实验室；TSH，促甲状腺激素；UPEP，尿蛋白电泳。

图 13-3 多神经病的诊断流程。ANA，抗核抗体；CIDP，慢性炎性脱髓鞘多神经病变；GM1，神经节苷脂多神经病变；HIV，人类免疫缺陷病毒；IPEP，

HIV 等。

治疗措施应针对潜在的疾病以及减轻症状。避免毒素,如酒精或药物,是最重要的一步。糖尿病患者严格控制血糖可能有助于维持神经功能(见第 12 章)。对于神经性病变引起的疼痛,三环类抗抑郁剂可能有效,例如加巴喷丁。对虚弱的患者进行物理治疗评估很重要的,使用踝 - 足矫形器、夹板以及行走辅助装置可改善其功能。适当的足部及趾甲护理对减少足部溃疡具有重要的作用。

证据总结

应该做

- 筛查老年人的视听力障碍。
- 对有年龄相关性黄斑变性(AMD)的老年人进行视觉康复。
- 启动强化血糖控制及严格控制血压,以减少 2 型糖尿病视网膜病变。
- 评估老年人听力损害的可治性因素如耵聍阻塞耳道及慢性中耳炎。
- 明确有听力丧失的老年人佩戴助听器。

考虑做

- 当白内障进展至干扰正常活动时进行白内障手术。
- 当青光眼出现周边视野缺损时进行手术。
- 当年龄相关性黄斑变性累及视神经时进行手术。

(蒲虹杉 译;邝心颖 廖玉麟 校)

参考文献

Anand KB, Eschmann E. Systemic effects of ophthalmic medication in the elderly. *NY State J Med*. 1988;88:134-136.

Beghi E, Monticelli ML. Chronic symmetric symptomatic polyneuropathy in the elderly: a field screening investigation of risk factors for polyneuropathy in two Italian communities. *J Clin Epidemiol*. 1998;51:697-702.

Bogardus ST, Yueh B, Shekelle PG. Screening and management of adult hearing loss in primary care: clinical applications. *JAMA*. 2003;289:1986-1990.

Bourla DH, Young TA. Age-related macular degeneration: a practical approach to a challenging disease. *J Am Geriatr Soc*. 2006;54:1130-1135.

Chakravarthy U, Evans J, Rosenfeld PJ. Age related macular degeneration. *BMJ*. 2010;340: 526-530.

Dyck PJ, Dyck PJB, Grant IA, et al. Ten steps in characterizing and diagnosing patients with peripheral neuropathy. *Neurology*. 1996;47:10-17.

Fine SL, Berger JW, Maguire MG, et al. Age-related macular degeneration. *N Engl J Med*. 2000;342:483-492.

Haines JL, Pericak-Vance MA. Rapid dissection of the genetic risk of age-related macular degeneration. *JAMA*. 2007;297:401-402.

Havlik RJ. Aging in the eighties, impaired senses for sound and light in persons age 65 years and over. *NCHS Advance Data*. 1986;25.

Kini MM, Liebowitz HM, Colton T, et al. Prevalence of senile cataract, diabetic retinopathy, senile macular degeneration, and open-angle glaucoma in the Framingham Eye Study. *Am J Ophthalmol.*1978; 85: 28-34.

Kwon YH, Fingert JH, Kuehn MH, et al. Primary open-angle glaucoma. *N Engl J Med.* 2009;360: 1113-1124.

Leishear K, Boudreau RM, Studenski SA, et al. Relationship between vitamin B12 and sensory and motor peripheral nerve function in older adults. *J Am Geriatr Soc.* 2012;60:1057-1063.

Martin DF, Maguire MG, Ying G, et al. Ranibizumab and bevacizumab for neovascular agerelated macular degeneration. *N Engl J Med.* 2011;364:1897-1908.

Mohamed Q, Gillies MC, Wong TY. Management of diabetic retinopathy: a systematic review. *JAMA.* 2007;298:902-916.

Murphy C, Schubert CR, Cruickshanks KJ, et al. Prevalence of olfactory impairment in older adults. *JAMA.* 2002;288:2307-2312.

Pacala JT, Yueh B. Hearing deficits in the older patient: "I didn't notice anything." *JAMA.* 2012;307: 1185-1194.

Partanen J, Niskonen L, Lehtinen J, et al. Natural history of peripheral neuropathy in patients with non-insulin dependent diabetes mellitus. *N Engl J Med.* 1995;89:89-94.

Peifer KJ, Rosen GP, Rubin AM. Tinnitus: etiology and management. Clin Geriatr Med. 1999;15:193-204.

Richardson JK. Factors associated with falls in older patients with diffuse polyneuropathy. *J Am Geriatr Soc.* 2002;50:1767-1773.

Rutkove SB. Overview of polyneuropathy. *UpToDate* 2012. Available at: http://www.uptodate. com. Last updated February 10, 2012.

Schaumberg DA, Hankinson SE, Guo Q, et al. A prospective study of 2 major age-related macular degeneration susceptibility alleles and interactions with modifiable risk factors.*Arch Ophthalmol.* 2007; 125:55-62.

Tseng VL, Yu F, Lum F, Coleman AL. Risk of fractures following cataract surgery in Medicare beneficiaries. *JAMA.* 2012;308:493-501.

Yueh B, Shapiro N, MacLean CH, et al. Screening and management of adult hearing loss in primary care: scientific review. *JAMA.* 2003;289:1976-1985.

推荐读物

Folk JC, Stone EM. Ranibizumab therapy for neovascular age-related macular degeneration. *N Engl J Med.* 2010;363:1648-1655.

Friedland DR, Runge-Samuelson C, Baig H, et al. Case-control analysis of cochlear implant performance in elderly patients. *Arch Otolaryngol Head Neck Surg.* 2010;136:432-438.

Jager RD, Mieler WF, Miller JW. Age-related macular degeneration. *N Engl J Med.* 2008;358:2606-2617.

Lin FR. Hearing loss in older adults who's listening? *JAMA.* 2012;307:1147-1148.

Mulrow CD, Lichtenstein MJ. Screening for hearing impairment in the elderly: rationale and strategy. *J Gen Intern Med.* 1991;6:249-258.

Uhlmann RF, Rees TS, Psatz BM, et al. Validity and reliability of auditory screening tests in demented and non-demented older adults. *J Gen Intern Med.* 1989;4:90-96.

Zahng X, Saaddine JB, Chou C-F, et al. Prevalence of diabetic retinopathy in the United States, 2005-2008. *JAMA.* 2010:304:649-656.

网络链接

American Academy of Audiology: http://www.audiology.org
American Academy of Ophthalmology: http://www.aao.org/
American Glaucoma Society: http://www.glaucomaweb.org/
American Macular Degeneration Foundation: http://www.macular.org

Clinical Advisory: NIDCD/VA Clinical Trial Finding Can Benefit Millions with Hearing Loss: http://www.nlm.nih.gov/databases/alerts/hearing.html

Facts about Age-Related Macular Degeneration: http://www.nei.nih.gov/health/maculardegen/ armd_facts.asp

Healthy Hearing: http://www.healthyhearing.com

Hearing Aid Help: http://www.hearingaidhelp.com/

Hearing Handicap Inventory for the Elderly Screening: http://teachhealthk-12.uthscsa.edu/ curriculum/vision-hearing/pa06pdf/0608E-eng.pdf

"Learn about Glaucoma": http://www.glaucoma.org/

Lighthouse for the Blind: http://www.lighthouse-sf.org/

Macular Degeneration Foundation: http://www.eyesight.org/

Macular Degeneration International: http://www.maculardegeneration.org

Macular Degeneration Partnership: http://www.amd.org

第 **14** 章

药物治疗

老年患者有时被认为是"行走的化学品",因为老年患者常常会被开具多种药物且使用剂量复杂。这通常是由于老年人会去看多个临床医生且各个医生之间缺乏沟通,而且患者缺乏一个电子版或纸质版的综合药物清单。因为老年患者通常存在多种慢性疾病,医生会用增加药物数量来提高治疗效果,并且这些药物都是各种指南所推荐的,所以多药共用现象在老年患者中非常普遍。然而,利用药物控制慢性疾病初衷和本质却被改变了。许多疾病可以被更好地控制,但是费用昂贵。然而在许多病例中,复杂的多药共用不必要且价格昂贵,还可能存在药物相互作用。许多老年人服用多种药物,包括非处方药,来治疗已服药物引起的副作用,这样就使老年患者的用药数量呈螺旋式上升,使得多药共用成为普遍现象。

一些重要的药理学和非药理学因素影响了老年患者用药的安全性和药物疗效。本章将着眼于老年患者的特殊性,提出一些老年人用药的实用性建议。对一些特殊情况下的用药将在其他章节中介绍。

影响药物治疗的非药代动力学因素

在讨论老年人药理学时往往集中在年龄相关的药代动力学和药效学的改变。这些我们将在本章最后详细描述。尽管药理学上的改变在临床中非常重要,但非药理学因素在老年人药物安全性和药物治疗有效性上扮演着更为重要的角色。如果能够遵循一定的规则,可以帮助我们提高药物治疗的安全性和有效性(图14-1)。如图14-1所示,许多非药理学因素可以干预这一方案在老年人群中实施,并且其中许多因素在考虑药物因素之前已经发挥作用。

有效的药物治疗依赖于精确的诊断。许多老年人的症状被低估,老年人的主诉或模糊不清或过多。器质性疾病的主诉常常与精神性疾病的主诉重叠在一起,许多疾病的症状不典型也增加了老年人疾病诊断的复杂性。因此,给老年患者做出正确的诊断和合理处方常常非常困难。

医务工作者往往习惯用药物去控制症状,而非全面彻底地评估症状。因为老年人往往有很多问题和主诉,同时咨询多个医生,这就增加多药共用的趋势。此外,直接向消费者宣传的药物广告,使老年患者或其家属有时对医生施加开药的压力,从而进一

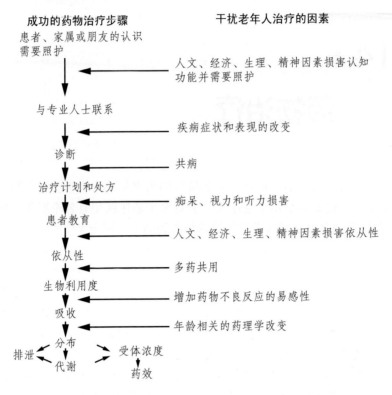

图 14-1 影响药物治疗成功的因素。

步增加多药共用趋势。

　　老年患者往往会去看许多医生,而每个医生都会给老年患者开药。通常患者和医生都没有患者全部的药物清单。接受初步老年评估的新患者在第一次就诊时,通常要求携带所有的药盒和药瓶。让患者携带如图 14-2 所示的简单的药物记录并保管好药物记录的完整性,可以帮助消除老年患者中的一部分多药共用现象。患者每次就诊时应及时更新记录。药物成分应该尽量简化,一些老药应该剔除。将患者的药物清单纳入电子病历系统非常有助于患者每次就诊时进行药物治疗的调整,并维持精确的用药方案,减少多药共用,改善患者的依从性。对医生而言,有一条重要的原则是每次患者因为新的症状需要添加新药时,都应该考虑是否可以停用一种药物。

　　依从性对于所有年龄组患者的成功药物治疗都是非常重要的影响因素 (图 14-1)。除了多药共用和药物剂量与用法的复杂性,老年患者还面临着其他一些可能影响依从性的因素,如老年患者的慢性疾病状态。不同于急性疾病病情变化较快,这些慢性疾病的后果常常延迟发生,对于慢性疾病预防及控制治疗较短期治疗更为必要。听力及视力的减退、文化水平较低、短期记忆减退都会影响患者的教育与依从性。有轻度认知功能障碍的患者是药物依从性不良的高危人群 (Campbell 等,2012)。外出交

| 姓名_____ 医生_____ 电话_____ |

药名	使用原因	描述或记录药物	何时服药			备注

记住

每次看病时携带此卡片

包括所有你正在服用的药物

如果没有咨询医生，请勿随便更改药物的服用方法

不要和别人共用药物

如有疑问，请咨询医生

图 14-2 基本的药物记录表。

通不便的问题也影响患者前往药店。目前医疗保险已经在一定程度上覆盖了非住院患者的处方药，但是许多老年人仍然不得不从自己有限的收入中支取一部分用于药费的支付。即使老年患者可以到药房取药、能够明白药物说明书的内容和记住服药时间，但使用具有儿童保护性瓶盖的药品和耐损包装的药物仍然会影响有关节炎或双手活动不便老年患者的依从性。

有一些措施可提高老年患者的依从性（表 14-1）。尽可能地少开药，药物方案尽量简单。所有服用的药物尽量在一个药物方案中，每天的用药方案尽量一致，以提高患者的用药依从性。如果临床情况允许，大多数药物最好每日服用一次。向患者的亲属或其他照护者介绍药物的治疗方案，鼓励他们和家庭健康助理、药剂师一起帮助老年患者遵从医嘱服药。特殊设计的分药器和经常提醒可能有助于提高老年患者服药的依从性。老年患者和医疗服务人员应该保持药物方案的更新（图 14-2）。因为出院后用药不规范在老年患者中非常常见，且容易带来严重的不良后果（Coleman 等，2005），所以对于住院的老年患者，应该在出院时对其进行用药教育。应该详细向患者及其家属介绍哪些药物不再使用，哪些药物的剂量改变了。药物滥用可能导致原本不必要的急诊就诊。一些棘手的药物如华法林、胰岛素、口服降糖药、口服抗血小板药和地高辛等往往是导致患者急诊就诊最主要的原因。老年患者就诊时，特别是初次到新的家庭医生或专科医生那里就诊时，患者及家属应该将患者目前所服的所有药物带

表 14-1 提高老年人依从性的策略

1. 药物的成分和用法尽可能简单

   a. 所有的药物尽可能采用一致的用药时刻表（比如每日一次或每日两次）

   b. 把药物剂量的衔接列为日常生活的一部分

2. 指导患者的亲属及照护者如何用药

3. 招募其他人（如家庭健康护理人员、药剂师）以帮助提高患者的依从性

4. 确保老年患者可以找到药剂师（反之亦然）获得处方，可以打开药盒

5. 可以获得恰当的辅助装置（例如特殊的药盒和用药日程表）

6. 患者出院时应进行患者/家属教育，谨慎处方用药

7. 实时更新患者的药物清单（图 14-2），患者每次就诊时都应该回顾患者的用药情况

8. 定期审核用药并且询问患者依从性

来，并交给医生查看。专业医务人员应该常规询问患者的其他服药情况（如其他医生开具的药物或患者在药店购买的非处方药）并询问患者服药的依从性。

药物不良反应及药物相互作用

用药的基本原则是首先不要造成伤害。这是医生给老年患者开药的一条非常有用的原则。现在我们常常听到关于不恰当用药对老年人造成的严重不良反应。近 30 年来有大量的研究表明，不恰当用药在不同机构的发生率高。例如，最近的一项研究纳入了 20 万名 65 岁及以上的老年手术住院患者，研究发现约 1/4 的患者存在不恰当用药（Finlayson 等，2011）。最近美国老年医学会完善更新了 Beers 标准，详细描述了老年患者可能的不恰当用药，以及应该避免的药物之间的相互作用和药物与疾病之间的相互作用。读者可以通过 Beers 标准获得特殊药物的信息用于避免药物副作用和药物之间的相互作用（美国老年医学会更新的 2012 年 Beers 标准 http://www.americangeriatrics.org/health_care_professionals/clinical_practice/clinical_guidelines_recommendations/2012）。

药物不良反应是引起异质性疾病的最常见原因（见第 5 章）。在住院患者中，40~50 岁患者的药物不良反应接近 10%，而 80 岁及以上患者则高达 25%（Lazarou、Pomeranz 和 Corey，1998）。每年因药物不良事件入院的老年患者占 3%~10%，消耗数百万美元的医疗费用。许多药物可能导致患者不适，有时甚至可能出现致残或危及生命等不良反应（表 14-2）。抗精神病药物、所有具有抗胆碱能作用的药物和心血管药物常常引起老年人的严重药物不良反应。部分原因是由于这些药物治疗窗窄，以及大脑老化对抗胆碱能药物的敏感性提高。年龄增加引起的药理学的变化，如肾脏清除率

下降和药物作用时间延长,使老年患者更易发生药物不良反应。一些副作用可能具有治疗价值,在药物选择中起到关键作用(见下文)。

由于一些药物不良反应的症状不典型,或者类似其他一些疾病,因而容易被忽视或未被识别。我们应该教育患者及其家属如何认识和报道常见的及潜在的严重不良反应。在一些病例中,医生往往用其他药物去治疗药物引起的症状,从而导致多药共用并增加药物不良反应的发生。多药共用的现象还会因为患者在不同的医生处就诊,这些医生开具多种药物而恶化。患者、医生保存用药清单以及增加电子用药信息的保存有助于减少患者因就诊不同的医生而导致的不必要的多药共用。有一些给老年患

表 14-2　老年人中常见的及潜在的严重药物不良反应

药物	一般不良反应
镇痛药(见第 10 章)	
抗感染药物、阿司匹林	胃肠道刺激、胃溃疡、慢性失血
麻醉剂	便秘
抗生素	
氨基糖苷类	肾衰竭、听力下降
其他抗生素	腹泻
抗帕金森药物(见第 10 章)	
多巴胺类药物	恶心、谵妄、幻觉、体位性低血压
抗胆碱能药物	口干、便秘、尿潴留、谵妄
心血管系统药物(见第 11 章)	
血管紧张素转换酶抑制剂(ACEI)类药物	咳嗽、肾功能损害
抗心律失常药物	肺毒性、心动过缓、低血压(胺碘酮)
	腹泻(奎尼丁)
	尿潴留(丙吡胺)
抗凝剂	出血副作用
抗高血压药物	低血压
钙离子通道拮抗剂	抑制心肌收缩力、水肿、便秘
利尿剂	脱水、低钠血症、低钾血症、尿失禁
地高辛	心律失常、恶心、厌食
硝酸盐	低血压

(待续)

表 14-2（续）

药物	一般不良反应
他汀类药物	肌病、肝脏毒性
降糖药	
胰岛素	低血糖
口服降糖药	水肿（格列酮类药物）
	腹泻（二甲双胍）
泌尿系统药物（见第 8 章）	
抗毒蕈碱药物	口干、眼干
口服药物	便秘、食管反流
α- 受体阻滞剂	体位性低血压
抗精神病药物（表 14-8 和表 14-9）	
抗抑郁药	见第 7 章
抗精神病药物	致死、镇静、低血压、锥体外系运动障碍、体重增加
胆碱酯酶抑制剂	跌倒、晕厥、恶心、腹泻
锂剂	乏力、震颤、恶心、谵妄
镇静安眠药	过度镇静、谵妄、步态不稳、跌倒
其他药物	
阿仑膦酸钠、利塞膦酸钠	食道溃疡
氨茶碱、茶碱	胃肠道刺激、心动过速
卡马西平	贫血、低钠血症、中性粒细胞减少

参见 2012 年美国老年医学会 Beers 标准。

者的常用处方药物可能导致严重的后果（美国老年医学会更新的 2012 年 Beers 标准，2012；Hines 和 Murphy，2011）。表 14-3 罗列了较为常见的药物之间的潜在不良相互作用。更为常见的不良反应类型是一些药物与蛋白结合的部分被另一些蛋白结合率高的药物所置换，诱导或抑制其他药物的代谢，不同药物的叠加作用影响血压和情绪、意识状态等精神系统的功能。通过肝脏细胞色素 P450 酶代谢影响的药物相互作用较为常见（Wilkinson，2005）。因为许多老年患者使用华法林治疗心房颤动或深静脉血栓，临床医生必须特别小心华法林与其他药物或营养物之间可能的相互作用（Holbrook 等，2005）。除了与其他药物之间可能存在的相互作用外，一些药物还可能在老年患者某些特定的疾病状态下发生不良的相互作用，导致"药物 - 疾病"之间的相互作用（美国老年医学会更新的 2012 年 Beers 标准，见表 14-4）。对于这个问题最

表 14-3　潜在的具有重要临床意义的药物之间的相互作用

相互作用的部位	举例	潜在的相互作用
干扰药物的吸收	抗酸剂与地高辛、异烟肼、抗精神病药物、肠内管饲、液体苯妥英、铁剂、环丙沙星之间存在相互作用	降低药效
从蛋白结合位点上置换	华法林、口服降糖药和其他高蛋白结合力的药物	增强药效,增加药物中毒的风险
异位分布	地高辛和奎尼丁	增加药物中毒的风险
异位代谢	抗真菌药、红霉素、克拉霉素、选择性5-羟色胺再摄取抑制剂(SSRI)和抗组胺药、钙离子通道拮抗剂及其他*	减少代谢,增加中毒的风险
异位排泄	锂剂和利尿剂	增加中毒、电解质紊乱风险
药理作用上的拮抗剂	抗毒蕈碱药物(作用于膀胱)和胆碱酯酶抑制剂	降低疗效
药理作用上的协同剂	α-受体阻滞剂(用于男性下尿路综合征)和降压药	增加低血压风险

*,见 Wilkinson(2005)。参见 2012 年美国老年医学会 Beers 标准。

好的例子是在服用利尿剂的充血性心力衰竭老年患者中服用非甾体抗炎药增加了这群患者的住院风险(Heerdink 等,1998)。

　　医务工作者应该对通常的一些药物副作用、药物不良反应和潜在的药物相互作用有一个全面的了解。在全球范围内的网站或 PDA(personal digital assistants)上的电子数据将有助于医务工作者了解相关信息。在患者每次就诊时仔细询问药物副作用的情况非常重要。许多机构都运用计算机来判断潜在的不良药物相互作用以避免其发生。应该特别关注新增加的药物与已经使用的药物之间的相互作用,与患者当下的疾病、与精神状态之间的相互作用。应用上述的 Beers 标准、STOPP(Screening Tool of Older Persons' Potentially Inappropriate Prescriptions)标准(Gallagher 和 O'Mahony,2008),或其他一些如老年患者姑息治疗策略(Garfinkel 和 Mangin,2010)指南等进行筛选,许多药物都可以安全地停用。具备老年人用药专业知识的咨询药师在制订各种共用特殊药物的推荐方案中,可以提供极大帮助。

衰老与药理学

　　一些与年龄增加相关的生物学及生理学的改变与药物的药理学变化息息相关

表14-4 潜在的具有重要临床意义的药物－疾病之间的相互作用

药物	患者因素	临床影响
利尿剂	糖尿病	葡萄糖耐量下降
	营养不良	增加低血糖和电解质紊乱的风险
	尿频、尿急	可能导致尿失禁
ACEI 类药物	肾血管疾病（严重的）	使肾功能恶化
	压力性尿失禁	加重尿失禁（咳嗽）
β- 受体阻滞剂	糖尿病	掩盖低血糖引起的交感反射
	慢性阻塞性肺疾病	增加支气管痉挛风险
	充血性心力衰竭	降低心肌收缩力
	外周血管疾病	增加间歇性跛行风险
麻醉性镇痛药	慢性便秘	加重症状及粪便嵌塞
抗毒蕈碱药物、三环类抗抑郁剂、抗组胺药、其他具有抗胆碱能作用的药物	便秘、青光眼、前列腺增生、反流性食管炎	加重症状
抗精神病药物	帕金森	加重运动不能症状
精神药品	痴呆	进一步损害认知功能
非甾体类抗炎药	慢性充血性心力衰竭,正在用利尿剂的	增加加重心力衰竭的风险

（表 14-5）。然而除了肾功能的改变,年龄增加引起的特殊药物剂量的相关改变具有个体差异,很难提前预知。通常,了解每个患者的生理状态（应考虑如脱水、营养状态、心搏量等因素）和患者的机体状态可能影响某个特殊药物的药理学过程,比年龄增加相关的改变更具有临床意义。药物的使用方式,如口服持续释放剂型和皮肤给药,对于说明年龄增加带来的药理学效应以及提高老年患者用药安全性方面非常有帮助。为此,我们将在下面简要介绍年龄增加对各个药代动力学环节的影响。

吸收

一些年龄增加相关的变化可以影响药物的吸收（表 14-5）。然而绝大多数的研究并没有发现具有临床意义的因年龄增加引起的药物吸收方面的变化。因此,吸收似乎是受年龄增加影响最小的药代动力学方面的参数。

表 14-5 年龄相关的药理学改变

药理学参数	年龄相关的改变
吸收	肠道吸收表面的内脏血流降低
	胃内 pH 值升高
	胃肠道动力改变
分布	身体水分、非脂肪体重、人血白蛋白减少,脂肪组织增加
	蛋白结合力下降
代谢	肝血流、肝酶活性、肝酶诱导性降低
排泄	肾血流、肾小球滤过率、肾小管分泌功能下降
组织敏感性	受体数目、受体亲和力、第二信使功能、细胞和细胞核的反应性改变

分布

与吸收相反,年龄增加可以导致具有临床意义的药物分布方面的变化。老年人,特别是住院患者,主要的药物结合蛋白——人血白蛋白随着年龄增加趋于减少。尽管在数字上白蛋白的减少很小,但是它会引起具有活性的游离血药浓度的大幅度增加,特别反映在具有高度蛋白结合力的药物上,尤其是同时应用具有竞争同一蛋白位点的药物(表 14-3)。

年龄增加引起身体构成的变化,从而改变药物的分布容积(Vd)而显著影响药理学。随着 Vd/药物清除率的变化,药物的半衰期的差异性很大。因此,即使随着年龄增加,药物的清除率没有改变,但是由于 Vd 的改变,仍然会影响药物半衰期和药物作用的持续时间。

由于随着年龄增加,身体水分及去脂体重下降,一些水溶性药物,如绝大部分的抗生素、地高辛、锂剂和酒精等的机体分布容积降低,可能导致血药浓度的升高。另一方面,一些脂溶性药物,如多数的抗精神病药物,在老年人群中具有较高的分布容积。药物分布容积大可导致药物半衰期的延长,但药物清除率不会随着年龄增加而相应增加。

代谢

年龄对药物代谢的影响非常复杂,并且难以预测。这依赖于药物在肝脏精确的代谢途径和其他如性别和吸烟量等因素(Wilkinson, 2005)。现在在一些网站和掌上电脑支持的程序里都可以查到用于老年人的药代动力学和药物清除的方法。

一些证据表明药物的第一时相代谢,包括氧化、还原、水解,随着年龄增加而下降,并且男性较女性下降更为明显。相反,药物的第二时相代谢(生物转化,包括乙酰化和葡萄苷酸化）似乎受年龄的影响较小。也有证据显示环境因素（最为重要的是吸烟）可以导致年龄增加引起的药物代谢酶的下降。即使由于原发性的肝脏疾病或右心功能不全导致的肝功能显著受损，年龄增加所引起的特殊药物的代谢变化也无法精确预知。无论如何，假设肝功能正常的老年患者与年轻人在药物代谢方面的功能相当是不安全的。

肝脏的细胞色素 P450 酶系统已经被广泛研究。目前已经发现超过 30 种异构酶，并被归类于各家族或亚家族。相对少见的某些酶的基因突变，能够破坏特殊药物的代谢。尽管年龄增加可以影响细胞色素 P450 酶系统，但通常已经用过的药物可能更为重要（Wilkinson, 2005）。

排泄

不像药物代谢，年龄增加对肾功能的影响多少可以预测。随着年龄的增加，肾脏功能趋于下降，这可以影响一些主要通过肾脏排泄的药物及其活性代谢产物的药代动力学。这些药物的清除减慢。半衰期（作用时间）延长，这就导致稳态血药浓度的升高（可能中毒）。

在决定年龄对肾脏功能的影响和药物代谢时，应重点考虑以下几个方面的因素。

1. 年龄增加引起的肾功能减退的程度存在较大的个体差异。因此，尽管人从 20~90 岁期间，肾功能可能降低 50%，但这仅仅是平均降低水平。一个 90 岁高龄的老年人可能没有 50% 的正常肌酐清除率。如果应用肾功能下降的平均水平来评估老年患者，可能高估或低估老年人的肾功能。

2. 肌容量随着年龄增加而减少。因此，每日的内生肌酐的生成降低。因为内生肌酐的生成降低，血肌酐水平可能在实质肾功能已经下降的情况下仍然正常。因此，血肌酐水平不能像年轻人一样精确反映老年人的肾脏功能。

3. 许多因素可以影响药物通过肾脏的清除，与年龄导致的肾脏功能改变因素同样重要。除了年龄导致的肾脏功能改变，药物的羟基化状态、心输出量和原发的肾脏疾病都应该被考虑。

有一些公式和列线图可以被用于估计不同年龄的肾功能水平。表 14-6 显示其中一种被广泛应用和接受的公式。另外一种经常使用的公式是 Modification of Dietin-Renal Disease（MDRD），它常被用于临床实验室来估算肾小球滤过率。网上可以找到

表 14-6 根据年龄估算肾功能水平 *

Cockcroft-Gault 方程

肌酐清除率 =[(140- 年龄)× 体重 (kg)/(72× 血清肌酐水平)](×0.85 女性)

*, 一些因素可能影响肌酐清除率(见正文)。

Data compiled from Cockcroft and Gault(1976).

MDRD 计算器（例如：http://mdrd.com）。这些公式对于初次评估老年患者的肌酐清除率以指导用药剂量非常有帮助。然而，Cockcroft-Gault 方程（Cockcroft 和 Gault，1976）和 MDRD 都可能高估或低估个体的肌酐清除率。在决定药物剂量时也应该考虑临床因素（例如羟基化状态和心输出量）的多变性。

组织敏感性

一定比例的药物及其有效代谢产物最终要到达其作用部位起效。在这一点上，年龄相关的改变，直接影响药物的血药浓度（与药代动力学改变无关）——这被称为药效学改变。老年人常常被认为对药物的疗效更为敏感。对于一些药物似乎是正确的。但对另一些药物，老年人可能更加不敏感。例如，老年人可能对苯二氮䓬类的药物的镇静作用更为敏感，但对调节 α- 肾上腺素受体的药物较年轻人更不敏感。表 14-5 列举了一些导致这些改变可能的原因。年龄增加引起的对特殊药物剂量的老年人药效学改变尚不清楚。

老年用药

一般原则

一些因素使得发展针对老年人用药的特殊推荐方案变得非常困难。包括以下几方面。

1. 多方面的相互作用因素影响年龄相关的药物学的改变。

2. 年龄增加引起的生理变化所导致的药物学方面的改变存在广泛的个体差异。因此，很难精确预测每一个老年患者。

3. 除了年龄增加的影响，还应该考虑每一个患者的健康状态（包括营养和水分状态、心输出量、肾脏疾病和肝脏疾病）。

4. 更多的新药研究纳入了老年人群，可能会给出更具体的推荐意见。

遵守上述一些一般原则可以使老年人用药更加安全有效（表 14-7）。药物应用的质量指标（American Geriatrics Society 2012 Beers Criteria Update Expert Panel，2012；hrank，Polinski 和 Avorn，2007）以及用于养老院调查者的联邦指南（F-Tag 329；seehttp：//cms.gov/site-search/searchresults.html?q=tag%20F329）给老年人的处方实践提供了有用的信息。由于抗精神病类药物广泛应用于老年人群，因此我们在下面的章节里将详细阐述。

老年精神病药物学

抗精神病药物广义上被分为抗抑郁药（详见第 7 章）、抗精神病药（表 14-8）和镇

表14-7　老年人处方药物的一般推荐原则

1. 全面评估老年患者的疾病状态：①可能有利的药物治疗；②可能存在副作用的药物治疗；③可能影响药物治疗效果的因素

2. 尽可能采用非药物治疗控制患者的疾病

3. 了解处方药物的药理学作用

4. 考虑每一位患者的临床状态是否影响药物的药理作用

5. 避免可能的不良药物相互作用

6. 对于主要通过肾脏排泄的药物或其活性代谢产物，应根据公式计算患者随着年龄增加导致的肾功能改变而调整药物剂量

7. 如果对药物剂量有疑问，应从小剂量开始，逐渐增加药物剂量

8. 对于几种在老年人群中易发生中毒的药物，应监测其血药浓度

9. 给老年患者处方药物时，应特别关注患者的智力损害、听力下降、视力下降情况，帮助其坚持服药（利用表14-1中的其他工具）

10. 经常监测老年患者的依从性、药物疗效、副作用，及时调整药物治疗方案

表14-8　抗精神病药物 *

药物名称	推荐老年患者日剂量（mg）	相对镇静强度	可能的副作用	
			低血压	锥体外系作用 +
阿立哌唑	2.5~20‡	中等	中等	中等
氟哌啶醇	0.25~5	低	低	非常高
奥氮平	2.5~10	低	低	低
喹硫平	12.5~150	中等	中等	低
利培酮	0.25	低	低	低
齐拉西酮	20~40	低	中等	低

*,其他药物同样适用。所有的二代抗精神病药物均可能增加死亡率，其用于控制痴呆引起的行为异常方面的作用仍存在质疑（见正文）。

+,僵硬、运动迟缓、震颤、静坐不能。

‡,老年人的剂量范围尚未研究。

静安眠药（表14-9）。这些药物在老年人中最容易滥用的，并可能引起高的不良反应风险。一些研究表明超过一半的养老院患者至少被给予一种抗精神病处方药物，并且这些处方用药在频繁变更。另一些研究表明抗精神病药物是养老院中最为普遍的不

恰当处方药。1987 年公布的 Omnibus Budget Reconciliation Act 联邦条例和之前提到更新的 F-Tag329,重点强调避免频繁按需应用药物以控制非典型症状（例如烦躁、神志恍惚）和不恰当应用这些药物用于"药物约束"患者。恰当的应用抗精神病药物用于治疗精神病和一些与痴呆相关的行为异常综合征是必需的,但必须与应用这些药物对患者进行"药物性约束"相区别。

下面这些注意事项有助于避免在老年患者中滥用抗精神病药物。

1. 精神症状（抑郁、焦虑、烦躁、失眠、妄想、破坏性行为）常常会因老年人的健康状态而诱发或加重。在将患者的症状归咎于单纯的精神行为异常并给予抗精神病药物处方前,应该对老年患者的所有用药进行评估。

2. 精神症状的记录,例如烦躁,是常常被没有经验的患者的家庭照护者和养老院工作人员向医生抱怨,这些症状很难描述、解释和诊断。实际上,"烦躁"或"破坏性行为"常常是照护者给老年患者不恰当用药的反应。因此,抗精神病药物只能是内科医生根据患者的症状并纠正了可能的因素后方能给予处方。

3. 如同躯体疾病的症状和体征一样,精神系统的症状和体征在老年患者中并不典型。因此,恰当的药物治疗有赖于医生正确的诊断。如有可能,应该咨询对老年疾病有经验的精神科医生和心理医生,请他们帮助明确主要的精神性问题,并有目的性地进行抗精神病药物治疗。

4. 许多非药物性治疗方法可以用于替代抗精神病药物,或用于药物治疗的序贯治疗控制精神症状。行为方式的调整、改善环境因素、支持性的心理治疗、团体治疗、娱乐活动和其他一些相关技术对于避免或减少药物治疗都是有用的（见第 6 章）。

5. 在每种广义的抗精神病药物中,药物的疗效、副作用与其他药物和疾病状态的潜在相互作用存在巨大的个体差异。因此,给每一个患者每一种处方药物时应该深思熟虑,合理用药。

6. 一般而言,因为老年患者对抗精神病药物的药效及副作用更为敏感,初始剂量应小,逐渐增加剂量,并经常监测。

7. 仔细并且不断地监测抗精神病药物所需要控制的靶症状或行为异常是非常必要的。除了患者自身的反馈外,训练有素的专业观察人员也应该持续评估,以利于调整抗精神病药物的治疗。

除非患者有明确的精神病史或存在立刻对自己或他人可能造成伤害和危险的情况,在给予抗精神病处方药物前应先给予非药物性治疗,多种非药物治疗手段对存在烦躁或过度焦虑的老年患者都是有效的。行为疗法和其他非药物治疗方法将在本章最后的推荐读物中讨论（也可参见第 6 章）。然而,这些措施常常达不到我们预期的效果,或难以实施,或实施不恰当,或实施不成功。患有重度认知功能障碍的患者很难单独接受非药物性治疗,特别是在疾病或言语刺激介入其治疗时。因此,在一些患者中药物治疗成为必需。

由于抗精神病药物存在潜在的副作用,所有的抗精神病药物都应该明智而审慎地应用于老年患者。抗精神病药物最常见的副作用分为四大类：改变认知状态（例如镇静、谵妄、痴呆）、椎体外系表现、抗胆碱能作用、心血管副作用。抗精神病药物可以引起认知功能损害，与老年患者的髋部骨折有密切联系。锥体外系副作用常见于一些老的抗精神病药物，但一些新的非典型抗精神病药物也有此副作用（表 14-8）。这些副作用包括假性帕金森综合征（僵硬、运动迟缓、震颤）、静坐不能和无意识的肢体运动（例如迟发型运动障碍），严重者可能致残。僵硬和运动迟缓可能导致不能活动及其相关并发症。静坐不能可能使患者显得焦虑和烦躁，导致不恰当用药。迟发型运动障碍可能引起由持续性的口舌运动导致的永久性残疾和进食困难。

应用抗精神病药物治疗老年痴呆患者的神经精神症状存在很大的争议（Sink、Holden 和 Yaffe，2005；Ayalon 等，2006；Schneider 等，2006；Maher 等，2011）。所有的二代抗精神病药物均可以增加老年人的死亡率（Schneider、Dagerman 和 Insel，2005；Wang 等，2005）和增加体重。典型的抗精神病药物由于其明显增加了患者应用后的相关死亡风险，现已被美国 FDA 列入黑框警告（Schneider、Dagerman 和 Insel，2005；Gill 等，2007）。而且美国医疗保险和医疗补助服务中心已经开始倡导提高养老院抗精神病药物使用的恰当性，减少使用此类药物。对于那些严重精神错乱、可能发展为躯体或言语过激而无明确诱因的患者，使用对乙酰氨基酚药物的经验治疗显示有一定效果（Husebo 等，2011）。就像躁狂、失眠也可能是抑郁或躯体疾病的表现，这是老年

表 14-9　美国食品与药物管理局（FDA）推荐的用于老年人的镇静安眠药物 *

	剂量（mg）	持续时间	半衰期（h）+
苯二氮䓬类药物 ‡			
劳拉西泮	0.5~2.5	中等	10~20
替马西泮	7.5~30	中等	8~15
苯二氮䓬类受体激动剂			
右旋佐匹克隆	1~3	中等	5~7
扎来普隆	5~20	超短效	1
唑吡坦	5~10	短效	3
唑吡坦缓释片	6.5 或 12.5	短效	3 §
褪黑素受体激动剂			
雷美替胺	8	短效	2~5

*，其他药物同样被认可。在老年患者中短期使用的有效性仍存在质疑（Glass 等，2005）。

+，半衰期包括活性代谢产物。

‡，长效苯二氮䓬类药物不应该应用于老年患者。

§，作用持续时间延长是因为其为缓释剂型。

人最常见的主诉,应寻找睡眠障碍,如睡眠呼吸暂停、不安腿综合征等因素,非药物治疗(例如增加白天的活动量、减少夜间噪声、保证夜间温度)都是有帮助的。对于失眠的药物治疗,几种可供选择的药物参见表 14-9。镇静安眠药对老年患者的长期影响尚不清楚,但规律使用安眠药的患者突然停药,可能导致反跳性失眠(特别是苯二氮䓬类药物和褪黑素)。无论如何,在开具镇静安眠药后,应密切监测药物对目标症状的疗效、药物副作用,并及时调整用药方案都是极为重要的。

证据总结

应该做

- 尽可能简化药物。
- "从低剂量开始,缓慢加量",根据患者反应,如合理,可增加至最大量。
- 仔细评估药物的有效性和副作用。
- 通过给予教育、关注患者的用药实际现金支出以及对认知功能障碍的患者得到照护者的支持情况,以保证老年患者服药依从性。
- 通过临床药师获得专业知识和教育。
- 保存详细的用药记录,患者每次看病时都应该回顾。

不应该做

- 将对年轻患者具有适应证的所有药物照本宣科地用于患有多种疾病的老年患者。
- 当一种药物有效时,同时应用两种药物。
- 不必要的用药复杂化。
- 在并非非常有限的情况下,同时应用多种抗精神病药物。
- 用抗精神病药物治疗痴呆患者的行为异常,除非已排除其他有效的治疗方法、非药物治疗失败或除非患者存在自残或对他人造成伤害的危险。

考虑做

- 当给老年患者处方药物时,应考虑药物之间的相互作用或药物－疾病之间的相互作用。
- 对一些患者采用特殊设计的药盒或技术支持(有助于监督患者依从性的设备)。

(莫莉 译;邝心颖 陈茜 校)

参考文献

American Geriatrics Society 2012 Beers Criteria Update Expert Panel. American Geriatrics Society

Updated Beers Criteria for Potentially Inappropriate Medication Use in Older Adults. *J Am Geriatr Soc.* 2012;60:616-631.

Ayalon L, Gum AM, Feliciano L, et al. Effectiveness of nonpharmacological interventions for the management of neuropsychiatric symptoms in patients with dementia. *Arch Intern Med.* 2006;166:2182-2188.

Budnitz DS, Lovegrove MC, Shehbab N, Richards CL. Emergency hospitalizations for adverse drug events in older Americans. *N Engl J Med.* 2011;365:2002-2012.

Budnitz DS, Shehab N, Kegler SR, et al. Medication use leading to emergency department visits for adverse drug events in older adults. *Ann Intern Med.* 2007;147:755-765.

Campbell NL, Boustani, MA, Skopeljia EN, et al. Medication adherence in older adults with cognitive impairment: a evidence-based systematic review. *Am J Geriatr Pharmacother.* 2012;10:165-177.

Cockcroft DW, Gault MH. Predictions of creatinine clearance from serum creatinine. *Nephron.* 1976; 16:31-41.

Coleman EA, Smith JD, Raha D, et al. Posthospital medication discrepancies. *Arch Intern Med.* 2005; 165:1842-1847.

Finlayson E, Maselli J, Steinman MA, et al. Inappropriate medication use in older adults undergoing surgery: a national study. *J Am Geriatr Soc.* 2011;59:2139-2144.

Gallagher P, O'Mahony D. STOPP (Screening Tool of Older Persons' potentially inappropriate Prescriptions): application to acutely ill elderly patients and comparison with Beers' criteria. *Age Ageing.* 2008;37:673-679.

Garfinkel D, Mangin D. Feasibility study of a systematic approach for discontinuation of multiple medications in older adults. *Arch Intern Med.* 2010;170:1648-1654.

Gill SS, Bronskill SE, Normand S-LT, et al. Antipsychotic drug use and mortality in older adults with dementia. *Ann Intern Med.* 2007;146:775-786.

Glass J, Lanctot KL, Herrmann N, et al. Sedative-hypnotics increase adverse effects more than they improve sleep quality in older persons with insomnia. *BMJ.* 2005;331:1169-1172.

Heerdink ER, Leufkens HG, Herings RMC, et al. NSAIDs associated with increased risk of congestive heart failure in elderly patients taking diuretics. *Arch Intern Med.* 1998;158: 1108-1112.

Hines LE, Murphy JE. Potentially harmful drug-drug interactions in the elderly: a review. *Am J Geriatr Pharmacother.* 2011;9:364-377.

Holbrook AM, Pereira JA, Labiris R, et al. Systematic overview of warfarin and its drug and food interactions. *Arch Intern Med.* 2005;165:1095-1106.

Husebo BS, Ballard C, Sandvik R, Nilsen OB, Aarsland D. Efficacy or treating pain to reduce behavioural disturbances in residents of nursing homes with dementia: cluster randomized trial. *BMJ.* 2011; 343:d4065.

Lazarou J, Pomeranz BH, Corey PN. Incidence of adverse drug reactions in hospitalized patients: a meta-analysis of prospective studies. *JAMA.* 1998;279:1200-1205.

Maher M, Maglione M, Bagley S, et al. Efficacy and comparative effectiveness of atypical antipsychotic medications for off-label uses in adults. *JAMA.* 2011;306:1359-1369.

O'Mahony D, Gallagher PF. Inappropriate prescribing in the older population: need for new criteria. *Age Ageing.* 2008;37:138-141.

Schneider LS, Dagerman KS, Insel P. Risk of death with atypical antipsychotic drug treatment for dementia: meta-analysis of randomized placebo-controlled trials. *JAMA.* 2005;294: 1934-1943.

Schneider LS, Tariot PN, Dagerman KS, et al. Effectiveness of atypical antipsychotic drugs in patients with Alzheimer's disease. *N Engl J Med.* 2006;355:1525-1538.

Shrank WH, Polinski JM, Avorn J. Quality indicators for medication use in vulnerable elders. *J Am Geriatr Soc.* 2007;55:S373-S382.

Sink KM, Holden KF, Yaffe K. Pharmacological treatment of neuropsychiatric symptoms of dementia: a review of the evidence. *JAMA.* 2005;293:596-608.

Wang PS, Schneeweiss S, Avorn J, et al. Risk of death in elderly users of conventional vs. atypical antipsychotic medications. *N Engl J Med.* 2005;353:2335-2341.

Wilkinson GR. Drug metabolism and variability among patients in drug response. *N Engl J Med.* 2005; 352:2211-2221.

推荐读物

Bain KT. Management of chronic insomnia in elderly persons. *Am J Geriatr Pharmacother*. 2006;4:168-192.

Board of Directors of the American Association for Geriatric Psychiatry, Clinical Practice Committee of the American Geriatrics Society, and Committee on Long-Term Care and Treatment for the Elderly. Psychotherapeutic medications in the nursing home. *J Am Geriatr Soc*. 1992;40:946-949.

Bowie MW, Slattum PW. Pharmacodynamics in older adults: a review. *Am J Geriatr Pharmacother*. 2007;5:263-303.

Selma TP, Beizer JL, Higbee MD. *Geriatric Dosage Handbook*. 12th ed. Hudson, OH: Lexi- Comp; 2007.

Silber MH. Chronic insomnia. *N Engl J Med*. 2005;353:803-810.

Steinman MA, Hanlon JT. Managing medications in complex elders. *JAMA*. 2010;304:1592-1601.

第15章

卫生服务

老年医学被认为是慢性疾病照护和老年学的交叉点。其中老年病学主要指本书中衰老相关的综合征、疾病非典型的临床表现、多种共存疾病及其相互作用的治疗。老年人的医疗服务很大程度是解决与多种慢性疾病相关的问题。然而,医疗系统依然是以分散的方式提供服务。对于慢性疾病,需要一种系统的方法来帮助临床医生认识到每个患者的整体过程,鼓励其在这个框架下对患者进行治疗。第4章已经介绍一些改善慢性疾病的治疗策略。

目前正在开展的若干行动也许能够帮助解决这一难题。"患者保护和平价医疗法案"特别强调要关注患者出院后的过渡期,医疗保险不覆盖再次住院的费用,并会对医院过高的再住院率进行惩罚。许多负责任的医疗组织所持有的理念是更好地整合住院治疗、基层医疗、急性期后续照护(postacute care,PAC)以及养老院照护,甚至可以延伸至社会组织。医疗卫生主体鼓励更多的综合照护实践,这一举动意味着向该方向迈进一步。

由于人为地将干预方法分为医疗和社会干预两部分,衰弱老年人的照护受到一定的妨碍。这种界线因为资助政策而进一步强化,例如医疗保险和医疗救助,这也反映了主导行业的理念。有效协调的先决条件是有共同目标。如果目标存在着分歧,将很难实行整合式的照护。一种术语上称之为"治疗模型"的理念推动着医疗实践,而医疗服务最基本的期望是能为患者带来不同。但这种不同并不总是体现在患者状况改善上。的确,对于许多慢性疾病患者,机体的衰退是无法避免的,但是精心照护至少可以延缓这种衰退。许多患者随着时间延长身体越来越差,使得临床医生很难看出他们的照护效果。也正是因为益处并非明显可见,所以很难找到一个强有力的理由来说服大家重视并支持这样的照护。

随着时间推移,老年人功能开始衰退,若想认识到精心照护的益处,则需比较缺乏照护时会发生什么以及将发生什么。实际上,精心照护的益处体现在观察到什么和理应观察到什么之间的差异。若没有期望值,这种益处很难鉴别。图15-1(第4章也提到)对观察与预期临床病程这两种曲线提供了理论的模型。虽然这两条轨迹都下降,但是精心照护的坡度不是那么陡。二者间的区域表示精心照护的效果。遗憾的是,这种益处很难见到,除非采取某种专门措施展示观察和预期之间的差异。为了加大对慢性疾病和长期照护(long-term care,LTC)的投入,需要形成一个政策上和社会上的案

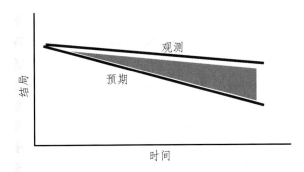

图 15-1 观测和预期临床过程的理论模型。观测和预期结局之间的区域代表良好照护的效果。因此,如果一个患者病情恶化的速度小于预期的速度,其还可能被视作良好照护的迹象。

例,此时认识到将这种益处变得可见显得尤为必要。若缺乏此类证据,人们只会简单地将其认为是一种衰退、一个不值得投入的领域。

补偿性照护服务是另一种与社会服务相关的模型。在这一概念下,可评估患者的失能或残疾程度,制订一系列照护计划来弥补。良好的照护被定义为能够满足患者需求,从而使患者尽可能地像平常一样享受生活,而不用承受任何不良后果。

这两种方法似乎有些冲突,但是它们是可以并存的。尽管鼓励过度地依赖照护存在某种风险,但是提供必要的服务可以提高患者的功能,至少在某种程度上可以延缓衰退。衰弱老年患者的照护需要一系列医疗和社会上的关注,其中有一项是可以肯定的,就是如果医疗和社会系统想要和谐共处,那么他们应该拥有一套共同的目标。而协作的第一步就是确定双方共同的工作基础,使其工作目标一致。

医疗保健系统目前还未促成两种模式的结合。管理式医疗服务则为这种结合提供一个框架,但到目前为止,过去的努力没能够产生这一效果。一些大项目能够融资,并为衰弱老年人服务。其中老年人全方位医疗服务(Program of All-Inclusive Care of the Elderly,PACE)也许可以提供一个最佳创造性整合的例子。对于确实需要养老院的照护而又生活在社区的老年人,其可使用医疗保险和医疗补助的资金为老年人提供整合性和社会性的服务(Kane 等,2006;Wieland,2006)。PACE 项目有所增加,但是它们仅针对一些特定人群(有着医疗保险和医疗补助,需在养老院照护而又生活在社区的老年人)且价格昂贵。管理式医疗服务将是否会作为一种协调改善老年人照护的工具,在协调老年患者照护上发挥潜力,仍需拭目以待。无论如何,老年人的照护需要这种整合,并且最终在什么构成这种照护期望的目标上,必须获得某种和解。

因此老年照护也就是团队医疗。这意味需要信任具有专长和经过训练的其他学科同事,并与其一起承担任务,因为他们拥有达成目标必需的技能。然而,这些同事不能单独行动。良好的沟通和协作可以避免做重复的事情,带来一个更好的结局。为了让每一个成员在团队中起到有效的作用,临床医生需要明白团队其他专业成员能做什么、知道怎么做和什么时候做。高效团队医疗并不意味着大量的会议,而是通过不同沟通方法传递信息。然而,优秀的团队医疗也不能自然形成。医疗团队,就如体育团队一样,需要经过很长时间的合作,才能了解彼此的付出,获得彼此的信任。他们需要一种共同的语言和共同的措施。高效的团队需要付出努力才能建成。因此,当这种投入是合理的时候应该给予仔细思考。

在过去的几十年,医疗的本质在不断改变。图 15-2 对比了 1980 年和 2010 年的医疗照护的花费。医院的使用出现成比例下降,而药物花费明显上涨。临床医生的保健费用轻微地增加(现在扩大到执业护士和临床助理医生的保健费用)。同时,养老院的使用率也有轻微下降。然而,要明白医疗卫生保健上的花费已经从 1980 年的2172 亿美元迅速增长到 2010 年的 2186 万亿美元,相比于 2.65 倍的通货膨胀,其增加了 9 倍。

公众项目

临床医生至少需要一个可信赖的具有老年人重大支撑项目的合作者一起实施老年照护。我们常常将老年人照护和医疗保险联系起来。实际上,社会保障法案中有三部分为老年人提供了重要的益处:题目 XVIII(医疗保险)、题目 XIX(医疗救助计划)、社会服务救助金(以前的标题是 XX)。医疗保险常用来强调医疗保健,尤其是急性住院治疗。但是医疗保险也是不断变化的。支付系统的改进改善了以前被认为是滥用的情况(自然膨胀)。医疗保险(Medicare)往往只覆盖可以替代更多昂贵住院治疗的长

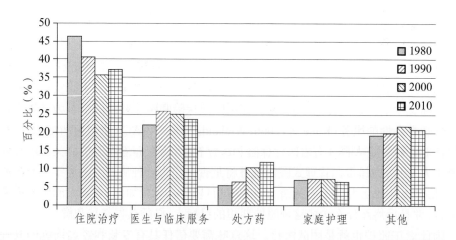

图 15-2 个人医疗支出根据服务类型的分布。数据选自 1980、1990、2000、2010 年。其他包括专科服务;牙科服务;其他健康、居家以及个人家庭卫生保健;耐用医疗设备;其他非耐用医疗设备。(Source: Centersfor Medicare and Medicaid Services, Office of the Actuary, National Health StatisticsGroup. https://www.cms.gov/Research-Statistics-Data-and-Systems/Statistics-Trendsand-Reports/MedicareMedicaidStatSupp/2011.html. Accessed April 2012.)

期照护,而主要的长期照护的资金来源是医疗救助(Medicaid)。然而,急性照护和长期照护的资金划分很模糊。因此,医院预期付款的推出创建了 一个急性住院后的照护(PAC)新市场。以前只是医院提供医疗,现在可以分别由养老院、康复中心、家庭保健提供服务和结算(最近,因其扩大授权范围至一些慢性照护,一件公诉案件模糊了医疗保险覆盖家庭健康照护的职能)。同样,在 PAC 中也采用预期支付的方法。每一种类型的支付都是分别计算的。因此不同的方法提供相同的服务,建立了三种储法。新的捆绑 PAC 的支付方式项目,甚至联合医院和 PAC 支付都在被提出和验证。

医疗保险和医疗救助程序化责任的区分很关键。医疗保险是一种保险型的项目,需要受益人缴纳一定金额的费用。医疗救助则是一种社会福利项目,主要是看其需求和贫困情况是否符合标准。因此,要成为社会救助的合格对象,不仅要有疾病证明,而且其处于个人资源耗竭的状态——几乎很难自我恢复。

保险覆盖的形式因提供的医疗服务的差异而呈现不同。图 15-3 和图 15-4 分别追踪了老年人医疗保险和医疗救助上的花费。医疗保险是医院诊疗和临床医生治疗费用的主要支付者,而养老院仅占一小部分,而医疗救助则与之相反。(随着 PAC 的发展,医疗保险在养老院和家庭照护的支付中起到越来越大的作用,但是新的资金分配正在试着弱化这一角色)医疗保险也有着覆盖药品的 D 部分,双重合格(医疗保险和医疗救助)的受益人通过他们的 D 部分获得他们的利益。对于仅有医疗保险受益者,D 部分是可以选择的。

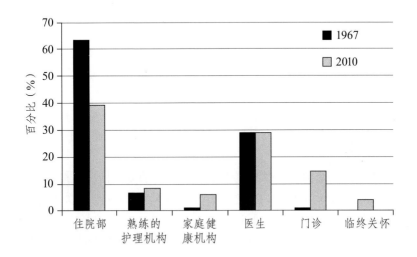

图 15-3 医疗保险项目按照服务类型的支付分布。数据取自 1967 年及 2010 年。在 1982 年的税收公平财政责任法案医疗保险中临终关怀得到授权(1983 年 11 月生效)。(Source: Centers for Medicare and Medicaid Services, Office of Information Services. Data from the Medicare Decision Support Access Facility. https://www .cms.gov/Research-Statistics-Data-and-Systems/Statistics-Trends-and-Reports/MedicareMedicaidStatSupp/2011.html. Accessed April 2012.)

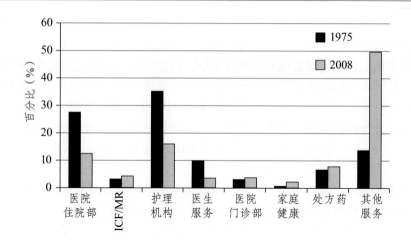

图15-4 1975—2008年按服务划分的医疗救助供应商支付的款项。[Source: Centers for Medicare and Medicaid Services, Center for Medicaid and State Operations. Statistical report on medical care: eligible, recipient, payments, and services (HCFA 2082) and the Medicaid Statistical Information System (MSIS). https://www.cms.gov/Research-Statistics-Data-and-Systems/Statistics-Trendsand-Reports/MedicareMedicaidStatSupp/2010.html. Accessed April 2012.]

医疗保险

医疗保险主要包含两个部分,满足的条件亦有所不同。A 部分（医院服务保险）对于所有缴纳足够数量（按季度）社会安全税的个体都适用。这一项目的资金主要来源于一种特殊的工资税,后来变成医疗保险信任基金。B 部分是由个人按月支付,但其中大部分（将近占一般税收费用的 70%）得到政府的保险费用支持。A 部分将自动覆盖每一位 65 岁及以上的老年人。但是老年移民是个例外,他们工作的时间不够长,不能够产生社会保障。

在医疗保险下,医院预期支付政策带来了一些新的复杂情况。按照诊断病种收费（diagnosis-related group，DRG）,医院会从医疗保险获得诊断相关的定额费用。而DRG 是依据预期住院时间和疾病照护的程度制订的。在这种方法下,其初衷与老年医学的目标形成直接的对比。老年医学旨在解决由多种疾病导致的功能情况,但DRG 则是聚焦在某个单一的疾病问题上。它不支持花额外的时间去为老年人制订适当的出院计划。同样不支持使用辅助人员,比如社会工作者参与。由于 DRG,住院时间减少,使得患者"迅速而没有完全康复"的出院现象变得更为普遍。许多之前在医院康复的患者目前是通过家庭保健和养老院康复。事实上,医疗保险（Medicare）正为其付两次款: 为医院固定天数的住院支付以及为院后的康复支付。随着出院后照护的迅速增长,医疗保险正努力寻找应对的办法。医疗保险针对不同形式的出院后照护形成了不同方式的预期支付方案。养老院是按日计费的,然而家庭医疗和康复机构则按一定期限计费。一种更有效的解决办法是将医院和院后支付变成一种单一的捆绑,尽管有些担心这样会使医院获得更多的操控权。1997 年的平衡预算法案(Balanced Budget Act of 1997, BBA)也涉及该方法的一部分。对于部分 DRG,医院转到 PAC 被认为是一种转诊。如果住院时间小于中位数,医院将收到比常规的 DRG 更低的保险金额。

直到最近,支付政策显得更加矛盾,DRG 为出现并发症的患者支付更高的金额,即使这些并发症是在住院治疗中出现的。目前 DRG 已经修改为排除医源性并发症,这为老年病医生参与到衰弱老年人的照护中创造了良好的环境。现在,医院必须报道入院时患者存在的并发症,以避免因为将其作为医院照护出现的一部分并发症而得不到相应的支付。同样,医疗保险不会支付 30 天内因相同的 DRG 再住院患者费用,同时还会对医院过高的再住院率进行惩罚。

当前的支付系统实际上给医疗保险的受益人带来了很多困惑。尽管每个案例都会支付医院固定的费用,但是患者必须在免赔额和共同付费系统下支付。大多数医疗保险受益人已经购买了某种形式的差额医疗保险来支付这些花费。但是差异仍然存在。如果差额医疗保险同样覆盖 D 部分的免赔额和共同付费,这将更让人困惑。

管理式医疗服务正广泛地应用于患者中,被视为传统式的按服务收费的另一种选择。在这种安排下,管理式医疗服务机构每月收到来自医疗保险的固定支付,以提供至少包含医疗保险公司规定的医疗服务。在一些领域,管理式医疗服务同样可以向患者索要额外的保险金。许多管理式的医疗照护公司一开始是因为较好的税率而被这种商业吸引,但随后因利率的减少吸引力也下降,许多公司逐渐开始退出这个项目,使得保险受益人只有选择其他的保险方式,尤其是补充性医疗保险政策。

被医疗保险用来计算管理式医疗照护的价格,基本上可以反映出不同州按服务收费的价格。管理式的医疗照护机构所获得固定的金额是按照当地保险受益人的平均价格计算出来的。因此,调整后的平均人头支出费用(adjusted average per capitacost, AAPCC)因地点的不同而有差异。新的医疗保险－管理式照护保险金是利用以前的使用率和其他层次临床条件(hierarchical clinical conditions, HCC)中的因素来计算的。平衡预算法案(BBA)正在呼吁转变国家定价。为了吸引更多的投资者进入管理式医疗照护,BBA 拓展了可为保险受益者提供管理式医疗服务的各种组织,删除了许多限制(尤其是财政担保联系),因为这些限制使得管理式医疗服务在很大程度受到保险公司操控。与参与管理式医疗服务(他们要求一年参与期)不同,医疗保险受益者可以在任何时间退出该计划。有证据显示医疗保险受益者,随着他们可用的资源耗竭,可能主动进入或者离开管理式医疗服务。管理式医疗服务已经在医疗保险的受益者中获得认可,部分是保险 D 部分带来的。2011 年,"医疗优选保险计划"(医疗保险里的 C 部分)覆盖到医疗保险受益者的 25%。

　　管理式医疗服务与老年医学融合的可能性似乎微乎其微。理想情况下,管理式医疗服务可以为老年医学理念的应用提供合适的场合。但目前管理式的医疗照护机构更多选择对自己有益的受益人(招募健康患者,获得回报利率),提供打折的服务,给加入该服务设置障碍,而非利用老年医学的理念提高服务的效率(Kane,1998)

　　最新的方法使用一种被称之为"记点服务计划"(point of service),支付是按照服务组合起来的,而不是对所有服务的单一付费。这种方法使得老年照护的理念更加明显,但依然有待于进一步的观察。同样,投资的重点是使用辅助的人员来协调服务,例如家庭医疗(健康照护)使用了案例协调者。

　　尽管医疗保险覆盖养老院和家庭医疗的照护服务,但是支付的方式并没有鼓励临床医生积极地参与。例如,一个临床医生在医院查房可以收取常规的咨询费用,如果后来患者转到养老院,医生每次查看患者的费用和一周内查看的次数往往会迅速地下降。尽管目前医生出诊还比较少见,但在最近这些年出诊的服务费在迅速地增加。因此有临床医生团体在养老院和家庭医疗之外开展诊疗的服务。渐渐的,养老院老年人的照护工作主要落在了执业护士的身上,他们作为老年医学团队的重要成员参与患者的护理。团队通过发挥两种职能减少老年人的住院:①他们提供更多有效的初级保健来预防医院转诊;②他们可以处理养老院出现的急性情况,以减少转诊的需要。

　　医疗保险的覆盖是重要的,但却不充分,主要表现在以下 3 个方面。①为了控制使用,在 A 部分和 B 部分实行打折和共付款。②使用一种称之为基于资源的相对价值量表(Resource-Based Relative Value Scale,RBRVS)来评定临床医生的服务费。RBRVS 常根据他们服务的价值 (由专业内或者专业间来决定) 支付临床医生。理论上,在考虑费用时,常常要考虑提供服务的价值和医学训练的投入。这种新支付方法增加了初级保健中外科专业相关的服务费用,但讽刺的是,老年评估的服务费相比以前更低。在医疗保险的 B 部分下,临床医生服务费用要比其平常的更低 [一些临床医生常常直接给患者开账单以补齐价格差,但是许多州要求临床医生必须接受医疗保险的价格 "指定",也就是说,他们接受这个费用(加上 20% 的共付款)作为全部的服务费用]。③医疗保险不覆盖一些有助于患者康复的服务,例如眼镜、助听器和许多预防性措施(尽管后者的益处在不断地增加)。医疗保险(Medicare)专门排除了 "陪护服务"——这些服务对于长期照护至关重要。[然而,就像之前所述,急性照护和长期照护(LTC)的边界越来越模糊不清。]目前正在试图努力改变医生的支付方式,可以肯定的是,医生的服务费用会增加,从根本上说,将会综合考虑服务的成本和质量。随着支付的形式不断增加,将会依据医生的表现支付费用。

　　在 2005 年,包含药物(D 部分)的医疗保险现代法案的通过带来了医疗保险项目的重大扩展。法案一方面极大吸引了管理式医疗服务(managed care)机构的加入;另一方面,创造了一种新的管理式医疗服务项目 "特殊需求照护计划",主要针对有着高风险的人群,因此也会缴纳更高的保险金。

　　2010 年出台的 "患者保护和平价医疗法案(Patient Protection and Affordable Care

Act，PPACA）"旨在改善当前未加入保险患者的医疗服务，给医疗保险带来了一定的影响。

在保险的 D 部分，处方药物的报销由于其古怪的设计，使用了一个十分复杂的计算公式，常常被称之为"甜甜圈"。首先，患者在初始的额度内免费（在 2012 年是 320 美元，但是 PPACA 减少了这部分金额），然后（320~2930 美元之间）进行共同支付（常常是 25% 左右），由该项目支付患者大部分费用。然而，对于下一个 1770 美元的药物费用，患者必须全部承担（除非他购买了额外的药物保险）。若在一年内患者自己支付完 4700 美元后，患者将支付一个共同保险金额（例如 5% 的药物花费）或者一个共同保险花费（例如每个处方 2.25 美元或 5.60 美元），剩下由保险支付。D 部分由一系列的药物公司管理，他们提供不同的报销方法，时常会让患者感到疑惑，从涵盖 D 部分的基础计划到更加具有普惠性的计划。总之，随着覆盖范围的扩大，保险费用也在不断增加。在每一个可识别的种类需要至少覆盖两种药物，但是选择权在药物管理公司。医疗保险受益人必须十分努力才能找到涵盖他们需要药物的保险计划，尽管不能保证这些药物将会一直在保险条目里。

根据以上 3 个方面，个人支付主要的医疗费用。目前，老年人在医疗照护上的花费占总收入的 12.5%。总的来讲，其花费少于管理式医疗服务机构的患者。

医疗救助

与医疗保险（Medicare）不同，医疗救助（Medicaid）是一种服务于穷人的福利项目。它由各州政府主导，同时受到联邦政府资助（50%~78%，根据州政府的财政收入变化）。在一些州，即使他们的收入在贫困线以上，但如果医疗花费耗尽他们所有的积蓄，患者依然会获得救助。作为福利项目，医疗救助不存在打折或者共付款（尽管当前呼吁适度地减少过度的使用）。不管怎样，这是医疗模式中的福利项目。

医疗救助包含两个独立的项目，服务于两种不同的人群。一种"援助包含依赖孩子的家庭"（Aid to Families with Dependent Children）计划，服务于母亲和年幼的孩子；另一种是"老年援助"（Old Age Assistance）计划，服务于老年人。老年人获得社会救助的其他主要途径是"医疗贫困项目"，当医疗的花费（常常在养老院）超出患者收入的一定比例，将获得该项目的援助。

一般来讲，母亲和孩子使用较少的医疗救助资源。他们仅用于孩子出生前后或者一小部分罹患严重疾病的孩子。医疗救助资金大部分流向老年患者，尽管其中大部分也同时具有医疗保险，但是所需的服务却没有被医疗保险覆盖，比如养老院和社区的长期医疗照护。（大部分州将适合的医疗救助对象纳入在医疗保险 B 部分）。

需要认识到，老年人医疗援助的主要内容取决于医疗保险所没有覆盖的部分。医疗救助被视为是普及大众的健康项目，同时需要扣除居民所有资产和收入。它是养老院费用的主要来源，需要临床医生评估老年人的躯体受限程度，以明确老年人是否有资格入住养老院。在一些案例中，临床医生仅因社会原因为老年人开具入住养老院的证明（例如老年人缺乏在社区生活所必要的社会支持）。

医疗救助支付近一半的养老院费用，同时覆盖将近 70% 的养老院患者，所以它影响着养老院的政策。有限的赔付金额要求养老院患者首先使用自己的资源。由此，社会安全保险、私人退休金以及类似的将作为养老院主要的支付渠道，而医疗救助解决余下的费用。然而，它不能直接覆盖养老院临床医生的诊治费用，这常常由医疗保险支付。而不会被医疗保险覆盖的打折部分和共同支付部分将由医疗救助承担。在支付上的分歧引起政策上的问题。养老院精心的照护（医疗救助覆盖）能够减少急诊就诊率和住院率（医疗保险支付）。因此，养老院（和医疗救助）可以为医疗保险减少开支（或者交叉补贴）。

医疗救助也支持在家庭和社区的长期照护服务（home- and community-based LTC services, HCBS）。在一些州，个人的照护常常是在州基本医疗救助范围计划下被纳入为强制性的医疗救助服务。但是在许多州，HCBS 被看作为一种豁免的服务。在这样的安排下，联邦政府允许州用钱资助 HCBS，否则这些钱将会花在养老院上。放弃该项目的州可以在某一个专门的方面来提供服务，并且限制人数进入该项目。理论上，一些资金常被认为是可以补偿养老院的开支。在过去的几十年 HCBS 得到极大拓展。曾经被看作一种比养老院更加便宜的照护方式，目前 HCBS 已经成为在很多的场合可以优先选择的长期照护方式（Kane 和 Kane, 2012）。

以前，接受医疗救助被看作是一种很尴尬的事，常被认为是接受社会慈善。但目前许多老年人正在转变，认为他们就有权利接受社会医疗救助，尤其当他们长期照护的花费很高时。以前的观念逐渐被替代：他们支付了许多年的税收，有权利获取帮助。这种情感变化的结果是，在医疗救助较高水平的州，出现了新兴的财政顾问，为老年患者成为合格的医疗救助对象提供帮助。因其合格性基于收入和资产，必须提前计划。一般来讲，州法律规定申请医疗救助的对象资产的转移必须在两年或者以上（时间因为州的不同而变化），不过在评估时仍然算其拥有（该情况在结婚的夫妇中更为复杂，其中规定配偶可以保有一部分家庭资产）。这意味着想成为合格的医疗救助对象，老年人必须至少提前几年放弃他们的资产。这将造成他们在财政上和心理上都处于十分依赖的位置。这种老年人计划抛弃他们的资产，使其成为医疗救助的合格养老院入住者的"放弃现象"逐渐增多，但是没有证据显示该现象的普遍程度。

人口学的变化使得长期照护的支付出现危机，出现了各式各样的私人长期照护保险。实际上，这些保险有效地保护了在边缘上符合医疗救助的个人或者想保留他们继承者继承权的患者。任何保险都与年龄十分相关，在很大程度上，年轻时（这种需要的可能性非常低）长期照护的保险会十分便宜，但是随着购买者的年龄为 75 岁及以上时，就非常贵了。因此，这些年龄很大才会购买的患者，不得不支付长期照护机构平均花费相接近的保险金，也许会成为他们不符合医疗救助的阻碍。仅仅小部分年轻人对购买这种保险感兴趣以及资金雄厚的公司愿意为员工购买。尽管统计显示私人的长期照护保险没有为医疗救助项目省钱，但是几个州已经开发一些项目，鼓励个人购买医疗救助相关的保险。

购买长期照护服务需要经过仔细地考量。人们需要明白实际的风险和购买的价值。早期购买意味着你将在一段时间内不能使用这些钱,并且明白这些钱是不会被收回的（因为这是保险）。至少应该鼓励潜在的居民去购买有现金收益的计划,该计划不会捆绑某种专门的服务,因为长期照护机构的性质在未来很有可能有较大改变。

医疗保险和医疗救助双重覆盖的老年人称之为"双重合格者"。他们往往存在更多的问题,相比单一覆盖的老年人使用更多的照护,花掉更多的医疗救助资金,同时也会因为存在多种疾病使用更多的医疗保险资金。为了能更好地协调两个项目和避免交叉补贴,州政府正在逐渐考虑对这些人群开展管理式医疗服务。联邦政府也已经开始采取行动以照护双重覆盖的人群,其中许多项目中都包含管理式医疗服务的元素。

其他项目

社会安全法案的第三部分（标题XX）也与老年人有关,目前是由"社会服务整体拨款"（Social Services Block Grants）管理。这是一个社会福利项目,特别针对各式各样特定的福利项目,例如"依赖儿童家庭援助服务"（Aid to Families with Dependent Children）和"补贴性保障收入"（Supplemental Security Income）,后者由联邦政府资助,就像名字一样,"补贴性保障收入"主要提供最低的收入。"标题XX"资金是通过州和当地的机构进行管理,因此如何分配现有的资金在各种服务中存在很大的灵活性。州政府也可以选择性地扩大合格的标准,纳入在贫困线上的人。

另一种相关的政府项目是"标题III",美国老年人法案（Older Americans Act）。这一项目适用于60岁及以上所有老年人。其中最大的部分是通过提供具体的餐饮项目来支持老年人的营养,这样老年人能够得到一份资助性的热餐,同时它也提供上门送餐服务（送餐至家庭）,以及更多的其他服务。一些服务与社会安全的项目相重复或者补充。其他则是其特有的。最近,前老龄局（Administration on Aging, AOA）支持启动许多的预防性照护和"衰老与失能资源中心"（Aging and Disability Resource Centers）,这为大多数州提供一个进入长期照护中心入口。2012年,AOA重组了一个新组织以服务于所有失能的患者,名字为"社区生活的管理",它将把AOA、"失能办公室"、"失能的发展管理机构"并成单一机构,旨在调动多个领域的资源,满足部分人群的特有需求,如发育性残疾的儿童和高龄的痴呆患者。新机构将增加对失能人群和高龄患者的社区支持,充分参与到社区服务中。

表15-1总结了4个项目及其当前的范围。需要牢记的是,这些总结固化和简化了项目里复杂而不断变化的规则和条款。临床医生应该熟悉这些项目的范围和限制,但必须依靠他人,尤其是熟悉操作细节的社会工作者。

表 15-1　关于老年患者主要联合项目概要

项目	合格人群	服务覆盖范围	自付额以及共同付费
医疗保险（社会保障法案的XVIII标题）A 部分：医院服务保险	所有适合社会保障的人群以及患慢性疾病人群（例如肾衰竭终末阶段），或者 65 岁及以上自愿参保的老年人	90 天住院治疗以及 60 天恢复期的"合理花费"；（实行按病种收费）100 天的专业养老院（skilled nursing facility，SNF）；居家照护家访（见原文）；临终关怀 *	住院治疗除了第一天，第 2~60 天免费，61~90 天共同承担费用。之后包含 60 天的"恢复期"，20 天的专业养老院（在住院 3 天后），21~100 天则共同承担费用；对于居家老年人是 100 天以内（在住院 3 天后）
B 部分：附加医疗保险	那些被 A 部分覆盖的人群；参与者按月缴纳保险费	80% 合理的诊疗费用；与医生有关的服务；门诊职业治疗；言语疗法；诊断性实验以及 X 线；乳腺 X 线检查；外科换药；康复；急诊；耐用的医疗设备；A 部分没有覆盖的家庭健康服务	自费以及 20% 共同付费（达到限制线时，不用共同付费）
C 部分：医疗保险优势（MA）	受益人可以自愿选择参加托管照护服务	MA 计划必须覆盖 A 与 B 服务。他们减少共同付费比例以及提供额外的服务。他们必须提供 D 的覆盖范围	在缴纳 B 部分的保险的基础上，还要按月交保险费
D 部分	受益人可以选择参加规范处方药计划。药商会提供各种各样的计划。医疗救助受益人必须参与。药物覆盖范围不同。每月缴纳的保险金也不同	药品覆盖一些必须种类的药品，但是一些特殊的药物随计划而变化	每年折扣，费用分摊直到"甜甜圈漏洞"，然后计划付上述费用的 95%

（待续）

表 15-1(续)

项目	合格人群	服务覆盖范围	自付额以及共同付费
医疗协助(社会保险法案的XIX标题)	包括获得额外安全收入的人群(如福利)或者获得附加保障收入(Supplemental Security Income, SSI)以及政府补贴或者符合更低的入选标准(1972年用的医疗协助标准);或者适合SSI,或者适合1973年的医疗救助的机构老年人;那些不符合SSI标准的但是有很大医疗需求且花费大的人群,在一些州能成为医疗救助对象;但是不同州的入选标准是有差异的	对于各种各样的需求存在一些统一的服务;住院患者服务;出院患者服务;SNF;部分家庭健康服务;家庭计划;对20岁以下的青少年进行早期以及阶段性筛查、诊断、治疗 一些选择性的服务随州不同而不同。 牙齿保健;康复治疗;药品;中间护理设施;拓展家庭医疗保健;私人护士;眼镜;假肢;个人护理服务;医疗转诊以及家庭医疗服务(州政府会限制数量以及服务的时长)。一些州把扩展的家庭服务作为他们计划的一部分。许多州限制了参与人数进入以家庭-社区为基础的服务	不用付费。一旦患者财政状况符合入选标准财政状况是依据收入以及财产衡量的
社会服务财政补贴(社会保险法案的XX标题)	贫困家庭临时救助计划(TANF)与SSI所有的接受者,那些收入达州人均收入115%以上以及一些特殊地域的居民	日间服务;代替服务;保健服务;咨询;以家庭为基础的服务;就业;教育;训练;与健康相关的服务;信息以及参考;交通;日常服务;家庭计划;法律服务;饮食	家庭收入超过中等水平收入80%的人群需要缴费
美国老年人法案的III标题	年龄达60岁及以上的所有人;低收入者;少数民族;空巢老人是重点关注对象	家庭主妇;送餐服务;家庭健康助理;交通;法律服务;咨询;信息以及加上19条其他服务(50%的费用应用在列出来的条目中)	可能需要付一些费用

*,当患者被诊断为临终状态时,经过认证的临终关怀提供单位可以得到一定数量的保险费用于患者临终照护。可以让患者选择采用临终关怀治疗保险还是使用常规的养老医疗保险。

长期照护中心

一部分老年患者需要大量的长期照护。目前长期照护没有统一的定义,常被认为是一系列的服务,包括疾病治疗、个人照护和满足缺乏生活自理能力个体的社会需要。服务可以是连续的或者间断的,但需要持续一段时间,主要针对通过评估存在功能受限的个体。以下观点道出了在许多讨论中长期医疗照护的共同内涵:一个个体长期依赖于另一个个体所提供的服务。这个定义十分模糊,没有阐释清楚谁提供服务或者他们是谁。图 15-5 阐述了衰弱老年人的各种照护机构以及追踪了 1999 年和 2004 年的机构变化。超过 2/3 的老年人生活在社区。其中大部分依赖于未付费的照护,另一部分包含付费和未付费部分的照护。20% 多在养老院,另外 8% 使用其他形式的家庭护理。如前文所述,长期医疗照护的模式在过去的几十年已经得到很大改变。HCBS 目前是老年人或年轻失能患者的主要场所。

长期照护服务的确不应仅限于医疗专业人员。实际上,美国大部分长期照护服务不是由专业人士提供而是由许多单个个体以非正式的形式支持。这些人也许是家庭成员、朋友或者邻居。

非正式的照护曾经是并将继续是长期照护的支柱。在许多情况下,家人(和非亲属)是提供长期照护的首要支持。理想的照护项目是老年人待在家里,主要依靠家庭,而项目则提供专业的照护以支持家庭成员和提供偶尔的休息照护。超过 80% 的社区照护来自于非正式的资源(事实上,因为大部分正式的照护依赖于非正式的照护,所以

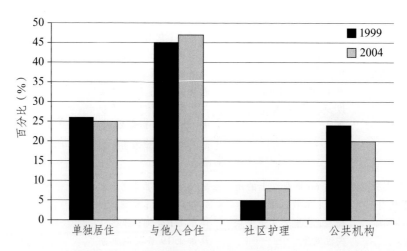

图 15-5　1999—2004 年失能老年患者居住地的分布。(Source: Redfoot DL, House A. More older people with disabilities living in the community: trends form the National Long-Term Care Survey, 1984-2004. AARP Public Policy Institute analysis of NLTCS data. Washington, DC: AARP Public Policy Institute; 2010.)

该比例可能更高）。令人吃惊的是,尽管在许多正式的长期照护比较盛行的国家,非正式照护依然保持恒定的比例。许多观察者在质疑随着更多的女性进入劳动市场以及承担更多的角色,目前作为主要照护角色的女性是否能够继续维持。尽管存在着非正式照护减少不可避免的预测,似乎目前并没有迹象显示有下降的趋势。应牢记的是,随着衰弱老年人不断地增加,负责照护他们的"孩子"很有可能已经七八十岁。

研究数据显示 15% 的老年人需要他人的帮助以维持日常生活。好消息是过去几十年里,老年患者失能率每年下降 1% 左右（图 15-6）。在每个年龄段都能看到这样的改善,且主要集中于较低程度的失能。与此同时,随着年龄的增长,需要各种不同水平协助的老年人比例在不断地提高（图 15-7）。失能比例相对下降但老年人口的大幅度增加使得失能老人的数量将不断增加（Cutler，2001）,其预测如图 15-8 所示。图 15-9 则显示长期照护的各种支付来源。医疗救助占一半的支出,医疗保险近 1/4,个人支付占 1/5。

家庭照护者经常对照护的压力没有良好的准备,从一开始就需要支持和帮助。他们经常在信息不足、大部分时间处于压力和焦虑的情况下做出照护的选择（Kane，2011；Kane 和 Ouellette，2011）。临床医生有责任成为一个积极的家庭支持者,帮助他们做出可能的最佳选择。尽管许多临床医生不能亲自给家庭成员介绍有用的资源,至少应该提供合理的参考,识别可选择的照护类型,鼓励家庭成员充分考虑。同时鼓励家庭成员考虑首要的照护目标并规避潜在的风险。

典型的情形是家庭努力将照护者维持在家里,直到情况恶化,再转向养老院。然而,患者出院时出院的计划者会更倾向于选择养老院,因为这样的计划简单并且容易

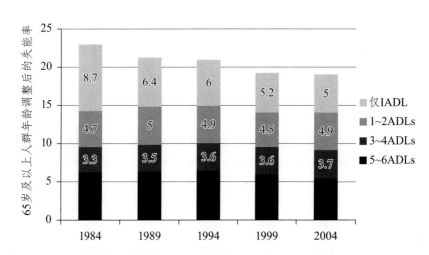

图 15-6　1984—2004 年 65 岁及以上人群中年龄调整后失能率。（Source: Redfoot DL, House A. More older people with disabilities living in the community: trends form the National Long-Term Care Survey, 1984-2004. AARP Public Policy Institute analysis of NLTCS data. Washington, DC: AARP Public Policy Institute; 2010.）

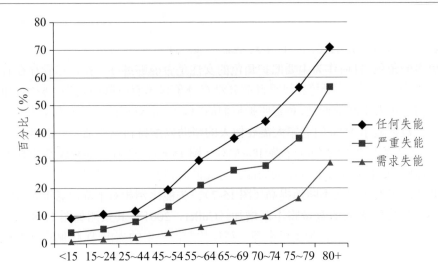

图 15-7 2005 年各年龄阶段的失能发病率和日常生活功能辅助需求的情况。(Source: U.S. Census Bureau. Survey of Income and Program Participation, June-September 2005.)

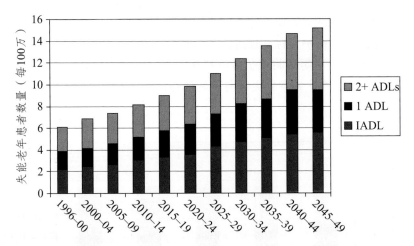

图 15-8 1996—2050 年失能老年患者数量的预计增幅。ADL,日常生活活动能力；IADL,工具性日常生活活动能力。(Source: U.S. Census Bureau. Survey of Income and Program Participation, June-September 2005.)

实施,尽管这里面许多人是可以在社区被照护的。

今天如果说有一个老年人生活在养老院,那么对应的就会有 1~3 个失能老人生活在社区。因此,出于本能的第一选择不总是最好的。对于失能老人,临床医生已经习惯将依赖的老年人推荐到养老院。因为临床医生有着很强的影响力,需要积极倡导:养老院应该是最后一个选择,而不是第一个。临床医生应考虑最大化提高患者的照护

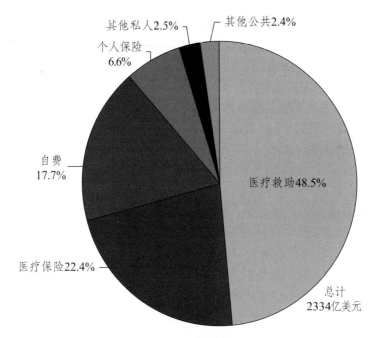

图 15–9　2007 年长期照护支出。[Source: Congressional Research Service estimates based on the calendar year [CY] 2007 National Health Expenditure Data, Centers for Medicare and Medicaid Services. Stone J. Long-term care (LTC): financing overview and issues for Congress. February 1, 2010. http://aging.senate.gov/crs/aging27.pdf. Accessed December 2012.]

质量和生活质量的重要性。对于许多衰弱的老年患者,养老院的个人费用是相当高的。即便冒着更低水平照护的风险,许多人仍会选择在社区居住。

当前已经成功地完成了机构照护到家庭与社区照护的平衡,更强调后者的重要性(Kane 和 Kane,2012)。之前提到的 Waiver 项目旨在达到这样的目的。养老院使用率下降的另一个主要原因是老年生活帮助机构。随着它的逐渐市场化,已经具有满足老年人各种需求的组织,在后面我们会详述。

为什么我们的医疗系统如此依赖养老院?几个原因能够解释。首先,养老院容易进入,在美国养老院的床位比医院要多。然而,仍然有很多人排队等着进去,尤其进一些相对比较好的养老院(这种情形正在开始改变,随着可替代的照护方式越来越多,尤其是老年生活帮助机构,我们将会见证第一次养老院大量空床的出现)。第二,养老院的费用便宜,大多数州大约 100 美元 / 天。然而住院照护将近 1000 美元,即使是好点旅馆的花费也要超过 150 美元。最后,养老院常常提供综合性的服务。这个包含长期照护服务的项目已经拥有复杂的合格性标准和规定,这使得很难去开发创新的替代品。从医院快速出院的压力促成了养老院亚急性照护新产业的形成。尽管医疗保险的支付政策减弱了养老院亚急性照护发展的热情,但是这部分依然十分重要。

人们一直在开发可以替代养老院的照护方式,一部分因为公众政策驱使,另一部分则是市场驱动。很长时间,人们希望在社区中建立一种相对廉价的长期照护方式。经过努力获得了一种认识,就是在许多地方社区照护是可取的,但是总体花费却不一定更便宜。控制这种照护花费的主要困难是广泛使用的可能性。因为许多失能老人生活在社区,那么失能标准系统将纳入许多人,即使适合住在养老院也可能选择在社区。如何筛选合适人进入社区照护极大地吸引了案例管理者。改善社区照护需要很多创新,包括医疗救助免除项目,如果长期照护的预算保持不变,该医疗救助免除项目允许养老院的资金在社区照护中使用。结果,社区项目在这个国家的不同社区出现了不均衡的发展。

能够替代养老院的社区照护,已经在某种程度转到能够同时提供住房和医疗服务,如老年生活帮助机构(assisted living)和成人照护中心(adult foster care)。老年生活帮助机构首先会让入住者拥有一个独立的单间,在那里居住者可以有私人的生活空间(例如锁门、决定起床和娱乐时间)。此外,可以通过提供适当的烹饪和冷藏设施提高老年人的独立活动能力甚至适度的娱乐,以避免过度依赖照护机构的服务(Kane,2011)。然而,随着老年生活帮助机构成为一种具有市场前景的产品,它也逐渐开始失去特点。许多机构管理者提供不同的照护服务,个人护理和协助的范围也存在很大的差异。一些老年生活帮助机构会在老年人变得需要太多的照护时让其出院(Kane和West,2005)。许多仅接受私人支付的客户,当钱用完时便催促其出院。如今在老年生活帮助机构的名下,已经很难知道其提供的具体服务是什么。

成人照护中心一般在家里仅限定较少的居住人数(一般不超过5个),不提供单间。这种情形类似于个人将客户带回自己的家里,并灵活地配置了少数非专业员工的照护。最近的趋势显示养老院使用率发生了变化,在过去几年中养老院床位使用率在降低。毫无疑问,部分是因为其他更有吸引力的照护方式在增长。

与此同时,致力于寻找可以替代养老院的照护方式引起人们的担忧,这将会影响养老院进一步的质量改善。即使在最好的情况下,大部分老年人仍然需要养老院的照护。一个关于养老院的设想是其照护模式将会改变,养老院的老年人将会得到更加灵活的照护,就如老年生活帮助机构一样,可以将生活安排和照护服务以更加个性化方式提供给入住者。对于需要治疗和密切监护的患者,则转入有良好医疗条件的机构诊治。如果上述的服务普遍被覆盖,并且每位入住者自己支付住房费用,那么在养老院和社区照护的差异将会极大地降低。

养老院

尽管养老院常常受到批判,但对衰弱的老年人来讲,它是健康照护系统中十分重要的一部分。事实上,它已经成为长期照护的检验标准。基于它起源于救济院和医院,就用不着惊讶它的名声不是很好。自1965年医疗救助法案通过以后,养老院产业得到很人成长和转变。为了应对外界的批评,养老院进行重大的调整。

第 16 章详细回顾了养老院的临床方面。今天养老院主要服务于两类不同的人群,第一类是从医院出院后期康复的患者,养老院作为出院后医疗照护的提供者,为入住者提供住院后的康复和恢复服务,尽可能地让患者回归社区。另一类客户则可能需要持续一生的长期照护(受到医疗救助支持)。

很多观察者认为养老院这个术语不合适。尽管这些机构相比以前配备有更好的照护者,同时也得到了更好的管理,但是它依然还是保持昏暗的环境,既没有提供大量切实的护理照护,也没有提供一个像家一样的环境。

大部分养老院患者仍需与病友同住。很少有隐私,甚至很少有机会对自己生活保持控制权。防火规范和养老院政策常常禁止患者将其个人家具带进养老院。养老院不是微型医院,其空间更小,人员配置更差,医院每张床至少配有 3 个职工,而养老院仅仅只有 1/6,且大部分职工是助手。养老院经政府允许可以提供护理服务,而在纯居住机构里只批准提供一小部分或者不提供。但是目前边界还比较模糊。一些老年生活帮助机构所提供的服务与养老院的长期照护有许多重叠的地方。

入住养老院与年龄成正比。图 15-10 阐明了在养老院使用上两种分离的趋势。①在 65 岁及以上人群中,年龄每差距 10 年,养老院的使用率就会提高,在养老院65~74 岁的老年人仅占 1%, 75~85 岁为 4%,而 85 岁的老年人为 14%。②与此同时,入住养老院的老年人比例从 1973—2012 年大大降低。在最高龄的老年人中这种差异最明显,其原因是大量可替代的照护机构。图 15-11 对比了 1985 年和 2004 年机构照护使用模式。尤其在 85 岁及以上的老年人中,可替代的住院设施使用较多。图 15-12从另一个角度观察不同水平的失能患者的机构使用率,发现每个失能水平组都有降低。

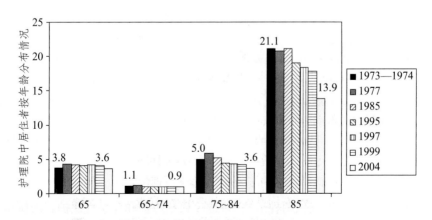

图 15-10 1973—2004 年各年龄组护理院使用率的差异。(From 1973-1974, 1997, 1985, 1995, 1997, 1999, and 2004 National Nursing Home Survey.)

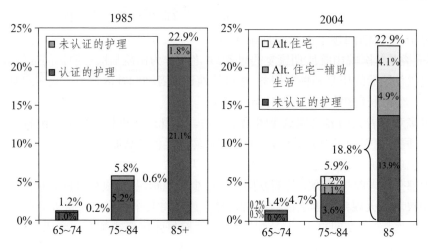

图 15-11 1985—2004 年各年龄组间不同类型的机构长期照护服务的使用情况。（From 1985 and 2004 National Nursing Home Survey and 2002 Medicare Current Beneficiary Survey.）

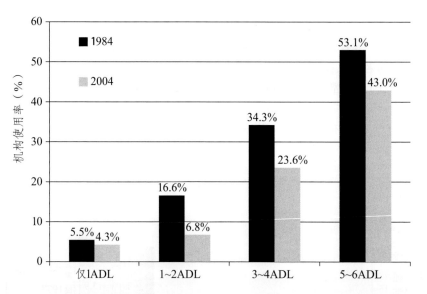

图 15-12 1984—2004 年 65 岁失能人群机构的使用率。（Source: Redfoot DL, House A. More older people with disabilities living in the community: trends form the National Long-Term Care Survey, 1984-2004. AARP Public Policy Institute analysis of NLTCS data. Washington, DC: AARP Public Policy Institute; 2010.）

　　实际上许多养老院提供两种形式的照护：长期照护和亚急性照护。入住养老院主要是短期入住的患者，目的是在医疗保险的支付下在养老院康复和恢复。

　　许多这类患者在 21 天后会离开，因为医疗保险规定此后需要共同付费。几乎全都在 90 天后离开。短时间入住养老院的患者有着不同的目标和期望。同时，他们也有一套完全不同 PAC 诊断，而不是像痴呆那样的慢性疾病。因此，对于养老院描述的对象要进行区别，可分为入院队列、出院队列以及横断面队列。

表 15-2 显示了如今长期照护的动态演变。一项队列研究显示 65 岁的老年人预期会得到 3 年的照护。在这些实际使用照护的人群中，时间大约 4.3 年。总体上，照护分为社区照护（1.9 年）和机构照护（1.1 年）。两者的照护时间大致相等，这在老年生活帮助机构和养老院的时间也类似。

预见对未来养老院的需求需要考虑到不断增长的与生活方式有关的疾病人群。就如图 15-13 中所示，随着像高血压和糖尿病发病率增高，入住养老院风险将会迅速增加。再加上缺乏锻炼，两类人群的风险将会更高。

养老院的老年人与社区居住的老年人在人口学特点上有明显差异。如表 15-3 所示，养老院老年人除了年龄更大，往往是女性、未婚以及合并多种慢性疾病。不过，在种族上使用的差异不明显。

似乎养老院居住者在最后几年失能情况常常更加严重，一些人认为是由于 DRG 的影响，但这种趋势在此之前就已经出现。如今，养老院使用者相比以前，年龄更大，失能情况更严重。

如果想描述养老院的居住人群，需要明白养老院扮演着多重角色。它服务于广泛的客户。至少可以识别出 5 种不同的入住者。

1. 积极恢复或者正在康复的患者。大部分这类患者是从医院出院，期望在回家之前能够在养老院恢复一段时间。这种照护被称作是"亚急性的"或者"过渡的"。但是否有效，目前的证据并不一致（Kane 等，1996；Kramer 等，1997）。

表 15-2　2005 年 65 岁老年人接受长期照护服务的时间长度

照护类型	平均照护年限	使用比例（%）	用者的平均照护年限
所有 LTSS 需求	3.0	69	4.3
在家			
非正规照护	1.4	59	2.4
正规照护	0.5	42	1.2
其他家庭照护	1.9	65	2.9
机构照护			
养老院	0.8	35	2.3
日常生活辅助	0.3	13	2.3
其他机构照护	1.1	37	3.0

Reproduced with permission from Kemper P, Komisar HL, Alecxih L. Long-term care over an uncertain future: what can current retirees expect? Inquiry. 2005/2006;42:335-350.

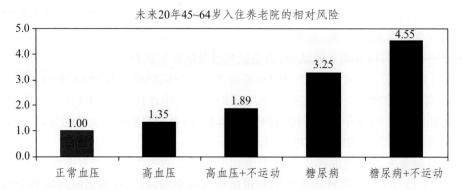

图 15-13　生活方式改变以及疾病与入住养老院的相对似然比。(Source: Data compiled from Vali-yeva E, Russell LB, Miller JE, Safford MM. Lifestyle-related risk factors and risk of future nursing home admission. Arch Intern Med. 2006;166:985-990.)

表 15-3　1995 年居住在养老院与非机构内的 65 岁及以上老年人之间的比较

	养老院(%)[*]	非机构护理(%)[+]
年龄		
65~74	17.5	55.9
75~84	42.3	33.2
85 岁及以上	40.2	10.8
性别		
男	24.7	40.8
女	75.3	59.2
种族		
白人	89.5	89.6
黑人	8.5	8.1
其他	2	2.3
婚姻状况		
已婚	16.5	56.9
丧偶	66	33.2
离异且(或)分居	5.5	5.7
未婚 / 单身	11.1	4.2
不清楚	0.8	−

[*]，From Dey AN. Characteristics of Elderly Nursing Home Residents: Data from the 1995 National Nurs-ing Home Survey. Advance Data from Vital and Health Statistics. Hyattsville, MD: National Center for Health Statistics; 1997.

[+]，From US Census Bureau, 1996.

2. 在生理上有着较多依赖的患者。他们每天需要在生活上频繁地协助。这种照护也可以在社区通过充分的正式或者非正式的照护达到。

3. 严重认知障碍的患者。这类患者需要较多的管理,因为他们的行为异常和漫游的症状。一些人支持将他们独立管理,与认知功能正常的入住者分开。但没有证据证实因为这些"特殊照护单元",患者的结局得到改善(Phillips 等,1997)。

4. 终末期患者。临终照护的目的是尽可能地让患者感到舒适,减少过多的干预,提供姑息照护。

5. 植物人。他们已经对环境刺激无任何反应,照护的目的在于避免并发症(例如压疮)。

对于那些对环境敏感以及可能较长时间在养老院的患者(例如 2 组和 4 组),生活质量问题将会像传统的照护质量问题一样显著。

特别是随着医院的改革和亚急性照护的兴起,在分析养老院数据时应特别谨慎,因为养老院包含两类完全不同的人群,一类人群入住一段时间后离开,而另一类则长期居住。后者更容易合并有慢性疾病,如痴呆的老年人,但前者要么康复,要么在养老院死去(例如髋关节骨折或者癌症)。这样的差异让养老院患者的讨论变得更加复杂,同时这也说明了为什么在养老院人群的研究结果会存在矛盾。

在使用不同的方法计算样本时,数据就会变得更加复杂。养老院入院或者出院的特征常常不同于横断面的入住者。前者住院的时间更短而后者痴呆较多。

养老院照护的支付方式是基于照护成本计算出来的。尽管这种支付称作是"预支付",但与医院的计算方法还是不同。与按照周期计算的医院相比,养老院的预支付是根据每日率来计算的。因此,随着个人状况的改变,支付金额也会发生变化。目前医疗保险主要依据病例组合的方式计算出每日预支付的金额。

许多州在医疗救助的支付上也采用相应的措施,只是种类更少。病例组合的付费形式主要根据患者的照护成本计算,通过在一段时间内观察不同的工作人员(护工、有许可证的上岗护士、注册护士),在不同类型的患者所花费的时间。在某型情形下,时间的花费是员工自己汇报的,其他的时候则是通过观察得到。然后使用这些数据去构建模型,计算出不同类型的患者所花费专业人员的时间。但是这种方法存在两个主要问题。

1. 总的来说,模型依靠观察哪种照护被提供,而不是哪种照护被实际需要。同时,这种照护既不与获得的结局相关,也不依赖任何一种特别好的照护模型。

2. 这种评估支付方法背后的逻辑是不正确的。极端来讲,支付体系因入住者变得更加依赖而不是更加独立,从而对养老院进行付费奖励。

最常见的病例组合体系是"资源利用组"(resource utilization groups, RUG)。已经被修订数次,目前和最小数据集(Minimum Data Set)相链接(在第 16 章描述),这是一个养老院照护的制订评估方法。当前的 RUG-Ⅳ 建立了 66 个养老院入住组,每个都和病例组合指数相关,反映了不同的照护需求。这种方法已经被医疗救助的一些项目所使用,成为医疗保险技能支付专业护理机构的基础。表 15-4 展示了 RUG 分类方法的基本要素。其核心是完成日常生活能力的需要程度,但是其他的因素也要考虑进去。病例组合指数也会从城市和农村方面去权衡。

临床医生在养老院的角色将在第 16 章详细讨论。一言以蔽之,养老院还没足够的吸引力吸引临床医生来从业。然而情况正在变化。临床医生在给养老院患者的照护中起着制订决策的关键作用。临床医生对照护专业性的期望和对患者需求的重视在塑造照护人员的行为上有着重要的影响。有些临床医生也逐渐觉得养老院具有吸引力,因为养老院没有繁杂的文案工作,而且其医疗顾问的角色得到了"美国医疗顾问协会"的专业认证。

表 15-4　资源利用组(RUG)分类系统 RUG- IV

RUG 主要分组	层级分类 *
康复以及扩大服务	超高强度
	非常高强度
	高强度
	中强度
	低强度
康复服务	超高强度
	非常高强度
	高强度
	中强度
	低强度
扩大服务	气管切开术以及呼吸机 / 呼吸器
	气管切开术以及呼吸机 / 呼吸器 高发传染性疾病的隔离
特殊护理	抑郁
	无抑郁
临床并发症	抑郁
	无抑郁
行为表现以及认知表现	护理康复中心 2+ 护理康复中 0~1
身体功能衰退	护理康复中心 2+ 护理康复中心 0~1

*,基于日常生活活动评分的多个亚组。

新的人员构成可以为养老院患者提供有效的照护。研究显示执业护士和助理医生在养老院同样可以传递高质量的照护（Kane 等，2003）。部分的医疗保险已经允许雇佣更多的助理医生和执业护士在养老院工作。此外，临床药师在简化药物及避免潜在的药物相互作用大有帮助。

一项专门针对养老院患者的管理性照护项目（医疗保险支付），为人事的重新调整提出了可能。借鉴以前执业护士作为核心角色，为养老院患者提供初级服务的成功经验。Evercare 项目已经专门开发了针对养老院长期入住者的风险管理。在这种管理下，Evercare 项目只对每位患者的医疗保险花费负责（A 部分和 B 部分），但不包括养老院费用。潜在的理念是提供更加积极的初级照护，可以避免住院。

Evercare 项目将每位参与养老院的执业护士安排去和患者的临床医生共事。护理从业人员提供更加密集的随访，并且与养老院的员工密切合作以便早期识别问题。在一些情况下，Evercare 项目会支付养老院额外的费用，让护士加强对患者的监护，旨在将患者留在养老院，而不是送去住院。其理论依据是这些节约下来的住院费用，可以弥补护理从业人员更严密的照护费用。Evercare 项目的巨大成功催生了类似于风险控制方法。

美国医学研究所的一项报告指出了养老院改革的必要性，目前大多数的改变都包含在预算调整法案中（OBRA1987）。OBRA1987 法案的执行给养老院带来了很大的变化。除了最小数据集（MDS）里制订的标准评估流程，法案更多地强调患者照护的结局，但是许多程序的改变也被引入进来。例如，精神科药物的使用指南已经被授权，所有刚入住和已经居住在养老院的患者必须进行精神疾病的筛查，以判断他们是否因为慢性精神疾病入住养老院。如果是，精神专业的照护者应参与到该患者的照护计划中。那些不需要专业照护的居住者，应该转介到更合适的地方。护工必须接受更多的训练，养老院工作人员的总体要求也比以前更高。

新版本的MDS3.0包含了许多更有效评估工具，以及更关注居住者的意见和喜好。尽管 MDS 起初只是一个评估工具，但其许多数据已经被用来作为质量指示器，反映不良照护的潜在领域，以便于政府调查员进一步探究。为了让消费者有更多的选择，MDS 中一些质量指标目前已公布在网上，为消费者和家属提供更多有关养老院照护质量的信息。一些州使用他们养老院自己的工作卡，而全国的养老院数据在"养老院比较"的网站上（http://www.medicare.gov/NursingHome Compare/）。

尽管存在着种种条规的限制，新的养老院照护模型仍在进行不断的探索。在一些机构中，大型的院区变为小型的居住社区，这样居住者可以对自己的生活有着更多的掌控。"伊甸园替代者"（the Eden Alternative）已经提供了如何让养老院照护更人性化的模型。"源泉计划"（the Wellspring Movement）项目则努力追求护理质量的提高，通过赋予养老院员工更多的权力去发现提高质量的方法。尽管两者都十分具有吸引力，但是没有证据显示他们能够给入住者带来明显照护质量和生活质量的提高。

老年生活帮助机构

老年生活帮助机构是一种以前养老院入住者期待的照护模式。它在人们需要服务的时候提供，更像在患者家一样。事实上，服务接受者不必为了获得照护而失去其人格和自主权。入住者生活在许多人居住的机构里，共用同样的设施，因此可以使服务的传递效率最大化。他们使用共同的设备，如晚餐室，但是他们能够保持自己的隐私。基本上，每一个患者都像房客一样被对待，能够拥有一个自己的生活单元。一般情况下，每一个居住单元包含生活和睡觉的场所、洗浴室、小型的烹饪设备（壁炉对可能有潜在危险的入住者则是不提供的），而且每个房间都可以锁上。

通过这种安排，入住者将会对自己的照护有着更多的控制权。与养老院不同的是，养老院居住者被期望能够遵循机构的规范，而在老年生活帮助机构则更重视个体化的照顾。作为一名居住者，他们可以拥有自己的私人空间，照护提供者需要经过同意才能进屋，照护计划也要得到同意才能执行。这些转变尽管很微小，但却十分重要。这意味着照护方法的重大转变，其中有些是可以观察到的，有些则不然。养老院的弊端是会让居住者产生更多的无助感和依赖感。而这种照护的目的旨在尽可能地最大化居住者的自我意识和独立性。

遗憾的是，老年生活帮助机构却以多种不同的方式提供服务。许多老年生活帮助机构提供基本的房间和许多种服务。在一些时候，个人化的照护只有通过雇佣私人照护者才能达到。也有机构为痴呆患者提供特殊的单元，这经常被委婉地称作"记忆治疗"，且往往是封闭的。

尤其是对于那些躯体功能受损而又对生活环境十分敏感的患者，老年生活帮助机构的护理理念十分有价值。这种照护的机构变得越发常见。尽管生活帮助机构有能力服务于严重失能的患者，但大部分入住者的功能损害水平并不严重。大部分老年生活帮助机构作为私人付费服务出现。而在大部分州医疗救助不轻易覆盖这种服务，即使有也仅仅是涵盖服务的部分，剩下就只有让社会安全和福利来支付食宿费用。这种覆盖情况意味着老年人在老年生活帮助机构用光了他们的资源，然后从老年生活帮助机构出院，其中大部分进入养老院接受医疗救助。

老年生活帮助机构的花费往往小于老年养老院。但是必须仔细地比较费用，尤其是当老年生活帮助机构需要家庭付费雇佣他们自己私人的护理人员时。老年生活帮助机构比养老院更便宜和灵活的一个原因是，它没有像养老院一样有太大监管负担。工作人员配备不用太多，或十分专业，员工可以扮演多种角色。如果它也受到同样的监管，它将不可避免地朝养老院靠拢。

在此，照护机构的形式取决于社会接受照护风险的程度。至少，接受照护的人有机会选择他们想要的护理形式。

与此同时，老年生活帮助机构在过去这些年受到的批评，常令人想起那些养老院曾经解决的问题。目前其迅速的发展和多样的种类，很难让人明白到底由谁提供服务以及提供怎样的服务，因此，需要一些标准的分类法来帮助消费者做出明智的选择。消费者常常表达对生活帮助机构护理质量的担忧，尤其是在衰弱或者医疗情况较复杂的患者管理上。

家庭照护

如前所述，美国存在着一种十分滞后的长期照护体系，更多聚焦在养老院。当我们谈到养老院或其他照护模式时，前提是老年人属于家庭的一员，希望在家里得到照护。机构照护当然十分必要，特别是当家庭成员不能承受巨大的照护压力时，但它不应该是最初手段。可惜我们的照护系统还没有按照这样的方式演变，家庭照护资源仍然十分匮乏，但也不至于落后到完全被忽略的程度。即便在今天，至少还有大部分社区有家庭照护服务且在不断地发展。

家庭照护至少包括两个方面：家庭健康服务以及家政服务。表 15-5 所示，不同的

表 15-5　各种联邦政策项目下提供的家庭照护

	医疗保险	医疗救助计划	标题 XX
入选标准	必须在家里；需要专业照护；在短期内可以产生效果；需要内科医生开证明	州使用居家标准；对照护技能没有限制；需要医生开证明	随州不同而变化
支付费用	每一阶段最终的开销是基于功能状态、个人需求、诊断而不同	随州不同而不同	付费的 3 种模式：①由政府机构直接提供；②与私人机构签合同；③自由提供者
服务范围	家庭健康服务：护理技能，物理和言语治疗；只有当提供了基础服务后，二级服务（社会工作者以及家庭健康助手）需在提供初级保健服务后才有可能被提供；职业疗法的位置在服务分层中是模糊的*	有限的家庭健康服务项目；扩大化的家庭服务选择；可选择的家庭个人服务	允许存在广泛的家庭服务差异性，包括家庭健康助手、家庭指导、家务工作者、饮食服务

*，职业疗法被认为是"延伸"的次级服务，如果在初级服务中断后继续服务，这种服务可能会继续下去。

项目提供一种或者两种形式。大部分在家治疗的老年人对家政的需求比家庭健康服务更大。

有时候,两者之间差异是很难区分的。如果我们考虑家政代替或者补充家庭成员服务,那么涉及的许多任务是养老院的范畴（例如监督用药或者洗浴）。这两者定义的出现适应了监管特定程序的规则。临床医生通常会发现家庭健康机构对这些规定十分熟悉,知道如何处理它们。

在当前,最主要的问题是获取服务。为了应对几年前的政治压力,医疗保险扩大其长期照护的利益（包括放弃以前一个人至少要在医院住 3 天以上的要求,但不到一年,它又重新修订）,将项目从 B 部分移到 A 部分,随后取消共同支付的部分。随着医疗保险下的家庭健康照护迅速增长,项目采取简化服务措施。1997 年,他们创立预期付费制度,在覆盖范围上进行修改,将范围在 B 部分下往后移（住院 3 天前的家庭照护或者第 100 次后的门诊随访均不算在家庭照护的医疗保险 B 部分内）。

目前,令人担忧的是家庭照护服务的合格标准严重限制了它的使用。为了给患者提供家庭服务,临床医生必须确定患者是否在家,以及间断的家庭照护服务能否为患者带来益处。由此,许多需要持续家庭照护的失能老人被不合理地"托管",除非临床医生虚假陈述他的情况,一般都会被临床医生视为不符合家庭照护的标准。专业的服务是指一个护士、物理治疗师或语言治疗师提供的服务。最近一个诉讼案件成功地挑战了这些限制,家庭照护的新规定将会出现。

如果家庭照护服务确立,患者将会在在照护过程中得到治疗师、社会工作者或者家庭健康助理提供的专业服务。医疗保险已经允许家庭健康机构（为了获得认证,机构必须能提供护理服务以及一种其他的照护服务,但这种服务必须是 5 种其他服务中的一种）在客户需要个案管理时候继续提供服务。因此,某些个案可以随访更长的时间。尽管经过认证可以保证服务的最低水平,却大大增加服务成本。这个问题再次呈现,随着长期照护的费用压力不断增加,到底有多大的开支可以用于管理的成本呢？

虽然家庭照护机构经过医疗保险认证,但还是需要在几个照护阶段完成"结果和信息的评估"（OASIS）,目的是追踪照护的结果和需求。但在许多机构这些记录的工作是非常繁重的。

医疗救助的资金只有在患者符合养老院照护的标准时,才可以用来支付其家庭照护费用。直到最近,家庭照护还未成为医疗救助计划的主导部分。但是随着越来越多的州使用豁免,这种情况正在不断改变。

在医疗救助下的家庭照护必须得到临床医生批准,患者可以不必在家,照护也无须十分专业。所有在医疗救助覆盖下的家庭照护机构必须满足医疗保险的认证标准。如果这片区域没有认证的机构,注册护士可以开展这样的服务。家庭照护是一种在医疗救助下开展的服务,它是免除费用服务的一部分（例如养老院授权的服务费用）。实际上,州政府在医疗上被授权的医疗保险益处后,就已经在塑造医疗救助家庭照护模型,从而限制其使用。在医疗救助中,护理照护是家庭健康照护的必要成分,州政府可以选择性地提供物理、职业、言语治疗、医疗服务以及个人照护服务。医疗救助比医疗保险在一个更广泛的基础上许可提供家政服务。个人的照护服务应该由临床医生开出，再由注册护士监督。但这些服务不能由与患者相关的个人来执行。（然而，在豁免项目中，这些限制有了些变化，使得某些家庭成员可以参与进来）

医疗救助资金的使用的法律程序也出现变化，支持广泛多样的长期照护服务，努力减少养老院的花费。许多的州已经获得了豁免项目，为养老院照护开发一个更广泛的服务。但是许多的豁免服务限制在被允许的狭窄范围内。因为这些豁免项目需要客观的预算证据，比方说，如果更多的服务在社区就提供给老年人，那么很少有老年人会入住养老院。

另外一个进步是消费者主导的照护。老年人获得了他们的照护上资金（同等价值的凭证），他们就可以雇佣他们想雇佣的人。这样就可以将钱用得更充分。尽管消费者获得更少的钱，但是限制更少了。同时，一些州提供行政上的协助以处理税收和工作者的报酬问题。

尽管在医疗救助下，家庭照护得到许多发展以及可替代的豁免项目不断增加，但长期照护中心很多资金还是继续流入养老院，只是各个州所占的比例不同。

在标题Ⅲ和标题ⅩⅩ下，额外的家政服务被医疗保险覆盖。标题ⅩⅩ至少提供4种支付方法：当地的公益机构可以直接提供服务，他们可以和服务机构签订合同（或许采用竞标的方法）；他们可以协商价钱从机构中购买服务；或者他们让患者与独立的提供者自主协商（他们不为某个照护机构工作）。这四项支付方法可以在一个社区同时开展。

目前对家政服务的独立提供者存在一些争论，因为在没有任何监督系统或者机构责任感的情况下，维持良好的服务标准是很困难的。在标题ⅩⅩ下，一种新的职业类别出现——家务工作者。尽管其功能类似于家庭健康助理和家政服务者，但它不受监管，得不到医疗保险或者医疗救助的补偿。

州政府现金补贴和低收入的居民均被标题ⅩⅩ的保险覆盖，各州把每年50%的联邦拨款使用在他们身上。费用主要来源于收入超过州平均收入80%的四口之家。

家政服务是美国老年人法案标题Ⅲ下的4个重点项目之一。尽管项目金额有限，却非常重要，因为在美国老年法案下经济状况调查（合格性是按照收入标准来测试的）是禁止的，使得它尽可能地针对一个承担不起私人照护但又不适合标题ⅩⅩ和医疗救助的人群。总的来说，区域老年机构将家庭照护服务转包给其他机构，而不是直接提供。服务随着区域变化而变化，但是都包含了个人照护、家政服务、家务服务和较重的家庭服务（例如家庭里小的维修或者安装，杀虫、修理花园和刷墙）。区域老年机构所能提供的服务极大受到有限的预算和竞争性项目的限制。

目前，尽管对于居家照护的热情在不断增长，但几个项目中的家庭服务范围还是十分有限。在居家照护上的总公共开支仍然只是养老院花费的一小部分。

尽管只有少数人在实践，但是临床医生家访的数量在不断攀升，一个以医生和护士为主的家庭照护小行业正在发展。一个这样的示范项目正在进行,以评价对于高风险的老年人是否有良好的成本效益。

其他服务

许多其他照护模型也相继开发出来服务于老年患者。表 15-6 列出了这些服务。然而,尽管它们不断地增长,目前仍然没有得到广泛地使用。在这些中最常用的服务是老年公寓,它是一种为健康老年人设计的服务。

日间照护中心能够满足好几种需求。大部分的日间照护项目提供一些娱乐和康复性的活动。与仅为身体良好的老年人提供娱乐的老年公寓不同,日间照护也为一些有功能限制的老年人服务,其中有些是存在认知功能损害的患者。项目提供有监护的活动,旨在改善老年人的基本日常生活能力和社会能力。至少它们能够为那些监护人提供一个暂时的休息,同时也避免身体不适的老年人一直待在家里。为了提高效率,许多项目为老年人提供一周少于 5 天的服务,通常是 2~3 天。

其他日间照护形式包含较多的医疗成分。一些区域建立了老年人的日间照护医院,几乎可以提供医院门诊的所有服务。通常关注的重点是康复,尤其是职业治疗和物理治疗。成人日间照护中心是一个综合性的模型,其将日间照护和护理、物理治疗以及社会工作服务相结合。这样的特点也可以用于周期性的门诊服务。

对于日间照护项目的一个常见问题是转诊。它很难安排,价格昂贵且耗时。常常是需要专车转送,而且为了避免在交通上花费过多时间,服务的范围也有所限定。

许多社区都拥有很多种帮助老年人的服务,如巡查员、同辈辅导员、精神健康诊所、交通、共用餐所、送饭上门等,不同社区上述服务也有所不同。能获悉上述的信息,一个是医院的社会工作者,另一个是区域养老机构。

临床医生不要期望了解所有关于老年患者的资源,要利用好它们,需要借助其他

表 15-6 社区长期照护项目举例

家庭照护(家庭护理)	照护者的支持
	集体公寓
成人日常生活照护	修理房屋
成人家庭照护	聚集在家里进餐
生活帮助机构	
老年人评估	喘息照护(临时看护)
临终关怀	紧急求救报警
电话随访	

的专业人员,做出适当的安排。但是临床医生应该明白对于特定的患者什么能够做或者什么需要做。知道什么需要做,而当地无法开展,可以为机构带来发展,尤其是有责任感的临床医生,他们为了患者的利益会在其中发挥积极的作用。

目前,政府为了让公民做出更明智的选择,越来越关注为老年人及其家属提供长期照护机构的信息,并且大部分州已经开发了长期照护的网址信息系统。医疗保险提供关于护理质量(Nursing Home Compare)和家庭健康机构(Home Health Compare)的在线信息,以及医院质量指标(Hospital Compare)的比较报告。"美国老龄管理局"与"医疗保险和医疗救助服务中心"已经联合资助"衰老和失能资源中心"(ADRC)的网络建设,目的是帮助老年人和他们的家庭成员能够找到信息,决定哪一种形式的长期照护更适合。ADRC 几乎在每个州都有,大部分信息在网上。

个案管理

过剩的社区长期照护服务已经引起了需要控制其使用的担忧。一个常用的方法是个案管理。这个术语以不同形式被广泛使用。一些人将个案管理认为是"政治精灵之尘"(political pixie dust),因为只要立法机构发现项目很难付诸行动,他们就要求通过个案管理来推动其按期进行。个案管理的基本组成部分是评估、干预、筛选、协调以及监督。尽管它本质上是一个很有吸引力的概念,但其有效性还未得到证实。对于个案管理有效性的许多困惑源于它所包含的不同服务内容。表 15-7 区别了几种不同形式的个案管理。

在个案管理的 5 个部分中,合格患者的筛选是最常见的部分,但它对于照护几乎没有影响。疾病管理和长期照护的协调常常和初级医疗照护紧密相关,因此可能会导致个案管理者和临床医生的角色重叠。疾病管理由医疗保险签约的独立机构执行。长期的照护协调是预防性初级保健的基础,理应由临床医生担任个案管理者,但是大部分临床医生没有兴趣或者没有时间来担任这项任务。如果由其他学科的从业者来执行这项功能或许会更有效率,但绝对不能忽视临床医生在患者整个长期照护过程中所扮演的重要角色。只要包含一整套老年人服务的地方,就会包含个案管理。

不管谁来做个案管理者,都会面临许多困难。它常常在责任和权限上不一致,很难开处方、授权以及命令。

个案管理者并没有被医疗保险授权,可以自由增加他们认为患者需要的服务,常常会觉得自己就像临床医生一样有种束缚感。尤其是他们被期望同时扮演患者的代言人和医疗资源的守护者,而这两种角色是不兼容的。需要静下来思考,一开始就要明白谁是主要的客户,因为许多决定都需要将一方的权益凌驾于另一方,因此这种区分十分关键。努力获取各种资源服务于患者,与将固定资源分配给能够充分利用的患者,这两种工作方式截然不同。

个案管理已经变成了管理式医疗照护的支柱。项目通过某些风险指标识别高风

表 15-7　个案管理的种类

个案管理的类型	案例管理者	组成部分
合格性管理	社会工作者或护士	评估客户是否达到入选标准 照护计划 实施对可能影响入选标准的一些变化进行监测
照护协调	社会工作者或护士	结构性的评估以了解需求 对每项需求做计划 为每项需求安排服务 跟踪提供的服务 阶段性地重新评估与调整计划
机构管理	通常是护士	识别高花费的案例 与高花费用户共同改变临床病程密切监护 改善依从性 寻找途径预防问题 做标记表格提醒临床医生
疾病管理	普通护士或医学硕士	集中在一些单一疾病 提供提示 咨询 监督 通常不与初级医疗合作
慢性疾病协调	护士或执业护士	建立预期的疾病进程 随访监测各种疾病的特殊参数 患者可以做绝大部分的监测 通过电话、网络与临床医生交流 当实际进程与预期进程不一致时进行干预 对干预进行监测 当客户发生重大变化需重点观察他们 同时监测很多情形 既解决功能问题,也解决疾病问题

险的个案,这些指标可以是大量医疗服务使用史,或者存在多个预示未来可能大量使用医疗资源的危险因素。许多个案管理以患者为中心,其前提是更细致的照护能够避免高昂的花费,而且围绕着减少机构照护的使用采取了许多措施。

几个州已经使用了一个叫作"现金和咨询"的项目(源于美国加利福尼亚州和欧洲一个成功的项目模型)。失能的高龄老人能够直接获得照护的现金,他们可以用来购买照护服务,包括从亲属那里。最初的报道很让人振奋,老年人可以使用更少的钱来购买更多的服务,且没有证据显示存在任何不良的影响。总体上,这些老年人都处于重度失能状态,但是项目给他们带来希望。因为这类似于建立了一个用他们自己的资金去购买服务的情形。然而,对于该项目允许多大的自由权上还存在些担忧。目前,该项目还需要更多的供销商以及资金是否用在照护初衷的证据。不管怎样,这些努力代表着一个新的方向,可为衰弱老年人带来了如何获得更多服务的选择。

（邹川　周江华 译；邝心颖　陈茜 校）

参考文献

Cutler DM. Declining disability among the elderly. *Health Aff.* 2001;20:11-27.

Kane RA. Long-term care and a good quality of life: bringing them closer together. *Gerontologist.*2001;41:293-304.

Kane RL. Managed care as a vehicle for delivering more effective chronic care for older persons. *J Am Geriatr Soc.*1998;46:1034-1039.

Kane RL. Finding the right level of posthospital care: "we didn't realize there was any other option for him." *JAMA.*2011;305:284-293.

Kane RL, Chen Q, Blewett LA, Sangl J. Do rehabilitative nursing homes improve the outcomes of care? *J Am Geriatr Soc.*1996;44:545-554.

Kane RL, Homyak P, Bershadsky B, Flood S. Variations on a theme called PACE. *J Gerontol A Biol Sci Med Sci.* 2006;61:689-693.

Kane RL, Kane RA. HCBS: the next thirty years. *Generations.* 2012;36:131-134.

Kane RL, Keckhafer G, Flood S, Bershadsky B, Siadaty MS. The effect of Evercare on hospital use. *J Am Geriatr Soc.*2003;51:1427-1434.

Kane RL, Ouellette J. *The Good Caregiver.* New York, NY: Avery; 2011.

Kane RL, West JC. *It Shouldn' t Be This Way: The Failure of Long-Term Care. Nashville*, TN: Vanderbilt University Press; 2005.

Kramer AM, Steiner JF, Schlenker RE, et al. Outcomes and costs after hip fracture and stroke: a comparison of rehabilitation settings. *JAMA.*1997;277:396-404.

Phillips CD, Sloane PD, Hawes C, et al. Effects of residence in Alzheimer disease special care units on functional outcomes. *JAMA.*1997;278:1340-1344.

Wieland D. The Program of All-Inclusive Care for the Elderly [PACE]. In: Schulz R, Noelker LS, Rockwood K, Sprott R, eds. *The Encyclopedia of Aging.* 4th ed. New York, NY: Springer; 2006:973-975.

推荐读物

Boult C, Boult L, Pacala JT. Systems of care for older populations of the future. *J Am Geriatr Soc.* 1998;46:499-505.

Kane RA, Kane RL, Ladd R. *The Heart of Long-Term Care.* New York, NY: Oxford University Press; 1998.

Lachs MS, Ruchlin HS. Is managed care good or bad for geriatric medicine? *J Am Geriatr Soc.* 1997;45:1123-1127.

Morgan RO, Virnig BA, DeVito CA, et al. The Medicare–HMO revolving door—the healthy go in and the sick go out. *N Engl J Med.* 1997;337:169-175.

Sloan J. *A Bitter Pill: How the Medical System Is Failing the Elderly.* Vancouver, BC, Canada: Greystone Books; 2009.

Wunderlich GS, Kohler P (eds). *Improving the Quality of Long-Term Care. Report of the Institute of Medicine.* Washington, DC: National Academy Press; 2001.

第16章

养老院的照护

本章重点介绍养老院居民的临床照护。一些有关养老院照护的基本人口和经济方面的问题已经在第2章和第15章中进行阐述,而有关养老院照护和姑息治疗中的伦理问题将在第17章和第18章中分别进行讨论。许多现在居住在有生活辅助设施的保健机构或在自己家中的老年人将可能生活在养老院。在养老院管理老年人复杂医疗问题和衰老带来的影响是一种较大的挑战。第15章和在本章结尾部分的推荐读物提供更多有关这个级别的照护相关信息。

据美国医学研究所2000年的报道,许多养老院被认为提供的照护质量差已有数十年了。由于该机构在1986年发布的批评性报告,并在1987年要求在养老院照护中使用评估照护质量的"居民评估工具",使得养老院的整体照护质量有所改善。最近,医疗保险和医疗补助服务中心(Centers for Medicare and MedicaidServices,CMS)已进行了一些革新,旨在提高养老院照护质量。这些措施包括将养老院照护质量在网站进行对比(http://www.medicare.gov/nhcompare/home.asp),包括用具体的质量指标对养老院居民个人住宅及养老院进行调查的结果。联邦新的调查过程采用质量指标问卷(Quality Indicator Survey,QIS)(http://www.cms.gov)、五星评级系统(http://www.Medicare.gov);而在"患者保护和平价医疗法案"中,新规定所有养老院必须有质量保证和工作改进(Quality Assuranceand Performance Improvement,QAPI)计划。因为一般养老院的老年人常有多个疾病,为其提供良好的医疗护理尤为重要。尽管后勤保障、经济和观念上的障碍可能影响养老院的照护,但许多简单的原则和策略就可以提高养老院居民的医疗照护质量。养老院照护的目标是基本上实现这些方面的改进,在多方面不同于为其他医疗照护机构和患者群体设定的目标。

养老院照护目标

现代养老院服务具有多种功能。表16-1列出了养老院照护的关键目标。虽然对慢性、亚急性和急性疾病的预防、诊断和治疗非常重要,但这些目标大多数集中在居民的功能独立性、自主性、生活质量、舒适和尊严。内科医生和其他临床医生在照护养老院居民时必须考虑这些目标,同时更传统的医疗服务目标正在得到解决。

养老院居民的个体差异导致其照护目标的多样性。养老院的居民可分为6种基

表 16-1　养老院的照护目标

1. 为慢性疾病和生活不能独立的人提供安全和便利的环境

2. 恢复和维持最高级别的功能独立

3. 保留个人生活的自主

4. 最大限度地提高个体的生活质量、幸福感知和生活满意度

5. 为从急性病房出院个体提供有效的康复、医疗、护理和心理照护,方便他们尽快回归到以前的生活环境

6. 保证身患绝症的患者及其亲人的舒适和尊严

7. 尽可能稳定和延缓慢性疾病的进展

8. 预防急性就诊和医源性疾病,并在其发生时尽快得到诊断和治疗

本类型(图 16-1)。虽然它并不能用来完全地区分这些不同类型的居民,且不同类型之间居民经常有重叠或转变,将养老院的居民区分不同类型小组的方式有助于临床医生和多学科团队专注关键的照护计划实施和居民个体化目标的实现。

　　入住养老院所含的潜在社会规则,对于这 6 个基本居民类型都各不相同。在一些情况下,选择获得治疗优先于对生活环境的考虑;在其他情况下,环境可能是照护考虑的最关键因素。这些入住养老院有积极治疗和离开养老院回家意愿的居民可能愿意接受一个类似医院的生活环境,可期望他们从接受治疗的获益来抵消任何环境的不适或不便。对于身患绝症在临终关怀模式下的人,尽可能让其生活环境便利舒适。努力使这些患者舒适,尽可能在其人生的最后日子允许他们去享受生活。对于介于二者之间的其他群组,兼顾其生活环境舒适和积极的基本照护非常重要。理想情况下,养老院能够提供什么样服务可以从其名称了解,如积极护理(与医疗保健)和一个家一样温馨的环境。

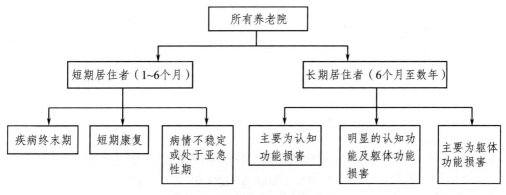

图 16-1　养老院患者的基本类型。

养老院居民的临床照护

除了养老院的居民个体有不同的照护目标外,还有几个因素使养老院居民的评估和治疗有别于其他保健照护机构（表 16-2）。这些因素与照护的过程相关。养老院照护与其他保健机构最大差异在于——医疗检查和治疗必须由多学科人员参与评估和实施照护计划。在高质量的养老院的整体照护中,辅助护士参与护理计划制订和实施至关重要。对居民疾病、治疗信息、功能、心理和行为状况的评估是一个整体,这样能够全面收集信息,为其制订个性化照护方案。

有些因素使养老院居民的医学评估和临床决策变得复杂。除非医生在养老院的居民入院前对其实施照护,不然很难获得其全面的医疗信息。居民可能无法准确地说

表 16-2　养老院在评估和治疗方面与其他机构的不同因素

1. 照护的目标常常不同（表 16-1）
2. 在养老院居民中普遍存在具体临床疾病（表 16-3）
3. 维持健康和预防疾病的方法不同（表 16-6）
4. 精神和功能状态评估的重要性等同甚至超过医疗诊断
5. 评估必须是跨学科的,其中包括:
   a. 护理
   b. 社会心理
   c. 康复
   d. 营养
   e. 其他（如牙科、药剂、足部、听力、眼科）
6. 信息来源不同
   a. 居民往往无法提供准确的病史
   b. 家属和评估技能有限的辅助护士可以提供重要的信息
   c. 信息通常通过电话获得
7. 记录分别保存在养老院和急性照护医院的管理可能会导致患者信息不充分和不连贯
8. 以下几个原因使临床决策变得复杂:
   a. 许多诊断和治疗手段昂贵、无法实施、难以获得,超过预期的高医源性疾病风险和由于潜在效果、不舒适超过预期
   b. "收紧"控制某些慢性疾病（如糖尿病、充血性心力衰竭、高血压）的潜在长期效益可能被许多高龄老人、失能居民医源性疾病风险抵消
   c. 很多居民无力（或者不确定有能力）参与医疗决策,以及他们个人喜好往往不能根据以往决策来获得（表 16-7）
9. 选择适当的治疗场所和治疗强度的医疗决策常常较困难,其涉及的情感、道德、经济和法律各个方面在养老院抉择中可能相互冲突。
10. 后勤设备考虑,资源有限和限制报销政策可能会限制医生为养老院的居民选择最佳医疗照护

出他们的病史或者描述自己的症状,病历往往无法获得或不完整,特别是那些在养老院和急性照护医院之间转院的居民更是如此。在这种情况下,初步评估常由养老院有限的工作人员执行并通过电话告知医生。即使在其诊断已明确或高度怀疑某诊断时,养老院居民较多的疾病诊断和治疗可能带来无法接受的高风险。例如,影像检查可能需要镇静会带来的风险;硝酸盐和其他心血管药物可能诱发有体位性低血压的虚弱居民的晕厥或跌倒;对认知障碍伴有进食少或不规律营养摄入的糖尿病居民,其可能无法识别或诉说低血糖症状,极难达到血糖充分控制又无低血糖风险目标。

很多养老院居民没有能力有效地参与自己医疗照护的重要决策,进一步加剧了临床决策的困难。他们认知障碍前表达的意愿往往未知,并且适当的或法定替代决策者常没有任命。这些问题在本章和第 17 章中进行讨论。表 16-3 列出了养老院的居民最常见临床疾病。他们表现为广谱慢性内科疾病,神经、精神和行为障碍,年老体弱的老年综合征(例如大小便失禁、跌倒、营养不良、慢性疼痛综合征)尤其常见。虽然养老院医源性疾病的发病率一直没有系统的研究,它很可能会高于或与急性照护医院一样。表 16-3 列出许多疾病管理,分别在本书其他部分进行详细讨论。

养老院照护过程

养老院照护过程深受众多州和联邦法规的影响,养老院居民的照护问题具有高度跨学科性,需要接受护理培训和有技能的人员提供亲自的照护。1987 年发表的综合预算调整法(Omnibus Budget Reconciliation Act,OBRA,1987),1991 年实施的包含综合预算协调法的联邦法规和规章非常注重评估和护理计划,将其作为实现每个居民获得高功能水平的可行手段,并且运用到居民评估工具(Resident Assessment Instrument)(http://www.cms.gov/ Medicare/Quality-Initiatives-Patient-Assessment-Instruments/NursingHomeQualityInits/MDS30RAIManual.html)中。最小数据集(Minimum Data Set,MDS)最近更新到 3.0 版本,是临床对居民进行评估和制订个人护理计划的基础,除了MDS,每个居民或照护保健机构负责人应协助厘清养老院照护的目标,(即短期返家的医疗康复和照护管理、慢性疾病长期的护理、姑息治疗或临终关怀)。在有些临床护理领域,州和联邦鉴定人员的详细指南已经制订,如不必要的药物、尿失禁等指南。不遵守临床常规和鉴定人员指南相关规定中的临床建议可能会被通报批评,在某些情况下甚至给予养老院经济处罚。如果养老院缺乏妥善疾病管理,该机构和医生可能被提起诉讼(Stevenson 和 Studdert,2003)。

医生参与养老院照护和提供给养老院居民医疗评估和治疗往往受到医疗后勤设备和经济条件的限制。医生在养老院或其附近的机构基本没有办公室。照护居民人数较少的养老院,许多医生只是访视,一个医生经常同时在几个不同的机构进行访视工作。因此,在很多养老院,许多医生每月做一次或两次查房,通过电话来评估居民的健康变化。越来越多的照护实践模式正在逐渐转变,医护一体化实践团队照护在多个

表 16-3　养老院人群中最常见的临床疾病

内科疾病	多发性硬化症
充血性心力衰竭	大脑或脊髓损伤
退行性骨关节病	疼痛:肌肉骨骼疾病、神经病、恶性肿瘤
糖尿病	**老年病和老年综合征**
胃肠功能紊乱	谵妄
反流性食管炎	失禁
便秘	步态障碍、不稳定、跌倒
腹泻	营养不良、进食困难、脱水
结膜炎	压疮
胃肠炎	睡眠障碍
肾脏疾病(慢性肾病、肾衰竭)	**失能需要康复**
肺疾病(慢性阻塞性肺气肿、哮喘)	脑卒中
恶性肿瘤	髋部骨折
神经精神疾病	关节置换
痴呆	截肢
与老年痴呆症有关的行为障碍	**医源性疾病**
徘徊	药物不良反应
烦躁	跌倒
侵略	院内感染
抑郁	残疾
非痴呆的其他神经系统疾病	固定不动、导管、不必要的日常生活基本活动帮助
脑卒中	**姑息治疗和临终关怀**
帕金森病	

居民人数较多的养老院已开始实施。这样的医护一体化团队已经被证实可以改善照护质量,降低住院率(Burl 等,1998;Reuben 等,1999;Kane 等,2003;Konetzka、Spector和 Limcangco,2008)。很多养老院没有检验、放射和药学服务能力,更缺乏仪器设备评估和应对急性病情变化的能力。因此,养老院的居民常常被送往医院急诊室,在那里他们往往被不熟悉他们基本情况、缺乏训练和对体弱依赖老年患者缺乏兴趣的照护人员进行评估。

医疗保险和医疗补助报销政策也影响养老院照护的模式。虽然医生要求每隔30~60 天访视养老院居民,但是许多居民需要更频繁地评估和治疗监控,尤其是预期的支付系统可缩短急性照护医院住院时间。许多这些访视可以通过执业护士或助理医生进行。虽然医疗保险报销在养老院访视有所改善,但在养老院一次常规的医疗访视服务报销有时是不够的,包括往返机构路途、不能提供良好的医疗服务、多个问题的居民评估和治疗计划制订、与跨学科团队及居民家庭成员的沟通并完整记录病历文件所需。一系列活动在养老院是优质照护的基础,诸如参加跨学科会议、家庭会议、决策能力的复杂评估、辅导居民和为身患绝症的患者做的治疗方案替代决策,这些活动一般都不予报销。医疗保险中介机构有时会限制报销没有被技术照护保险覆盖居民的 A 部分康复治疗(其不属于常规居民的康复服务),从而限制了许多居民的优化治疗方案选择。虽然医疗补助计划有很多变化,但是很关键地提供了最佳的医疗照护最低限度的辅助服务的覆盖,它可能会限制报销几种类型的药物,但它可能对养老院的居民特别有帮助。

　　在这些后勤设备和经济制约中,养老院居民的照护期望很高。表 16-4 列出了常推荐养老院居民实施的最佳照护需要的各类评估。医生负责入院 1 周内完成初步评估,并安排随后 90 天每月访视。参加医疗保险 A 部分居民,为了获得专业护理的好处,一般是增加对其访视频率。注册护士在新居民一旦入院立即对其进行入院评估、每日评估,并且常规总结每个居民每周的状态。国家规定的 MDS 必须在入院后 14 天内完成,并在患者病情发生重大变化时及时更新,其中几个部分必须每季度定期更新。MDS 的目的是帮助养老院工作人员确定需要进一步评估的条目、管理和监控的重要临床问题。它也可用来作为居民每日的医疗保险 A 部分技术照护津贴报销率[来自资源利用组(resource utilization group,RUG)]的计算基础。RUG 反映病例组合,需要人员编制(一些州还利用 RUG 的版本计算医疗补助金),并以此为基础进行各种质量测评,包括运用到养老院质量对比的网站和那些五星评级系统中。

　　在评估和护理计划实施过程中,居民的健康问题、各种专业人才的可及性以及国家相关规定,这三方面决定了其他学科的参与程度。护理、社会服务、饮食、运动和康复治疗[物理和(或)职业]各个专业的代表参加跨学科照护计划会议。居民健康问题一般都在入院 2 周内及其后每季度在这个跨学科的会议上进行讨论。这些会议产生一个跨学科的照护计划,单独列出了跨学科的问题(例如行动不便、大小便失禁、神志恍惚、食物的摄入量受限、社会交往少),讨论和确定与上述相关的照护目标,实现这些目标的方法和实现这些目标的日期,以及各学科实现目标的工作职责分配。这些照护计划是推动护理人员照护行为和意愿的重要力量,应该由基层医生进行审查。

　　多学科协作需要做密集的多学科照护计划,需要团队工作,由于工作人员时间和精力有限,在很多养老院不能实施多学科协作。在大多数的护理机构,医生很少直接参与照护计划会议,但他们一般都需要审查并签署照护计划,并可能注意到团队成员的观点,这对他们策划后续的医疗照护非常有价值。

　　良好照护和评估记录的常规压力可促进工作人员为养老院居民提供优质护理。联邦和州法规涉及鉴定师指南,将不可避免地意味着医生被要求做更详细的临床记录,特别是显示他们行为的根本原因。电子健康病历现在在养老院广泛使用（通常与MDS 评估紧密联系），一些包含完整的文档模板,既提供决策支持,又有效地提高文件的清晰和详细度。

表 16–4　养老院各类评估的重要方面

评估类型	时间	主要目标	重要方面
医学基本评估	入院后 72 小时至 1 周内	验证医疗诊断 用药一致性调整 医疗文书为基础的体检结果、精神和功能状态、生命体征和皮肤状况 试图找出潜在可治疗的问题,以前没有认识到的疾病 了解居民家庭（如果是新来的居民） 建立入院和照护计划目标	全面查阅病历和体检报告很必要 相关的医疗诊断和基本信息应简洁明了登记在患者的病历中 应仔细审查用药清单,只有重要药物可继续使用 特定类型的评估要求其他学科的参与 应建立患者数据库（图 16-2）
定期	每月或每 2 个月	监测疾病进展 更新医嘱 与患者和养老院的工作人员沟通	病程记录应当包括相关疾病的临床数据,并重点关注疾病转变 停止不必要的药物治疗、照护医嘱和实验室检查 智力、功能和心理状态应与养老院的工作人员一起重新评估,并注意与基线资料的不同 医疗问题清单应进行更新
根据需要	当病情发生急性变化	识别和处理导致病情急性变化的原因	由医生（或执业护士或助理医生）现场临床评估,而不是电话评估,会得到更准确的诊断、更恰当的治疗,并减少不必要的急诊和住院 生命体征、食物和液体的摄入量和精神状态往往提供必要的信息 疾病急性改变时,鉴别诊断时首先考虑感染、脱水和药物不良反应

（待续）

表 16-4(续)

评估类型	时间	主要目标	重要方面
主要的重新评估	全年	识别并记录任何有意义的变化,包括病情和新的、潜在的可治性疾病	有针对性地体格检查和进行心理、功能和心理状况评估,选择应该做的实验室检查(表 16-6)
护理	入院,然后每日和每周常规监测变化 14 天内完成评估最小数据集,病情发生重大变化时重新评估,每年评估;选择部分内容重新评估	确定身心和功能状态及其优势和劣势 制订个体化的护理计划 为进一步评估准备病历文书的基线数据	特别关注情绪状态、个人喜好和感觉功能 在入院前几天仔细评估居住环境搬迁的影响非常重要 与其他学科相关的潜在问题应记录,并告知相应的跨学科照护小组成员
社会心理	在入院 1~2 周,并且以后需要时进行评估	识别任何潜在的严重的心理社会症状和体征,如果需要,转诊给心理健康专业人士 确定过去的社会史、家庭关系和社会资源 熟悉有关生活安排、个人喜好	了解家庭成员和他们的喜好,并且给予关注是良好养老院照护的关键 相关心理资料应告知跨学科团队成员 应评估出院的可能性
康复(物理和职业治疗)	在入院当天,然后每天或每周(根据康复计划)	确定功能状态,因为它涉及日常生活的基本活动 为改善特定功能部分确定具体的目标和时间框架 监控目标的进展情况 评估潜在的出院相关进展	功能状态较小改善可以提高出院的机会以及生活质量 不是所有的居民都可按预期改善功能,应该采取策略维持其功能 评估和推荐改变环境对改善功能和出院计划至关重要
营养	在入院当天,以后定期	确定营养状况和需求 确定饮食偏好 制订适当的饮食计划	限制饮食可能并非医疗必要,可能影响食欲 应识别体重下降并报告给护士和其他医务人员
跨学科的照护计划	在入院 1~2 周内,此后每 3 个月 1 次	确定跨学科的问题 建立目标和治疗计划 确定向目标前进,已达到最大进步	每个学科成员应根据自己的评估,准备具体照护计划与团队的其他成员交流

(待续)

表 16-4(续)

评估类型	时间	主要目标	重要方面
医疗决策能力*	在入院当天,然后当患者健康状态变化发生时	确定居民能够参与哪些类型的医疗决策	不同程度老年痴呆症的居民可能仍然能够参与很多对他们的医疗照护决定
		居民有自主独立做出决定能力的人,应鼓励其确定在自己失去这种决策能力时的替代决策者	应当注意潜在的可逆因素,其可以干扰决策能力(例如抑郁、恐惧、谵妄、代谢及药物作用)
		如果居民缺乏大部分或所有决策能力,应确定适当的替代决策者(如果尚未完成该工作)	家庭和卫生专业人员的想法应得到考虑,但居民的愿望才是最重要的
			居民的能力可能因为身体和情绪状况在不同时间会有波动
关于治疗强度和养老院常规工作的偏好	在入院当天并在此后定期	确定居民自己急性疾病或慢性疾病加重情况下,有加强治疗的意愿	明确居民愿意或不愿接受哪些评估程序
			由居民的最初表达的愿望(如果知道的话)来制订评估,或通过代理决策者(法定监护人、用于健康照护的长期委托律师、家庭成员)

*,见表 16-7 和第 17 章。

改进养老院照护的策略

接受良好照护的养老院居民可能更少发生严重健康问题,从而减少对急诊室和医院的使用(Ouslander 和 Berenson,2011)。一些策略运用到养老院居民可能会改进照护服务流程。四大策略的简要描述如下:①改进病历文件要求的做法;②对养老院年老体弱人群采用系统的方法筛查,进行健康维护和预防实践;③聘用执业护士或助理医生;④利用执业准则以及相关的质量改进活动。

除了这些策略,由接受过相关培训并致力于改善医疗机构质量的医务主任进行强力领导,在发展、实施和监督医疗机构政策和操作中必不可少。应鼓励医务主任通过美国医务主任学会(American Medical Directors Association)获得认证(http://www.Amda.com)。医务主任应设置医疗标准,并作为医务人员照护一些健康机构居民的范例。他/她也应该参与各委员会(如质量、感染控制),并应尽量与有这些兴趣的委员会成员交往,以及通过正式的在职教育、教学查房和适当的文档过程。通过文献综述和专家共识形成的质量指标,可用于跟踪养老院医疗和整体照护改善情况(Saliba 和 Schnelle,2002;Saliba 等,2004;Saliba 等,2005)。医疗主任应将这些指标和其他方法在他们的质量改进计划中进行运用（Kane，1998；Mor，2006）。

病历记录管理

正如前面提到的，具体的养老院电子健康病历现在广泛使用，并且如果使用得当，它将大大提高临床病历质量。然而，目前这些记录不能链接到医生的电子记录。养老院照护的居民往往有多个共存的健康问题和长期的既往病史。居民往往不能提供他们的病史，他们先前的医疗文书经常不可用或不完整。沿袭旧的诊断却不准确。这在精神病学相关诊断中尤其如此，但也可能会出现在其他如充血性心力衰竭和卒中等医疗诊断中。因此获得全面的医疗信息是困难的，有时是不可能的。但是应该付出并且不浪费相关努力，医疗信息中的关键方面应该记录在一个页面上或者记录在医疗病历的首页。

图 16-2 显示了病历首页的一个例子。标准化病历文件应包含的社会信息、在关键时刻的联系人和居民发生急性疫情下的治疗情况的相关信息。这些数据在居民的照护中必不可少，并应记录在一个容易获得的地方，这样当紧急情况发生时，当医生会诊患者时，或当多学科小组成员需要从一个整体的角度来看患者时，这些资料很容易被获得。病历首页应该复制并传送到患者可能被转送的医院或其他卫生保健机构。需要花时间和精力保持病历首页的更新。电子健康病历可以方便地结合到数据库中，并定期更新。

进行例行访视和急性变化评估的医疗文件病程记录常很少、无信息和（或）难以辨认。语句如"稳定"或"不变"使用过于频繁的，常常是唯一的日常访视记录。虽然时间紧张可能妨碍大量记录，但某些标准的信息应该被记录。该 SOAP 表格式（主观、客观、评估、计划）特别适合于养老院居民的常规记录（表 16-5）。简单的形式、滚动的页面、数据库文字处理能力，能促使医生有效地完成清晰、简洁但是全面的病历记录。另一个记录居民病情随时间变化的病历工具是用滚动的记录大纲为基准路径（见第 4 章）。

另一方面是医疗文件往往是不能充分反映居民的决策能力和对治疗措施的偏好。这方面的问题将在本章结尾部分和第 17 章进行简要论述。除了将紧要信息中容易获得地方给予标准格式记录外，医生全面、清晰记录他们与居民、家庭或法定监护人的所有讨论至关重要，他们还必须记录律师对所有这些有关健康照护问题中任何一项决策的永久权利。如果不这样可能会导致交流障碍，且可能给予患者不恰当的治疗，甚至产生大量的法律责任。这些问题的要点记录不应该从医疗记录中删除，并且最后在病历首页后的一个单独页面上保存。

医疗病历首页

目前医疗问题

1.＿＿＿＿＿＿＿＿＿＿＿＿＿＿＿＿＿
2.＿＿＿＿＿＿＿＿＿＿＿＿＿＿＿＿＿
3.＿＿＿＿＿＿＿＿＿＿＿＿＿＿＿＿＿
4.＿＿＿＿＿＿＿＿＿＿＿＿＿＿＿＿＿
5.＿＿＿＿＿＿＿＿＿＿＿＿＿＿＿＿＿
6.＿＿＿＿＿＿＿＿＿＿＿＿＿＿＿＿＿
7.＿＿＿＿＿＿＿＿＿＿＿＿＿＿＿＿＿
8.＿＿＿＿＿＿＿＿＿＿＿＿＿＿＿＿＿

过去史

A. 入住 JHA 后的急性住院

诊断	月/年
1.＿＿＿＿＿＿＿＿＿＿＿	＿＿/＿＿
2.＿＿＿＿＿＿＿＿＿＿＿	＿＿/＿＿
3.＿＿＿＿＿＿＿＿＿＿＿	＿＿/＿＿
4.＿＿＿＿＿＿＿＿＿＿＿	＿＿/＿＿

B. 入院 JHA 之前的重大手术

手术名称	年
1.＿＿＿＿＿＿＿＿＿＿＿	＿＿＿＿
2.＿＿＿＿＿＿＿＿＿＿＿	＿＿＿＿
3.＿＿＿＿＿＿＿＿＿＿＿	＿＿＿＿
4.＿＿＿＿＿＿＿＿＿＿＿	＿＿＿＿

C. 过敏

1.＿＿＿＿＿＿＿＿＿＿＿＿＿＿＿＿＿
2.＿＿＿＿＿＿＿＿＿＿＿＿＿＿＿＿＿

神经精神状态

A. 痴呆 无＿＿＿＿ 有＿＿＿＿

目前是否有：

＿＿＿＿＿＿老年痴呆症 ＿＿＿＿＿＿混合
＿＿＿＿＿＿多发性脑梗死 ＿＿＿＿＿不确定/其他

B. 精神行为障碍

1.＿＿＿＿＿＿＿＿＿＿＿＿＿＿＿＿＿
2.＿＿＿＿＿＿＿＿＿＿＿＿＿＿＿＿＿

C. 平时精神状态

＿＿＿＿＿清醒,有定向力,可执行简单的指令
＿＿＿＿＿清醒,定向力障碍,但可以执行简单的指令
＿＿＿＿＿清醒,定向力障碍,不能执行简单的指令
＿＿＿＿＿不清醒(昏睡、昏迷)

D. 最近简易精神状态评分(MMSE)得分

＿＿＿＿＿/30(日期＿＿＿＿/＿＿＿＿/＿＿＿＿)

功能状况

A. 移动

＿＿＿＿＿＿＿＿＿无需帮助
＿＿＿＿＿＿＿＿＿用拐杖
＿＿＿＿＿＿＿＿＿用助行器
＿＿＿＿＿＿＿＿＿不能行走

转移:＿＿＿＿＿＿自理＿＿＿＿＿＿需要帮助

B. 失禁

	控制	失禁
小便	＿＿＿＿＿	＿＿＿＿＿
大便	＿＿＿＿＿	＿＿＿＿＿

C. 基本 ADL

	自理	需要帮助
洗澡	＿＿＿＿＿	＿＿＿＿＿
穿衣	＿＿＿＿＿	＿＿＿＿＿
洗漱	＿＿＿＿＿	＿＿＿＿＿
进食	＿＿＿＿＿	＿＿＿＿＿

D. 视觉

＿＿＿＿＿＿＿＿＿能够看清一般的书刊
＿＿＿＿＿＿＿＿＿受损,可以看到大字体
＿＿＿＿＿＿＿＿＿高度受损,但可以出行
＿＿＿＿＿＿＿＿＿严重受损,行动不便

E. 听力

＿＿＿＿＿＿＿＿＿良好
＿＿＿＿＿＿＿＿＿最小的困难
＿＿＿＿＿＿＿＿＿只听到微弱声音/助听器
＿＿＿＿＿＿＿＿＿高度受损-没有听力

治疗现状(见治疗状况表日期＿＿＿＿＿＿/＿＿＿＿＿＿/＿＿＿＿＿＿)

＿＿＿＿完整的代码 ＿＿＿＿拒绝心肺复苏 ＿＿＿＿拒绝心肺复苏,拒绝住院 ＿＿＿＿无胃管

本表格完成人＿＿＿＿＿＿＿＿＿＿＿＿＿＿＿＿＿＿＿＿＿＿＿＿日期＿＿＿＿＿/＿＿＿＿＿/＿＿＿＿＿

图 16-2 养老院记录首页的例子。

随着养老院越来越多地开始使用卫生信息技术,所有这些建议可以且应该纳入养老院电子病历中。

筛查、健康维护和预防实践

第二个改善养老院医疗照护的策略是发展和实施筛查,健康维护和预防实践。表16-6列出了这种临床实践的例子。除了少数例子外,这些实践措施在养老院的有效性还没有得到很好的研究证实。另外,并非在此表中的所有实践措施均适用于每个养老院的居民。例如,每年有些筛查的测试不适合短时间居住的居民或许多终末期痴呆长期居民（图 16-1）。因此,在表16-6列出的实践措施必须针对特定养老院人群以及个体化的居民,并且必须尽量结合到常规照护过程中,尽可能考虑时间效率、成本效益,并通过医疗保险报销。

执业护士和助理医生

第三个帮助改善养老院医疗照护的策略是更多地利用执业护士和助理医生。这

表 16-5　SOAP 格式的养老院居民医疗进程记录

主观（Subjective）	新的主诉不适 疾病相关的症状
客观（Objective）	一般体征和情绪 重量 生命体征 体检发现新的相关主诉和疾病 疾病 实验室数据 护理人员的报告 康复治疗情况（如适用） 其他跨学科团队成员报告 会诊报告
评估（Assessment）	新主诉或病情情况初步诊断 现有疾病的稳定性 精神药物影响（如适用）
计划（Plans）	药物或饮食的变化 护理干预（例如监测生命体征、皮肤护理） 其他学科的评估 会诊 实验室检查 出院计划（如果相关）

表 16-6　养老院健康筛查、维护和预防措施

实践措施	建议频率 *	注释
筛查		
病史和体格检查	每年	重点检查包括直肠、乳房和一些妇科、盆腔检查
体重	每月	常规要求。持续体重下降应及时找明疾病、精神和功能状况原因,并进行处理
功能状态的评估,包括步态和认知测试与抑郁筛选 +	每年	护士通过使用最小数据集(MDS)+定期评估功能状态
		系统的全面功能评价每年至少一次,使用MDS来检测潜在可治疗疾病(或预防并发症),如早期老年痴呆症、抑郁症、步态不稳、尿失禁
视力筛选	每年	评估视力,眼压,发现可纠正问题
听觉	每年	确定可纠正问题
牙科	每年	评估所有剩余的牙齿,义齿契合状况,并确定所有相关疾病
足疗	每年	居民有糖尿病和周围血管疾病时增加频次,识别纠正的相关问题,保证鞋子合适
肺结核	入院和每年(根据具体情况实施)	建议养老院所有的居民和工作人员应进行Booster结核试验测试(见正文)
实验室检查 　大便隐血 　全血细胞计数 　空腹血糖 　电解质 　肾功能检查 　白蛋白、钙、磷 　甲状腺功能检查(包括促甲状腺激素水平)	每年	这些测试在养老院人群有合理的效益
在特定的人群中监测		
生命体征,包括体重	每月	如果不稳定或亚急性疾病增加次数

（待续）

表 16-6(续)

实践措施	建议频率 *	注释
糖尿病患者:空腹和餐后葡萄糖,糖化血红蛋白(HbA1c)	每 1~2 个月当稳定(空腹)每 4~6 个月(HbA1c)	可用针刺手指的血糖测试,但血糖稳定居民不应过度检测
用利尿剂或与肾功能不全的居民[肌酐 >2 或血尿素氮(BUN)>35]、电解质、尿素氮、肌酐	每 2~3 个月	养老院的居民更容易发生脱水、低钠血症和低钾血症、氮质血症
贫血的居民(正在补铁治疗或血红蛋白＜10):血红蛋白/血细胞比容	每月 1 次,稳定后每 2~3 个月	一旦血红蛋白值稳定,应停止铁剂治疗和(或)促红细胞生成素
居民具体药物的血药水平:抗惊厥药、地高辛、锂	每 3~6 个月	如果药物治疗刚刚开始更频繁

预防

流行性感冒疫苗	每年	所有的居民和居民密切接触者应接种疫苗
奥司他韦、扎那米韦	在 24~48 小时内的疑似流感疫情	居民和员工应被视为全面爆发流感
带状疱疹疫苗	一次	选定的居民
肺炎球菌/菌血症性肺炎球菌疫苗	一次	
破伤风疫苗	每 10 年,或者容易发生伤口破伤风为每 5 年	第一针受伤后注射,第二针 4~6 周后注射,第三针 6~12 个月后注射
肺结核异烟肼 300mg/d, 9~12 个月	在选择居民中结核菌素试验(PPD 试验)	异常胸片居民(超过肉芽肿)、糖尿病、终末期肾脏疾病、血液系统恶性肿瘤、激素或免疫抑制剂治疗或营养不良,应接受治疗
居民有感染风险预防性抗生素治疗	通常推荐给牙科手术,泌尿生殖系统手术,大多数手术	长期插管的居民不应连续用抗生素预防性治疗

(待续)

表 16-6（续）

实践措施	建议频率 *	注释
居民体位固定和运动范围受限	持续	不能活动的居民应该增加翻身次数防止压疮
		居民吞咽障碍或肠内营养应该半坐卧位，以帮助防止误吸
		应在一定范围运动不能活动的四肢和关节，以防止挛缩
感染控制和监控	持续	在所有的养老院，各种感染控制的政策和规定应执行
		所有感染的监测应该是连续的，以确定疫情和耐药谱
环境安全	持续	适当的灯光、颜色以及消除引起跌倒的环境因素对防止意外发生至关重要
		常规监测潜在的安全隐患和事故可能会预防进一步的事故

*，频率很可能取决于居民的情况。并非所有的建议都适用于每一位居民。
+，MDS 可以通过各种标准化的工具来补充（见第 3 章）。

种做法可能在医疗照护管理和有偿服务费的设置均有效（Ackerman 和 Kemle，1998；Burl 等，1998；Reuben 等，Kane 等，2003；Konetzka 和 Limcangco，2008）。这些医务人员可在养老院中完成特定的功能，发挥特别的作用。助理医生和执业护士提供的有偿服务费可以被医疗保险报销；此外，一些州将对他们的服务予以报销，个人机构和（或）医生群体可以在有薪金的基础上聘请他们。长期照护是一种护理程序管理，采用一个执业护士为基础的照护模式，为长期居住在养老院的居民提供照护，在几个州已经开始实施。执业护士可以给其他照护人员有关养老院居民的非医疗方面照护提供特别有用的建议。

执业护士和助理医生实施一些筛查非常有用。医生不在养老院时，他们实施表 16-6 概述的监控、预防措施，并与跨学科的工作人员、家庭成员和居民时常进行交流。执业护士和助理医生最合适的角色之一是在居民发生急性或亚急性变化的进行初步评估。他们可以进行病史收集和体格检查，并可以下适当的诊断和相关医嘱。几个临床护理路径已经开发用于此目的，其中之一见图 16-3。22 个加拿大养老院使用类似临床护理路径的方法用于肺炎临床照护，减少住院和相关费用（Loeb 等，2006），这一策略能及时现场评估出居民病情的急性变化、早期发生和治疗居民新出现的健康问题，提高急性医院急诊室利用率，快速识别出需要住院治疗的居民。

临床实践指南和质量改进活动

美国医务主任学会已经制订了有关养老院照护的几个临床实践指南(http://www.amda.com)。此外,针对某些情况的质量指标已经开始制订(Saliba 等,2004)。虽然这些准则和质量指标主要是根据专家的意见制订,而不是来自对照的临床试验,但这种做法是有帮助的,因为它们作为照护实践标准的基础,所以能改进照护质量。实施和维护实践指南在养老院可能较困难。因为它是在其他不同的实践场所研究产生的(Schnelle 等,1997;Saliba 等,2005)。

临床实践指南可作为全面质量改进实施的有用工具。养老院有一个持续的质量检查委员会,正如前面提到的,将会有一个新的规定,要求在不久的将来其使用一个QAPI 程序。基于全面质量管理和持续质量改进(continuous quality improvement,CQI)原则是一个有效的方法(Schnelle 等,1993)。这些方法让一线员工来监控目标结果(例如跌倒频率、大小便失禁的程度、药物不良反应以及皮肤问题),确定可以进行修改,以不断改进这些效果。养老院管理员、护理主任以及医疗董事必须创建一个能提供持续激励的 CQI 活动,保持这些计划随着时间进展持续实施。医保质量改进组织(Medicare Quality Improvement Organization,MQIO)议案、美国医务主任学会(American Medical Directors Association)和它的杂志(美国医务主任学会杂志)有大量资源用于协助养老院质量改进。此外。CMS 将提供教育资源和工具,用于帮助养老院满足 QAPI 要求。

急性期后照护和养老院与急性照护医院的衔接

养老院居民对疾病的易感性增加,急性病发病率很高,需要高水平熟练的疾病急性期后照护技术来应对养老院逐渐增高的需求。健康维护组织常让病情相对稳定的急性住院患者(如深静脉血栓形成、蜂窝织炎)直接送往养老院,无需急性照护医院住院。这样一来,养老院需要提供越来越多的高级技术服务。术语"急性后期照护"有很多的内涵,本章它指的是由医疗保险 A 部分(或由人头系统)独立报销的一种养老院技术照护。在养老院独立照护急性疾病住院康复者,增加许多本章中已经提到的患者面临的挑战(表 16-2)。照护这类急性患者,需要医生、执业护士和助理医生更多地参与,需要培训过的护理人员来照护更多的急性患者,还有辅助服务,如实验室、X线片、物理和呼吸治疗以及细致的出院计划。此外,医疗保险报销 A 部分服务被"绑定",让养老院医务人员给予的服务条目有财务风险,包括药物、实验室检查、X 线和治疗服务。这种报销结构需要医生和养老院管理人员之间的密切合作,进而使这种亚急性照护经济可行。

由于养老院常住人口疾病易感增加和衰弱,居民来回转院于养老院和一个或多个急性照护医院之间很常见。约有 1/4 的养老院居民住院后 30 天之内再次住院(Mor

护理路径
发热

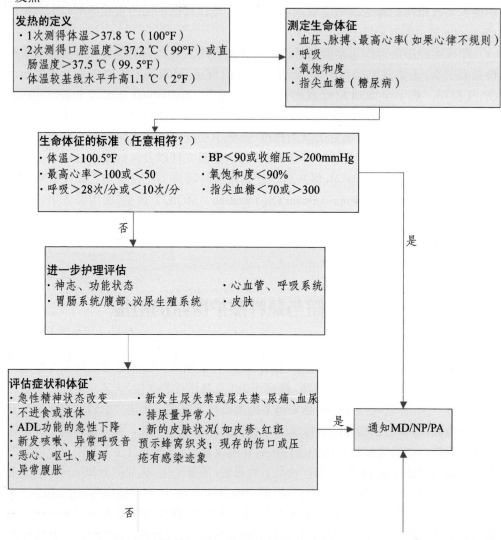

发热的定义
- 1次测得体温>37.8 ℃（100°F）
- 2次测得口腔温度>37.2 ℃（99°F）或直肠温度>37.5 ℃（99.5°F）
- 体温较基线水平升高1.1 ℃（2°F）

测定生命体征
- 血压、脉搏、最高心率(如果心律不规则)
- 呼吸
- 氧饱和度
- 指尖血糖（糖尿病）

生命体征的标准（任意相符？）
- 体温>100.5°F
- 最高心率>100或<50
- 呼吸>28次/分或<10次/分
- BP<90或收缩压>200mmHg
- 氧饱和度<90%
- 指尖血糖<70或>300

否

进一步护理评估
- 神志、功能状态
- 胃肠系统/腹部、泌尿生殖系统
- 心血管、呼吸系统
- 皮肤

评估症状和体征*
- 急性精神状态改变
- 不进食或液体
- ADL功能的急性下降
- 新发咳嗽、异常呼吸音
- 恶心、呕吐、腹泻
- 异常腹胀
- 新发生尿失禁或尿失禁、尿痛、血尿
- 排尿量异常小
- 新的皮肤状况(如皮疹、红斑预示蜂窝织炎；现存的伤口或压疮有感染迹象

是

通知MD/NP/PA

是

否

图 16-3 INTERACT 3.0 版临床护理路径管理养老院病情急剧变化的例子。ADL，日常生活活动；BP，血压；NP，执业护士；PA，助理医生；WBC，白细胞。（待续）

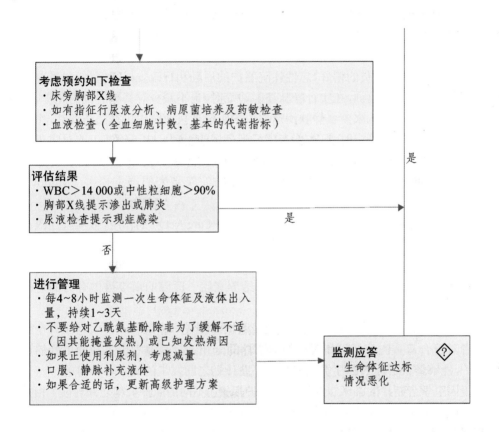

考虑预约如下检查
· 床旁胸部X线
· 如有指征行尿液分析、病原菌培养及药敏检查
· 血液检查（全血细胞计数，基本的代谢指标）

评估结果
· WBC＞14 000或中性粒细胞＞90%
· 胸部X线提示渗出或肺炎
· 尿液检查提示现症感染

是

否

进行管理
· 每4~8小时监测一次生命体征及液体出入量，持续1~3天
· 不要给对乙酰氨基酚,除非为了缓解不适（因其能掩盖发热）或已知发热病因
· 如果正使用利尿剂，考虑减量
· 口服、静脉补充液体
· 如果合适的话，更新高级护理方案

监测应答
· 生命体征达标
· 情况恶化

*,参见症状和体征所指示的其他交互护理路径。

图 16-3（续）

等，2010）。转院主要原因包括感染需要注射抗生素和急性心血管疾病补液管理。转院到急性照护医院，对慢性或亚急性的养老院病患，特别是有老年痴呆症危险的养老院居民，这样往往是有害的（Gozalo 等，2011）。除了急性疾病，养老院的居民都同时还有急性精神状态改变和无数的潜在医源性问题。与这些医源性问题普遍相关的是行动不便，包括功能失调、难于恢复行走和（或）移动能力、大小便失禁和安置导管、多重用药、谵妄和发生压疮。

因为急性照护医院住院治疗的风险，让居民转诊到急诊室或居民就医的决定必须认真权衡诸多因素。各种医疗、行政、后勤保障和道德问题可影响养老院居民的住院治疗决策。对于住院治疗的决定通常由医生和养老院的工作人员在养老院提供服务的能力、居民和家庭成员的偏好、急性住院照护的后勤和行政安排。例如，如果养老院的工作人员已经接受培训，在实行静脉注射治疗时，也不减少对其他居民的照护，或者由已经安排的外部机构来监督静脉治疗并由护士或者执业医生进行随访评估，患急性感染的居民在其病情稳定时，可在养老院得到最好的管理。皮下输液可能对防止一些急性照护医院转院有帮助（Remington 和 Hultman，2007）。较好地预立照护计划和使用预先申明可以帮助养老院居民避免不必要的住院带来的严重损害（Molloy 等，2000）。

由于"患者保护和平价医疗法案（Afford able Care Act）"的作用，多项医疗改革举措正在美国实施，以减少养老院居民不必要的急性照护医院转院，尤其侧重于预防潜在的医院再入院（Quslander 和 Berenson，2011）。改变医保支付，如支付捆绑负责的医疗机构，包括急性后期照护机构的发展，将给养老院–医院的衔接提供有力的财政激励措施，更好地协调照护服务。

可以共享储蓄模式这样的方案，使居民照护得到进一步改善。扩大老年人全包护理或者对符合双重医疗保险和医疗补助条件的全州计划受益者也将激励更好的过渡期照护，能够解决目前的医疗保险和医疗补助计划之间发生的成本转移问题。

美国医学会制订的临床实践指南和照护衔接（不同的照护机构之间转院）相关的工具（http：//www.amda.Com/tools/clinical/TOCCPG/index.html）和质量改进程序 [（干预措施），减少急性照护医院转院（Interventions to Reduce Acute Care Transfers，INTERACT）相关的教育资源和工具] 已经开发并已减少了不必要的急性照护医院转院（http：//interact2.net）（Ouslander 等，2011）。INTERACT 程序使用三种基本策略（Ouslander 等，2011），以改善在病情急性变化时的管理，防止不必要的医院转院：①在其成为严重到需要住院治疗（如脱水、谵妄）之前，主动识别病情；②某些病情的管理（如肺炎、充血性心力衰竭）安全可行无需转院；③发展预立照护计划，当住院时的风险超过获益，考虑用姑息或舒适照护来替代。

养老院照护相关伦理问题

与其他任何照护机构相比,养老院每天居民日常照护也产生同样或者更多的伦理问题。这些问题在第 17 章中讨论。表 16-7 列出了发生在养老院几种常见的伦理困境。虽然大部分的注意力都被引向那些勉强能够表达自己喜好的居民,但是那些没有决策能力的人也要面临这些重要的日常伦理困境。这些更微妙的问题很容易被忽视。提供初级保健的医生、执业护士和助理医生必须大力倡导养老院居民的自主活动和改善其生活质量。

养老院照护的大部分居民不能或没有能力参与有关他们当前和未来的医疗决定。在这些人中,以功能障碍和绝症者多见。因此,个人自主、决策能力、替代决策者和临终时治疗强度等相关问题每天都会出现。这些问题既麻烦又复杂,但必须用一个简单的系统方式处理,以便在道德原则和州及联邦法律的范围内提供最佳的医疗照护。养老院应鼓励发展自己的伦理委员会或参与当地现有的另一个保健机构的伦理委员会。伦理委员会能够在教育工作人员的帮助下,制订、执行和监控伦理政策和程序,并提供疑难案件会诊。相关伦理问题的一些实际方法将在第 17 章讨论,姑息照护伦理问题会在第 18 章讨论。

表 16-7　养老院中常见的伦理问题 *

伦理问题	示例
保留自主	在大多数养老院许多选择是有限的(例如吃饭、睡觉时间) 家人、医生和养老院的工作人员往往采取家长式的方式对待老年人
决策能力	很多养老院居民都无法或不确定能参与对他们的照护决定 没有标准方法评估这一人群的决策能力
代理决策	很多养老院居民在失去自行决定能力之前都没有明确说明自己的照护喜好或任命一个代理决策者 家庭成员可能会发生冲突,他们可能有隐藏的协议或没有能力或不愿意做决定
生活质量	这个概念经常进入决策,但很难衡量,尤其是那些患有痴呆症的高龄老人 歧视偏见可影响对养老院居民生活质量的看法
治疗强度	这些选项范围必须加以考虑,其中包括心肺复苏和机械通气、住院、在养老院治疗的特殊疾病(如感染)无需住院、肠道喂养、安慰或仅有支持疗法

*,参见第 17 章和第 18 章。

（陈茜 许瀚月 译;邝心颖 钟文逸 校）

参考文献

Ackerman RJ, Kemle KA. The effect of a physician assistant on the hospitalization of nursing home residents. *J Am Geriatr Soc.* 1998;46:610-614.

Burl JB, Bonner A, Rao M, et al. Geriatric nurse practitioners in long-term care: demonstration of effectiveness in managed care. *J Am Geriatr Soc.* 1998;46:506-510.

Gozalo P, Teno JM, Mitchell SM, et al. End-of-life transitions among nursing-home residents with cognitive issues. *N Engl J Med.* 2011;365:1212-1221.

Institute of Medicine. Improving the Quality of Care in Nursing Homes. Washington, DC: *National Academy Press*; 1986.

Institute of Medicine. Improving the Quality of Nursing Home Care. Washington, DC: *National Academy Press*; 2000.

Kane RL. Assuring quality in nursing home care. *J Am Geriatr Soc.* 1998;46:232-237.

Kane RL, Keckhafer G, Flood S, et al. The effect of Evercare on hospital use. *J Am Geriatr Soc.* 2003;51:1427-1434.

Konetzka RT, Spector W, Limcangco RM. Reducing hospitalizations from long-term care settings. *Med Care Res Rev.* 2008;65:40-66.

Loeb M, Carusone SC, Goeree R, et al. Effect of a clinical pathway to reduce hospitalizations in nursing home residents with pneumonia: a randomized controlled trial. *JAMA.* 2006;295:2503-2510.

Molloy DW, Guyatt GH, Russo R, et al. Systematic implementation of an advance directive program in nursing homes: a randomized controlled trial. *JAMA.* 2000;283:1437-1444.

Mor V. Defining and measuring quality outcomes in long-term care. *J Am Med Dir Assoc.* 2006;7:532-540.

Mor V, Intrator I, Feng V, et al. The revolving door of hospitalization from skilled nursing facilities. *Health Aff.* 2010;29:57-64.

Ouslander JG, Berenson RA. Reducing unnecessary hospitalizations of nursing home residents. *N Engl J Med.* 2011;365:1165-1167.

Ouslander JG, Lamb G, Tappen R, et al. Interventions to reduce hospitalizations from nursing homes: evaluation of the INTERACT II Collaborative Quality Improvement Project. *J Am Geriatr Soc.* 2011;59:745-753.

Remington R, Hultman T. Hypodermoclysis to treat dehydration: a review of the evidence. *J Am Geriatr Soc.* 2007;55:2051-2055.

Reuben D, Buchanan J, Farley D, et al. Primary care of long-stay nursing home residents: a comparison of 3 HMO programs with fee-for-service care. *J Am Geriatr Soc.* 1999;47:131-138.

Saliba D, Schnelle JF. Indicators of the quality of nursing home residential care. *J Am Geriatr Soc.* 2002;50:1421-1430.

Saliba D, Solomon D, Rubenstein L, et al. Quality indicators for the management of medical conditions in nursing home residents. *J Am Med Dir Assoc.* 2004;5:297-309.

Saliba D, Solomon D, Rubenstein L, et al. Feasibility of quality indicators for the management of geriatric syndromes in nursing home residents. *J Am Med Dir Assoc.* 2005;6:S50-S59.

Schnelle J, Ouslander JG, Cruise PA, et al. Policy with technology: a barrier to improving nursing home care. *Gerontologist.* 1997;37:527-532.

Schnelle JF, Ouslander JG, Osterweil D, et al. Total quality management: administrative and clinical applications in nursing homes. *J Am Geriatr Soc.* 1993;41:1259-1266.

Stevenson DG, Studdert DM. The rise of nursing home litigation: findings from a national survey of attorneys. *Health Aff.* 2003;22:219-229.

推荐读物

American Medical Directors Association. *Health Maintenance in the Long Term Care Setting Clinical Practice Guideline.* Columbia, MD: American Medical Directors Association; 2012.

Casarett D, Karlawish J, Morales K, et al. Improving the use of hospice services in nursing homes. *JAMA.* 2005;294:211-217.

Osterweil D (ed). Medical directors role in nursing home quality improvement: an educational symposium of the New York Medical Directors Association. *J Am Med Dir Assoc.* 2007;3(Suppl):1-41.

Ouslander J, Osterweil D, Morley J. *Medical Care in the Nursing Home.* 2nd ed. New York, NY: McGraw-Hill; 1996.

Stefanacci RG, Podrazik PM. Assisted living facilities: optimizing outcomes. *J Am Geriatr Soc.* 2005;53: 538-540.

Vladek B. *Unloving Care: The Nursing Home Tragedy.* New York, NY: Basic Books; 1980.

选择的网址（截至 2012 年 9 月 15 日 ）

American Health Care Association (http://www.ahcancal.org)

American Medical Directors Association (http://www.amda.com)

Interventions to Reduce Acute Care Transfers (INTERACT) (http://interact2.net)

Leading Age (http://www.leadingage.org)

Long-Term Care Focus (http://ltcfocus.org)

National Association of Directors of Nursing Administration (http://www.nadona.org)

Nursing Home Regulations Plus (http://www.hpm.umn.edu/nhregsplus)

第 **17** 章

老年人照护中的伦理问题

伦理学是老年医学的基本组成部分。伦理学或称伦理关怀,是区分真正有利(正确)和有害(错误)事物的框架或指南。当我们对于什么是"正确的"这一问题产生争议时,伦理问题往往随之产生。这一进退两难的境地通常出现在我们判定患者是否需要实施医疗干预以及医疗干预是否有效时。伦理问题没有简单明了的答案,它们是一个包含思维、感觉、信仰且有证据来源的复杂综合体。老年歧视对这些决定有很大影响。认识并尊重老年人的意愿是伦理关怀的重要组成部分。

伦理的困境本身是医疗实践的核心,老年人依赖他人和期望寿命缩短的特点需要特别关注。由于卫生保健费用主要花费在生命终末期护理,因此关于伦理与衰老的讨论似乎集中在了自主权和成本控制上。

自主和有益

表 17-1 是对主要伦理准则的描述。医学伦理学基于四项原则:自主、有益、无害和公平,这四项原则以"将对患者有益的事情最大化,有害的事情最小化,以及对最多的人做最有益的事情"为指导方针。自主是指一个人掌握自身命运的权利,即实现自己的愿望。很显然,对于可以表述出来的自由的程度是有限的,但是对于老年医学来说,这些原则的核心问题是老年患者是否有能力独立地评估周围的环境并做出合理的决定。这就产生了第二个概念——有益,是指做对他人有益的事情的义务,或者直接帮助别人,或者是避免伤害。无害原则包括做对他人无害的事情,以及避免因疏忽而造成的伤害。最后,公平的核心则是在治疗的过程中公平地对待他人。

当他人在处理老年人们的"最佳利益"方面的问题时,自主和有益的原则(做有益的事情或优先考虑他人的利益)会发生冲突。医生有时会变得像家长一样,就削弱了患者的自主权。如果老年人的"最佳利益"和集体的更大利益相一致时,覆盖自主权则是合理的。

这一挑战会带来一些重要的问题。

1. 患者是否有能力理解这一困境?
2. 患者是否能够表达个人的喜好?
3. 明确的选择有哪些?它们是否被理解清楚?

表 17-1　主要伦理准则

伦理关怀的目标

避免伤害或者将伤害最小化,将利益最大化。其核心和焦点是保护和尊重人格。这些可以通过认识患者需求、协同合作、实施并验证、促进以及给予来实现。同时,伦理学必须认识和处理个人利益和组织/集体利益之间的矛盾

自主

是指一个人掌握自身命运的权利,即实现自己的愿望。这一准则的核心问题是老年人是否有能力独立地评估环境然后做出合理的决定

有益

是指做对他人有益事情的义务,尤其是在过程中避免伤害

无害

包括做对他人无害的事情以及避免因疏忽而造成的伤害

公平

公平则关注于没有歧视和公平地对待每一个人的义务,不要在无关紧要的事情上歧视他人。这包括公平地分配资源的义务、不武断和不随意

忠诚

信守承诺的义务

---

4. 患者是否已经获得关于选择的益处和风险的准确信息?

5. 关于治疗决定的做出,患者真实的期望是什么?

6. 当患者的个人意愿和家庭或医生的意愿不一致时会发生什么?

具有能力和知情同意

在老年人中,更多担忧的是患者是否能够理解并记忆所提供的信息以及他(她)是否能够表达出自己的想法。昏迷的人、患有表达性或感觉性失语的患者或是中到重度痴呆的患者可能不能做到有效地沟通。因此,保护这些人的自主权并认真评估他们是否能够理解和交流的东西就变得非常重要。

自主行为能力和决策力两个概念间有显著差别。临床医生可以评价一个患者是否有做决策的能力,但是具有能力则是通过法庭认定某人具有能力或不具有能力的法律术语。自主行为能力是指一个人在理解其所面对的环境特点后,能够做出合理反应的能力。那些不具有自主行为能力的人则需要代理人来帮助他们。

痴呆的患者也有可能有能力理解或解释复杂的环境以及做出合理的决定。智力缺陷是不完全的,一个人可能很容易走失或忘记事情,但是在适当的帮助下仍然有能力做决策。确诊的痴呆,即使已经给出临床分型,仍然不能作为一个人理解和表达偏好能力的有效指标。就像是把这些患者当作小孩子通过指导能够快速回答问题是错误的,所以预先判断他们是否有能力参与关于其自身关怀的决策可能并不合适。

判定认知水平和做决策力并非易事,需要我们把记忆力和理解力区别开来。决策力基于 4 个要素:①理解力,理解关于环境特点 / 医学问题所暴露的信息,理解通过举例子来进行测试的过程,理解进行检查和治疗的益处与风险的能力;②认识到所暴露信息的重要性以及个人所处环境和条件的潜在风险或益处的重要性;③推论,包括推理关于治疗过程的风险或益处的能力;④选择,能够选择是否进行进一步的检查或治疗。

没有合适的认知功能筛查测试来识别一个人的决策力。关注于执行能力的筛查工具如画钟试验或执行能力调查,与其他测量工具如迷你精神状态量表(见第 6 章)相比,其与决策力具有更好的相关性。已有具体的测试发展为判定决策力的工具,但是对于老年人来说,一般难以完成,因为它们需要对假设情景的思考能力和复杂的抽象思维能力。

一个常用于患者签署知情同意书的有效且实用的决策力标准,需要在患者确认其理解了周围的环境并能对于他(她)具体的关怀环境做出正确地陈述一段时间之后,再次进行核查。这建立在关怀的基础之上,但可能是不切实际的。理论上,决策的过程需要建立在患者(或者是家庭)讨论所有可能的方案,理解每一种方案的风险和益处,以及他们可能会接受哪一种结果(从一份详细的清单上)的基础上。然而,一般来说,基于证据的信息可信度明显较低。举例来讲,化疗药物的影响如作用、副作用以及风险对于一个 50 岁的患者与一个 90 岁的患者是完全不同的。再者,对于老年患者的花费 / 利益来讲,治疗方案的选择通常是不明确的,需要医生告知患者哪种研究 / 发现在何种情况会出现什么样的结果,以便患者来做出决定。

尽管与治疗相关的不同决定有不同的特点(如手术),但是与这些治疗方案相应的照护水平,则需要严密的观察者来帮助决定。健康照护的其他成员,如社会工作者或者护理管理员,在描述所选择方案和解释这些变化方面将会是最合适的人选,老年患者也更容易接受。详细的信息包含花费、隐私、安全、社会问题和享受合理健康照护的权利,这些方面都需要涉及并详细解说。

预先医疗计划

预先医疗计划帮助患者开始思考他们的优先权、信仰、价值观以及他们在面对持续的慢性疾病和生命的末期想要得到怎样的关怀。其主题包括:他们是否愿意接受心肺复苏术,是否愿意接受呼吸机治疗,是否愿意接受水化治疗或人工喂养、输血、器官或组织捐献、医疗器械的使用。其他主题包括他们是否愿意在疾病急性发作时被送入抢救单元进行侵入性的治疗,他们想要哪种类型的葬礼或追悼会,以及他们愿意选择埋葬或者火葬。其他信息详见第 18 章。

临终预嘱

已有重要的法案（如联邦法律）用来鼓励健康照护机构和临床医生包括主治医生，在一份临终预嘱（advance directive，AD）中讨论老年人的需求问题。临终预嘱是一份允许患者提前表达意愿的法律文件，使其在处于不能表达意愿的事件中时，得到他们希望接受的照护方式。患者完成临终预嘱的一个重要原因是可以让他们在危机环境出现之前考虑其照护需求。临终预嘱是一种为患者提供直接简化的决策程序的有效方式。同时，它可以帮助患者的成年子女感到自信，他们在父母生命的最后做了父母希望他们所做的事，不顾及自身的信仰和愿望。在配偶关系中，临终预嘱也许是确定夫妇中的哪个人会是决策制订者唯一方式，因为配偶中的另一半可能没有这样的权利。

生前预嘱是表达临终预嘱的一种方式。具体来讲，一份生前预嘱是将生命终末期的临终照护需求具体化。生前预嘱是有限制的，因为它一般适用于特定的临床环境（植物人状态或疾病终末期）、特定的治疗方案如心肺复苏术、气管插管、人工喂养和静脉水化治疗、透析或静脉用药。生前预嘱为患者表达拒绝积极的医疗方式提供了途径。

大体来讲，认真思考以生命终末期的照护需求为中心的许多决定是有用的。然而，决定使用抗生素治疗作为维持生命的方式的时机和舒适的护理相比，通常是困难的，而这种类型的决定不会在一份生前预嘱中指出。与生前预嘱相比，临终预嘱可以允许健康照护机构或授权委托人在维护患者利益的基础上做出医疗决定。授权委托人是一个被授权在患者不能够交流（理解和表达）他（她）的健康照护需求时，维护他们利益的人。这种规定可以通过利用预先移交管理权的长期授权委托人来制订。国家必须赋予授权委托人做出医疗决定的持久权利。在这种方式下，可以将一个人想要成为代理人的期望和在这种条件下一位代理人应该接受具体化培训。

表 17-2 列出了一位长期代理人在健康照护中的权利组成部分。当一个代理人不确定患者在所处的环境中可能会有怎样的反应时，有益原则可以用来指导决定。代理人可以通过衡量患者的利益和可能施加于他（她）的压力或风险来做出做什么或不做什么的医疗决定，举例来讲，一种具体的治疗（如病变部位的切除）。

人们认为临终预嘱是一种使老年人免受不必要的伤害和提高临终关怀质量的有效途径。然而，在相对健康的时期做出临终前的判断是有挑战性的，因为将一个人在紧急的情况下会有怎样的反应概念化是困难的。有一种趋势认为老年人，尤其是那些90~100 岁的老年人，已经走过了很长的生命过程而且已经准备好迎接死亡。但这有待商榷，这些"老老人"中的很多人不需要准备好迎接死亡，他们需要对他们健康问题的认真评估和对治疗方案的讨论。因为，贯穿于衰老过程中的患者和医生之间的这种讨论应该鼓励。一位老年人在 85 岁时想要得到的临终关怀和在 97 岁时可能是不

表 17-2 长期代理人健康照护权利的组成部分 *

健康照护长期代理人的产生

表达意图及出示授权声明

健康照护机构的指定

向代理机构声明命名和促进的权利（地址、电话号码）；州法律可能会对谁作为代理人有所限
定——一些州政府排除了那些健康照护提供者或给予照护的这些机构的雇佣者，而被指定为代
理人的人应该同意担任这个角色

授权代理的基本声明

关于代理机构被授权的声明及代理人在特定事件中权利的规定，通常是一些关于照护、治疗、服
务、具体条款信息的发布、适用条件、拒绝或终止的权利的基本声明

需求、具体的条款及适用条件的声明

表明一般需求的机会（如当负担超过益处时不选择延长生命；维持生命支持治疗的期望，除非在昏
迷或医生认为不可逆时才放弃；不顾及预后的各种可能性作用）；在所指定的特定条件下想要或
不想做具体的哪种类型的事情

签署

个人签署日期

见证人（最好有公证人）：见证人不能是被授权的代理机构、健康照护者或照护机构的雇佣者

附加条件

附加条件该放置在人们签署知悉这些权利的声明中，包括废除这份文件的权利及文件生效的条
件；一些州规定了一个最长时限，在这个时限内，若没有更新的文件，则认为有效

*，许多政府的医疗组织可以提供长期授权委托人健康照护权利基本格式的复印件。

同的。

联邦法律规定，每一个住进医院或者护理院的患者都有权利制订临终预嘱。然
而，这并不是每个人能够做出清晰的、深思熟虑的决定的理想时机。大多数情况下，这
项工作包含询问老年人关于当意外事件发生时他们想要得到怎样的照护程序的问题。
做不好的话，这件事情会激起不必要的焦虑，从而导致他们做出一些后来会感到后悔
的不良决定。理想状态下，健康照护的提供者应该和患者或授权委托人讨论制订一份
临终预嘱，且每个人都应被给予充分的思考时间来制订一份合适的文件。紧急事件发
生时，只需要再次询问之前的决定，以确保当时的选择和患者目前的理念相一致。询
问新进入长期照护机构的老年人或新入院的老年患者关于他们的临终预嘱，可以帮助
健康照护者获得这一信息，同时使老年人和（或）家人确定合适的文件已经完成。延
长讨论的时间直到老年人已经适应新的环境是合适的，系统应该确定以后的时间里获
得的信息是准确的。大多数州已经规定了制订一份临终预嘱的程序，而且它的标准的
表格能够在患者和（或）家庭的网站上下载并完成（http：//www.aetnacompassionatecar-

eprogram.com/EOL/ ihtEOL/r.WSEOL000/st.36926/t.36985.html）。那些经常更换居住州的人应该注意到州法律中关于生前预嘱何时生效的标准可能会发生变化。

关于生前预嘱和长期授权委托人，有一些潜在的使用不当。决定一旦形成将很难撤回。除此以外，判断一个人何时不再具有做决定的能力以及不能陈述他（她）自己的健康照护需求非常困难。出于同样的原因，医生需要教给患者和代理人关于治疗的课程，一旦开始，不需要一直持续。有时，关于一个特殊治疗的试验一开始被接受，但后来可能会发生改变。目前还没有精神行为能力的测试允许一个人改变其不使用生命保障系统的决定。

在行为规范和授权委托人缺乏的条件下，必须确定一些人出来维护那些不能够维护自身利益的人。有法律程序来完成这些，州与州之间的规定各不相同。大体上，主要有两类合法授权，即保护者和监护人。后者通常具有更大的权利。建立这种授权需要一份正式的合法决议。

另一个至关重要的问题是，谁是承担这项责任的最合适人选？从常识上来看应是最亲近的人，但是存在一些争论，认为这个人应当是最熟悉患者需求、能够很大程度上估计出患者想要什么的人。一个很少见面的亲戚与亲近的朋友、牧师甚至是主治医生相比，对患者的意愿和生活方式可能会了解得少得多。决定谁应该是授权代理人需要建立在对这些知识掌握的基础上。出于对这一角色的综合性考虑，法庭不得不决定谁是最了解患者需求的人，这可能会引起争论。在没有合适的人选时，法庭可能会指定一个公众的监护人。

代理人，不论是指定的授权委托人还是选出的授权代理人，都有可能去追逐自身的利益而忽视患者的利益。他们最好必须从所掌握的患者信息或所签订长期有效文件选项的选择中，对患者的需求做出推断。代理人的决定可能与他们所代表的患者的意愿不一致，他们应当有意识地考虑患者的需求，并与患者所处环境的最佳利益区分开来。法律为临终预嘱中指定的授权委托人、具有法律资格的代理人和法庭所指定的代理人制订了一套行为标准。

许多因素影响着老年人临终预嘱的制订。这些因素包括老年人［和（或）他们的代理人］在理解可能出现的环境的复杂性方面存在困难；在理解支持医疗实践的研究发现方面存在困难；在和患者、医生、家庭讨论死亡和做临终决定方面存在困难和（或）在未来的治疗需求概念化方面存在困难。因此，临床医生在帮助老年人制订临终决定和评估老年人目前的能力中发挥重要作用，从而为照护指明方向。特别在放弃或终止维持生命的治疗和接受止痛药、抗生素、静脉输液和其他治疗等方面。在开始临终预嘱的讨论时，重要步骤是引出老年人在很多情况下对医疗治疗的需求，并鼓励老年人指定一位代理人讨论他（她）的临终关怀需求。

POLST/MOLST

为了进一步推进确保患者明确表达临终关怀需求的程序，许多州的卫生部门执行了关于生命维持治疗医嘱（Physician Orders for Life-Sustaining Treatment，POLST）或是（Medical Orders for Life-Sustaining Treatment，MOLST）的法令。POLST/MOLST 法案的目的是为了促进临终医疗决策的制订和确保患者的需求得以实现。它为基于一个人临终决定的行为提供依据。这些规则在全州范围内供卫生保健从业者和医疗保健机构使用。POLST/MOLST 在严重的健康问题方面尤为重要，如：①想要避免接受任何或全部的生命维持治疗；②居住在长期照护机构或需要长期照护服务；和（或）③可能在来年死亡。

完成一份生命维持治疗的预嘱，往往以一次或一系列和患者、患者的健康照护代理机构或代理人及他（她）曾经的主治医生或专家的谈话为开始。医生应该帮助指出患者的照护目标，列出可能的治疗选择及为医疗决策的制订提供资料。已完成的表格也可以被作为医嘱用于在此类遗嘱合适的健康照护机构的患者。表格的变更应基于州的规定，以及需要州卫生部门承认这些文件（见在线参考资料）。

要思考的问题

关于生与死的决定关注度极高并对护理费用产生重要的影响。这些决定包括是否开始或终止治疗，或是否开始透析、为水化治疗留置静脉留置针，或为人工营养安置胃管。当然，这些是在现实的生活中提出的重要问题。然而，奇怪的是，与医生和老年人每天所面对的伦理困境如关于出院的决定、关于照护水平的决定（如护理之家）、关于一些疾病（如乳腺癌、前列腺癌或直肠癌的筛查），或关于治疗的决定相比，这些问题出现的频率则远远低于它们。关于老年人照护伦理问题的思考必须涉及这些问题的方方面面。

值得引起特别思考的问题。

• 伦理和法律之间存在区别的，但又相互联系。道德指南可能来源于很多方面，比如国家和州的专业组织、当地和国家的行为准则以及其他来源。然而，健康照护专业许可通常包括许可标准和对"不道德行为"进行纪律处分的准则。有时候，这些可能建立在当地法律或其他州法律引用的外部标准之上，可能会有一个特定的道德规范纳入许可规定。建议卫生保健从业者考虑他们所在州关于这些的具体情况。

• 关于临终关怀，州法律起主要作用。一份健康照护决定或相关法律可能规定卫生保健从业者、健康照护机构、患者和可能被授权成为代理人的人等的义务。那些法令和规定或代理机构 / 代理人的说明通常会影响卫生保健从业者的期望。特殊法律可能影响到指导期望值和卫生保健从业者行为的公共法律准则。任何普通读物，包括像这样的一篇文章，都应该和州法律相对照。

• 很多健康照护机构有"伦理委员会"——一个跨领域的委员会，被授权可以召集所有的员工、来自不同学科的独立顾问以及所有的家庭成员来提供伦理指导。建立在州法律基础之上的委员会建议，可以为健康照护从业者提供法律保护。

• 知情同意是一个例行程序，是临床上处理医患关系的基本伦理准则之一。一个有能力做出决定并给出指导意见的患者签署的健康照护知情同意决定,具有持续效力。患者有权利改变他们的想法。举例来说,一个尽管知道病情仍拒绝透析的患者,不能放弃他(她)再次考虑这一决定的权利。

• 患者可以用不同的方式表达他们对未来健康照护的意愿。举例来讲,老年人在做经管道人工喂养的决定时并没有需要使用胃管,但为老年人未来意愿的制订指明了方向,这些会以书面的形式记录下来。在一些州,州法律承认口头临终预嘱,但随后会要求以特殊方式记录这些指示。比如,这些文件可能需要一个或更多医生的对患者特殊情况的判定。特别在以下方面:因为患者有可能丧失行为能力,所以在临终预嘱签订时患者是否具有行为能力;患者是否处于特殊的条件下,如疾病终末期、植物人状态或其可以或不可以给予、放弃或终止健康照护,甚至是生命维持治疗。

• 州法律出台有临终预嘱缺失时的程序。在患者没有临终预嘱时,一个人可能会扮演代理人、委托人或类似的角色,为他做出健康照护决定。但需要有一份患者行为能力的医疗判定和患者处于特殊临床条件下(如终末期)的证明。

• 国家监护法授权法庭指定一些人成为某个人的监护人。这需要建立在患者不具有行为能力的医疗证明之上。

• 州法律也承认卫生保健从业者不仅有义务提供照护,而且有权拒绝提供无效的医疗照护和有违伦理的照护。然而,在无效原则的使用方面仍存在着很多引人注目的争论。在美国,目前在医生做出关于医疗无效性判断的使用方面还未达成共识。作为一种选择,建议医生从患者或家属那里获得"知情同意"。这样,患者 / 家属会明确做出听从医生关于放弃或终止生命支持治疗判断的选择。这个对于那些不想承受放弃治疗的压力或努力克服对心爱之人停止照护的愧疚感的家庭来说,是特别有用和有帮助的。

临终关怀

临终(end-of-life, EOL)关怀和在假设条件下签订的临终预嘱不同,因为患者真正理解了临终关怀决定的含义。不论是患者或代理人,许多临终关怀的决定是相当困难的。在美国,患者 / 代理人有权利拒绝开始(放弃治疗)和继续(终止治疗)。这些决定围绕着患者舒适度和生活质量,以及患者 / 代理人可以改变激进的治疗方案为对症护理,或称姑息治疗。姑息治疗(见第 18 章)是一种跨学科的照护,以症状护理来消除患者不适和提高生活质量为中心。在姑息治疗里,提供治疗的目的不是治愈,而是通常专注于如疼痛、便秘、呕吐、焦虑和咳嗽这些症状的护理。

总的来说,关于临终照护的巨大争议主要在护理费用以及费用与患者和社会的总体获益间,尤其当治疗无效时。医疗干预可能是无效的,但护理不是无效的。那些被认为无效的医疗干预的治疗建议不应该执行,因为已有数据表明那将不会提高患者的身体状况。然而,在一些情况下,代理人可能会选择无效却昂贵的照护。

临终关怀决定通常由对无效性的定量和定性评估所驱动。前者提示极有可能死亡的预期和更多的努力也不大可能延缓死亡。后者表述的是,如果患者幸存后的生活质量。生命值得继续吗?同样,医生们应注意避免实施关于他人生活质量的决定,也不要做出因为照护无效或不起作用而不应该被制订的决定,因为这样做也徒劳。

总统生物伦理委员会发布,"警惕:我们老龄化社会的照护伦理"(总统生物伦理委员会,2005)指出每一案例的独特性,同时帮助卫生保健从业者考虑促进决定的相关问题。这些问题包括:

1. 如果患者没有接受治疗将会发生什么?

2. 不治疗会导致与日俱增的痛苦吗?

3. 不治疗的直接后果是什么?

4. 治疗方案是什么?

5. 合理的可供选择的方案是什么?

6. "控制疾病"是尝试治疗的合理选择吗?

当医生确定治疗无效时,应鼓励患者/家庭/代理人考虑拒绝无效治疗,但这可能会让医生们觉得不舒服。可以认为这是患者/家人/代理人的决定权。医学的伦理原则包括以将利益最大化、伤害最小化以及以做代表最广大人群利益的事情为目标的公平原则。利用卫生医疗资源来延长生命但是可能会降低生活质量的医疗干预,也许不是有利于集体的最佳决定。医护人员有义务告知患者/家属/代理人关于照护已知的预期后果,以及当医疗干预无效时,前文中提过的姑息干预应该被认为是为集体人群节约资源。

医生在临终关怀中的角色

终止生命支持或终止维持生命治疗的决定对患者、家属和(或)代理人可能很困难。医生在提供医学的可供利用的循证信息来帮助他们做决定,在达到临终关怀的目标方面发挥重要的作用(表17-3)。护理终末期患者是一项艰巨的任务。除了帮助他们决定积极的治疗进行到何种程度外,还可以做很多事情使终末期尽可能平静和快乐。第18章提供了关于姑息治疗及健康照护提供者可以处理的不适症状(如疼痛、呕吐和呼吸窘迫)的方法。除了避免不恰当地延缓死亡,其他终末期的任务包括帮助患者达到可控状态、减轻压力和增强与心爱之人之间的关系。

大多数老年人和他们的家人都想要参与到临终关怀决定中。然而,在一些情况下,老年人可能会询问他(她)的医生来做出健康照护相关的决定。甚至有的家庭或代理人可能由于个人或感情的因素不想要做临终关怀的决定。还有一些家庭或代理人,这些决定可能导致他们陷入持续的焦虑、沮丧和长期遗憾。在这些情况下,人性化的选择是从家属/代理人那里获得"知情同意权"。知情同意程序允许医生明确地提供给家属/代理人的尊重照护提供者关于放弃或终止生命维持治疗的判断或临终关

表 17-3　生命终末期需要护理的特点及目标

保持清洁

拥有一个指定的人作为决策者

拥有一个感觉舒适和可以信赖的照护提供者

知道患者在生命终期关于身体条件的期望

拥有一个愿意聆听和帮助处理身体和心理问题的照护者

维护个人尊严

财务有序

拥有疼痛最好的护理

保持幽默和将幽默运用于护理以及临终照护

拥有和心爱之人告别的机会

呼吸窘迫得到最佳控制

焦虑情绪得到最佳控制

有讨论 / 表达恐惧的合适人选

有处理和家人或朋友未完之事的机会

拥有合适的身体接触的机会

拥有一个你熟悉且熟悉你的供给者

帮助老年人感到其家人正在为他们即将到来的死亡做准备

保证家人的出现

保证老年人的临终需求被全部供给者所知

最优的死亡计划(如谁会在床边等)

提供生命回顾的机会

怀决定。当获得准许时,应当清楚地记录在患者的病案里。

　　另一方面,医生可能被患者、家属或代理人询问他(她)的专业和个人对于患者临终关怀的选择方案。在这些情况下,医生必须决定应该怎样表达积极的个人选择。医生们也要考虑还需要继续向患者 / 家属 / 代理人提供哪些信息、提供多少信息来帮助他们做决定。根据知情同意原则,医生必须为患者提供足够的信息来做出知情同意决定。然而,知情同意相关法律和原则并没有具体规定必须提供的信息量。在很多情况下,能做到完全客观不容易,而且决定通常没有清晰的证据依据,因为证据可能是不断变化的,和老年人无关的或者是正相反的。基本上,医生有义务提供以下信息:①治疗的条件;②建议治疗或手术的性质和特点;③预期的结果;④可供选择的治疗方式,包括不治疗;⑤治疗或手术中可能存在的潜在风险、并发症和预期获益。

以患者为中心的照护以及医生和患者一起做决定越来越受重视。尽管有时候确定患者/代理人已经知晓和（或）理解多少信息，以及多少被保留很困难，这种照护理念仍有许多优点（Thomas，2012）。增强交流对于优化信息交换和确认患者理解力非常重要。医生的价值观可能无意识地影响选择方案的描述方式，风险可能被最小化甚至被忽略。除此以外，有一些医生倾向于认为自己只是信息通道，然而，别人却对他们的选择深信不疑。因为诉讼的缘故，医生们对于他们提供信息的责任越来越敏感，而且倾向于提供更多而不是更少的信息。同时医生们可能会提供他们的选择并阐述理由。医生可能经常会在为他（她）的母亲或家人在这样的情境下做这些。也许会出现医生由于伦理的原因不同意患者/代理人决定的情况。举例来讲，如果患者要求的治疗根据目前的研究发现被认为是无效的和（或）如果患者拒绝医生们认为将会有益的照护。这些患者可能被转诊给别的医生或联系其他倡导临终关怀的机构或人员，如伦理委员会、社会工作者或老年人的代理机构。

为了帮助指导医生们理解他们对于患者的伦理责任，美国医师协会委员会和美国内科医学会（Meisel、Snyder 和 Quill，2000）识别出 7 种关于临终关怀决定可能会阻碍适当照护的法律误区。这些误区包括：

1. 为没有做决定能力的患者放弃生命维持治疗，需要这是患者真实意愿的证据；

2. 为终末期患者或持续无意识的患者减少或终止液体和营养支持是不合法的；

3. 在生命维持治疗可能终止之前必须咨询风险处理部门；

4. 临终预嘱必须遵循具体格式，在州之间不通用，且包括所有的预先医疗计划；仅口头的临终预嘱是无效的；

5. 如果一名医生为一位终末期患者开具大剂量药物来缓解疼痛或不适的处方或医嘱导致死亡的，医生将会被起诉有罪；

6. 当一个终末期患者的痛苦到极限，尽管已经实施姑息治疗且患者要求加快死亡，没有合法的方案来缓解痛苦；

7. 1997 年美国最高法院决定医助自杀不合法。

医助自杀

在美国，医生协助下的自杀已经被合法化或者在一些州将要被考虑合法化。每个州都可以在这个问题上制订自己的法律。俄勒冈州在 1997 年将医助自杀合法化。然而，据记载，自合法化以来，只有很少的处于疾病终末期的患者要求医生帮助其加速死亡，甚至是在一些医助自杀是合法的州，医生们都不被要求参与。

养老院老年人的特殊问题

养老院老年人存在着一些关于临终照护决策的独特的伦理挑战。老人们通常因为生理或心理能力或功能的下降而被送进养老院。许多都有不同程度的认知功能损害。因此,可能会有一些照护者认为他们的生活质量低下、生命价值有限。

对于长期照护患者的临床决策存在着最大的伦理困境。在通常思考的关于复苏的问题之上,医生面临着决定何时把老年人从养老院送往医院,或何时进行侵入性的干预来对待身体的体液失调或感染状况的困难决定。但最令人费解的,也许是何时采取维持营养支持的积极措施。

和其他生命支持治疗问题相比,人工喂养的决定似乎会引起更大的争议,尤其是当一个人没有明确地表述他(她)的需求时。没有证据支持通过管饲饮食能够提高患者的生活质量。因此,越来越多的医生建议一个人性化的选择,即只提供"舒适的喂养"(Palecek 等,2010)。这允许以一种个体化的方式来帮助患者进食他能够吃和想要吃的东西。而且,这避免了医生、家属 / 代理人因减少食物和液体而产生的消极情绪。

医生必须为积极保护患者的人格而工作。更为重要的是,养老院的居民不应该因为进入养老院而失去他们作为人的任何权利。在他们精神和身体状况允许时,他们应当有义务参与全部活动以及做出关于他们的生活和健康照护的选择。除非患者被认定没有做决定的能力,否则在他(她)病情或治疗变化时,患者应该是第一个被询问的人。因为养老院的人们需要特殊的照护来维护他们的权利,总体目标是将老年人在决定治疗方案中的自主权最大化。养老院居住者的权利清单指出了可供的选择和保护,已经发展为全部在长期照护机构的居住者的适用条款。联邦法律要求全部养老院列出居住者权利清单。其他解决长期照护机构伦理问题的方式是建立由机构内部或外部的人员组成的伦理委员会。在医院和长期照护机构都要求联合委员会授权设立伦理委员会。然而,大多数的长期照护机构并没有得到联合委员会的授权。通常,伦理委员会的功能主要体现在案例回顾,卫生保健从业者、居住者和家属的教育和委员会相关的政策回顾等问题上。当这些委员会运用前瞻性的方式,提前发现问题而不是评估已经采取的措施时尤其有用。

痴呆患者的特殊案例

和养老院的老年人一样,我们普遍认为痴呆患者不再具有做决定的能力或者他们的生活质量降低。除了痴呆老年人的临终道德问题以外,这些老年人日常照护方面的伦理问题也日益突显。关于提供痴呆诊断信息的伦理也开始出现。对于一些人来说,当患者想要得到信息来优化治疗和未来计划时,提供这些诊断可能出现毁灭性的影响。在这些条件下是否告知的决定,最好也是在老年人的引导下做出。举例来讲,如果一个人询问认知的改变和表达对这些改变的担忧,那诊断信息很可能被接受。相反,如果一个人忽略这些改变而且不想听到关于他(她)损伤的消息,那么提供信息可能是无效的。其他存在伦理挑战的老年人照护相关问题包括拒绝照护、漫游、不可抑制的扰乱工作人员或其他居住者的言行或攻击性行为。无论是故意的还是漫无目的的漫游,如果这个人居住在团体中,对于其他居住者都有可能造成侵害,这是重要的临床问题。当一个痴呆患者侵犯拒绝访视的老年人的平静和隐私时,会出现伦理问题。个人自主权和集体最大利益之间的平衡问题需要得到解决。处理这些问题有伦理依据的方案包括这些:转移漫游的患者或者在门上贴上禁止的标志来防止进入。此外,痴呆患者可能拒绝各种形式的照护活动,只是想要在病床上等死。如果允许这样的决定,那患者将会有压疮、血栓、坠床和失用性萎缩的危险,以至于需要更高水平的护理干预和资源。防止这些问题发生,不仅有利于预防个人的痛苦和伤害,而且有利于集体利益。需要做出伦理选择来解决个人选择和允许伤害发生之间的矛盾。在这种情况下,进行动机干预和捕捉个人时机来使他们参与活动,对解决伦理问题有所帮助。

政策问题

老年人是定量分配的首要目标人群,因为他们被认为不成比例地占用大部分的医疗照护,也因为他们被看作已经活出了他们的人生。一个微观的水平上,人们倾向于用质量调整寿命年来评估医疗照护是否有意义。这里指有质量的生活一定是自由而独立的。这些老年人的代理人应关注伦理的部分。社会还没有建立不同程度失能老年人生活质量的评价基础。假如没有生活质量,如没有活力的生存年限,似乎是与对待失能老年人的目的相矛盾。老年人将会积极地挑战“失能意味着生活质量的下降”这一原则。严重失能的老年人在年龄不断变化中可以继续追求快乐和富有成效的生活。正如为患者所倡议的,老年人必须对他们每天的语言和分析中使用了多少词条非常敏感。任何使用期望寿命的决策会不可避免地对老年人产生偏见,时刻牢记这一点至关重要。将失能作为主要结果意味着他们不会被计算在相互范围内;按照这种逻辑,失能和死亡是等同的。当对卫生保健资源配置的关注增加时,必须实施照护来避免对老年人的歧视,同时避免认为那些认知或躯体功能受损和(或)收容机构的人们生活质量差。

无效照护的问题以及无效照护干预实施对个人和集体资源利用的影响是至关重要的。让老年人和他(她)的家人充分理解,避免接受无效照护,与伦理授权是一致的。因此,已经着重强调建立临终预嘱以及促进预嘱的程序,可以通过生命维持治疗医嘱的使用来实现。临终预嘱提高了生命终末期患者的生活质量,而且确保了老年人们可以享受他们想要的照护方式。据记录,对症状护理和提供最优的临终关怀的关注度在不断增加。对居住在长期照护机构没有临终预嘱的老年人们的关注应继续,而且需要加强关注,确保已进行的临终关怀与有效的纸质文件之间相符合。

关于鼓励制订和使用临终预嘱的政策和条款的作用至关重要。1991年,患者自我管理协会成立了。它要求美国大多数医院、养老院、临终关怀机构、家庭照护代理机构、健康维持组织在人们入院或注册时,向他们提供关于他们在州法律授权的临终预

嘱中的权利信息,包括:①参与和指导他们的健康照护决策的权利;②接受或拒绝药物 /
手术治疗的权利;③准备一份临终预嘱的权利;④得到关于这些权利运用的政策信息。
法案禁止机构歧视那些没有临终预嘱的患者。患者自我管理协会进一步要求机构记
录患者信息以及进行关于临终预嘱的宣教。然而,法律却没有规定必须制订临终
预嘱。

　　不幸的是,在增加制订临终预嘱的人数上,患者自我管理协会发挥了最小的作用。
在州一级,临终预嘱法同样没有发挥具体的作用,而且有放松执行临终预嘱要求的建
议,例如取消临终关怀需要被见证的要求。目前,正如之前提到的,州政府朝着生命维
持治疗医嘱的形式发展,以此来促进临终预嘱的建立和确保医嘱的提供,当老年人们
习惯时,指令可以被执行。

　　经济和临床医疗信息技术健康法案,作为美国复苏和再投资法案的一部分被制
定,要求各种程度的照护向电子监管系统转变。要完成这一全面转变将面临巨大挑
战,它的预期结果是机构之间无缝连接系统的使用,确保临终预嘱患者不用考虑照护
在哪里提供。

关于照护者的伦理问题

　　与长期照护政策紧密相关的重要伦理问题是照护者的角色问题。非正式的照护
者运用有限的资源在患者生命终末期提供最大程度的照护。在第 15 章,我们提到组
成长期照护骨干力量的非正式照护人员的重要作用。举例来讲,《家庭医疗许可法
案》主张不能因为受雇者存在医学上的问题或者他正在照护另一个患者而解雇他。那
么问题来了,他们应该提供多少照护? 一代人对于上代人的义务是什么? 或者是配偶
和兄弟姐妹这种同代人之间呢? 毫无疑问,非正式照护人员提供照护主要是出于爱和
同情。不让家属决定他们可以给予多少照护,这种方式很好用。但是当这种照护成为
托管式时,到底会发生什么? 长期照护费用的压力很容易导致需要家属自己来照护,
或需要家属直接支付一定的照护费用。老年人有可能通过处理自身财产使自己成为
医疗补助的受益人,或者年轻一代通过公共贫困基金的使用获得老年人财产的控制
权,从而确保基金留给下一代,这两个问题日益受到关注。尽管这些剥夺的主张得到
少量证实,但是关于怎样做这件事的研讨会的公告无疑创造了剥夺的想象。联邦法律
在围绕财产剥夺以达到社会救助的问题上发挥作用。政策关注家庭的责任无疑会产
生新的关于个人长期护理保险的要求,因为保护老年人的财产主要有益于其继承人。

　　主要的压力存在于生命最后一年的照护费用上,除了长期照护费用外,还有急症
照护的需求。目前更多地关心和支持为家庭照护提供多学科团队的支持。还有护理
模式的转变减少了出院老年人因为急症入院,尤其是 30 天内再入院的发生。这种多
学科的照护方式主要建立在临终预嘱和老年人在生命末期想要得到的照护和干预需
求之上。临终预嘱的不断实践显示出它能够减少照护费用,且能够提高患者对所接受

照护的满意度。

小结

　　关于老年人照护的伦理问题已不同程度地表现出来。政策问题大部分是关于使用条件和覆盖范围的问题,但是这些可能被医生关于老年人合适的照护方式的信念所影响。这些信念反过来会影响陈规。小的伦理问题通常发生在决定开始或继续治疗时。

　　这些决定,也是基于适当的理念基础之上,包括谁可以提出关于多少或何种类型的照护的申请。这些决定中的一些涉及伦理问题,因为一些必要的因素是未知的。当具有有效或无效的证据时,争论改变了,而且决策可能在更为客观的事实基础上做出。通常除了年龄之外的其他因素对评估哪些人将从治疗中获益更有效。悉心照护应该避免在伦理困境中放弃合理的决策。忽视老年人和脆弱人群将不可避免地导致老年人的治疗决策违背他们的意愿。

　　应当保证老年人对照护方案的全面考虑并参与决策的权利。自主和有益的原则是医学伦理学的重要组成部分,对独立的老年人尤为重要,因为普遍存在着把衰弱老年人当作幼儿来看待的家长作风,尤其是在老年人交流困难时。关于怎样为无能力表达需求的老年人做决定的担忧,通常被淹没在被起诉的恐惧中,但是经验告诉我们:努力建立代理机构并规范自身行为将不会把卫生保健从业者或机构置于被起诉的险境。然而,如果没有遵循患者的意愿,将会有被诉讼的危险。最后,从细节上关注失能老年人(尤其是那些在养老院的老年人们)非常重要。渐渐消失的尊严、隐私和自尊也许更容易被忽略,应该通过建立在社会需求基础上的协商来平衡。为了患者们的真实期望,健康照护提供者必须对这些看似小却很重要的伦理问题予以重视,然后为全社会的利益寻求最优化的解决方法而努力。

　　临床医生应该牢记伦理不是一句无意义的俚语,或一系列一般原则的简单反映,而是有法律效应的。州法律会出台特殊的伦理准则。并且医生可能成为患者的有力拥护者,不仅在他们有决策能力时,也在他们不能为自己代言时,帮助其建立临终预嘱和做出一系列关于能力、需要的健康照护水平以及特殊的照护有效或无效等临床决策。关于不同种类临终预嘱之间的差异,代理人当如何做以及如何发挥伦理委员会作用等方面的知识都是重要的工具。虽然卫生保健从业者不规定护理,但仍被动参与到很多护理过程中。通过理解临床环境和选择以及在特殊时期出现的伦理和法律问题,医生被授权通过道德方式来维护患者的最佳利益。

（张蒙 译;邝心颖 陈善萍 校）

参考文献

Meisel A, Snyder L, Quill T. Seven legal barriers to end-of-life care: myths, realities, and grains of truth. *JAMA*. 2000;284:2495-2501.

Murray B. Informed consent: what must a physician disclose to a patient? *Am Med Assoc J Ethics*. 2012;14:563-566.

Palecek EJ, Teno JM, Casarett DJ, Hanson LC, Rhodes RL, Mitchell SL. Comfort feeding only: a proposal to bring clarity to decision-making regarding difficulty with eating for persons with advanced dementia. *J Am Geriatr Soc*. 2010;58:580-584.

The President's Council on Bioethics. Taking care: ethical caregiving in our aging society. Electronic Version, 2005. Available at: www.bioethics.gov. Accessed September, 2007.

Thomas JD. When patients seem overly optimistic. *Am Med Assoc J Ethics*. 2012;14: 539-544.

在线参考资料(截至 2012 年 7 月)

American Family Physician. End-of-life care. Available at: http://www.aafp.org/afp/topic-Modules/viewTopicModule.htm?topicModuleId=57

Berman A. Living life in my own way and dying that way as well. *Health Aff*. 2012;31:871-874. Available at: http://content.healthaffairs.org/content/31/4/871.full.html

Interventions to Reduce Acute Care Transfers (Interact II). Available at: http://interact2.net/ tools.html and http://interact2.net/care.html

Patient Protection and Affordable Care Act, 42 USC 18001, sec 3506 Program to Facilitate Shared Decision-Making, sec 936 (d)(2). Available at: http://www.gpo.gov/fdsys/pkg/ PLAW-111publ148/html/PLAW-111publ148.htm

Physician Orders for Life-Sustaining Treatment. Available at: http://www.ohsu.edu/polst/

Virtual Mentor. Am Med Assoc J Ethics. 2012;14:589-596. Available at: http://virtualmentor. ama-assn.org/2012/07/pdf/vm-1207.pdf

第18章

姑息治疗

在一个患者处于危急情况之前,大部分的注意力都集中在制订临终护理决策的重要性上。然而,一些老年患者在生命的终末期,会对他们所想要的感到矛盾,因为他们真的被一种致死性疾病威胁时,他们可能会改变对于治疗方案的想法(Caron、Griffith和Arcand,2005)。一种观点认为,现实中不放弃所有治疗努力的生命终末期支持护理就是姑息治疗。姑息治疗专注于症状的治疗、减轻痛苦和改善个人的生活质量,而不是专注于治愈疾病和延长生命。为了避免不必要和潜在的伤害,对舒适关注的护理测试已经开始。姑息治疗是一种为患者以及提供其他所有适当医疗管理的照护哲学。

临终关怀不同于姑息治疗。临终关怀是针对于居住在家里和养老机构生命有限的患者的综合性服务系统,是一种成立于1982年的医疗保险福利。为了有资格获得临终关怀,患者的初级卫生保健医生必须确定患者的剩余寿命大约6个月或者更少,患者必须选择临终关怀并且同意接受来自确定临终关怀团队的护理。患者的初级保健医生可以选择和临终关怀团队一起,继续为其提供照护。临终关怀提供的服务见表18-1。临终关怀服务还包括提供备用品,如床边便桶和药物。

与老年患者及其家属/护理人员讨论随着他们年龄的增长及在生命的终末期,想要怎样的护理照护是老年医学非常重要的部分。有许多资源帮助支持这个过程的实现,一种实用的方法是遵循五步法(Balaban,2000),这些步骤在表18-2中有详细的描述,包括:

1. 发起讨论;
2. 明确疾病的预后;
3. 评估患者/家庭;
4. 明确生命终末期的目标;
5. 制订一个护理计划。

所有关于临终关怀的讨论,重点应该是将要提供的护理关怀的类型。像"我们没有更多可以为你做的"这种说法应该避免。当然了,讨论的重点应该集中在将要提供的护理干预的类型上(比如疼痛药物的使用、适当的治疗定位、非药物疼痛缓解方法)。按照以下步骤可以确保沟通的顺利进行,恐惧的减轻,帮助患者达到生命终末期所想要的目标,例如可以以最小程度的疼痛死亡。

发起与患者及家人关于生命终末期的护理理念的讨论非常重要。虽然这可能在

表 18-1　临终关怀

服务提供	说明
护理	注册护士协调照顾护理每一位患者,对患者提供直接的护理、核查药物及症状,患者和家属教育是每一次访问的重要部分,护士是患者及其家属、医生之间的纽带,护士也能够帮助评估患者的情况
社会服务	社会服务人员在危险时期为患者及其所有的家庭成员提供建议和咨询服务,社会服务人员帮助其他护理团队成员理解家庭动力,充当患者及其家属对社区资源利用的倡导者
医生服务	患者的医生和其他临终护理团队一起为患者提供照护计划,在一个完整的临终关怀项目中,临终关怀医疗主任作为一名顾问和一种资源对主治医生、患者、临终护理团队是有用的
精神的咨询服务	牧师和其他咨询顾问可以访问及向在家里身患绝症的患者提供精神上的支持,临终关怀项目也使用教堂与教会帮助有需求的患者及家庭
家庭健康护理 / 家庭主妇	家庭护理为患者提供个人护理如洗澡、洗头、剃胡须、修剪指甲,家庭主妇可以做简单的家务,准备饭菜
连续的家庭护理	如果患者需要连续的护理或者家庭不再能达到所需的护理水平,临终关怀团队的成员可以在一个短期护理的基础上提供 8~24 小时的护理
治疗 / 康复服务	日常生活任务如走路、穿衣、自己吃饭在患病时可以变得令人沮丧和不可能完成,治疗师帮助患者开发新的方法来完成这些任务
待命组支持	临终关怀组的成员一周 7 天 24 小时待命,如果有问题出现,则可以通过电话提供建议,如果必要会出访指导
临时看护	为患者的家庭成员提供帮助,临终关怀机构会为患者安排短期的住院护理
丧亲咨询	亲人去世后的丧亲之痛是我们都经历过的,临终关怀团队与幸存的家庭成员一起合作,帮助他们渡过这个悲伤的时期。支持可能包括在第一年的特殊时期训练有素的志愿者或者顾问会拜访健在的家庭成员,或者电话和(或)书信联系,为家庭成员提供参加支持团队的机会。如果必要的话,临终关怀团队会介绍幸存者去医疗机构或其他专业护理机构

第一次患者访视是难以进行的,但这对提供者与患者关系的早期讨论有帮助。一种选择是询问患者或家属是否已经进行过关于临终关怀的讨论,如果讨论过,请他们把比较中意的解决方案带到下一次的约定中,如果在这之前问题还没有解决,那么在下一次访视中可以发起关于这个问题更详细的讨论计划。

　　对于长期在养老院的老年人,在第一次访视患者时需要获得和阐明的一个重要事实包括确定谁将是患者病情变化时的主要电话联系人。当兄弟姐妹或照护者在治疗该如何继续进行方面存在意见分歧时(比如该不该进医院),临床医生可能会被要求进行一个围绕不同治疗方案利弊的讨论。随着时间的流逝,这些谈话能帮助缓解照护

表 18-2　五步法讨论临终关怀的选择

步骤	说明
第一步:发起讨论	安排一个私密的场所和充足的时间进行这次讨论 构想一下你会对患者和家属说什么 收集目前存在的循证事实及数据来呈现(比如 80 岁以上老年患者心肺复苏术后可能的幸存比例)
第二步:评估患者/家属	要求患者/家属陈述他们对老年人现状的想法 要求患者/家属表明他们对于关怀方面的目标(比如注重延长生命和提高生活质量) 询问患者/家属是否愿意讨论关于临终关怀选择
第三步:阐明预后	提供当前的事实状况、期望寿命、疾病的预期发展过程 如果是新诊断的疾病,要提供具体细节(比如这是一个有证据证明的扩散的恶性黑色素瘤 以直接的方法提供信息,不要使用委婉语,使用患者和家属能够理解的语言
第四步:识别临终目标	根据对治疗结果有已知证据来提供治疗的选择和选项 注重于关怀和什么将被提供 基于所给的信息建立目标
第五步:建立一个护理计划和持续的支持	制订一个当前的护理计划(比如提出存在的症状和当前的问题) 对患者和家属做出的选择提供持续的支持 对患者和家属做出的选择抛开个人的情感 专注于持续的护理将如何发生:什么将被提供

者间所经历的焦虑,帮助所有的家庭成员对他们所做的决定感到满意。初级诊疗医生也许需要帮助患者的家属说明患者的困境。例子包括比如帮助一个轻度认知功能障碍的患者理解拒绝透析将导致死亡。临床医生也可能要向患者家属解释不能口头表达他们想法的患者的干预行为反应的意思(比如拔管或拒绝进食可能暗示着拒绝)。

和缓医学

　　和缓医学是发展来为了帮助老年人及其家属和护理人员管理随着老龄化和衰老常规发生的一些变化的护理哲学(McCullough,2008)。和缓医学是一种当老年人仔细考虑过每种治疗方案的利弊时护理他们的有意义的方式。患者和家属与信任的初级诊疗医生间持久的关系是和缓医学的基础。这种持久的关系为终末期问题的提出与重新审视提供了时间,一些被提出的关于进入医疗机构的话题与需求形成了鲜明的对比。决策很大程度上基于生活质量因素、舒适度及干预措施造成弊大于利的风险。

在老年病学的许多情况下,"时间酊剂"也许实际上是最好的方法,来观察一种症状是否能在可能造成伤害的干预措施实施前缓解(比如一种有副作用的抗生素)。和缓医学的哲学可用于帮助关于预防实践的决策(比如他汀类药物的使用),同样也适用于危急情况的处理。

老年患者和(或)家属经常要求对他们自己或者爱的人提供的检查和治疗可能不一定对他们有利。另外,临床医生可能推荐的检查和程序是基于指南和提供给更年轻患者的数据,或可能涵盖所有可能结果的方法。有越来越多的期望和关注集中于检查以及其后续对老年患者的伤害。为了应对这些问题,美国内科医学委员会(2012)联合 9 个主要医学专业学会制定了一个不应该推荐给老年患者的检查和程序的列表。明智选择的目的是帮助卫生保健的提供者及老年患者思考和谈论接受昂贵的干预可能不会对优化生活品质有利。

帮助老年患者及家属理解和决定姑息治疗的方法

讨论临终关怀及如何实施一个老年患者生命最后阶段的护理是困难的。通常这些讨论发生在患者病情发生明显变化的时候,比如肺炎或跌倒等急性事件后,当一个患者承受痛苦而积极的治疗不能缓解痛苦的时候,或经历 100 岁左右这个老龄化的里程碑时,或只是患者和家属想要讨论它们的时候。像表 18-2 描述的那样,临床医生应该使用步骤法及清楚地讨论预后,根据需要提供期望,提供以证据为基础的选择,根据需要及疾病的进展协调转换护理,来减轻身体和情感上的痛苦。明确患者和家属想要什么、他们想接收多少信息、对准备提供的护理及治疗相关的选择、公正和公开患者和家属想要什么、准备好提供情感支持很关键。

衰弱和姑息治疗的重点

不同于其他医学领域,在老年病学中单一的诊断促成死亡的发生是不太可能的,然而,我们管理着多病共存和衰弱。衰弱是年龄相关的生理衰退和(或)综合疾病状态引起的,已被定义为一种压力管理能力的减退,在身体健康及功能方面有持续不良结果的风险。衰弱与逐步衰退的影响生活质量的功能有关,从而提高患者 / 家属的兴趣和供养者的倾向来讨论姑息治疗。衰弱通常有以下这些症状:体力减退、体重减轻、身体活动减少、耐力差、活动减慢。随后的跌倒、昏迷和抑郁可能与认知、平衡及情绪健康的改变相关。对衰弱的识别、理解、确认对患者和家属来说是很重要的。此外,考虑到多因素与缺乏对衰弱的治疗,对讨论姑息治疗这是一个有用的敲门砖。表 18-3 提供了一个关于衰弱常见症状与体征的概要,可以为这种情况提供一些证据。

Fried 及其同事规定了一个关于衰弱的动态定义,包括以下指标:无意识的体重下降、行走速度缓慢、自觉疲惫、握力低和低水平的体力活动。同时有 3 个或以上指标时

表 18-3　衰弱的症状和体征

患者的症状	客观的发现 / 体征
食欲减退 / 体重减轻	在过去的一年体重减轻超过 5% 非意愿的超过 4.54kg 体重减轻 衣服不再合身
虚弱 / 较少能做他 / 她以前能 　做的事	如果之前的测试已完成，握力的降低 以通常的速度走完 4.57m 的时间（缓慢 ≥ 7 秒针对男性和高的 　女性；≥ 6 秒针对其他人）
疲劳	平常活动的减少
疼痛	0~10 分的疼痛量表打分，探究疼痛是否干扰到正常活动
抑郁	评估患者的情感（表现为悲伤或抑郁） 直接询问患者他 / 她是否抑郁
跌倒	观察步态的改变和基于功能跌倒的风险

与不良临床预后相关（比如被收容在社会福利机构和死亡）。相反，Rockwood 和 Mitnitski（2005）认为衰弱是基于不足的积累并使用一个 30 条指标的列表来表示一个人的衰弱。除了 Fried 及其同事提出的指标以外，Rockwood 和 Mitnitski（2007）考虑了像跌倒、视力听力下降、大小便失禁及持续的认知功能障碍。这两种方法都是高度密切相关的。

建立一个姑息治疗的方法

根据护理的设置，姑息治疗的方法可以采用并以不同的方式实施。越来越多的急症治疗医院正在建立姑息治疗团队，其成员来自各个学科（比如护理、药学、社会福利、牧区服务），以便于讨论和启动姑息治疗的决策。这可能包括中断某些程序或治疗（比如停止静脉输液），注重于治疗老年患者正在经历的痛苦症状。一个预设的形式（New Jersey Medical School，2012）可用于治疗方案的合并（比如呼吸急促氧气的使用，常规止痛药）。在长期护理机构（养老院或辅助生活机构），姑息治疗方法的启动可能开始于护理计划会议和（或）健康保健人员在监督或急性访问中。与患者在急症医疗机构一样，姑息治疗设置形式解决症状治疗问题，然后由健康保健人员完成。

文化挑战和姑息治疗

众所周知，文化会影响人关于临终关怀的决策及医疗决策。由于不同的信仰、交流方式及目标可能发生矛盾，这可能会影响患者与医疗保健者的关系。不做假设的理解和解决患者的文化信仰对确保最佳的姑息治疗非常重要。询问患者和（或）家属他们的文化信仰和期望并以开放的模式讨论非常重要。基本的文化信息可以通过一系列的资源获得（EthnoMed，2012；Robert Wood Johnson Foundation，2012；National Institutes of Health，2012）。另外，ABCDE（attitudes、beliefs、context、decision making and environment，态度、信仰、背景、决策和环境）方法（McPhee 等，2012）可用来指导健康保健者解决姑息相关的文化问题。获取信息，比如关于临终的风俗和宗教仪式，向患者及其家属提供保证这些风俗和宗教仪式会受到尊重，可以帮助优化姑息治疗经历。

姑息治疗症状的控制

患有慢性疾病或危及生命疾病的患者随着年龄的增长，诸如疼痛、呼吸衰竭、焦虑和疲劳等症状会引起患者的痛苦。所有的这些症状都可以通过各种各样药物与非药物的姑息治疗干预措施得到解决。许多这些症状的治疗选择概况见表 18-4，最普遍的症状在以下部分有更详细的描述。

疼痛

根据病因和这是否是急性或慢性疼痛，疼痛的治疗会有所不同。我们的目标是积极治疗疼痛，找到防治疼痛的最低剂量。老年患者在临终可能会害怕疼痛，需要保证他们的疼痛可以通过各种治疗方法得到控制。疼痛治疗在第 10 章中有详细的讨论。然而，关于姑息治疗的疼痛治疗决策需要考虑到整个患者 / 家庭情况。比如，因为一个照护者不可能频繁提供剂量化的药物，那么可能决定使用芬太尼贴剂和注射或口服治疗。尽管对姑息治疗的方法感兴趣，但是一些患者和（或）家属可能会由于担心成瘾而继续害怕使用阿片类药物或害怕使用吗啡会导致死亡。在这些情况下，帮助患者和家属解决这些感知的教育应该被启动。另外，应该帮助患者和家属理解，虽然使用阿片类药物可能会有副作用，但是这些副作用可以被有效地控制，诸如恶心呕吐、镇静、谵妄、呼吸抑制、便秘、多发性肌阵挛和癫痫等。阿片类药物的剂量可以减少联合复方止痛药物和治疗方法的增加（表 18-5）。非药物的干预也应该启动，包括定位、热疗或冷疗、音乐或其他类型的干预、针灸和推拿按摩（Hassett 和 Williams，2011）。

便秘

便秘是姑息治疗中经常需要治疗的常见症状。在第 8 章中有便秘的详细讨论。与阿片类药物的使用一样，患者和家属需要放心患者不需要担心对泻药的依赖。此外，便秘的预防措施比如增加流质和纤维的摄入对预防便秘是有效的，但是对于急性便秘症状的治疗可能无效。相反，患者应该考虑选择药物治疗。比如，一个患者想尽快缓解便秘，与口服制剂相比，可能更想选择栓剂。一旦便秘成为问题，就应该开始预防治疗，增加纤维、流质的摄入及可耐受的身体活动和（或）泻药的定期使用。泻药的

表 18-4 临终症状的治疗

症状	治疗
肌阵挛	如果可能,治疗阵挛的根本原因(可能是因为阿片类药物的使用) 保持充足的水化 转换为阿片类替代药物 低剂量的劳拉西泮或一种苯二氮䓬类药物的使用
呼吸困难	阿片类药物的使用(根据初次使用阿片类药物患者的需要,小剂量、常规剂量使用) 如果患者焦虑,使用苯二氮䓬类药物 对支气管痉挛患者使用糖皮质激素或支气管扩张剂 如果确信细菌感染导致呼吸困难加重或治疗能改善症状,那么使用抗生素 只有当患者存在缺氧并发现氧疗有效时,使用氧气疗法 一个开放的窗户或风扇可能使患者感到安慰 患者的体位,包括抬高床头和端坐在椅子上等措施 鼓励进行可以耐受的身体活动 应该考虑针灸及推拿按摩等辅助治疗
疲劳/淡漠	药物治疗方案包括哌甲酯(利他林)2.5mg,每天 2 次(早中),增加剂量至 30mg/d 莫达非尼 50~100mg 开始同样的使用,可增加剂量至 100~200mg/d 确保疲劳是正常的,建议节省体力的方式 使用睡眠保健法,提高最近的夜间睡眠质量
咳嗽	考虑病因(感染、支气管痉挛、积液、淋巴管炎、心力衰竭)给予相应治疗 使用阿片类药物镇咳,尤其当咳嗽影响到患者睡眠的时候应使用阿片类药物 使用其他镇咳药物,比如愈创甘油醚或右美沙芬 使用糖皮质激素,如果确信咳嗽的本质是由过敏或炎症引起的 使用支气管扩张剂,根据情况(比如支气管痉挛)和益处,比如每 4~5 小时吸入沙丁胺醇 2~3 吸 使用利尿剂,如果确信咳嗽是由充血性心力衰竭或液体潴留引起的
分泌物过多	药物干预 东莨菪碱透皮贴剂,1.5mg(1~2 贴起始,如果无效,转换为 50μg/h 持续静脉注射或皮下注射,每小时剂量增加两倍至 200μg/h) 使用格隆溴铵, 1~2mg 口服,或 0.1~0.2mg 静脉或皮下注射,每 4 小时一次;或 0.4~1.2mg/d 持续静脉输入 阿托品,根据需要每 15 分钟 0.4mg 皮下注射,也可以口服 莨菪碱每 4 小时 0.125~0.25mg 口服或舌下含服 监测过多液体摄入量,在患者接受的情况下减少液体摄入

(待续)

表 18-4（续）

症状	治疗
谵妄	回顾谵妄的根本原因（见第 6 章），如果可能的话消除它 如果该症状使患者心烦意乱，或使他（她）处于危险中，或使其他人处于危险中，药物干预如低剂量的抗精神病药物和（或）镇静催眠药可能对亢进型的谵妄有用 抑制型的谵妄对治疗的反应可能和上面讲到的疲劳一样
发热	使用抗菌药物，如果和治疗目标一致并不引起其他额外的症状（如腹泻、恶心） 使用退烧药，如对乙酰氨基酚口服或直肠给药 在患者耐受情况下使用温水或凉水给患者擦浴
抑郁	抗抑郁药物不可能立即有效，它们可以根据情况开始使用，心理咨询、牧师或其他应该考虑是否适合患者
疼痛	像第 10 章和表 18-5 描述的一样，药物干预应该启动 非药物干预包括定位、转移注意力、音乐、针灸、推拿按摩、欢笑或患者的偏好来治疗和应对疼痛
出血	使用黑毛巾（与白毛巾比）来减少患者或家属可见的过多出血 治疗可能由于出血而导致的焦虑症状（上面讲到使用氯羟去甲安定和其他抗焦虑药物来治疗焦虑）

表 18-5　疼痛治疗的辅助治疗

药物组	给药方式	疼痛的迹象	其他信息
非甾体类抗炎药	口服 局部给药	神经性疼痛 内脏痛 骨痛 炎性疼痛	可能引起胃肠道或肾脏方面的副作用
糖皮质激素	口服 静脉内给药	脊髓/神经痛 压迫性疼痛 神经性疼痛 骨痛	可能引起胃肠道症状、高血糖或精神错乱
苯二氮䓬类药物	口服（液体或药片） 肌内注射	与疼痛相关的焦虑	可能会引起镇静或混乱/谵妄及功能的改变
麻醉药	静脉内给药 局部给药	难治性疼痛 神经性疼痛	可能会引起胃肠道副作用、混乱、尿潴留、头痛或焦虑

剂量及复方药物的使用将需要持续的治疗。对于阿片类药物引起的便秘,甲基纳曲酮是一种新的治疗选择(Slatkin 等,2009)。然而,这种药物应该用于对其他泻药都没有反应的患者。

对于急性肠梗阻,应该尝试手法解除嵌塞和(或)使用灌肠剂的方法,并防止其复发。奥曲肽联合镇痛药、糖皮质激素及止吐药也被指出对由肠癌或恶性疾病影响到肠道功能的肠梗阻患者有用。

腹泻

腹泻,被定义为在 24 小时内解未成形大便超过 3 次及以上的状态。当涉及姑息治疗时,腹泻也是一个常见的需要被治疗的症状。腹泻可能是由于恶性肿瘤、先前癌症的相关治疗(如放疗)、临终时用于治疗其他症状药物的副作用或长期的慢性问题(如肠易激综合征)。对于新发的腹泻,排除及治疗任何发现的根本原因如嵌塞、药物副作用或感染都是有用的。治疗应该包括膨松剂和超剂量的止泻药如洛哌丁胺。如果患者能够并且愿意摄入足量的考来烯胺,它作为膨松剂是特别有效的。

恶心和呕吐

恶心和呕吐应该进行评估,以确定是否可以识别一个根本原因并努力消除这个原因。恶心,可能是大脑化学感受触发区的中枢性原因。相反,外周引起恶心的原因可能在消化系统或前庭系统。受体,包括血清素、多巴胺、组胺、乙酰胆碱都参与恶心的调节,治疗比如氟哌啶醇、甲氧氯普胺作用于化学感受器触发区。昂丹司琼和其他血清素,5-羟色胺受体拮抗剂是多巴胺拮抗剂,作用于化学感受器触发区及周边区域以减少恶心。它们对化疗引起的恶心最有效,而对于阿片类药物引起的恶心不太有效。在确信有前庭系统参与的情况下,抗组胺药物是有效的。最后,激素可加强对恶心的治疗作用,特别是担心有颅内压增高的情况下。

食欲下降和体重减轻

食欲下降和体重减轻可能会影响到老年人的生活质量。然而,如果患者不被这些症状所困扰,则不需要处理这个问题。如果食欲和体重减轻是家属和照护者所担忧的,那么教育可以提供有关正常年龄变化和减少摄入的好处(比如能量守恒、胃肠道及膀胱功能的减弱)。相关口腔干燥可以用湿敷料及药膏如凡士林来治疗。食欲可能由药物诱导增加如糖皮质激素、抗抑郁药(如米氮平)、甲地孕酮。非药物增强食欲的方法包括在吃饭前喝一杯葡萄酒或鸡尾酒,关注食物喜好,确保进餐是在愉快的情景和环境下进行的。

呼吸急促

呼吸困难或呼吸急促是慢性阻塞性肺疾病和终末期心脏病患者非常常见的症状。

呼吸困难的根木原因是多因素的,难以确定。呼吸道的化学感受器与中枢神经系统有一个生理的相互作用,上呼吸道感受器、胸壁肺牵张感受器、气道上皮刺激性感受器、肺泡壁及血管的 C 型纤维、精神病症状（如焦虑）可以进一步加重呼吸困难。直接经鼻导管或面罩吸氧、增加患者的氧气通气量,或者使用风扇吹冷风到患者身上对于患者来说可能是有效的。药物治疗包括使用苯二氮䓬类药物控制相关的焦虑症状,或者使用阿片类药物减少呼吸活动及控制相关的焦虑症状。这两种治疗方案（苯二氮䓬类和阿片类药物）可以一起使用,以提供协同效应,允许每个药物组有更低的剂量,从而减少任何一种药物的副作用。

分泌物过多和咳嗽

分泌物过多,患者痰液黏稠难以咳出,对患者和家属 / 照护者来说是特别令人厌烦的。此时应该进行药物治疗,而不是让患者忍受吸痰的痛苦。治疗方法包括抗胆碱能药物的使用,比如口服莨菪碱和阿托品（National Comprehensive Cancer Network, 2012）。

分泌物过多可能会导致患者咳嗽,咳嗽在临终时由于黏液、血液、异物或一些刺激对气道感受器的刺激会特别麻烦。对症治疗的方法会由于病因不同而有所不同。比如,假如一个患者处于心力衰竭状态,那么额外的利尿剂可以减轻咳嗽的症状。如果确信上呼吸道感染和分泌物过多是刺激咳嗽的原因,抗生素的使用似乎是有效的。止咳药物,如右美沙芬可以有助于中枢性止咳,而不引起显著的副作用。如果患者可以耐受这些而没有副作用,灵丹妙药可待因是可以使用的。

精神症状:焦虑、抑郁、幻觉和谵妄

焦虑、谵妄、抑郁、幻觉及相关的烦躁都是常见的,特别是当患者接近于临终时期。这些症状对患者来说是非常麻烦的,对患者家属及见证患者、为患者提供持续治疗的照护者更是如此。如果患者不被这个症状所困扰（幻觉并不是不愉快的）,那么不需要治疗,对患者家属和照护者可以提供支持和保证。这些问题的治疗在第 6、7 和 14 章中都有详细的讨论。

治疗一般应该以最便利的方式开始,可能会考虑到与经历过的症状和副作用的治疗相关的生活质量因素（比如抗焦虑药物导致的镇静状态）。

具有挑战性的情况经常出现,在临终时期治疗一种症状时会导致另一种令人不愉快的症状产生如谵妄。比如,阿片类药物用于减轻疼痛时可能会引起认知功能的显著变化及谵妄。通过转换为另一种阿片类药物或改变给药途径可能有助于改变疼痛的治疗方法（比如使用贴剂和口服治疗）。

小结

　　为患者提供接受姑息治疗的机会是老年病学的一个重要部分,与急性医疗问题的诊断和治疗同样重要。对于每个患者,决定何时考虑进行姑息治疗可能会发生在不同的时间点。为患者提供这种方法作为一个选择,其照护者/所爱的人也应该被考虑到。由于在整个老化过程中,决定可能被重新考虑,因此需要持续的讨论。了解文化差异、探索患者和家属的知识、目标及期望是姑息治疗的重要方面。最重要的是,提供者要提醒患者及家属,姑息治疗并不是没有治疗。相反,姑息治疗着重于治疗,我们可以强调以多种方式治疗衰老过程中出现的症状。尽管讨论关于姑息治疗的方法和管理需要提供者耗费大量的时间和精力,但益处是巨大的。患者和家属经常免受于不必要及不愉快的症状,健康照护者可以注重于舒适感和症状的治疗。

（邓传瑶　雷雯婷　译;邝心颖　张蒙　校）

参考文献

ABIM Foundation. Choosing Wisely Campaign. Available at: http://www.abimfoundation. org/. Accessed September 2012.

Balaban RB. A physician's guide to talking about end-of-life care. *J Gen Intern Med.* 2000; 15;195-200.

Caron CD, Griffith J, Arcand M. Decision making at the end of life in dementia: how family caregivers perceive their interactions with health care providers in long-term-care settings. *J Appl Gerontol.* 2005;24:231-247.

Cherlin E, Fried T, Prigerson HG, Schulman-Green D, Johnson-Hurzeler R, Bradley EH. Communication between physicians and family caregivers about care at the end of life: when do discussions occur and what is said? *J Palliat Med.* 2005;8:1176-1185.

EthnoMed. Ethnic medicine informational. Available at: http://ethnomed.org. Accessed December 23, 2012.

Fried LP, Tangen CM, Walston J, Cardiovascular Health Study Collaborative Research Group. Frailty in older adults: evidence for a phenotype. *J Gerontol Med Sci.* 2007;61:262-266.

Hassett AL, Williams DA. Non-pharmacological treatment of chronic widespread musculoskeletal pain. *Best Pract Res Clin Rheumatol.* 2011;25:299-309.

McCullough D. *My Mother, Your Mother: Embracing "Slow Medicine," the Compassionate Approach to Caring for Your Aging Loved Ones.* New York, NY: HarperCollins Books; 2008.

McPhee SJ, Winker MA, Rabow MW, Pantilat SZ, Markowitz AJ. *Care at the Close of Life.* New York, NY: McGraw Hill; 2011.

National Comprehensive Cancer Network. NCCN practice guidelines for palliative care. Available at: http://www.nccn.org/index.asp. Accessed December 23, 2012.

National Institutes of Health. Culture, diversity and health disparities in medicine. Available at: http://bio-ethics.od.nih.gov/culturalcomp.html. Accessed December 23, 2012.

New Jersey Medical School. Palliative Care Order Form. Available at: http://www.aacn.org/ WD/Palliative/Docs/umdnj2.pdf. Accessed December 23, 2012.

Robert Wood Johnson Foundation. Last Acts. Available at: http://www.rwjf.org/pr/product. jsp?id=20938. Accessed December 23, 2012.

Rockwood K, Mitnitski A. Frailty in relation to the accumulation of deficits. *J Gerontol Med Sci.*

2005;62:722-727

Slatkin N, Thomas J, Lipman AG, et al. Methylnaltrexone for treatment of opioid-induced constipation in advanced illness patients. *J Support Oncol.* 2009;7:39-46.

Weber C, Zulian GB. Malignant irreversible intestinal obstruction: the powerful association of octreotide to corticosteroids, antiemetics, and analgesics. *Am J Hospice Palliat Care.* 2009; 26:84-88.

在线参考资料

American Academy of Hospice and Palliative Medicine. Available at: http://www.aahpm.org Center for Palliative Care. Available at: http://palliativecare.medicine.duke.edu

Center for Palliative Care Education. Available at: http://depts.washington.edu/pallcare/ City of Hope Pain & Palliative Care Resource Center. Available at: http://prc.coh.org

End of Life/Palliative Education Resource Center. Available at: http://www.eperc.mcw.edu

Fried Frailty Index. Available at: http://www.biostat.jhsph.edu/~kbroche/Aging%20-%20 PDF/Frailty%20 Ascertainment.pdf

National Consensus Project for Quality Palliative Care Consortium. Available at: http://www. nationalcon-sensusproject.org/

National Hospice and Palliative Care Organization. Available at: http://www.nhpco.org

附 录

选定的老年医学网上资源

组织

Administration on Aging	www.aoa.gov/
AgeNet Eldercare Network	www.aplaceformom.com/
Alzheimer's Association	www.alz.org/
Alzheimer's Disease Education & Referral Center	www.nia.nih.gov/alzheimers
American Academy of Pain Medicine	
American Association of Homes and Services for the Aging	www.aahsa.org
American Association of Retired Persons	www.aarp.org/
American Geriatrics Society	www.americangeriatrics.org/
American Geriatrics Society Foundation for Health in Aging	www.healthinaging.org/
American Health Care Association	www.ahca.org/
American Medical Directors Association	www.amda.com/
American Pain Foundation	www.painfoundation.org/
American Pain Society	www.ampainsoc.org/
American Parkinson Disease Association	www.apdaparkinson.org/
American Society on Aging	www.asaging.org/
American Society of Consultant Pharmacists	www.ascp.com/
Arthritis Foundation	www.arthritis.org/
Centers for Disease Control and Prevention	www.cdc.gov/
Center to Advance Palliative Care	www.capc.org
Gerontological Society of America	www.geron.org/
Medicare	www.medicare.gov/
National Association of Area Agencies on Aging (N4A)	www.n4a.org
National Association for Continence	www.nafc.org/

National Association of Directors of Nursing Administration/Long-Term Care	www.nadona.org/
National Association of Nutrition and Aging Services Programs	www.nanasp.org
National Council on the Aging	www.ncoa.org
National Institute on Aging	www.nih.gov/nia
National Parkinson Foundation	www.parkinson.org/

临床主题——针对专业人士

阿尔茨海默病

| Progress Report on Alzheimer's Disease 2009 | http://www.nia.nih.gov/sites/default/files/2009%20AD%20Progress%20Report%20Final%20B.pdf |
| 2011/2012　Alzheimer's Disease Progress | http://www.nia.nih.gov/alzheimers/publication/2011-2012-alzheimersdisease-progress-report |

通用

2012 Beers Criteria Update	http://www.americangeriatrics.org/health_care_professionals/clinical_practice/clinical_guidelines_recommendations/2012
Guiding Principles for the Care of Older Adults with Multimorbidity: An Approach for Clinicians	http://www.americangeriatrics.org/annual_meeting/2012_meeting_handouts/amhandouts050512/guiding_principles050512
Choosing Wisely | ABIM Foundation	www.abimfoundation.org

听力障碍

| American Academy of Audiology | www.audiology.org |
| Hearing Loss | www.merck.com/mmpe/sec08/ch085/ch085a.html |

视力低下

American Academy of Ophthalmology	www.aao.org/
American Glaucoma Society	www.glaucomaweb.org/
Foundation Fighting Blindness	www.maculardegeneration.org
Macular Degeneration Foundation	www.eyesight.org
Macular Degeneration Partnership	www.amd.org/

药物

American Society of Consultant Pharmacists	www.ascp.com/

疼痛治疗

The Management of Chronic Pain in Older Persons	www.scribd.com/doc/9276458/
American Society for Pain Management Nursing	www.aspmn.org

帕金森病

American Parkinson Disease Association–Free brochures for patients and caregivers	www.apdaparkinson.org/

尿失禁

National Association for Continence	www.nafc.org/

临床主题——针对患者

阿尔茨海默病

Alzheimer's Disease Fact Sheet	www.nia.nih.gov/Alzheimers/Publications/adfact.htm

抑郁

Depression and Bipolar Support Alliance	www.ndmda.org/

| Depression in Older Adults | http://www.nmha.org/go/information/get-info/depression/depression-inolder-adults |

通用

American Geriatrics Society Foundation for Health in Aging	www.healthinaging.org/
Five Wishes	www.agingwithdignity.org/5wishes.html
Nursing Home Compare	www.medicare.gov/nhcompare/home.asp
Nursing Home Checklist	http://nursing-homes.aplaceformom.com/articles/nursing-home-checklist/

听力障碍

| Healthy Hearing | www.healthyhearing.com |
| Hearing Aid Help | www.hearingaidhelp.com/ |

视力低下

American Macular Degeneration Foundation	www.macular.org/
Facts About Age-Related Macular Degeneration	http://www.nei.nih.gov/health/maculardegen/armd_facts.asp
Learn About Glaucoma	http://www.glaucoma.org/glaucoma/
Macular Degeneration Foundation	www.eyesight.org
Macular Degeneration International	www.maculardegeneration.org
Macular Degeneration Partnership	www.amd.org

药物

| Top Ten Dangerous Drug Interactions in Long-Term Care | http://www.amda.com/tools/clinical/m3/topten.cfm |

疼痛治疗

Pain (PDQ): Supportive Care-Patients	www.cancernet.nci.nih.gov/
Geriatric Pain, developed by Keela Herr at the University of Iowa	http://www.geriatricpain.org/pages/home.aspx

帕金森病

NINDS Parkinson's Disease Information Page	www.ninds.nih.gov/health_and_medical/disorders/parkinsons_disease.htm
Parkinson's Disease—Hope Through Research	www.ninds.nih.gov/health_and_medical/pubs/parkinson_disease_htr.htm

索 引